KAPITELÜBERSICHT

KAPITEL 1 Das untergewichtige Neugeborene	1
KAPITEL 2 Gestörte postnatale Adaptation	23
KAPITEL 3 Transport	47
KAPITEL 4 Ernährung	57
KAPITEL 5 Patientenüberwachung	81
KAPITEL 6 Blutgasanalyse und Sauerstofftherapie	93
KAPITEL 7 Künstliche Beatmung	119
KAPITEL 8 Pulmonale Erkrankungen	169
KAPITEL 9 Kardiale Erkrankungen	205
KAPITEL 10 Chirurgische Probleme beim Neugeborenen	249
KAPITEL 11 Fehlbildungen und Erkrankungen des Digestionstrakts	267
KAPITEL 12 Fehlbildungen des Urogenitalsystems	313
KAPITEL 13 Nierenkrankheiten	327
KAPITEL 14 Flüssigkeits- und Elektrolytbilanz	347
KAPITEL 15 Fehlbildungen und Erkrankungen des Nervensystems	371
KAPITEL 16 Akute metabolische Entgleisungen	411
KAPITEL 17 Hämatologische Probleme	429
KAPITEL 18 Hyperbilirubinämie und Morbus haemolyticus neonatorum	453
KAPITEL 19 Infektionen	487
KAPITEL 20 Aufbau und Organisation einer Neugeborenenintensivstation	511
KAPITEL 21 Ergebnisse der Neugeborenenintensivpflege	535
KAPITEL 22 Grenzen der Neugeborenenintensivmedizin	549
KAPITEL 23 Eltern auf der Intensivstation	565
KAPITEL 24 Pharmakotherapie des Neugeborenen	577

Springer
*Berlin
Heidelberg
New York
Barcelona
Hongkong
London
Mailand
Paris
Tokio*

MICHAEL OBLADEN

Neugeborenen-intensivpflege

Grundlagen und Richtlinien

Unter Mitarbeit von
G. Bein, R. F. Maier und J. Waldschmidt

6., vollständig überarbeitete Auflage

Mit 73 Abbildungen und 108 Tabellen

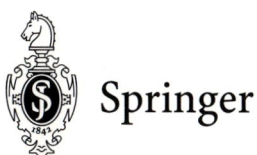

Springer

Prof. Dr. med. MICHAEL OBLADEN
Direktor der Klinik für Neonatologie

Prof. Dr. med. GEORG BEIN
ehem. Direktor der Klinik für Kinderkardiologie

Prof. Dr. med. ROLF F. MAIER
leitender Oberarzt der Klinik für Neonatologie

Charité Virchow-Klinikum, Augustenburger Platz 1, 13353 Berlin
e-mail: michael.obladen@charite.de; www.charite.de/neonatologie/

Prof. Dr. med. JÜRGEN WALDSCHMIDT
ehem. Leiter der Abteilung für Kinderchirurgie
Universitätsklinikum Benjamin Franklin
Hindenburgdamm 30, 12203 Berlin

ISBN 3-540-41360-X Springer-Verlag Berlin Heidelberg New York

ISBN 3-540-58433-2   5. Auflage   Springer-Verlag Berlin Heidelberg New York

Die Deutsche Bibliothek – CIP-Einheitsaufnahme
Neugeborenen-Intensivpflege : Grundlagen und Richtlinien / Hrsg.: Michael Obladen. Unter
Mitarb. von G. Bein ... – 6., überarb. Aufl.. – Berlin ; Heidelberg ; New York ; Barcelona ; Hongkong ; London ; Mailand ; Paris ; Tokio : Springer 2002
 ISBN 3-540-41360-X

Dieses Werk ist urheberrechtlich geschützt. Die dadurch begründeten Rechte, insbesondere die der
Übersetzung, des Nachdrucks, des Vortrags, der Entnahme von Abbildungen und Tabellen, der Funksendung, der Mikroverfilmung oder der Vervielfältigung auf anderen Wegen und der Speicherung in
Datenverarbeitungsanlagen, bleiben, auch bei nur auszugsweiser Verwertung, vorbehalten. Eine Vervielfältigung dieses Werkes oder von Teilen dieses Werkes ist auch im Einzelfall nur in den Grenzen
der gesetzlichen Bestimmungen des Urheberrechtsgesetzes der Bundesrepublik Deutschland vom
9. September 1965 in der jeweils gültigen Fassung zulässig. Sie ist grundsätzlich vergütungspflichtig.
Zuwiderhandlungen unterliegen den Strafbestimmungen des Urheberrechtsgesetzes.
Springer-Verlag ist ein Unternehmen der BertelsmannSpringer Science+Business Media GmbH
http://www.springer.de

© Springer-Verlag Berlin Heidelberg 1978, 1995 und 2002
Printed in Germany

Die Wiedergabe von Gebrauchsnamen, Handelsnamen, Warenbezeichnungen usw. in diesem Werk
berechtigt auch ohne besondere Kennzeichnung nicht zu der Annahme, daß solche Namen im Sinne
der Warenzeichen- und Markenschutz-Gesetzgebung als frei zu betrachten wären und daher von
jedermann benutzt werden dürften.

Produkthaftung: Für Angaben über Dosierungsanweisungen und Applikationsformen kann vom
Verlag keine Gewähr übernommen werden. Derartige Angaben müssen vom jeweiligen Anwender im
Einzelfall anhand anderer Literaturstellen auf ihre Richtigkeit überprüft werden.

Lektoratsplanung: U. Hartmann
Herstellung: PRO EDIT GmbH, Heidelberg
Umschlaggestaltung: de 'blik, Berlin
Satzherstellung: STORCH GmbH, Wiesentheid
Gedruckt auf säurefreiem Papier   SPIN: 10773558   22/3130hs-5 4 3 2 1 0

Vorwort zur 6. Auflage

Wieder wurde nach 5 Jahren eine vollständige Neubearbeitung der „Neugeborenenintensivpflege" nötig. Das kennzeichnet die immer noch dynamische Entwicklung der Neonatologie, welche in fast allen Ländern Europas als Schwerpunkt der Kinderheilkunde etabliert und mit einer eigenen Weiterbildungsordnung versehen ist.

Die Autoren haben langjährig als Team zusammengearbeitet und hielten am Grundprinzip des Buches fest, nämlich Diagnostik und Behandlung auf einer Neugeborenenintensivstation so konkret wie möglich zu schildern. Dabei wissen wir, daß unser Weg nicht der einzig richtige sein kann. Die Kapitel über Ernährung, Nierenkrankheiten, Flüssigkeitsbilanz und Nervensystem wurden ganz umgestaltet, aktualisiert wurden Beatmung, Hämatologie und Pharmakologie. Durch systematische Auswertung der Cochrane Library wurde versucht, die Evidenz möglichst vieler Behandlungsvorschläge zu belegen. Dabei sind die Evidenzebenen folgendermaßen abgekürzt:

Ia Metaanalyse aus mehreren randomisierten Studien
Ib Einzelne randomisierte kontrollierte Studie
IIa Gut geplante nichtrandomisierte Studie
IIb Gut geplante quasi experimentelle Studie
III Nichtexperimentelle Studie oder Kasuistik
IV Expertenmeinung oder Konsensuskonferenz

Da die Literaturverzeichnisse der einzelnen Kapitel meist nur die neuere Literatur enthalten – fast 1000 aktuelle Literaturhinweise wurden neu aufgenommen –, ist dem Buch eine Liste aktueller Standardwerke der Neonatologie vorangestellt.

Für zahlreiche mündliche und schriftliche Anregungen zur Verbesserung des Buches danke ich vielen Lesern und meinen Mitarbeiterinnen und Mitarbeitern in Berlin. Besonderen Dank schulde ich Frau Priv.-Doz. Dr. E. Kattner, Hannover, für die kritische Durchsicht des Manuskriptes. Es soll nochmals hervorgehoben werden, daß die vorliegenden Behandlungsvorschläge nicht kritiklos angewendet werden dürfen und daß sie jeder Leser anhand eigener Erfahrung und Literaturkenntnis modifizieren muß.

Berlin, November 2000

MICHAEL OBLADEN

Wichtiger Hinweis: Neugeborenenintensivmedizin als Wissenschaft ist ständig im Fluß. Forschung und klinische Erfahrung erweitern unsere Kenntnisse, insbesondere was Behandlung und Therapie betrifft. Autoren und Verlag haben größte Mühe darauf verwandt, Dosierungsanweisungen und Applikationsformen dem Wissensstand bei Fertigstellung des Manuskripts anzupassen. Derartige Angaben müssen vom jeweiligen Anwender im Einzelfall anhand anderer Literaturstellen und unter Zuhilfenahme der Beipackzettel der verwendeten Präparate auf ihre Richtigkeit überprüft werden. Dies gilt insbesondere, wenn es sich um selten verwendete oder neuere Präparate handelt.

Vorwort zur ersten Auflage

Neugeborenenintensivpflege und Neonatologie sind untrennbar miteinander verbunden. Nur wer die physiologischen und pathophysiologischen Grundlagen der ersten 4 Lebenswochen versteht, Symptomatik und Differentialdiagnose akuter neonataler Krankheitsbilder kennt, reichhaltige klinische Erfahrung gesammelt hat, über manuelle Geschicklichkeit verfügt und im Umgang mit dem modernen technischen Rüstzeug sicher ist, wird gute Ergebnisse in der klinischen Betreuung lebensbedrohter Neugeborener erzielen.

Anregung zu diesem Buch war der Wunsch der in unserer Neugeborenenintensivpflegeeinheit tätigen Ärzte und Schwestern nach einer Überarbeitung unseres „Stations-Schwarzbuches", einer Sammlung kurzer, konkreter Arbeitsrichtlinien für den klinischen Alltag. Ihre aufmerksame Beobachtung und engagierte Mitarbeit war eine wesentliche Quelle des vorliegenden Materials. Besonderer Wert wurde auf eine ausführliche Beschreibung der therapeutischen Maßnahmen, auf die praktischen und technischen Voraussetzungen der künstlichen Beatmung sowie auf die Darstellung der Intensivpflegetechniken gelegt. Für das Studium von klinisch-pädiatrischem Grundwissen, Neonatologie, neonataler Physiologie und Pathophysiologie wird auf die ausführlichen Standardwerke verwiesen.

Das Buch stellt die Zusammenfassung von Praktiken der Intensivmedizin *einer* Station dar. Es kann nicht vollständig sein und wird der raschen Entwicklung dieser Disziplin entsprechend ständig modifiziert werden müssen. Auch sind wir uns darüber im klaren, daß an verschiedenen Kliniken unterschiedliche Wege der Behandlung gleich gut ans Ziel führen.

Die „Arbeitsrichtlinien" sind als vereinfachte Vorschläge zu verstehen, die beim einzelnen Kind modifiziert werden können. Niemals dürfen sie kritiklos im Sinne einer „Anweisung" benutzt werden: Schemata sind kein Ersatz für eigenes Nachdenken und Diskussion im Team.

Neugeborenenintensivpflege läßt sich nicht aus der Literatur erlernen. Wir sind deshalb Herrn Professor H. Bickel zu Dank verpflichtet, der uns die Möglichkeit gab, eigene Erfahrungen auf den Intensivpflegestationen in Lausanne (L. S. Prod'hom), Kopenhagen (B. Friis-Hansen), Helsinki (N. Hallmann) und San Diego (L. Gluck) zu sammeln. Herr Professor H. Plückthun hat uns seine eingehenden Kenntnisse und Erfahrungen auf dem Gebiet der Neonatologie vermittelt. Seine fundierten, stimulierenden Diskussionen sind für uns ein dauernder Ansporn, klinische Probleme zu analysieren und einer praktischen Lösung zuzuführen. Dem Springer-Verlag, insbesondere Herrn Münster, gilt unser Dank für die geduldige Zusammenarbeit bei der Erstellung des Manuskriptes und für die rasche Drucklegung.

Heidelberg, September 1977 LUTZ WILLE
MICHAEL OBLADEN

Standardwerke der Neonatologie

Physiologie und Pathophysiologie des Neugeborenen

Avery GB, Fletcher MA, Macdonald MG (eds) (1999) Neonatology. Pathophysiology and management of the newborn, 5th edn. Lippincott, Philadelphia

Gluckman PD, Heyman MA (eds) (1996) Pediatrics and Perinatology: the scientific basis, 2nd edn. Arnold, London, Sydney, Auckland

Polin RA, Fox WW (eds) (1997) Fetal and neonatal physiology, 2nd edn. Saunders, Philadelphia

Lehrbücher

Fanaroff AA, Martin RJ (eds) (1997) Neonatal-perinatal medicine. Diseases of the fetus and infant, 6th edn. Mosby, St. Louis

Klaus MH, Fanaroff AA (eds) (2001) Care of the high risk neonate, 5th edn. Saunders, Philadelphia

Pomerance JJ, Richardson CJ (eds) (1993) Neonatology for the clinician. Appleton, Norwalk

Rennie J, Roberton NRC (eds) (1999) Textbook of neonatology, 3rd edn. Churchill, Livingstone

Taeusch HW, Ballard RA, Avery ME (eds) (1998) Diseases of the newborn, 7th edn. Saunders, Philadelphia

Metaanalysen

Sinclair JC, Bracken MB (eds) (1992) Effective care of the newborn infant. Oxford University Press, Oxford, New York, Tokyo

The Cochrane Library (2000) www.update-software.com

Monographien

Aicardi J (1998) Diseases of the nervous System in childhood. Clinics in developmental medicine, 2nd edn. Mac Keith Press, London

Adams FH, Emmanoulides GC, Riemenschneider TA (eds) (1989) Moss' heart disease in infants, children and adolescents, 4th edn. Williams & Wilkins, Baltimore

Anand KJS, Stevens BJ, McGrath PJ (2000) Pain in the neonate, 2nd edn. Elsevier, Amsterdam
Ashcraft KW, Holder TM (eds) (2000) Pediatric surgery, 3rd edn. Saunders, Philadelphia
Benirschke K, Kaufmann P (2000) Pathology of the human placenta. 4th edn. Springer, Berlin Heidelberg New York Tokyo
Briggs GG, Freeman RK, Yaffe SJ (1998) Drugs in pregnancy and lactation. 5th edn. Williams & Wilkins, Baltimore
Cowett RM (ed) (2000) Principles of perinatal-neonatal metabolism, 2nd edn. Springer, Berlin Heidelberg New York Tokyo
Fletcher MA, MacDonald MG (1993) Atlas of procedures in neonatology, 2nd edn. Lippincott, Philadelphia
Garson A II., Bricker T, Fisher DJ, Neish SR (eds) (1998) The science and practice of pediatric cardiology. Williams & Wilkins, Baltimore
Goldsmith JP, Karotkin EH (1996) Assisted ventilation of the neonate, 3rd edn. Saunders, Philadelphia
Hanshaw JB, Dudgeon JA, Marshall WC (1985) Viral diseases of the fetus and newborn, 2nd ed. Saunders, Philadephia
Hausdorf G (ed) (2000) Intensivtherapie angeborener Herzfehler. Steinkopff, Darmstadt
Jones KL (ed) (1997) Smith's recognizable patterns of human malformation, 5th edn. Saunders, Philadelphia
Kirpalani H, Mernagh J, Gill G (1999) Imaging of the newborn baby. Churchill Livingstone, New York, Philadelphia, Sydney, Toronto
Keith LG, Papiernick E, Keith DM, Luke B (1995) Multiple pregnancy. Parthenon, New York, London
Lister J, Irving IM (1990) Neonatal surgery. 3rd edn. Butterworth, London
Myer CM, Cotton RT, Shott SR (eds) (1995) The pediatric airway. Lippincott, Philadelphia
Nathan DG, Orkin SH (1998) Nathan and Oski's hematology of infancy and childhood. 5th edn. Saunders, Philadelphia
Remington JS, Klein JO (eds) (2000) Infectious diseases of the fetus and newborn infant, 5th edn. Saunders, Philadelphia
Robertson B, Golde LMG van, Batenburg JJ (eds) (1992) Pulmonary surfactant. From molecular biology to clinical practice, 2nd edn. Elsevier, Amsterdam
Scriver CR, Beaudet AL, Sly WS (eds) (1995) The metabolic and molecular basis of inherited disease, 6th edn. McGraw Hill, New York
Stevenson DK, Sunshine P (eds) (1997) Fetal and neonatal brain injury. Oxford University Press, Oxford, New York, Tokyo
Stockmann III JA, Pochedly C (eds) (1988) Developmental and neonatal hematology. Raven Press, New York
Swishuk LE (1997) Imaging of the newborn infant and young child, 4th edn. Williams & Wilkins, Baltimore
Tsang RC, Lucas A, Uauy R, Zlotkin S (eds) (1993) Nutritional needs of the preterm infant. Williams & Wilkins, Baltimore
Volpe J (2000) Neurology of the newborn, 4th edn. Saunders, Philadelphia

Inhaltsverzeichnis

1	**Das untergewichtige Neugeborene**	1
	(M. Obladen)	
1.1	Definitionen	1
1.2	Bestimmung des Gestationsalters	3
1.2.1	Anforderungen an die Bestimmung des Gestationsalters	3
1.2.2	Anleitung zur Bestimmung des Gestationsalters	3
1.3	Intrauterine Wachstumskurven	6
1.4	Probleme des Frühgeborenen	8
1.5	Probleme des hypotrophen Neugeborenen	9
1.5.1	Differenzierung zwischen Frühgeborenen und hypotrophen Neugeborenen	10
1.5.2	Stadieneinteilung der Dysmaturität/Formen der Plazentainsuffizienz	11
1.6	Probleme des sehr untergewichtigen Neugeborenen	11
1.6.1	Hypothermie	12
1.6.2	Transepidermaler Wasserverlust	12
1.6.3	Über-, Unterhydrierung	14
1.6.4	Metabolische Azidose	14
1.6.5	Atemstörungen	14
1.6.6	Persistierender Ductus arteriosus	15
1.6.7	Bronchopulmonale Dysplasie	15
1.6.8	Blutverlust, Anämie	15
1.6.9	Ernährungsstörungen	16
1.6.10	Hypothyreose	16
1.6.11	Zerebrale Schädigungen	16
1.7	Minimal handling	17

1.8	Überlebensrate	18
	Literatur	19

2	**Gestörte postnatale Adaptation**	23
	(M. Obladen)	
2.1	Postnatale Zustandsdiagnostik	23
2.2	Atmungsadaptation	25
2.3	Kreislaufadaptation	26
2.4	Geburtsasphyxie	27
2.5	Reanimation	29
2.5.1	Ausrüstung und Funktionskontrolle	29
2.5.2	Reanimation des Frühgeborenen	31
2.5.3	Reanimation bei Mekoniumaspiration	32
2.5.4	Reanimation bei weißer Asphyxie	33
2.5.5	Besondere Reanimationssituationen	36
2.6	Thermoregulation	37
2.6.1	Wärmebildung – Wärmeverlust	37
2.6.2	Thermoregulationsstörungen	39
2.6.3	Thermoneutralpflege	40
2.7	Mütterliche Pharmaka	42
	Literatur	43

3	**Transport**	47
	(M. Obladen)	
3.1	Mütterlicher Transport	47
3.2	Neonataler Transport	49
3.3	Organisation und Durchführung des Transports	50
3.4	Mobile Intensivpflegeeinheit und Notfallkoffer	52
	Literatur	54

4	**Ernährung**	57
	(M. Obladen)	
4.1	Bedarf	57
4.1.1	Energie	57
4.1.2	Protein, Kohlenhydrate, Fett	57

4.1.3	Vitamine, Mineralien, Spurenelemente	59
4.2	Enterale Ernährung	61
4.2.1	Muttermilch	61
4.2.2	Medikamentenübertritt in die Muttermilch	62
4.2.3	Kranke Neugeborene	63
4.2.4	Hypotrophe reife Neugeborene	63
4.3	Frühgeborene	63
4.4	Ernährungsdokumentation	66
4.5	Muttermilchverstärker	68
4.6	Osteopenia praematurorum	68
4.7	Ergänzende parenterale Ernährung	70
4.8	Komplette parenterale Ernährung	72
	Literatur	76

5 Patientenüberwachung 81
(M. Obladen)

5.1	Puls- und Herzfrequenz	82
5.2	Herzfrequenzvarianz	82
5.3	Atmung	83
5.4	Temperatur	84
5.5	Arterieller Blutdruck	85
5.6	Zentraler Venendruck (ZVD)	87
5.7	Lungenmechanik	88
5.8	Plötzlicher Kindstod/Monitorüberwachung zu Hause	89
	Literatur	90

6 Blutgasanalyse und Sauerstofftherapie 93
(M. Obladen)

6.1	Blutgasanalyse: Methodik	93
6.1.1	Probengewinnung	93
6.1.2	Kapillär	94
6.1.3	Arterienpunktion	94
6.1.4	Nabelarterienkatheter	94
6.1.5	Verweilkatheter in der A. radialis	98
6.2	Blutgasanalyse: Normalwerte beim Neugeborenen	98
6.3	Störungen des Säure-Basen-Haushalts	99

6.3.1	Medikamentöse Therapie.	100
6.4	Sauerstoffdissoziation.	101
6.5	Ursachen von Oxygenierungsstörungen	103
6.6	Indikation zur Sauerstofftherapie	104
6.7	Sauerstoffapplikation	105
6.8	Überwachung der Sauerstofftherapie	106
6.8.1	Arterielle Blutgasanalyse	106
6.8.2	Transkutane PO_2-Messung	107
6.8.3	Transkutane PCO_2-Messung	108
6.8.4	Pulsoximetrie	108
6.9	Sauerstoffnebenwirkungen.	109
6.9.1	Atemdepression	109
6.9.2	Sauerstofftoxizität.	109
6.9.3	Bronchopulmonale Dysplasie	110
6.10	Frühgeborenenretinopathie (ROP)	110
6.10.1	Pathogenese und Epidemiologie.	110
6.10.2	Prävention.	112
6.10.3	Augenärztliche Untersuchung	113
6.10.4	Behandlung	113
	Literatur	114

7 Künstliche Beatmung ... 119
(M. Obladen)

7.1	Atemphysiologie – Ateminsuffizienz	119
7.1.1	Grundlagen der Atemmechanik	119
7.1.2	Atemmechanik bei Erwachsenen und Neugeborenen	122
7.1.3	Definition der Ateminsuffizienz	123
7.1.4	Indikation zur Atemhilfe	123
7.2	Kontinuierlich positiver Atemwegsdruck (CPAP)	124
7.2.1	Prinzip und Indikation	124
7.2.2	CPAP-System.	124
7.2.3	Komplikationen und Nebenwirkungen	125
7.3	Formen der Beatmung	126
7.3.1	Intermittierende Positivdruckbeatmung (IPPV)	126
7.3.2	Prolongierte Inspiration	126
7.3.3	Intermittierend-mandatorische Ventilation (IMV)	127
7.3.4	Synchronisierte/assistierende Beatmung	128

7.3.5	Hochfrequenzbeatmung (HFPPV)	128
7.3.6	Hochfrequenzoszillation (HFOV)	129
7.3.7	NO-Beatmung	129
7.4	Handbeatmung – Maskenbeatmung	130
7.5	Endotracheale Intubation	131
7.5.1	Vorbereitung	131
7.5.2	Orotracheale Intubation	132
7.5.3	Nasotracheale Intubation	132
7.5.4	Lokalisationskontrolle	133
7.5.5	Tubusfixierung	134
7.6	Steuerung der Beatmung	135
7.6.1	Initiale Respiratoreinstellung	135
7.6.2	Akute Verschlechterung am Respirator	136
7.6.3	Änderung von Beatmungsparametern und deren Auswirkung	136
7.6.4	Verbesserung der Oxygenierung	139
7.6.5	Steuerung der Beatmung	140
7.6.6	Sedierung, Analgesie, Relaxierung	141
7.7	Beatmung nach Surfactantsubstitution	143
7.8	Entwöhnung	144
7.9	Extubation	146
7.10	Beatmungskomplikationen	146
7.10.1	Hypoxie	147
7.10.2	Hyperoxie	147
7.10.3	Hypokapnie	147
7.10.4	Hyperkapnie	148
7.10.5	Tubusobstruktion	148
7.10.6	Tubusdislokation	148
7.10.7	Druckschädigung	149
7.10.8	Nosokomiale Infektionen	150
7.10.9	Extraalveoläre Gasansammlungen	150
7.10.10	Nekrotisierende Tracheobronchitis	151
7.10.11	Bronchopulmonale Dysplasie	151
7.11	Pflege des beatmeten Neugeborenen	151
7.11.1	Überwachung	152
7.11.2	Absaugen des Trachealtubus	153
7.11.3	Anwärmen, Anfeuchtung und Vernebelung des Atemgases	155

7.11.4	Physiotherapie	156
7.11.5	Lagerungsbehandlung	157
7.12	Hygienische Voraussetzungen	158
7.12.1	Infektionsverhütung	158
7.12.2	Hautdesinfektion des Neugeborenen	159
7.12.3	Stethoskope	159
7.13	Technische Voraussetzungen	159
7.13.1	Beatmungsschlauchmontage	159
7.13.2	Respiratorprobelauf	161
7.13.3	Erkennen technischer Fehler	162
7.13.4	Geräteausfall	163
7.14	Respiratoren und ihre Bedienung	163
	Literatur	164

8 Pulmonale Erkrankungen ... 169
(M. Obladen)

8.1	Differentialdiagnose	169
8.2	Atemnotsyndrom (Surfactantmangel)	172
8.2.1	Epidemiologie und Pathophysiologie	172
8.2.2	Klinik: Symptomatik und Diagnostik	174
8.2.3	Symptomatische Therapie	175
8.2.4	Kausale Therapie: Surfactantsubstitution	177
8.2.5	Prävention und Prognose	179
8.3	Mekoniumaspirationssyndrom (MAS)	179
8.4	Flüssigkeitslunge	182
8.5	Pneumothorax	184
8.6	Bronchopulmonale Dysplasie (BPD)	189
8.7	Lobäres Emphysem	197
	Literatur	198

9 Kardiale Erkrankungen ... 205
(G. Bein)

9.1	Symptomatik	206
9.2	Diagnostik	206
9.2.1	Anamnese und klinische Untersuchung	206
9.3	Angeborene Herzfehler	209

9.3.1	d-Transposition der großen Arterien (d-TGA)	211
9.3.2	Herzfehler mit Linksherzobstruktion	212
9.3.3	Herzfehler mit Rechtsherzobstruktion	217
9.3.4	Weitere kritische Herzfehler	218
9.4	Myokarderkrankungen	220
9.5	Herzrhythmusstörungen	221
9.5.1	Klinik	221
9.5.2	Therapie	222
9.6	Herzinsuffizienz	225
9.6.1	Klinik und Diagnostik	225
9.6.2	Therapie	225
9.7	Zyanotisch-dyspnoische Krisen	231
9.8	Ductusabhängige Vitien	232
9.9	Persistierender Ductus arteriosus (PDA) des Frühgeborenen	234
9.10	Persistierende pulmonale Hypertension des Neugeborenen (PPHN)	239
	Literatur	245

10 Chirurgische Probleme beim Neugeborenen 249
(J. WALDSCHMIDT)

10.1	Präoperative Überlegungen	249
10.2	Operationsvorbereitung	250
10.3	Narkose	253
10.4	Intraoperative Überwachung	254
10.5	Postoperative Pflege	256
	Literatur	264

11 Fehlbildungen und Erkrankungen des Digestionstrakts 267
(J. WALDSCHMIDT)

11.1	Zwerchfelldefekt	267
11.1.1	Krankheitsbild	267
11.1.2	Diagnostik	269
11.1.3	Behandlung	270
11.1.4	Indikation zur Operation	271

11.1.5	ECMO-Einstiegskriterien für Kinder mit Zwerchfelldefekt	272
11.2	Ösophagusatresie	273
11.2.1	Diagnostik	274
11.2.2	Behandlung	275
11.3	Bauchwanddefekte	276
11.3.1	Omphalozele	276
11.3.2	Gastroschisis	278
11.4	Ileus	280
11.4.1	Funktioneller Ileus	280
11.4.2	Mechanischer Ileus	283
11.4.3	Strangulationsileus	284
11.4.4	Okklusionsileus	286
11.5	Darmatresien	287
11.5.1	Duodenalatresie	287
11.5.2	Dünndarmatresie	287
11.5.3	Analatresie	288
11.6	Andere Ursachen der Darmobstruktion	290
11.6.1	Mekoniumileus	290
11.6.2	Milchpfropfobstruktion	291
11.6.3	Mekoniumpfropsyndrom	291
11.6.4	Morbus Hirschsprung	292
11.6.5	Malrotation	293
11.7	Nekrotisierende Enterokolitis (NEC)	294
11.7.1	Krankheitsbild	294
11.7.2	Diagnostik	297
11.7.3	Behandlung	298
11.8	Peritonitis	299
11.8.1	Mekoniumperitonitis	300
11.8.2	Bakterielle Peritonitis	301
11.9	Gallengangsatresie	304
11.10	Raumfordernde Prozesse	305
11.10.1	Neuroblastom	307
11.10.2	Wilms-Tumor	307
11.10.3	Teratom	307
11.10.4	Zystisches Lymphangiom	308
	Literatur	308

12 Fehlbildungen des Urogenitalsystems 313
(J. Waldschmidt)

12.1	Bilaterale obstruktive Uropathie.	313
12.2	Anomalien der Urethra.	316
12.2.1	Hypospadie	316
12.2.2	Epispadie.	317
12.3	Blasenekstrophie	318
12.3.1	Vesikointestinale Fissur.	318
12.4	Fehlbildungen des Genitales	319
12.4.1	Intersexuelles Genitale	319
12.4.2	Hydrokolpos.	320
12.5	Hodentorsion	322
12.6	Nebennierenblutung	323
	Literatur	325

13 Nierenkrankheiten. 327
(R. F. Maier)

13.1	Neonatale Nierenfunktion	327
13.2	Akute Niereninsuffizienz.	329
13.2.1	Peritonealdialyse	333
13.3	Diuretikatherapie	334
13.4	Harnwegsinfektion	336
13.5	Nierenvenenthrombose.	338
13.6	Kongenitales nephrotisches Syndrom.	340
13.7	Arterielle Hypertension	340
	Literatur	343

14 Flüssigkeits- und Elektrolytbilanz 347
(R. F. Maier)

14.1	Flüssigkeitsbilanz.	347
14.2	Dehydratation.	351
14.3	Ödeme	353
14.4	Hyponatriämie	354
14.5	Hypernatriämie	357
14.6	Hypokaliämie	358

14.7	Hyperkaliämie	360
14.8	Hypokalzämie	362
14.9	Hypomagnesiämie	364
14.10	Syndrom der inadäquaten ADH-Sekretion	366
	Literatur	367

15 Fehlbildungen und Erkrankungen des Nervensystems 371
(M. Obladen)

15.1	Neurologische Untersuchungstechniken	371
15.1.1	Neurologische Untersuchung des Neugeborenen	371
15.1.2	Ultraschalluntersuchung des Schädels	374
15.1.3	Doppler-Sonographie	375
15.1.4	Amplitudenintegriertes EEG	375
15.1.5	Akustisch evozierte Potentiale	376
15.1.6	Lumbalpunktion	376
15.2	Spina bifida	376
15.3	Konnataler Hydrozephalus	378
15.4	Neonatale Krampfanfälle	380
15.4.1	Häufigkeit und Ätiologie	380
15.4.2	Klinik	381
15.4.3	Diagnostik	382
15.4.4	Therapie	383
15.4.5	Prognose	384
15.5	Neonataler Drogenentzug	384
15.6	Rezidivierende Apnoen	387
15.7	Intrakranielle Blutungen	389
15.7.1	Subdurale Blutungen	390
15.7.2	Primär subarachnoidale Blutung	391
15.7.3	Intraventrikuläre Blutung des reifen Neugeborenen	391
15.7.4	Peri- und intraventrikuläre Hirnblutung des Frühgeborenen	391
15.7.5	Posthämorrhagischer Hydrozephalus	395
15.8	Hypoxisch-ischämische Hirnschädigung	396
15.9	Periventrikuläre Leukomalazie des Frühgeborenen	401
15.10	Neuroprotektion	402
	Literatur	402

16	**Akute metabolische Entgleisungen**	411
	(M. Obladen)	

16.1	Hypoglykämie	411
16.2	Embryofetopathia diabetica	415
16.3	Hyperglykämie	418
16.4	Akute angeborene Stoffwechselkrankheiten	418
16.4.1	Häufigkeit	418
16.4.2	Leitsymptome	419
16.4.3	Diagnostik	420
16.4.4	Stoffwechselkrankheiten mit Hypoglykämie	421
16.4.5	Stoffwechselkrankheiten mit Azidose	422
16.4.6	Stoffwechselkrankheiten mit Ketose	422
16.4.7	Stoffwechselkrankheiten mit Hyperammonämie	423
16.4.8	Stoffwechselscreening	424
	Literatur	425

17	**Hämatologische Probleme**	429
	(R. F. Maier)	

17.1	Referenzwerte	429
17.2	Neonatale Anämie	431
17.3	Bluttransfusion	435
17.3.1	Transfusionsindikationen	435
17.3.2	Festlegen des Volumens	436
17.3.3	Durchführung	436
17.4	Polyzythämie	437
17.5	Koagulopathien	439
17.5.1	Angeborene Koagulopathien	442
17.5.2	Erworbene Koagulopathien	443
17.5.3	Verbrauchskoagulopathie	445
17.6	Thrombozytopenie	447
	Literatur	448

18	**Hyperbilirubinämie und Morbus haemolyticus neonatorum**	453
	(M. Obladen)	

18.1	Definitionen und Häufigkeit	453
18.2	Pathophysiologie	454

18.2.1	Bilirubinstoffwechsel	454
18.2.2	Bilirubinenzephalopathie	456
18.3	Differentialdiagnose und diagnostisches Vorgehen bei Hyperbilirubinämie	457
18.4	Nichthämolytischer Ikterus	458
18.4.1	Reife Neugeborene	458
18.4.2	Frühgeborene	459
18.5	Morbus haemolyticus neonatorum	460
18.5.1	Rh-Inkompatibilität	461
18.5.2	AB0-Inkompatibilität	464
18.5.3	Andere Sensibilisierungen	465
18.5.4	Resorptionsikterus	465
18.6	Hydrops fetalis	465
18.6.1	Pathophysiologie und Ätiologie	465
18.6.2	Behandlung	467
18.7	Blutaustauschtransfusion	469
18.7.1	Nabelvenenkatheterung	469
18.7.2	Durchführung des Blutaustauschs	472
18.7.3	Nabelgefäßkatheterbesteck	473
18.7.4	Wahl des Austauschbluts	475
18.7.5	Nebenwirkungen und Gefahren	475
18.8	Phototherapie	477
18.8.1	Wirkungsmechanismus	477
18.8.2	Indikation	477
18.8.3	Kontraindikationen	477
18.8.4	Durchführung	478
18.8.5	Besondere Probleme	478
18.9	Hepatozellulärer/cholestatischer Ikterus	479
18.9.1	Pathophysiologie	479
18.9.2	Ursachen/Differentialdiagnose	480
18.9.3	Diagnostik	481
18.9.4	Behandlung	482
	Literatur	482
19	**Infektionen**	**487**
	(M. OBLADEN)	
19.1	Immunstatus und Infektabwehr	487
19.2	Bakteriologische Diagnostik	488

19.3	Vertikale Infektionen	491
19.4	B-Streptokokkeninfektion	491
19.5	Sepsis	493
19.5.1	Prädisponierende Faktoren	493
19.5.2	Häufigste Erreger	493
19.5.3	Klinik	494
19.5.4	Diagnostik	494
19.5.5	Prophylaxe	495
19.5.6	Therapie	496
19.6	Meningitis	497
19.6.1	Erregerspektrum	497
19.6.2	Klinik	498
19.6.3	Diagnostik	498
19.6.4	Therapie	498
19.6.5	Komplikationen/Folgeschäden	499
19.7	RSV-Infektion	499
19.8	CMV-Infektion	500
19.9	HIV-Exposition	501
19.10	Candidiasis	501
19.11	Nosokomiale Infektionen	502
	Literatur	505

20 Aufbau und Organisation einer Neugeborenenintensivstation ... 511
(M. OBLADEN)

20.1	Strukturelle Voraussetzungen	511
20.1.1	Regionalisierung	511
20.1.2	Klinikstruktur	512
20.1.3	Zusammenarbeit	512
20.1.4	Größe der Neugeborenenintensivstation	512
20.1.5	Stationsmodelle	513
20.2	Personelle Voraussetzungen	514
20.2.1	Schichtdienst	514
20.2.2	Reanimationsdienst	515
20.2.3	Anhaltszahlen/Personalschlüssel	515
20.2.4	Ausbildung	516
20.3	Finanzielle Voraussetzungen	517

20.3.1	Kosten der Neugeborenenintensivpflege	517
20.3.2	Pflegesatz/Fallpauschalen	517
20.4	Baumaßnahmen	517
20.4.1	Lage in der Klinik	517
20.4.2	Flächenbedarf und Gliederung	518
20.4.3	Grundausstattung	521
20.4.4	Technische und apparative Ausstattung	523
20.5.	Gerätepark und Gerätesicherheit	523
20.5.1	Inventar- und Lagerhaltung	524
20.5.2	Technisches Servicezentrum	525
20.5.3	Medizinproduktegesetz	525
20.6	Organisation des Tagesablaufs	527
20.6.1	Ärztedienstplan	527
20.6.2	Information und Dokumentation	529
20.6.3	Konferenz/Staff-meeting	530
20.7	Katastrophenplan	530
20.7.1	Brandverhütung	531
20.7.2	Brandschutz	531
20.7.3	Verhalten im Katastrophenfall	531
20.7.4	Alarmierungsplan	532
20.7.5	Evakuierungsplan	532
	Literatur	533

21 Ergebnisse der Neugeborenenintensivpflege 535
(M. Obladen)

21.1	Neugeborenensterblichkeit	535
21.1.1	Mortalitätsdefinitionen	535
21.1.2	Internationaler Vergleich	537
21.1.3	Situation in der Bundesrepublik Deutschland	537
21.1.4	Letalität	539
21.2	Zerebrale Behinderung	539
21.2.1	Häufigkeit	539
21.2.2	Hörschäden	541
21.2.3	Entstehung der perinatalen Gehirnschädigung	541
21.3	Nachuntersuchung	543
21.3.1	Zeitpunkt	543
21.3.2	Untersuchungsgang	543
21.4	Wachstum	544

21.5	Metabolisches Syndrom	545
21.6	Volkswirtschaftliche Bedeutung	545
	Literatur	546

22 Grenzen der Neugeborenenintensivmedizin — 549
(M. Obladen)

22.1	Grenzfragen	549
22.2	Philosophisch-ethische Orientierungshilfen	549
22.3	Religiös-christliche Orientierungshilfen	551
22.4	Juristisch-historische Orientierungshilfen	551
22.5	Gibt es eine biologische Grenze, an der die Erhaltung des Lebens Frühgeborener scheitert?	553
22.6	Sollte jedes Neugeborene nach der Geburt reanimiert werden?	553
22.7	Ist ein Behandlungsabbruch bei Neugeborenen mit klarer Diagnose und äußerst schlechter Prognose gerechtfertigt?	555
22.8	Ist das Beenden einer künstlichen Beatmung aktive Sterbehilfe?	556
22.9	Wann und wie darf ein neues Behandlungsverfahren bei Neugeborenen erprobt werden?	558
22.10	Iatrogene Katastrophen in der Neonatologie	559
	Literatur	560

23 Eltern auf der Intensivstation — 565
(M. Obladen)

23.1	Reaktion der Eltern auf die Geburt eines frühgeborenen oder kranken Kindes	565
23.2	Folgen einer langfristigen Trennung von Mutter und Kind	566
23.3	Aufgaben der Eltern auf der Intensivstation	566
23.4	Information der Eltern	568
23.5	Beratung der Eltern	569
23.6	Konflikt mit Eltern	570
23.7	Gespräche beim Tod eines Kindes	572
23.8	Die Atmosphäre der Intensivstation	573
	Literatur	574

24	**Pharmakotherapie des Neugeborenen** (R. F. MAIER)	577
24.1	Besonderheiten der Pharmakokinetik und Pharmakodynamik in der Neonatalperiode	577
24.2	Verordnung	579
24.3	Applikation	579
24.4	Steuerung und Überwachung	580
24.5	Zulassung	582
24.6	Dosierungsempfehlungen	582
	Literatur	590

Sachverzeichnis 591

Verzeichnis der Abkürzungen

ACD	Blutkonservenstabilisator mit Acidum citricum, Natrium citricum, Dextrose
ADH	antidiuretisches Hormon
AEP	akustisch evozierte Potentiale
AGS	adrenogenitales Syndrom
ANS	Atemnotsyndrom des Neugeborenen (auch RDS)
ASD	Vorhofseptumdefekt
BE	„base excess" (Basenüberschuß)
BEL	Beckenendlage
BPD	bronchopulmonale Dysplasie
CMV	Cytomegalovirus
CNP	„continuous negative pressure" [kontinuierlich (extrathorakaler) negativer Druck]
CPAP	„continuous positive airway pressure" (kontinuierlich positiver Atemwegsdruck)
CRP	C-reaktives Protein
CTG	Kardiotokogramm
2,3 DPG	2,3 Diphosphoglycerat
ECMO	extrakorporale Membranoxygenierung
ED	Einzeldosis
EDTA	Äthylendiamintetraazetat
aEEG	amplitudenintegriertes Elektroenzephalogramm
EKG	Elektrokardiogramm
F_iO_2	Sauerstoffkonzentration in der Einatemluft
FRC	funktionelle Residualkapazität
GA	Gestationsalter
GE	Gesamteiweiß
GFR	glomeruläre Filtrationsrate

HFOV	Hochfrequenzoszillationsbeatmung
HMV	Herzminutenvolumen
HK	Hämatokrit
I:E	Atemzeitverhältnis Inspirationszeit zu Exspirationszeit
IL-6	Interleukin-6
I:T ratio	Verhältnis Unreife zu Gesamtneutrophile
IMV	intermittierend mandatorische Ventilation
IPPV	„intermittent positive pressure ventilation" (intermittierende Positivdruckbeatmung)
ISTA	Aortenisthmusstenose
IVH	intraventrikuläre Blutung
L/S	Lecithin/Sphingomyelin-Ratio
MAP	„mean airway pressure" (Atemwegsmitteldruck)
NAK	Nabelarterienkatheter
NEC	nekrotisierende Enterokolitis
NVK	Nabelvenenkatheter
P_aO_2	arterieller Sauerstoffpartialdruck
PCO_2	Kohlendioxidpartialdruck
PDA	persistierender Ductus arteriosus
PEEP	„positive end-expiratory pressure" (positiv-endexspiratorischer Druck)
PO_2	Sauerstoffpartialdruck
PPHN	persistierende pulmonale Hypertension des Neugeborenen
PPL	Plasmaproteinlösung
PTT	partielle Thromboplastinzeit
PVL	periventrikuläre Leukomalazie
RDS	Atemnotsyndrom des Neugeborenen (auch ANS)
ROP	Frühgeborenenretinopathie
SD	Sättigungsdosis
SIDS	„sudden infant death syndrome" (plötzlicher Kindstod)
SIMV	synchronisierte intermittierend-mandatorische Ventilation
SO_2	Sauerstoffsättigung
SSW	Schwangerschaftswoche
St.Bik.	Standardbikarbonat
tc pO_2	transkutaner Sauerstoffpartialdruck
TORCH	Toxoplasmose, Röteln, Zytomegalie, Herpes

TGA	Transposition der großen Gefäße
torr	mmHg
TV	Atemzugvolumen
VLBW	sehr untergewichtiges Neugeborenes (<1500 g)
VSD	Ventrikelseptumdefekt
ZVD	zentraler Venendruck

1 Das untergewichtige Neugeborene

M. Obladen

Empfängnis, embryonale und fetale Entwicklung, Geburt und postnatale Entwicklung des Kindes sind ein kontinuierlicher Ablauf, in dem es außer der Geburt keine biologisch definierten Einschnitte gibt. Da die Hauptursachen für Säuglingssterblichkeit und perinatal erworbene Behinderung untergewichtige Neugeborene betreffen und da sich die Leistungsfähigkeit von Geburtshilfe und Neonatologie am besten bei diesen Kindern bewerten läßt, hat die Weltgesundheitsorganisation 1970 verbindliche Definitionen festgelegt [36]. Leider wurden einige Definitionen (z.B. Lebendgeburt, Totgeburt, Fehlgeburt, Definition der Reife) nicht von allen Ländern einheitlich akzeptiert, was den internationalen Vergleich mancher Statistiken erschwert. In Deutschland hat das Personenstandsgesetz 1994 Klarheit geschaffen: Kinder unter 1000 g Geburtsgewicht, bei denen keine Lebenszeichen wahrzunehmen sind, wurden zuvor als Fehlgeburten klassifiziert und nicht registriert. Alle Kinder mit einem Geburtsgewicht von 500 g und mehr müssen seitdem gemeldet und beurkundet werden (GVBL, S. 608).

1.1 Definitionen

Neugeborenenperiode. 1.–28. Lebenstag (frühe Neugeborenenperiode: 1.–7. Lebenstag, späte Neugeborenenperiode: 8.–28. Lebenstag).

Geburtsgewicht. Ohne Berücksichtigung der Reife wird nach dem Geburtsgewicht eingeteilt in:

- *Untergewichtige Neugeborene* (LBW, „low birth weight infants"): Geburtsgewicht <2500 g. Je nach Region und Rasse 5–15% der Lebendgeborenen.
- Sehr untergewichtige Neugeborene (VLBW, „very low birth weight infants"): Geburtsgewicht <1500 g. Je nach Population 0,8–1,5% der Lebendgeborenen, jedoch bis zu 65% der in der Neonatalperiode verstorbenen Kinder.
- Extrem untergewichtige Neugeborene (ELBW, „extremely low birth weight infants"): Geburtsgewicht <1000 g. Etwa 0,3–0,6% der Lebendgeborenen, aber 50% der in der Neonatalperiode Verstorbenen.

Gestationsalter. Zeit gerechnet vom 1. Tag der letzten normalen Periode. Normal sind ca. 280 Tage. Rechnerische und klinische Bestimmung des Gestationsalters haben eine Treffsicherheit von je ±2 Wochen.

Reife. Kann infolge unterschiedlicher Enzyminduktion als Ausdruck des biochemischen und funktionellen Entwicklungsstands eines Neugeborenen erheblich vom Gestationsalter abweichen (Retardierung, Akzeleration).

Frühgeborenes. Gestationsalter <259 Tage (<37 vollendete Wochen).

Reifes Neugeborenes. Gestationsalter 259–293 Tage (vollendete 37–41 Wochen).

Übertragenes Neugeborenes. Gestationsalter 294 Tage oder mehr (42 Wochen oder mehr).

Eutroph, hypotroph, hypertroph. Aus dem Verhältnis zwischen Gestationsalter und Geburtsgewicht werden definiert:
- *eutroph:* Kinder mit einem Geburtsgewicht zwischen der 10. und 90. Perzentile,
- *hypotroph:* Kinder mit einem Geburtsgewicht <10. Perzentile,
- *hypertroph:* Kinder mit einem Geburtsgewicht >90. Perzentile.

1.2 Bestimmung des Gestationsalters

1.2.1 Anforderungen an die Bestimmung des Gestationsalters

Nach eigenen langjährigen Erfahrungen werden die Bedingungen für eine zuverlässige Bestimmung des Reifealters am ehesten von den klinischen Kriterien nach Finnström erfüllt [6]. Neurologische Reifescores mögen zwar im Einzelfall präziser sein, sind jedoch für künstlich beatmete, sedierte oder hirngeschädigte Kinder ungeeignet.

1.2.2 Anleitung zur Bestimmung des Gestationsalters

Siehe die Tabellen 1-1 und 1-2.
Durchführung der Untersuchung bei guten Lichtverhältnissen.
Berechnung der Gesamtpunktzahl nach Tabelle 1-2.

Tabelle 1-1. Berechnung des Gestationsalters. (Nach Finnström [6])

Gesamtpunktzahl (7 Kriterien)	Schwangerschaftsdauer	
	Tage	Wochen/Tage
7	191	27 + 2
8	198	28 + 2
9	204	29 + 1
10	211	30 + 1
11	217	31
12	224	32
13	230	32 + 6
14	237	33 + 6
15	243	34 + 5
16	250	35 + 5
17	256	36 + 4
18	263	37 + 4
19	269	38 + 3
20	276	39 + 3
21	282	40 + 2
22	289	41 + 2
23	295	42 + 1

Brustdrüsengewebe. Der horizontale Durchmesser beiderseits wird mit einem Zentimetermaß gemessen und der größte Durchmesser angegeben. Der Durchmesser des palpablen und meßbaren Brustdrüsengewebes nimmt mit steigendem Gestationsalter zu.

Brustwarzenbildung. Mit steigendem Gestationsalter ist die Mamille deutlicher von der umgebenden Haut abgrenzbar, und der Warzenhof erhebt sich vom Rand her über das allgemeine Hautniveau.

Hautdurchsichtigkeit. Die Durchsichtigkeit der Haut des Stamms, besonders oberhalb des Nabels, wird beobachtet und die Anzahl und Erkennbarkeit großer und kleiner Blutgefäße verzeichnet.

Kopfhaar. Mit steigendem Gestationsalter wird das zunächst dünne, wollene Haar kräftiger, und die einzelnen Haare lassen sich voneinander abgrenzen.

Ohrmuschelknorpel. Beide Ohrmuscheln werden befühlt, um die Verteilung des Knorpels zu erfassen. Bei Seitendifferenz wird das „reifere" Ohr angegeben (Abb. 1-1). Der Helixknorpel entwickelt sich von ventral und kaudal her in der durch Pfeile angegebenen Richtung. Wenn er auch im dorsalen, kranialen Quadranten deutlich tastbar ist, kann von einem vollständigen Knorpelgerüst gesprochen werden.

Fingernägel. Die Fingernägel werden inspiziert und die Fingerspitze palpiert, indem der Nagel über die Hand des Untersuchers streicht bzw. kratzt.

Augenlider. Bei Kindern von weniger als 28 Schwangerschaftswochen sind alle Reifescores ungenau. Hilfreich ist das Kriterium der fusionierten Augenlider, die sich normalerweise nach 25 Schwangerschaftswochen öffnen.

1.2 Bestimmung des Gestationsalters

Tabelle 1-2. Bestimmung des Gestationsalters. (Nach [6])

Klinisches Kriterium	1	2	3	4
Hautdurchsichtigkeit	Zahlreiche Venen, Verzweigungen und Venolen klar erkennbar, besonders über Abdomen	Venen und Verzweigungen erkennbar, keine Venolen	Wenige große Gefäße klar über Abdomen erkennbar	Wenige große Gefäße undeutlich erkennbar oder keine Gefäße sichtbar
Ohrmuschelknorpel	Im Antitragus nicht fühlbar	Im Antitragus fühlbar	Im Anthelix vorhanden	Im Helix vollständig vorhanden
Plantare Hautfältelung (nicht Leisten)	Keine Hautfältelung	Nur vordere transverse Hautfalte	Einige Falten über den vorderen zwei Dritteln	Gesamte Sohle mit Hautfalten bedeckt, einschließlich Ferse
Brustdrüsengewebe (Durchmesser)	<5 mm	5–10 mm	>10 mm	
Brustwarzenbildung	Mamille kaum erkennbar, kein Warzenhof	Mamille gut erkennbar, Warzenhof vorhanden, nicht erhaben	Mamille gut erkennbar, Rand des Warzenhofs über Hautniveau	
Fingernägel (Daumen)	Fingerkuppen noch nicht erreicht	Fingerkuppen erreicht	Fingerkuppen erreicht bzw. überragt; distaler Nagelrand deutlich ausgebildet	
Kopfhaar	Zart, wollen, flaumig; einzelne Haare nicht zu unterscheiden	Kräftig, seidig; jedes einzelne Haar erkennbar		

Plantare Hautfältelung. Nur die relativ groben Falten werden analysiert. Feine, oberflächliche Linien können vorhanden sein, besonders bei trockener Haut, verstreichen jedoch gewöhnlich beim Spannen der Fußsohle von den Zehen bis zur Ferse. Die Hautfalten werden mit steigendem Gestationsalter deutlicher, und ihre Verteilung von den Zehenballen in Richtung auf die Ferse nimmt zu (Abb. 1-2).

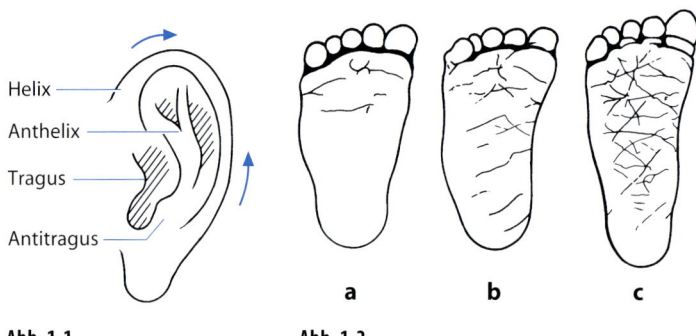

Abb. 1-1   **Abb. 1-2**

Abb. 1-1. Entwicklung des Ohrknorpels

Abb. 1-2. a Fuß eines Frühgeborenen von 36 Wochen Gestationsalter. Die hinteren drei Viertel des Fußes sind glatt. **b** Fuß eines Neugeborenen von 38 Wochen Gestationsalter mit einigen Fußlinien. **c** Fuß eines Neugeborenen von 40 Wochen Gestationsalter. Die Fußlinien haben sich über die ganze Sohle ausgebreitet

1.3 Intrauterine Wachstumskurven

Siehe Abb. 1-3a–c.

1.3 Intrauterine Wachstumskurven

Abb. 1-3a–c. Perzentilenkurven des intrauterinen Wachstums (Sheffield) für Neugeborene beiderlei Geschlechts, von 23 bis 42 vollendeten Schwangerschaftswochen. (Aus [10])

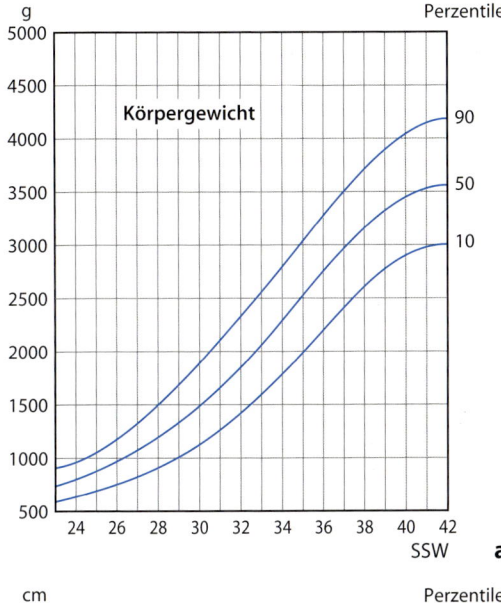

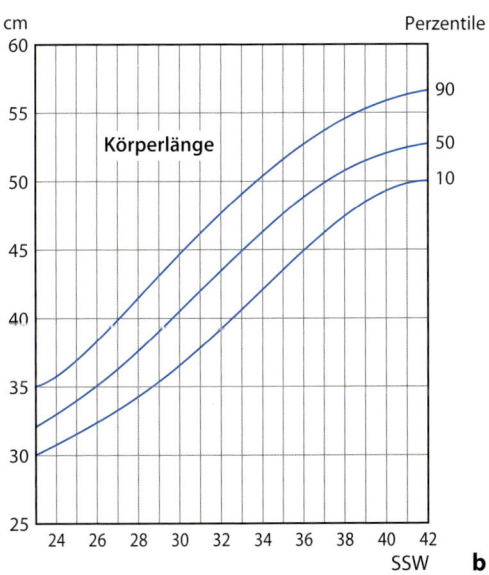

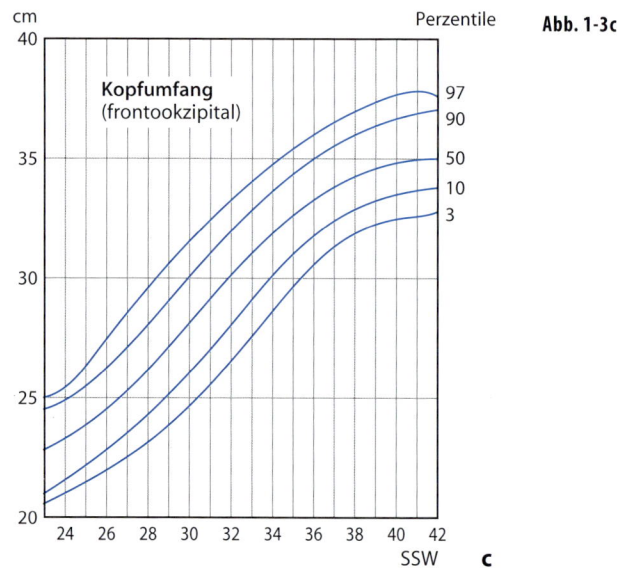

Abb. 1-3c

1.4 Probleme des Frühgeborenen

7–10% aller Neonaten sind Frühgeborene [7]. Ursachen der Frühgeburt sind Chorioamnionitis [8, 23], Mehrlingsschwangerschaft, Gestose, schwierige soziale Verhältnisse [5, 7], Rauchen [21], Zinkmangel [29] und andere.

Tabelle 1-3 listet die wichtigsten Gefährdungen des Frühgeborenen auf. Dabei sind die meisten der rechts dargestellten Krankheitszustände vermeidbar, wenn sachgerecht und schonend vorgegangen wird: *Der Vorteil des Frühgeborenenrisikos ist seine Kalkulierbarkeit!* Die Geburt und Versorgung eines unreifen Kindes sollte wie ein operativer Eingriff vorausgeplant und vorbereitet sein und nicht wie ein Verkehrsunfall erfolgen! Wie kein anderes Risikoneugeborenes profitiert das Frühgeborene von Regionalisierung und Transport der Mutter in ein Perinatalzentrum (s. S. 47). Die zeitraubenden und gefährlichen Phasen 1, 3, 4 und 5 des Schemas der Frühgeborenenversorgung in Tabelle 1-6 werden dadurch entbehrlich.

Tabelle 1-3. Gefährdungen des Frühgeborenen

Temperaturregulation	Hypothermie, Hypoxie, Azidose
Atmung	Surfactantmangel, Asphyxie, Apnoeanfälle, Schocklunge
Zirkulation	Schock, Rechts-links-Shunt, PDA, Ischämie, Hirnblutung, periventrikuläre Leukomalazie, nekrotisierende Enterokolitis
Ernährung	Katabolismus, Aspiration, Subileus
Stoffwechsel	Hypoglykämie, Hypokalzämie, Hypoproteinämie, Ikterus, Anämie
Ausscheidung	Ödeme, Elektrolytimbalanzen
Immunität	Pneumonie, Sepsis, Meningitis

1.5 Probleme des hypotrophen Neugeborenen

Niemals reicht „hypotrophes Neugeborenes" oder „Mangelgeborenes" als Diagnose: Eine intrauterine Wachstumsretardierung weist stets auf eine chronische Erkrankung von Mutter, Kind oder Plazenta hin. Durch Gestationsalterbestimmung und Messung von Körpergewicht, -länge und Kopfumfang muß bei jedem untergewichtigen Neugeborenen unmittelbar postnatal festgestellt werden, ob das Kind unreif, hypotroph oder beides ist. Die unterschiedlichen zu erwartenden Probleme sind in Tabelle 1-4 aufgelistet.

Obligate Maßnahmen bei hypotrophen, reifen Neugeborenen sind:

▶ Hypoglykämiescreening (2, 4, 6, 12, 24 h nach Geburt), s. 14.7,
▶ Frühfütterung (Maltodextrinlösung oder adaptierte Nahrung),
▶ Ausschluß einer Polyzythämie (venöser Hämatokrit),
▶ Infektionsdiagnostik (s. S. 489),
▶ Hypokalzämiesuche (im Alter von 24 h),
▶ Abklärung der Ursache für die Hypotrophie (Fehlbildungssyndrom? Vertikale Infektion? Plazentahistologie?),
▶ Schädelsonographie (Verkalkungen, Gefäßveränderungen),
▶ Fundoskopie (Chorioretinitis),
▶ entwicklungsneurologische Nachuntersuchung (s. S. 543).

1.5.1 Differenzierung zwischen Frühgeborenen und hypotrophen Neugeborenen

Tabelle 1-4. Differenzierung zwischen Frühgeborenen und hypotrophen Neugeborenen

Definition	Frühgeborenes	Hypotrophes Neugeborenes
Ätiologie	Oft Infektion, evtl. im Zusammenhang mit mit vorzeitigem Wehenbeginn, Zervixinsuffizienz, Mehrlingsschwangerschaft, antepartaler Hämorrhagie	1. Vermindertes intrauterines Wachstumspotential mit oder ohne angeborene Fehlbildungen 2. Intrauterine Mangelernährung durch Plazentainsuffizienz
Ursache des Problems	Unreife	Meist intrauterine Mangelernährung
Ikterus	+++	+
Hypoxia fetalis	+	+++
Atemstörungen:		
postnatale Hypoxie	+	+++
Atemnotsyndrom	+++	0
Apnoeanfälle	+++	+
Fütterungsschwierigkeiten:		
Saug-/Schluckstörungen	+++	0
Subileus oder Enterokolitis	++	++
Aspiration	++	+
Intrakranielle Blutung:		
intraventrikulär	+++	0
subdural	+	+
Infektionsrisiko	+++	++
Temperaturregulationsstörung	+++	++
Hypoglykämie	+	+++

+++ sehr häufig; ++ häufig; + etwas vermehrt gegenüber reifen eutrophen Neugeborenen; 0 nicht häufiger als bei eutrophen Neugeborenen.

1.5.2 Stadieneinteilung der Dysmaturität/Formen der Plazentainsuffizienz

Tabelle 1-5. Formen der Plazentainsuffizienz. (Zu einer subakuten oder chronischen Plazentainsuffizienz kann auch eine akute treten)

	Akut	Subakut	Chronisch
Mechanismus	Vorwiegend Verschlechterung der respiratorischen Funktion	Vorwiegend Verschlechterung der nutritiven Funktion	
Ausfall	Rasch	Verhältnismäßig langsam	Langsam
Intensität	Unterschiedlich	Mittelgradig	Schwer
Gewichtszunahme	Leicht retardiert	Leicht bis mäßig retardiert	Erheblich retardiert
Längenwachstum	Normal	Normal	Erheblich retardiert
Zerebrales Wachstum	Normal	Normal	Leicht retardiert
Aspekt des Neugeborenen	Schmal, Hautdesquamation, Mekoniumanfärbung	Schmal, lang, mit großem Kopf	Klein, kurz, mit relativ großem Kopf
Neonatale Komplikationen	Asphyxie; Atemstörungen, Postasphyxiesyndrom, Mekoniumaspiration	Hypoglykämie (je höher die Kopf-Geburtsgewicht-Relation, um so schwerer die Hypoglykämie) Hypothermie	

1.6 Probleme des sehr untergewichtigen Neugeborenen

Nur jedes hundertste Neugeborene kommt mit einem Geburtsgewicht unter 1500 g oder mit einer Reife von weniger als 30 SSW zur Welt. Jedoch macht diese kleine Gruppe von Neugeborenen mehr als die Hälfte aller neonatalen Todesfälle aus [16]. Alle Anstrengungen moderner Geburtshilfe sind darauf gerichtet, vorzeitige Wehentätigkeit, Blutungen und Blasensprung vor 31 SSW zu verhindern oder frühzeitig zu erkennen. Mit prompter Krankenhausaufnahme (präpartale Pflegestation), strenger Bettruhe, intensiver Tokolyse und ggf. Antibiotikatherapie kann die Schwangerschaft oft noch Tage oder Wochen erhalten werden. Dabei wird zwischen 24 und 28 SSW mit jedem Tag eine Verbesserung der Überlebenschance um 2% bzw. mit jeder Woche ein Anstieg der Überlebenswahrscheinlichkeit um 10% erreicht. Auch seitens der Neonatologie ist es leichter und besser, die Probleme dieser Kinder zu verhindern, als sie zu behandeln: Die Erstversorgung eines sehr untergewichtigen Neugeborenen sollte die erfahrenste Person des Teams durchführen! Keinesfalls darf an einem 1000-g-Kind „geübt" werden!

1.6.1 Hypothermie (s. S. 37)

Als Hypothermie gilt eine Kerntemperatur <36,0 °C. Sie verursacht metabolische Azidose, vermehrten Sauerstoffverbrauch, Apnoeanfälle und eine erhöhte Sterblichkeit. Anfangs sind häufig Inkubatortemperaturen von 36–38 °C nötig [25]. Zusätzlich empfiehlt sich die Anwärmung und Anfeuchtung der Inkubatorluft und des Atemgases, das Zudecken mit einer Plastikdecke (Hitzeschild) sowie ggf. der Einsatz zusätzlicher Wärmestrahler [27]. Röntgenaufnahmen, Anlegen von peripheren Infusionen, Gefäßkatheterung, operative Eingriffe, endotracheale Intubationen, Injektionen, Blutentnahmen, selbst das Öffnen der Inkubatorklappe bedeuten für das sehr untergewichtige Neugeborene ein erhebliches Risiko abzukühlen.

1.6.2 Transepidermaler Wasserverlust (s. S. 348)

Er ist in den ersten Lebenstagen beträchtlich [1, 26], erhöht Wärmeverlust und Sauerstoffbedarf und trägt zur hyperchlorämischen metabolischen Azidose bei, da die transepidermal verlorene Flüssigkeit nur wenig NaCl enthält. Man kann den Wasserverlust vermindern durch forciertes Anfeuchten der Inkubatorluft (beheizter Vernebler), Pflege des Kindes unter einer Plastikdecke und häufiges Eincremen der Haut während der ersten Lebenstage (EB Ib) [18, 28, 30].

1.6 Probleme des sehr untergewichtigen Neugeborenen

Tabelle 1-6. Schema der Frühgeborenenversorgung bei dezentraler Geburt. (Stark schematisiert! Nicht kritiklos anwenden)

Phase 1 Vorbereitung	Telefonat: Risikofaktoren? Sectio? Zeitpunkt festlegen. Reanimationsteam zusammenstellen. Rettungsdienst rufen, Transportinkubator überprüfen. Intensivpflegeplatz richten: Inkubator 36 °C, Respirator. Rö.-Platte vorwärmen, Transoxode eichen
Phase 2 Kreißsaal: erste Minuten	Reanimationstisch wärmen, Türen schließen, warme Tücher bereithalten. O_2 6–8 l/min, Absaugung: max. –200 cm H_2O (0,2 bar). Baby in vorgewärmtes Tuch einhüllen, Rachen absaugen, Auskultation: Herztöne links? Maskenbeatmung bei Bradykardie, Belüftungskontrolle mit Stethoskop. Laerdal-Ventil: 45 cm H_2O! Tuch nicht aufdecken! Apgar-Score nach 1,5 und 10 min. Erst nach 2–3 min: Magen absaugen mit Schleimfalle, Ch 8 oder 10, Mageninhalt messen. Wenn nach 3–5 min keine ausreichende Atmung: Rachentubus für CPAP bzw. nasotracheale Intubation. RR messen (Dinamap). Wenn systolisch unter 40 mm Hg oder Mitteldruck kleiner als Gestationsalter (in Wochen): Plasmalösung 5% 3 ml/kg KG langsam i.v., Konakion 1 mg s.c., abnabeln. Infusion in periphere Vene anlegen.
Phase 3 Vor Abfahrt	Geburtshelfer, Eltern und Intensivstation informieren. Elektroden anlegen. Temperatur messen. Verlegungsbericht auf Vollständigkeit überprüfen
Phase 4 Transport	Überwachung von Inkubatortemperatur, O_2, Herzfrequenz. Falls Manipulation am Kind erforderlich: Fahrzeug anhalten lassen
Phase 5 Bei Ankunft	Kind befindet sich noch im Originaltuch. Temperatur, Blutgasanalyse, Dextrostix, Hämatokrit. Kontrolle der Inkubatortemperatur. Wiegen mit Tüchern unter Wärmestrahler
Phase 6 Erstversorgung auf Station	Wärmestrahler oder Inkubator. Möglichst geringe Belästigung! Untersuchung und RR. Abstrich Ohr Transoxode anlegen. Gestationsalter bestimmen. Infusion erste 24 h: 70 ml/kg Glukose 5–10%, NaCl 2 mmol/kg (ab BE – 10: gleiche Menge als NaBik.). *Kein* KCl
Phase 7 Endgültige Versorgung	Sensibel vorgehen! Minimal handling! Venöse Blutabnahme: Elektrolyte, Blutbild, Blutgruppe, Coombs, Blutzucker, GE, CRP, IL-6, ggf. Blutkultur. Rö.-Thorax, wenn Temperatur stabil. Credé-Prophylaxe. Eincremen alle 2 h
Phase 8 Zweite 24 h	Diagnostik: Elektrolyte, Gesamteiweiß, Phosphat, Kreatinin, BZ (Labor) 3mal tgl., Blutbild, Schädelsonogramm. Infusion zweite 24 h: 80 ml/kg Glukose 5–10% mit Elektrolytbedarf: Na 3 mmol/kg, Cl 3 mmol/kg, K 2 mmol/kg, Ca und Humanalbumin individuell dosieren

1.6.3 Über-, Unterhydrierung

Durch Gewebekatabolismus, unterkalorische Ernährung und transepidermalen Wasserverlust verlieren sehr kleine Frühgeborene während der ersten 3 Lebenstage 5–15% ihres Körpergewichts. Die intravenöse Flüssigkeitszufuhr sollte diese normale Gewichtsabnahme nicht verhindern – Wasser und Elektrolyte sind kein Ersatz für Nährstoffe (s. S. 58).

1.6.4 Metabolische Azidose

Sie kommt zustande durch Hypoxie, Ischämie, Hypothermie (Laktatazidose), renalen Bikarbonatverlust (temporäre tubuläre Azidose), gesteigerten transepidermalen Flüssigkeitsverlust, zu hohe Chloridzufuhr (hyperchlorämische Azidose) oder durch Infektion.

1.6.5 Atemstörungen

Sie sind bei allen sehr untergewichtigen Frühgeborenen zu erwarten. Die Differenzierung zwischen Atemnotsyndrom (Surfactantmangel) und Ateminsuffizienz durch Immaturität kann schwierig sein (s. S. 170). Frühzeitig eingesetzter Nasen-CPAP kann die Lungenfunktion stabilisieren und reduziert die Notwendigkeit der Beatmung.

Apnoeanfälle treten bei sehr unreifen Kindern gegen Ende der 1. Lebenswoche auf. Außer der Unreife des Atemzentrums können Infektionen, Katabolismus, Azidose, Anämie (diagnostischer Blutverlust!), Hyperlipidämie (parenterale Ernährung!), nasale Obstruktion (Magensonde!) und ein offener Ductus Botalli zu ihrer Entstehung beitragen; Behandlung s. S. 388. Sie verschwinden meist, wenn 35 Gestationswochen erreicht werden.

1.6.6 Persistierender Ductus arteriosus

Bei praktisch allen sehr kleinen Frühgeborenen ist er noch offen. Die Schwierigkeit besteht darin, zu erkennen, wann er hämodynamisch wirksam ist (s. S. 235) bzw. die Entwöhnung des Kindes vom Beatmungsgerät behindert. Da ein großer Links-rechts-Shunt die zerebrale, renale und mesenteriale Perfusion beeinträchtigt und die Entstehung der bronchopulmonalen Dysplasie fördert, verschließen wir einen hämodynamisch wirksamen Ductus im Alter von 2–3 Tagen (s. S. 238).

1.6.7 Bronchopulmonale Dysplasie

Die chronische Lungenkrankheit ist eine schwere Bürde für das Frühgeborene, seine Eltern und für das Team der Neugeborenenintensivstation (s. S. 189). Sie entsteht bei etwa 10–20% der Kinder von 1000–1500 g und bei 20–50% der Kinder von 500–1000 g Geburtsgewicht. Vermeidung der Beatmung, gute Anfeuchtung des Atemgases (aber Vermeidung von Wasseraspiration), niedrige inspiratorische Spitzendrücke, konsequente und rasche Entwöhnung von der Beatmung (beim Atemnotsyndrom zwischen dem 3. und 5. Lebenstag), Prävention und Therapie von Pneumonien (Ureaplasmen!) sowie frühzeitiger Verschluß eines hämodynamisch wirksamen Ductus Botalli sind Maßnahmen, die eine bronchopulmonale Dysplasie vermeiden helfen.

1.6.8 Blutverlust, Anämie

Verzögertes Abklemmen der Nabelschnur 30–60 s nach der Geburt erhöht das zirkulierende Blutvolumen [11, 15]. Insbesondere bei sehr kleinen und intensivpflegebedürftigen Frühgeborenen können diagnostische Blutentnahmen innerhalb von wenigen Tagen zu einer erheblichen Anämie führen [19] (s. S. 432).

1.6.9 Ernährungsstörungen

Bei untergewichtigen Neugeborenen sind sie häufig. Da die Komplikationen der parenteralen Ernährung mindestens so schwer wiegen wie die der enteralen, versuchen wir, auch die kleinsten Frühgeborenen vom ersten Lebenstag an enteral zu ernähren, vorzugsweise mit Muttermilch (s. S. 63). Die schwerwiegendste Ernährungsstörung ist die nekrotisierende Enterokolitis (s. S. 294).

1.6.10 Hypothyreose

Sehr untergewichtige Frühgeborene haben eine reduzierte Schilddrüsenfunktion mit niedrigem Thyroxin und thyroxinbindendem Globulin [13, 24]. Die Phase transitorischer Hypothyreose limitiert sich selbst [22], wenn nicht durch Jodresorption (Desinfektionsmittel!) die Schilddrüsenfunktion weiter inhibiert wird [2, 24]. Der Versuch, bei Frühgeborenen Thyroxin zu substituieren, verschlechtert die Langzeitentwicklung [31] und ist deshalb kontraindiziert.

1.6.11 Zerebrale Schädigungen

Intraventrikuläre Blutungen können bei einem Teil der sehr untergewichtigen Neugeborenen sonographisch nachgewiesen werden (s. S. 389), führen jedoch nur in seltenen Fällen zum shuntbedürftigen Hydrozephalus. Eine periventrikuläre Leukomalazie führt häufiger zu Zerebralparesen als eine Blutung [14]. Ein Kernikterus ist bei sehr kleinen Kindern möglich, insbesondere wenn das Serumbilirubin hoch und die Albuminkonzentration im Plasma vermindert ist. Auch unter optimaler Überwachung der Sauerstofftherapie treten bei 20% der Kinder unter 1000 g und bei 3% der Kinder von 1000 bis 1500 g Geburtsgewicht Zeichen der Retinopathie auf (s. S. 110), die jedoch heute fast nie mehr zum Erblinden führt. Bei Kindern unter 1000 g beträgt im Schulalter die Rate schwerer Behinderungen heute insgesamt 7–12% [3, 12, 17]. Allerdings werden in bis zu 75% Hyperaktivität und Verhaltensstörungen berichtet, die in Beziehung zum sozialen Umfeld stehen [34].

1.7 Minimal handling

Manipulation, Pflege und Untersuchung können den Zustand eines kranken Frühgeborenen drastisch verschlechtern. „Handling" kann schon das Öffnen der Inkubatorklappe (wodurch Sauerstoff und Temperatur absinken) oder aber ihr brüskes Schließen bedeuten (wodurch das Kind aufwacht oder erschrickt). Jede Maßnahme, die das Baby zum Schreien bringt, beeinträchtigt Atmungsregulation und Atemtiefe, erhöht pulmonalen Gefäßwiderstand und Rechtslinks-Shunt und vermehrt den Sauerstoff- und Kalorienverbrauch. Minimal handling bedeutet:

▶ Kind möglichst wenig berühren! Dies mindert Streß und Infektionsgefahr.
▶ Unnötige Maßnahmen unterlassen! Das sind v.a. Maßnahmen, die schon durchgeführt (etwa Absaugen des Magens im Kreißsaal, Festlegung des Reifescores) oder überflüssig sind, wie etwa das morgendliche Reinigungsbad und das häufige Absaugen des Trachealtubus beim Atemnotsyndrom. Diagnostische und pflegerische Maßnahmen vorausplanen und miteinander abstimmen, etwa Blutentnahme/Veränderung des Respirators oder Lagewechsel/Trachealtoilette [32]. Hier zeigt sich die Kunst einer erfahrenen Kinderkrankenschwester, die das Kind mit Verstand und Gefühl pflegt und vor unsensibel durchgeführten Eingriffen schützt. Insbesondere die Batterie der „Aufnahmeprozeduren" muß auf den Zustand des Kindes abgestimmt werden.
▶ Optimieren der pflegerischen Maßnahmen: Dies bedeutet z.B., daß zum Absaugen des Trachealtubus 2 Schwestern erforderlich sind, um den Eingriff so rasch, schonend und effizient wie möglich zu gestalten. Auch das Röntgen eines beatmeten Kindes ist ein belastender Eingriff, der schonender verläuft (und bessere Bilder erbringt), wenn er zu zweit durchgeführt wird. Ähnliches gilt für viele andere Maßnahmen (etwa Blutentnahmen, Tropf legen, Lumbalpunktion im Liegen, Wiegen des Kindes, Wechseln des Schlauchsystems usw.).
▶ Während diagnostischer und therapeutischer Eingriffe Kind beobachten, ggf. Maßnahmen abbrechen!

- Kein Stolz! Ist eine Prozedur (Infusion legen, Arterienpunktion etc.) zweimal gescheitert, so sollte das Kind eine Pause bekommen und ein anderer Mitarbeiter mit der Maßnahme fortfahren.
- Nichtinvasive kontinuierliche elektronische Überwachung (etwa transkutane Gasanalyse, rektale Temperatursonde etc.) ist meist schonender (und aussagefähiger) als intermittierende manuelle Messung.
- Lokalanästhesie nicht vergessen (etwa für Pleuradrainage): Die Ansicht, ein Frühgeborenes sei nicht schmerzempfindlich, ist falsch, aber leider weit verbreitet.

Merke: Nicht alles, was sanft scheint, ist auch richtig. Minimal handling darf nicht zu lückenhafter Überwachung oder zu verspäteter Therapie führen!

1.8 Überlebensrate

Die Grenze der Überlebensfähigkeit liegt unter optimalen Bedingungen (z.B. in Japan) heute bei 22 vollendeten Schwangerschaftswochen [20, 35]. In den besten Perinatalzentren überleben in den Schwangerschaftswochen 23, 24, 25 und 26 jeweils 15, 56, 63 und 79% der Kinder [33]. In Deutschland sind derartige Ergebnisse allerdings noch die Ausnahme, da Perinatalzentren, mütterlicher Transport und Regionalisierungsprogramme für viele Frühgeborene noch nicht zur Verfügung stehen. Zum Leistungsvergleich von Krankenhäusern eignet sich die risikoadjustierte Überlebensrate (CRIB-Score, [4, 9]) besser als die Sterblichkeit der einzelnen Gewichtsgruppen.

Abbildung 1-4 zeigt den Rückgang der Sterblichkeit bei 2 Gruppen sehr untergewichtiger Neugeborener in unserer Klinik während der letzten 14 Jahre. Derzeit haben wir in der Gruppe von 1000–1499 g eine Überlebensrate von 95%, bei Kindern von 500–999 g Geburtsgewicht eine solche von 80%.

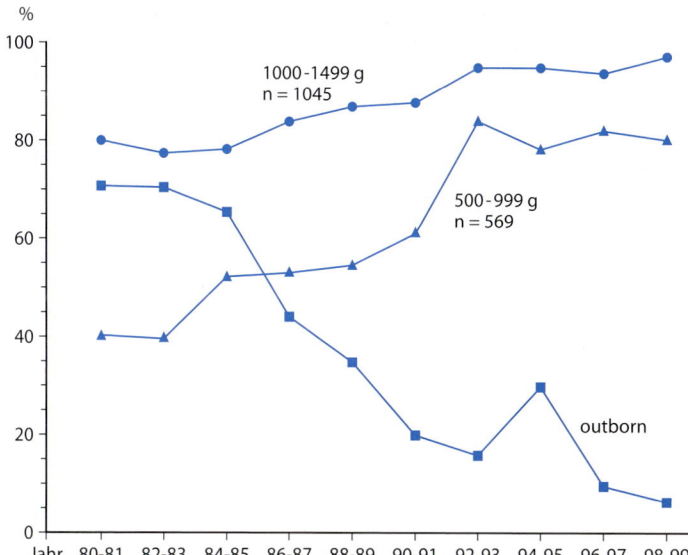

Abb. 1-4. Überlebensraten (%) und Regionalisierungsprogramm sehr untergewichtiger Neugeborener an der Universitätskinderklinik Berlin, 1980–1999. Outborn: Prozentsatz außerhalb des Perinatalzentrums geborener Kinder

Literatur

1. Agren J, Sjors G, Sedin G (1998) Transepidermal water loss in infants born at 24 and 25 weeks of gestation. Acta Paediatr 87:1185–90
2. l'Allemand D, Grüters A, Beyer P, Weber B (1987) Iodine in contrast agents and skin disinfectant is the major cause for hypothyroidism in premature infants during intensive care. Horm Res 28:A2–49
3. Astbury J, Orgill AA, Bajuk B, Yu VYH (1990) Neurodevelopmental outcome, growth, and health of extremely low-birth weight survivors: how soon can we tell. Dev Med Child Neurol 32:582–589
4. Cockburn F, Cooke RWI, Gamsu HR et al. (1993) The CRIB (clinical risk index for babies) score: a tool for assessing initial neonatal risk and comparing performance of neonatal intensive care units. Lancet 342:193–198
5. David RJ, Collins JW Jr (1997) Differing birth weight among infants of U.S.-born blacks, African-born blacks, and U.S.-born whites. N Engl J Med 337:1209–1214
6. Finnström O (1977) Studies on maturity in newborn infants. IX Further observations on the use of external characteristics in estimating gestational age. Acta Paediatr Scand 66:601–604

7. Goldenberg RL, Rouse DJ (1998) Prevention of premature birth. N Engl J Med 339:313–320
8. Goldenberg RL, Hauth JC, Andrews WW (2000) Intrauterine infection and preterm delivery. N Engl J Med 342:1500–1507
9. Hope P (1995) CRIB, son of Apgar, brother to APACHE. Arch Dis Child 72:F81–3
10. Kattner E, Metze B, Keen DV, Pearse RG, Dudenhausen JW (1992) Perzentilenkurven für Geburtsgewicht, Länge und Kopfumfang unter besonderer Berücksichtigung sehr unreifer Frühgeborener. Perinatal Medizin 4:118–121
11. Kinmond S, Aitchison TC, Holland BM, Jones JG, Turner TL, Wardrop CAJ (1993) Umbilical cord clamping and preterm infants: a randomised trial. Br Med J 306:171–175
12. Kitchen WH, Doyle LW, Ford GF et al. (1991) Changing two year outcome of infants weighing 500 to 999 grams at birth: a hospital study. J Pediatr 118:938–943
13. Klein RZ, Carlton EL, Faix JD et al. (1997) Thyroid function in very low birth weight infants. Clin Endocrinol 47:411–417
14. Levene MI (1990) Cerebral ultrasound and neurological impairment: telling the future. Arch Dis Child 65:469–471
15. Linderkamp O, Nelle M, Kraus M, Zilow EP (1992) The effect of early and late cord-clamping on blood viscosity and other hemorheological parameters in full-term neonates. Acta Paediatr Scand 81:745–750
16. Luke B, Williams C, Minogue J, Keith L (1993) The changing pattern of infant mortality in the US: the role of prenatal factors and their obstetrical implications. Int J Gynecol Obstet 40:199–212
17. McCormick MC (1994) Survival of very tiny babies – good news and bad news. Editorial. N Engl J Med 331:802–803
18. Nopper AJ, Horii KA, Sookdeo-Drost S, Wang TH, Mancini AJ, Lane AT (1997) Topical ointment therapy benefits premature infants J Pediatr 30:330–332
19. Obladen M, Sachsenweger M, Stahnke M (1988) Blood sampling in very low birth weight infants receiving different levels of intensive care. Eur J Pediatr 147:399–404
20. Oishi M, Nishida H, Sasaki T (1997) Japanese experience with micropremies weighing less than 600 grams born between 1984 to 1993. Pediatrics 99:E7
21. Olds DL, Henderson CR Jr, Tatelbaum R (1994) Intellectual impairment in children of women who smoke cigarettes during pregnancy. Pediatrics 93:221–227
22. Reuss ML, Paneth N, Lorenz JM, Susser M (1997) Correlates of low thyroxine values at newborn screening among infants born before 32 weeks gestation. Early Hum Dev 47:223–33
23. Romero R, Gomez R, Ghezzi F, Yoon BH, Mazor M, Edwin SS, Berry SM (1998) A fetal systemic inflammatory response is followed by the spontaneous onset of preterm parturition. Am J Obstet Gynecol 179:186–193
24. Rooman RP, Du Caju MV, De Beeck LO, Docx M, Van Reempts P, Van Acker KJ (1996) Low thyroxinaemia occurs in the majority of very preterm newborns. Eur J Pediatr 155:211–215

25. Sauer PJJ, Dane HJ, Visser HKA (1984) New standards for the neutral thermal environment of healthy very low birthweight infants during the first week of life. Arch Dis Child 59:18–22
26. Sedin G, Hammarlund K, Nilsson GE, Strömberg B, Ake Öberg P (1985) Measurements of transepidermal water loss in newborn infants. Clin Perinatol 12:79–99
27. Sjors G, Hammarlund K, Sedin G (1997) Thermal balance in term and preterm newborn infants nursed in an incubator equipped with a radiant heat source. Acta Paediatr 86:403–409
28. Soll RF, Edwards WH (2000) Emollient ointment for preventing infection in preterm infants. Cochrane Database Syst Rev:CD001150
29. Tamura T (1996) Zinc nutriture and pregnancy outcome. Nutr Research 16:139–181
30. Vohra S, Frent G, Campbell V, Abbott M, Whyte R (1999) Effect of polyethylene occlusive skin wrapping on heat loss in very low birth weight infants at delivery: a randomized trial. J Pediatr 134:547–51
31. van Wassenaer AG, Kok JH, de Vijlder JJ et al. (1997) Effects of thyroxine supplementation on neurologic development in infants born at less than 30 weeks' gestation. N Engl J Med 336:21–26
32. Westrup B, Kleberg A, von Eichwald K, Stjernqvist K, Lagercrantz H (2000) A randomized, controlled trial to evaluate the effects of the newborn individualized developmental care and assessment program in a Swedish setting. Pediatrics 105:66–72
33. Whyte HE, Fitzhardinge PM, Shennan AT, Lennox K, Smith L, Lacy J (1993) Extreme immaturity: outcome of 568 Pregnancies of 23–26 weeks' gestation. Obstet Gynecol 82:1–7
34. Wolke D, Meyer R (1994) Psychologische Langzeitbefunde bei sehr untergewichtigen Frühgeborenen. Perinatal Medizin 6:121–123
35. Wood NS, Marlow N, Costeloe K, Gibson AT, Wilkonson AR (2000) Neurologic and developmental disability after extremely preterm birth. N Engl J Med 343:378–384
36. Working party to discuss nomenclature based on gestational age and birth weight. Proc 2nd Europ Congr Perinatal Medicine, London 1970. Karger, Basel, p 172

2 Gestörte postnatale Adaptation

M. Obladen

Unmittelbar nach der Geburt müssen sich alle wichtigen Vitalfunktionen des Kindes umstellen: Es besteht keine Verbindung mehr zu Eihäuten und Plazenta, die bislang Isolierung, Ernährung, Ausscheidung und Gasaustausch gewährleistet haben. Der im Wasser lebende Fetus wird zum Luft atmenden Neugeborenen und muß nun für Atmung, Kreislauf, Wärmeregulation, Ernährung, Stoffwechsel, Ausscheidung sowie für die Infektabwehr selbst sorgen. Da die vielfachen perinatalen Umstellungsvorgänge nach der Geburt leicht störbar sind – besonders, wenn das Kind unreif zur Welt kommt –, ist eine möglichst genaue Diagnostik in den ersten Lebensminuten und -stunden erforderlich.

2.1 Postnatale Zustandsdiagnostik

Für die Beurteilung eines reifen Neugeborenen hat sich das Apgar-Schema bewährt (Tabellen 2-1 und 2-2) [1].

Eine gewisse prognostische Bedeutung kommt dem 5-min-Apgar zu. Prospektive Longitudinaluntersuchungen haben einen signifikanten Zusammenhang zwischen niedrigen Apgar-Werten und neurologischen Schäden am Ende des 1. Lebensjahrs ergeben [2, 17]. Dabei muß jedoch klar sein, daß sich auch nach einem 5-min-Apgar von 0–3 mehr als 90% der Kinder völlig normal entwickeln [12].

Für die postnatale Beurteilung von *Frühgeborenen* ist das Apgar-Schema weniger brauchbar, da Atmung, Muskeltonus und Reflexerregbarkeit stark vom Gestationsalter abhängig sind. Insbesondere bei Kindern unter 1500 g findet sich nur eine geringe Korrelation zu

Tabelle 2-1. Apgar-Schema zur Beurteilung von Neugeborenen; Bestimmung nach 1, 5, 10 min. (Nach [1, 2])

Apgar-Zahl Symptom	0	1	2
Hautfarbe	Blau oder weiß	Akrozyanose	Rosig
Atmung	Keine	Langsam, unregelmäßig	Ungestört
Herzaktion	Keine	<100	>100
Muskeltonus	Schlaff	Träge Flexion	Aktive Bewegung
Reflexe beim Absaugen	Keine	Herabgesetzt	Schreien

Tabelle 2-2. Postnatale klinische Klassifikation von reifen Neugeborenen

Gruppe	1-min-Apgar	Herzfrequenz/min	Klinische Terminologie
I. Normal	7–10	>120	Unauffälliges Neugeborenes
II. Mäßige Depression	5–6	80–120; unregelmäßige Atmung	Asphyxia livida
III. Schwere Depression	0–3	<80; keine oder Schnappatmung	Asphyxia pallida

Überlebensrate [2] und Nabelarterien-pH [6]. Ein weit verbreiteter valider Score für Frühgeborene <1500 g ist der CRIB-Score [9]. Nach unseren Erfahrungen gibt auch die *Rektaltemperatur* vor Verlassen des Kreißsaals [11] eine zuverlässigere Information über die Qualität der Erstversorgung und über die Überlebenschance des Frühgeborenen als das Apgar-Schema.

Eine wesentliche Ergänzung der klinischen Beurteilung stellt die Bestimmung des *pH*-Werts aus Blutproben einer Nabelschnurarterie dar (Normalwerte Umbilikalarterie: pH 7,22–7,42).

Nabelarterien- und Kopfschwarten-pH reflektieren das Ausmaß einer Asphyxie (Hypoxämie) während Wehentätigkeit und Geburt. Eine *Azidose* besteht bei Nabelarterien-pH <7,20 [8]. Bei einem pH <7,10 in der *Nabelschnurarterie,* einem pH <7,20 aus der *Kopf-*

schwarte oder einem pH <7,10 aus der *Ferse* 15–30 min postnatal liegt eine schwere perinatale Asphyxie vor [3]. Das gleichzeitige Auftreten von niedrigen Apgar- und pH-Werten zeigt eine ausgeprägte Depression an. Eine neonatale Depression ohne intrauterine Azidose kann sich bei mütterlicher Sedierung, Sectio caesarea sowie bei zentralisierten Neugeborenen finden. Die nichtinvasive Messung des *Blutdrucks* (s. S. 86) sollte heute in jedem Kreißsaal möglich sein; sie erleichtert es, eine Kreislaufzentralisation zu erkennen und richtig zu behandeln.

2.2 Atmungsadaptation

Der Fetus wird aus Apnoe in Exspirationsstellung geboren. Kälte, Licht, Schwerkraft, Kompression beim Durchtritt durch den Geburtskanal, Hyperkapnie, Azidose und Hypoxie lösen den ersten (Luft-)Atemzug aus. Der Lufteintritt baut Oberflächenspannung, Retraktionskraft und negativen interstitiellen Druck auf, die Lungenflüssigkeit verschwindet, nach 2–3 Atemzügen ist das Residualvolumen etabliert. Dabei weist die Physiologie der Atmung in den ersten 24 Lebensstunden erhebliche Unterschiede zum späteren Lebensalter auf (Tabelle 2-3).

Tabelle 2-3. Perinatale respiratorische Adaptation

Regulation	Glomus caroticum unreif = geringe pO_2-Antwort Hauptatemantrieb mit 40 SSW ist der pCO_2
Morphologie	Bronchialaufzweigung + Alveolenbildung mit 24 → 40 SSW Kapillarisierung 26 SSW
Surfactant	„Lamellar bodies" 24, Phosphatidylglycerol 35 SSW, „monolayer adsorption" = alveoläre Stabilität
Mechanik	Transpulmonaldruck bis 80 cm H_2O beim 1. Atemzug Atemwegswiderstand ↑
Ventilation	Normales Atemzeitvolumen durch hohe Atemfrequenz und gesteigerte Atemarbeit
Diffusion	Interstitium 1 µm → 0,2 µm. Ödemneigung. Flüssigkeitsgehalt 40 ml = 60% des Lungengewichts
Perfusion	Verschluß des Foramen ovale in Minuten, des Ductus arteriosus in Tagen. Rechts-links-Shunt 90 → 20% V/Q ↑
O_2-Transport	Kritisch, da HK 40 55% (26–40 SSW) Linksverschiebung der O_2-Dissoziationskurve

2.3 Kreislaufadaptation

Beim ersten Atemzug strömt Blut in den sich öffnenden Lungenkreislauf. Infolge des pO_2-Anstiegs sinkt der pulmonale Gefäßwiderstand, während der periphere Systemwiderstand steigt: Das Foramen ovale wird (funktionell) innerhalb von wenigen Minuten geschlossen, der Rechts-links-Shunt sinkt innerhalb von 6 h von 90% auf 20% ab. Der Ductus Botalli bleibt noch für Stunden oder Tage offen, der Shunt durch den Ductus geht nun jedoch von links nach rechts, da der Systemwiderstand höher als der pulmonale Gefäßwiderstand ist (transitorische perinatale Zirkulation).

Geburtsasphyxie und postnatale Hypoxämie erhöhen den pulmonalen Gefäßwiderstand, wodurch es zu einem mehr oder weniger großen Rechts-links-Shunt kommen kann (persistierende pulmonale Hypertension, s. S. 239) (Abb. 2-1).

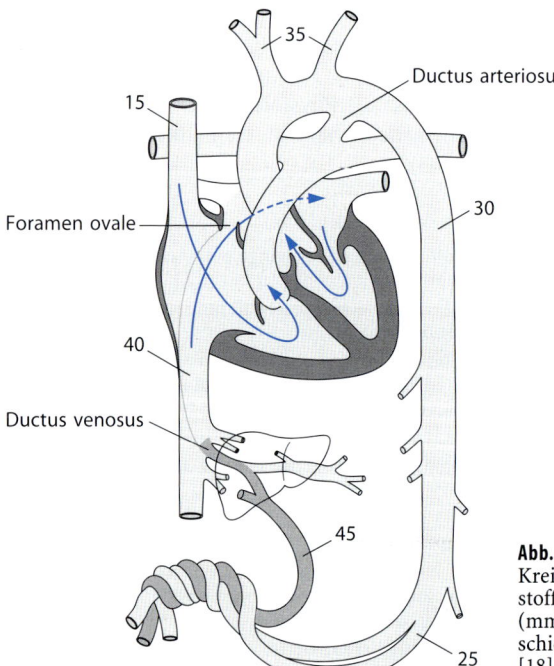

Abb. 2-1. Fetaler Kreislauf mit Sauerstoffpartialdrücken (mmHg) in den verschiedenen Gefäßen [18]

2.4 Geburtsasphyxie

Asphyxie entsteht, wenn der Gastaustausch in den Organen versagt. Sie hat 3 Komponenten: Hypoxämie, Hyperkapnie und gemischte Azidose [3]. Die unscharfe Definition der Asphyxie erschwert wissenschaftliche Studien zu ihrer Entstehung. Bei moderner Geburtsüberwachung treten schwere Adaptationsstörungen nur noch bei weniger als 5% aller Neugeborenen auf. Im Einzelfall nicht vorhersehbar (z.B. bei vorzeitiger Plazentalösung) ist der *hypovolämische Schock:*

- ▶ Blässe trotz guter Oxygenierung,
- ▶ keine Erholung trotz adäquater Reanimation,
- ▶ schwacher Puls, niedriger Blutdruck (s. S. 86).

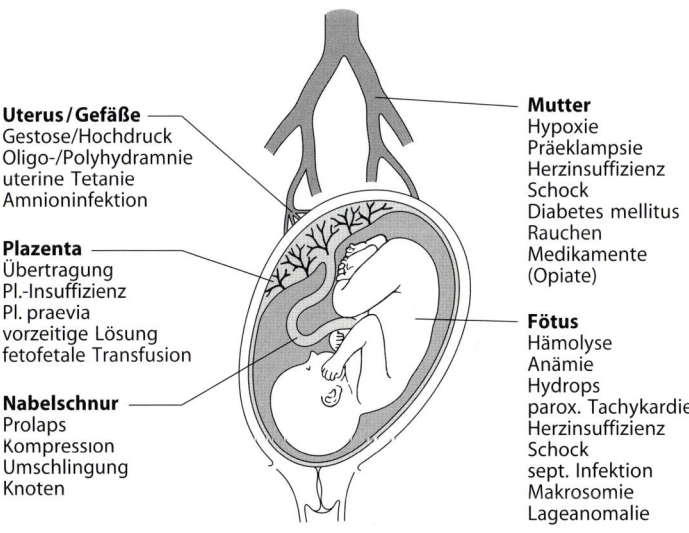

Abb. 2-2. Pränatale Asphyxieursachen [18]

Verspätetes Erkennen oder inadäquate Behandlung der perinatalen Asphyxie kann lebenslange Behinderungen wie geistige Retardierung, spastische Paresen oder Anfallsleiden zur Folge haben [13]. Tabelle 2-4 zeigt die pathophysiologischen Abläufe der Geburtsasphyxiesequenz, Abb. 2-2 stellt die häufigsten Situationen zusammen, in denen mit einer Geburtsasphyxie gerechnet werden muß. Pränatale Probleme sind beim reifen Neugeborenen die häufigste Ursache einer späteren Zerebralparese [12], s. auch S. 396.

Tabelle 2-4. Geburtsasphyxiesequenz (*HMV* = Herzminutenvolumen)

Ursachen:	Mütterliche Hypotension Respiratorische Plazentainsuffizienz Störung des Nabelschnurblutflusses Mangelhafte Lungenentfaltung	
Pathophysiologie:	Ischämie Hypoxie Hyperkapnie Azidose	HMV $\downarrow$ pO_2 $\downarrow$ pCO_2 $\uparrow$ pH $\downarrow$
Folgen:	**Versagen des Gasaustausches der Organe**	
	Lunge	$\rightarrow$ Rechts-links-Shunt, persistierende pulmonale Hypertension, Mekoniumaspiration, Schocklunge, Atemnotsyndrom bei Frühgeborenen
	Gehirn	$\rightarrow$ Zerebrale Hypoxie, Hirnödem, Krämpfe, ischämische Nekrose. Bei Frühgeborenen Häufung intraventrikulärer Blutungen, periventrikuläre Leukomalazie
	Niere	$\rightarrow$ Prärenales/intrarenales Nierenversagen, tubuläre Nekrose, Nierenvenenthrombose
	Darm	$\rightarrow$ Mesenteriale Hypoperfusion, nekrotisierende Enterokolitis, Darmperforation
	Stoffwechsel	$\rightarrow$ Laktatazidose, Hypokalzämie, Hyponatriämie, Hyper- oder Hypoglykämie, Störung der Temperaturregulation
	Gerinnung	$\rightarrow$ Disseminierte intravasale Gerinnung, Blutungen

2.5 Reanimation

Eine Wiederbelebung kann nicht improvisiert werden. Entscheidend für ihren Erfolg sind der Erfahrungsstand des reanimierenden Teams und die perfekte Vorbereitung *vor* der Geburt auf jede mögliche Komplikation im Kreißsaal. Ist einer der in Abb. 2-2 aufgelisteten Risikofaktoren festgestellt, so besteht meist Zeit genug, vor der Geburt ein geschultes Reanimationsteam (i.allg. einen neonatologisch erfahrenen Kinderarzt und eine Kinderkrankenschwester mit Intensivpflegeweiterbildung) zusammenzustellen oder herbeizurufen. Bestehen die personellen oder apparativen Möglichkeiten (s. Tabelle 2-5) zur Reanimation des Kindes nicht, so muß die Mutter in ein Krankenhaus transportiert werden, welches zur Versorgung des Kindes ausgerüstet ist (medikamentöse Tokolyse erlaubt einen solchen Transport in den meisten Fällen). Sorglosigkeit und mangelhafte Vorbereitung bei der Geburt eines Risikokindes müssen beim heutigen hohen Stand von Geburtshilfe und Neonatologie als Kunstfehler angesehen werden [5].

In Perinatalzentren muß es im Entbindungsbereich und im Sectio-OP Reanimationsräume mit allen benötigten Geräten und Medikamenten geben. Auch eine Notfallkonserve (Blutgruppe 0 rh-negativ) in einem vibrationsfreien Kühlschrank ist obligat. Die wesentlichen Grundbedingungen erfolgreicher Neugeborenen-Reanimation sind:

▶ Gute Kooperation und Kommunikation zwischen dem geburtshilflichen und dem neonatologischen Team.
▶ Vorhersehen, daß ein reanimationsbedürftiges Kind geboren wird.
▶ Erfahrung des reanimierenden Teams (wer die endotracheale Intubation gut beherrscht, kommt oft ohne sie aus).
▶ Tägliche Funktionskontrolle der benötigten Ausrüstung.

2.5.1 Ausrüstung und Funktionskontrolle

Merke: Ein Kreißsaal ist keine Intensivstation. Je einfacher die Reanimationsausrüstung, desto eher kann ihre Funktionstüchtigkeit für den Ernstfall sichergestellt werden und desto kleiner wird das Risiko einer technischen Panne!

Tabelle 2-5. Notwendige Ausrüstung für die Neugeborenenreanimation

1. **Instrumentarium (Funktionskontrolle täglich)**
Reanimationstisch mit Wärmestrahler und Lichtquelle
Keine überflüssigen Dinge deponieren!
Vakuumpumpe (Sog –200 mbar), Absaugsonden Charr. 6, 8, 10
Blutdruckmeßgerät Dinamap mit Manschetten 1–4
Pulsoximeter, EKG-Monitor, Blutgasanalysengerät
Gewärmte sterile Moltontücher
Sauerstoffquelle mit Flowmeter, Anfeuchter und Leitung
Laerdal-Beatmungsbeutel für Neugeborene mit PEEP-Ventil
Laerdal-Beatmungsmasken Größe 00 und 01
2 Laryngoskope Foregger (oder Negus) mit 18-mm-Griff
Laryngoskopspatel gerade, Größe 0 und 1
Magill-Zange für Säuglinge
Guedel-Tuben, Größe 00 und 000
Nasotrachealtuben, Größe 2,5/3,0/3,5 mit Adapter
Einmalmundsauger mit Sekretfänger, Charr. 8
Säuglingsstethoskop Petiphon mit weichem Trichter
Frühgeborenenthermometer
Stoppuhr
Einmalskalpell, Nabelklemmen, Pleurakatheter Charr. 8, Nahtmaterial, Magensonden
Nabelgefäßkatheterbesteck, s. Nabelkatheter Charr. 3,5; 5; 8

2. **Medikamente und Injektionsmaterial**
Glukose 5% und 10%, Amp. 10 ml
Natriumbikarbonat 8,4%, Amp. 20 ml
Kalziumglukonat 10%, Amp. 10 ml
NaCl 0,9%, Amp. 10 ml
Konakion, Amp. 1 mg
Narcanti neonatal, Amp. 0,04 mg
Adrenalin 1:10000, Amp. 10 ml
Plasmaproteinlösung 5%, Amp. 20 ml (Kühlschrank!)
Ggf. Notfallkonserve 0 Rh-negativ (Absorberkühlschrank!)
Spritzen 1, 2, 5, 10 ml, diverse Kanülen, Laborgefäße
Butterfly 25 G, Abbocath 26 G
Alkoholtupfer, Lanzetten, Blutgaskapillaren
Dextro-Stix-Teststäbchen, Leukoplast, Ampullensägen

2.5.2 Reanimation des Frühgeborenen

In der Erstversorgung des Frühgeborenen kommt der Geübte meist mit wenigen Maßnahmen aus (s. Tabelle 2-6). Bei Kindern von 1000–1499 g Geburtsgewicht sollte durch kurze Maskenbeatmung die Entfaltung der Lunge erleichtert werden (Stethoskopkontrolle), jedoch versuchen wir, Intubation und Beatmung bei diesen Kindern zu vermeiden. Gehäuftes Absaugen (insbesondere des Ösophagus) sollte wegen Gefahr einer Vagusreizung vermieden werden. Wegen der Pneumothoraxgefahr durch unbeabsichtigt hohe Spitzendrücke sollten nur noch Beatmungsbeutel mit Sicherheitsventil verwendet werden (z.B. Laerdal Baby Resu). Die weiche Silikonmaske des Laerdal-Beutels läßt sich bei geringerem Totraum und mit niedrigerem Druck (Hirnblutungsgefahr) abdichten als die früher verwendete Rendell-Baker-Maske [20]. Eventuell kann durch noch im Kreißsaal begonnenen Nasen-CPAP eine Beatmung umgangen werden. Nur wenn eine Ateminsuffizienz jenseits der ersten Lebensminuten per-

Tabelle 2-6. Kreißsaalreanimation des Frühgeborenen und des mäßig deprimierten Neugeborenen (Apgar 4–6)

1. Probleme vorhersehen (errechneter Termin, genaue Anamnese)
2. Frühzeitig anwesend sein
3. Ruhe und Übersicht bewahren
4. Ausrüstung kontrollieren (Wärmestrahler, Tücher, Sauerstoff, Beatmungsbeutel und -maske, Stethoskop, Vakuumpumpe, Absaugkatheter, Laryngoskop, Magill-Zange, Tuben)

5. *Warmhalten* (Strahler, Abtrocknen, Zudecken)
6. *Luftwege* freimachen (Rachen und Nase absaugen)
7. *Auskultieren* (Herztöne links? Belüftung?)
8. *Beatmung* (zunächst nur mit Maske/Beutel)

Falls das Kind sich nicht erholt:
9. Intubation (Nasotrachealtubus 2,5–3,5 mm, s. S. 132)
10. Adrenalin (0,01–0,03 mg/kg endotracheal)
11. Nabelvenenkatheter bei Schock (ZVD?)
12. Volumenzufuhr (Serum/Notfallkonserve)
13. Naloxon 0,01 mg/kg (bei Opiatdepression)
14. Pufferung (nur bei persistierender metabolischer Azidose)

sistiert oder wenn ein langer Transport in die Kinderklinik bevorsteht, sollte nasotracheal intubiert werden (s. S. 133). Bei Kindern unter 1000 g Geburtsgewicht kann ein initial erhöhter Spitzendruck (Überdruck am Laerdal-Beutel, begrenzt bei 45 cm H_2O) die Entfaltung der Lunge erleichtern (Stethoskopkontrolle). Die Maßnahmen 10–14 sind ebenso wie die extrathorakale Herzmassage bei Frühgeborenen selten erforderlich.

Nach dem gleichen Schema erfolgt auch die Reanimation des mäßig deprimierten reifen Neugeborenen (Apgar 4–6).

2.5.3 Reanimation bei Mekoniumaspiration

Mekoniumhaltiges Fruchtwasser kommt durch Darmentleerung des Fetus infolge intrauteriner Hypoxie bei etwa 10% aller Geburten vor (gehäuft bei Plazentainsuffizienz und übertragenen Kindern, selten bei Frühgeborenen). Nur bei lückenhafter pränataler Überwachung und ungenügender Reanimationstechnik entsteht daraus jedoch das Mekoniumaspirationssyndrom (s. S. 179), welches durch die Gefahr einer persistierenden pulmonalen Hypertension auch heute noch eine hohe Sterblichkeit hat. Es muß alles darangesetzt werden, das Mekonium vor dem ersten tiefen Atemzug aus den oberen Luftwegen zu entfernen und es nicht mit hastig begonnener Beatmung in die Alveolen zu drücken (s. Tabelle 2-7). Da die Maßnahmen 6–8 beim asphyktischen Kind schnell durchgeführt werden müssen, sollte zur Erstversorgung jedes Kindes mit dickgrünem Fruchtwasser ein Arzt bereitstehen, der die Intubation innerhalb von Sekunden durchführen kann. Nur bei großen Mengen erbsbreiartigen Mekoniums in den Luftwegen: Lavage [4, 22, 25] oder Surfactantsubstitution. Eventuell direkt über den Tubus absaugen (Spezialadapter).

Merke: Nicht jedes dickgrüne Fruchtwasser bedeutet Mekoniumaspiration. Ist das Kind vital und sind bei der Inspektion des Kehlkopfs die oberen Luftwege frei von Mekonium, so besteht keine Indikation für Intubation oder Lavage (EB Ib) [15, 27].

Tabelle 2-7. Reanimation bei Mekoniumaspiration

1. Probleme vorhersehen (Übertragung, erbsbreiartiges Fruchtwasser)
2. Frühzeitig anwesend sein
3. Ruhe und Übersicht bewahren
4. Ausrüstung kontrollieren (s. S. 30); dicken Absaugkatheter und Lavage vorbereiten: 20 ml gewärmte 0,9%ige NaCl-Lösung bereitstellen (bei kalter Lavage Gefahr von Bradykardie durch Vagusreiz)

5. Absaugen des Mekoniums mit großlumigem Absaugkatheter bereits beim Durchtritt des Kopfes
6. Warmhalten. Atmung *nicht* stimulieren. *Keine* Maskenbeatmung!
7. *Vor* erstem Atemzug Larynx inspizieren. Wenn Mekonium:
8. Sofortige *Intubation* und *Absaugen* des Mekoniums
9. *Sauerstoffbeatmung,* sobald Mekonium entfernt

10. Bradykardie: Adrenalin 0,01–0,03 mg/kg endotracheal, Herzmassage
11. Nabelvenenkatheter bei Schock (ZVD?)
12. Volumenzufuhr, Pufferung (s. S. 100)
13. Transport unter Beatmung mit F_iO_2 1,0

2.5.4 Reanimation bei weißer Asphyxie

Die schwere Depression (Apgar 0–3, Asphyxia pallida) ist bei den modernen Methoden der Geburtsüberwachung sehr selten geworden. Sie kommt als sekundäre (terminale) Apnoe nach länger dauernder Hypoxie (z.B. Nabelschnurvorfall) oder bei schwerem hämorrhagischem Schock (z.B. Placenta-praevia-Blutung) vor. Außer von Ateminsuffizienz ist sie stets von massiver metabolischer Azidose (Nabelarterien-pH <7,0) und Kreislaufschock begleitet. Innerhalb von 3 min fällt die O_2-Sättigung auf 0%, pro Minute steigt der pCO_2 um 8 mmHg und fällt der BE um 2 mmol/l.

In dieser Situation reicht die in Tabelle 2-6 dargestellte respiratorische Reanimation zur Stabilisierung des Kindes nicht aus, sondern es sind weitergehende Maßnahmen erforderlich (Tabelle 2-8). Hilfe herbeirufen! Man sollte sich frühzeitig (sofort nach Intubation und Beginn der Sauerstoffbeatmung) zum Legen eines Nabelvenenkatheters entschließen, zumal eine periphere Vene im schweren Kreislaufschock ohnehin nicht kanüliert werden kann. Keine direkte Injektion in die Nabelvene! Indirekte Blutdruckmessung

Tabelle 2-8. Reanimation bei weißer Asphyxie (Apgar 0–3)

1. Probleme vorhersehen (Nabelschnurvorfall, Notsectio bei Placenta-praevia-Blutung etc.)
2. Frühzeitig anwesend sein
3. Ruhe und Übersicht bewahren
4. Ausrüstung kontrollieren (s. S. 30), Nabelvenenkatheterung und Blutdruckmessung vorbereiten, Notfallkonserve bereitstellen, ggf. anwärmen

5. Warmhalten (zusätzliche Wärmelampe, Abtrocknen)
6. Luftwege freimachen (Rachen und Nase absaugen)
7. *Sofort nasotracheal intubieren*
8. Sauerstoffbeatmung
9. *Herzmassage,* wenn Herzfrequenz < 50/min
10. Adrenalin (0,01–0,03 mg/kg endotracheal)
11. Nabelvenenkatheter Ch 8, 8–10 cm tief einführen, *ZVD messen*

12. NaHCO$_3$ 3mmol/kg verdünnt 1:1 mit Aqua dest. 5% langsam i.v.
13. Volumenzufuhr (Serum/Notfallkonserve) bis ZVD positiv

14. Blutgasanalyse und gezielte weitere Therapie

(s. S. 98) ist zwar hilfreich, ersetzt jedoch die ZVD-Messung nicht. Letztere ermöglicht es, den evtl. erheblichen Blutverlust abzuschätzen und korrekt zu ersetzen. Vorsicht bei negativem ZVD und offenem Nabelvenenkatheter: Gefahr der Luftembolie! Beim hämorrhagischen Schock kann 0 Rh-negatives lysinfreies Blut („Notfallkonserve") als Universalspenderblut ohne Kreuzprobe transfundiert werden (Blutprobe zur nachträglichen Bestimmung von kindlicher Blutgruppe, Hämatokrit usw. vorher abnehmen). Bei weißer Asphyxie sind oft auch Katecholamine, Herzmassage und Blindpufferung erforderlich: Bei fehlender Herztätigkeit bzw. Bradykardie unter 50/min geben wir 0,1–0,3 ml/kg Adrenalin 1:10 000 (oder Suprarenin, mit 0,9% NaCl 1:10 verdünnt) in den Endotrachealtubus [14]. Das verwendete Präparat sollte weder hohe Osmolarität noch niedrigen pH aufweisen. Intrakardiale Injektion ist nicht wirksamer, hat aber zusätzliche Risiken (Perikardtamponade, Pneumothorax). Solange Asystolie oder Bradykardie besteht, muß eine effiziente *Herzmassage* durchgeführt werden, um die Perfusion des Gehirns aufrechtzuerhalten: Kompression des mittleren Sternums

2.5 Reanimation

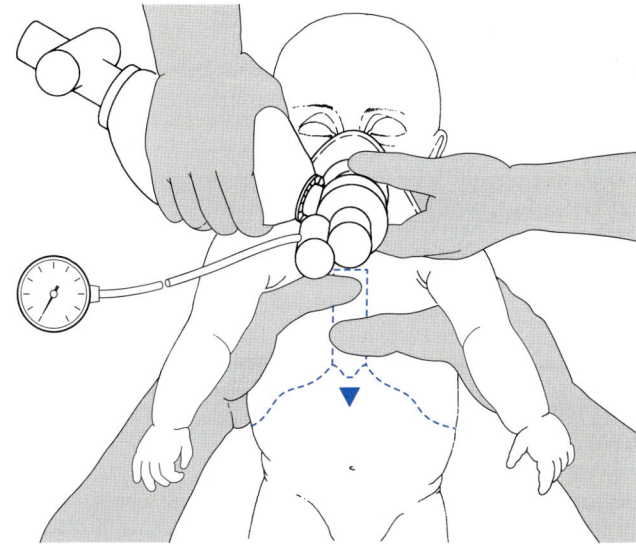

Abb. 2-3. Extrathorakale Herzmassage beim Neugeborenen

mit beiden Daumen gegen die Wirbelsäule, während die Hände den Thorax umgreifen (Abb. 2-3). Beatmungszyklen 40/min, Herzkompressionsfrequenz 160/min, Beatmungs-Herzmassage-Verhältnis 1:4.

Bei der *Blindpufferung* wird nur die Hälfte des geschätzten Basendefizits ausgeglichen. Wegen seiner hohen Osmolarität sollte 1 molares Natriumbikarbonat mit Glukose verdünnt und sehr langsam injiziert werden (Gefahr von Nekrosen und Hirnblutung!) [21].

2.5.5 Besondere Reanimationssituationen

Einige spezielle Krankheitsbilder und angeborene Fehlbildungen erfordern besondere Reanimationsmaßnahmen (Tabelle 2-9):

Tabelle 2-9. Besondere Reanimationssituationen

Hydrops fetalis	*Vermeide:* Herzinsuffizienz durch Volumenbelastung *Reanimation:* Nabelvenenkatheter, ZVD, Hämatokrit Aderlaß, Teilaustausch mit Erythrozytenkonzentrat Aszites-, Pleuradrainage
Fetofetales Transfusionssyndrom	*Vermeide:* Persistierende pulmonale Hypertension beim Akzeptor, hämorrhagischen Schock beim Donator *Reanimation:* Nabelvenenkatheter, ZVD, Hämatokrit, Aderlaß/Hämodilution/Transfusion
Choanalatresie/ Mikrogeniesyndrom	*Vermeide:* Unnötige Intubation bei Obstruktion der oberen Atemwege *Reanimation:* Einführung eines passenden Guedel-Tubus
Ösophagusatresie	*Vermeide:* Aspiration aus oberem Blindsack *Reanimation:* Frühdiagnose bei Nichtsondierbarkeit des Magens. Transport mit erhöhtem Oberkörper unter Absaugen des oberen Ösophagus: Replogle-Schlürfsonde
Zwerchfellhernie	*Vermeide:* Aufblasen des intrathorakalen Magens *Reanimation:* Keine Maskenbeatmung, sofortige Intubation, Lagerung auf die erkrankte Seite, Transport mit offener Magensonde
Duodenalatresie/ Volvulus	*Vermeide:* Ateminsuffizienz/Aspiration durch ektatischen und sekretgefüllten Magen *Reanimation:* Mageninhalt im Kreißsaal immer absaugen und messen. Wenn > 20 ml: Transport mit offener Magensonde
Omphalozele/ Gastroschisis	*Vermeide:* Verletzung/Unterkühlung/Flüssigkeitsverlust während des Transports *Reanimation:* Keine Maskenbeatmung, offene Magensonde, Rumpf in sterilem Plastikbeutel bringen, Rechts-Seitenlagerung, Eihäute mitnehmen für eventuelle Deckung des Defekts
Potter-Sequenz	*Vermeide:* Sinnlose Intensivtherapie *Reanimation:* Meist nicht erfolgreich, da Lungenhypoplasie. Auf Oligohydramnie und Amnion nodosum achten. Sicherung der Diagnose durch Nierensonographie/Aortographie

2.6 Thermoregulation

2.6.1 Wärmebildung – Wärmeverlust

Wie bei allen Warmblütern hat die Aufrechterhaltung einer normalen Körpertemperatur auch beim Neugeborenen oberste Priorität. Allerdings kann es Wärme noch nicht durch Muskelzittern bilden, sondern fast ausschließlich durch Lipolyse im plurivakuolären („braunen") Fettgewebe. Diese chemische Form der Wärmeproduktion

- reicht zum Ausgleich des postnatalen Wärmeverlustes oft nicht aus,
- steigert den Verbrauch von Energie, Sauerstoff und Glukose,
- führt zu metabolischer Azidose durch Anhäufung von freien Fettsäuren und Laktat.

Insbesondere das Frühgeborene mit seiner verminderten subkutanen Isolierschicht, dem geringen Bestand an braunem Fettgewebe und seiner im Vergleich zur Körpermasse großen Körperoberfläche hat in den ersten Minuten nach der Geburt einen gesteigerten Wärmeverlust zu erwarten. Die wichtigsten Wärmeverlustwege sowie die entscheidenden physikalischen Variablen sind in Abb. 2.4 schematisch dargestellt:

- *Konvektion* (Luftzug), abhängig vom Temperaturgradienten DT und dem Quadrat der Luftgeschwindigkeit. (Raum sollte auf 28 °C geheizt sein, keine Klimaanlage haben. Türen schließen, Luftzug vermeiden, Kind zur Reanimation einhüllen, zugeführten Sauerstoff anwärmen.)
- *Konduktion* (Leitung), abhängig vom Temperaturgradienten und der Wärmeleitfähigkeit der Unterlage (hoch bei Glastischen, Metallwaagen, Röntgenkassetten).
- *Strahlung* erfolgt zu kalten Körpern in der Umgebung (Fenster, Kachelwand) und hängt ab von deren Größe sowie der 4. Potenz des Temperaturgradienten! Sie wird gemindert durch Zudecken, Doppelwandinkubatoren und Pflege unter Hitzeschild oder Plastikfolie (EB Ib) [7, 16, 26].

2 Gestörte postnatale Adaptation

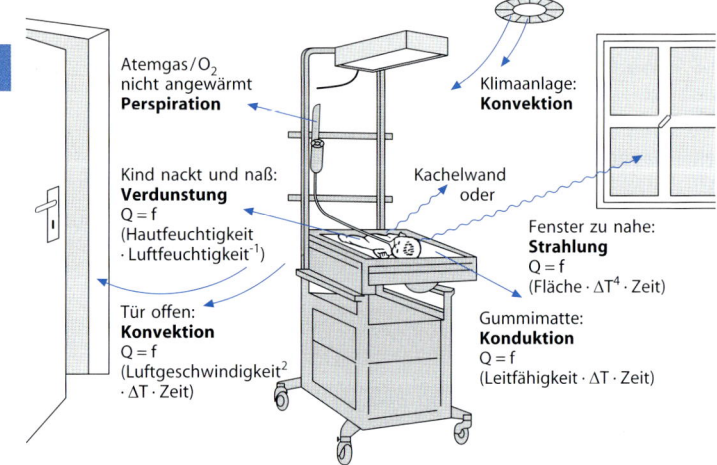

Abb. 2-4. Wichtigste Wege des Wärmeverlusts [18]

- *Verdunstung* im wesentlichen durch transepidermalen Wasserverlust. Postnatal entsteht durch Verdunstung über die Haut ein Wärmeverlust von 0,58 kcal/g H_2O, wenn der Körper nicht abgetrocknet wird.
- Der *respiratorische* Wärmeverlust entspricht dem durch Verdunstung, er spielt eine Rolle, wenn das Kind mit nicht angewärmtem Gas beatmet wird, und ist proportional dem Atemzeitvolumen.
- *Schweißsekretion* spielt beim reifen Neugeborenen eine geringe, beim Frühgeborenen gar keine Rolle in der Temperaturregulation.

2.6.2 Thermoregulationsstörungen

Die eingeschränkte Thermoregulation wird beim Frühgeborenen durch weitere Risiken zusätzlich verschlechtert: Das Verhältnis Körperoberfläche zu Körpermasse ist bei einem reifen Neugeborenen etwa 2,7mal, bei einem 1000 g schweren Frühgeborenen etwa 4mal so groß wie beim Erwachsenen.

Klinische Situationen mit besonders großer Unterkühlungsgefahr sind:

- Kreißsaalreanimation,
- Transport [19],
- operative Eingriffe,
- Röntgenuntersuchung,
- alle Eingriffe außerhalb des Inkubators, z.B. Wiegen, Baden.

Tabelle 2-10 stellt Ursachen und Folgen einer Hypothermie zusammen.

Die katastrophalen Folgen der Hypothermie sind dadurch bedingt, daß eine Situation kritischen Sauerstofftransports (s. Tabelle 6.4) entsteht. Gleichzeitig wird in der Unterkühlung die O_2-Dissoziationskurve nach links verschoben (s. S. 102), so daß die O_2-Abgabefähigkeit ans Gewebe sogar vermindert ist! Dies erklärt den seit 150 Jahren bekannten und immer wieder bestätigten [11,

Tabelle 2.10. Ursachen und Folgen der Hypothermie (Rektaltemperatur <36,0 °C)

Ursachen	Folgen
Frühgeborenes	Metabolische Azidose
Asphyxie	↑O_2-Verbrauch
Schock	Hypoxämie
Sepsis	Hypoglykämie
Wärmeverlust durch	Hirnschädigung
• mangelhafte Reanimation	Surfactantinaktivierung
• Luftzug	Gewichtsverlust
• zu kalte Umgebung	Erhöhte Sterblichkeit

24] engen Zusammenhang zwischen Unterkühlung und Sterblichkeit des Frühgeborenen. Winterschlafähnliche Erniedrigung von Grundumsatz und Sauerstoffverbrauch, wie durch kontrollierte Hypothermie etwa bei Herzoperationen oder zu Neuroprotektion induziert, dürfen nicht mit der akzidentellen Hypothermie verwechselt werden.

Bestimmte Krankheitszustände, die in Tabelle 2-11 zusammengefaßt sind, können beim Neugeborenen auch zu einer Hyperthermie führen. Wegen seiner geringen Körpermasse ist es zudem durch exogene Überwärmung gefährdet, die ebenfalls den Sauerstoffverbrauch erhöht. Der Einsatz von unbedeckten Wärmematten oder die Kombination von Wärmestrahlern mit Metallinstrumenten (Klemmen, Wärmflaschen, Erwachsenen-EKG-Elektroden etc.) kann, insbesondere bei gestörter Mikrozirkulation, zu schweren Hautverbrennungen führen.

Tabelle 2-11. Ursachen und Folgen der Hyperthermie (Rektaltemperatur >37,5 °C)

Ursachen	Folgen
Fieber der Mutter	↑Flüssigkeitsverlust
Sepsis/Meningitis	↑O_2-Verbrauch
Dehydratation	Hypernatriämie
Hirnschädigung	Hyperosmolarität
Wärmezufuhr durch	Hyperbilirubinämie
• Inkubator	Apnoeanfälle
• Fototherapie	Gewichtsverlust
• Atemgasbefeuchter	Erhöhte Sterblichkeit
• Sonnenbestrahlung	
• Wärmelampe	

2.6.3 Thermoneutralpflege

Als Thermoneutralzone bezeichnet man jenen Bereich der Umgebungstemperatur, in dem der Organismus den kleinsten Energieumsatz und damit den geringsten Sauerstoffverbrauch hat. Der minimale O_2-Verbrauch beträgt 4,6 ml/kg/min in den ersten

Abb. 2-5. Thermoregulation, Energieumsatz und Sauerstoffverbrauch in Abhängigkeit von der Umgebungstemperatur

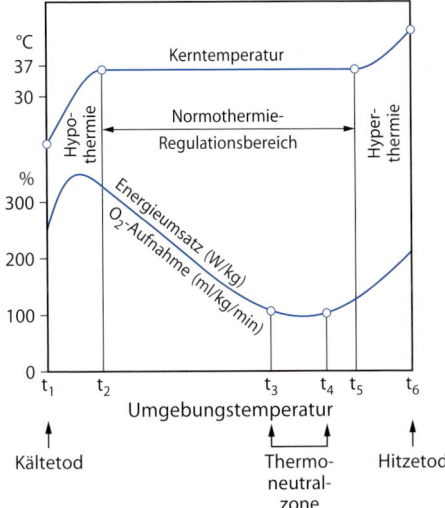

Lebensstunden und steigt auf 7,5 ml/kg/min im Alter von 1 Monat. Er ist in Abb. 2-5 mit t_3–t_4 bezeichnet und ist viel schmaler als der Bereich, in dem die Kerntemperatur noch im Normbereich gehalten werden kann (t_2–t_5). Kranke Neugeborene, besonders aber Frühgeborene mit Atemstörungen, sollten unbedingt in thermoneutraler Umgebungstemperatur gepflegt werden. Befindet sich etwa ein 3 Tage altes Kind von 1700 g in einem Inkubator von 32 °C, so ist dieser zu kalt; bei gleicher Temperatur ist er zu warm, wenn ein 8 Tage altes Kind von 2800 g darin liegt. Dies gilt auch und gerade, wenn die Schwester versichert, bei beiden Kindern sei die Kerntemperatur normal: Beide Kinder müssen ihre Temperatur um den Preis eines erhöhten Sauerstoffverbrauchs regulieren.

Tabelle 2-12 gibt die Inkubatortemperaturen an, die für die meisten Neugeborenen thermoneutral sind [23]. Die Thermoneutralzone ist jedoch außer von der Umgebungstemperatur von Alter, Reife, Gewicht, Körpertemperatur und Hautdurchblutung sowie von Bekleidungszustand und Luftfeuchtigkeit abhängig und kann deshalb im Einzelfall schwer festzulegen sein. Servokontrollinkubatoren, bei denen über einen Thermofühler die Hauttemperatur an

2 Gestörte postnatale Adaptation

Tabelle 2-12. Thermoneutrale Temperatur (°C) für unbekleidete Neugeborene verschiedenen Alters bei Pflege in Einzelwandinkubatoren und 80% Luftfeuchtigkeit, Isothermendarstellung. (Modifiziert nach [23])

Gewicht [g]	Lebenstag			
	1	2–3	4–7	≥ 8
≤ 1000	36	35	34	33
1001–1500	35	34	33	32–33
1501–2000	34	33	32–33	32
2001–2500	33	32–33	32	31
2501–3000	32–33	32	31	30
> 3000	32	31	30	29

der vorderen Bauchwand gemessen und konstant zwischen 36 °C und 36,5 °C gehalten wird, verwenden wir nicht, da

- Fieber des Kindes als Warnzeichen nicht mehr erkannt wird,
- die exakte Messung der Hauttemperatur häufig nicht gelingt,
- der Sensor weder unter dem Kind noch im Strahlungsbereich einer Wärmelampe angebracht werden darf,
- bei Lösung des Thermofühlers von der Haut die Gefahr der Überwärmung besteht.

Merke: Es gibt keine andere einzelne Maßnahme, die derart wirksam Überlebensrate und -qualität kranker Neugeborener verbessert, wie sorgfältige Kontrolle der Umgebungstemperatur!

2.7 Mütterliche Pharmaka

Einige Pharmaka können, von der Mutter eingenommen, bereits den Fetus schädigen (z.B. Alkohol) oder die postnatale Adaptation erheblich beeinträchtigen (z.B. Heroin, s. S. 385). Tabelle 2-13 stellt die häufigsten Substanzen mit Beeinträchtigungen des Neugeborenen zusammen.

Tabelle 2-13. Schädigungen des Neugeborenen durch mütterliche Pharmaka [10]

Medikament	Neonatale Gefährdung
Alkohol	Mikrozephalus, Entwicklungsrückstand
Antidiabetika, orale	Hypoglykämie, Thrombozytopenie
Barbiturate	Blutungen (atypische Lokalisation)
Benzodiazepine	Hypotonie, Hypothermie, Apnoen
Betablocker	Bradykardie, Hypoglykämie
Cannabis	Chromosomenbrüche, Skelettanomalien
Zytostatika	Fehlbildungen, Anämie
Diazepam	Hypotonie, Hypothermie, Apnoen
Dicumarol	Gesichtsanomalien, Blutungsneigung
Heroin/Methadon	Entzugssyndrom, Hyperexzitabilität
Jod (Desinfektionsmittel)	Hypothyreose, Struma
Morphin	Entzugssyndrom, Atemdepression
Nikotin	Frühgeburt, Hypotrophie, Mikrozephalus
Phenytoin	Hypotrophie, Fehlbildungen
Promethacin	Entzugssyndrom, Hyperexzitabilität
Sulfonamide	Hyperbilirubinämie, Kernikterus
Tetrazykline	Zahnschmelzverfärbungen
Thyreostatika	Struma, Hypothyreose
Tokolytika	Hypokalzämie, Hypoglykämie
Valproat	Spina bifida, Herzfehler

Literatur

1. Apgar V (1953) A proposal for a new method of evaluation of the newborn infants. Curr Res Anesth Analges 32:260–267
2. Behnke M, Carter RL, Hardt NS, Eyler FD, Cruz AC, Resnick MB (1987) The relationship of Apgar Scores, gestational age, and birth-weight to survival of low-birthweight infants. Am J Perinatol 4:121–124
3. Carter BS, Haverkamp AD, Merenstein GB (1993) The definition of acute perinatal asphyxia. Clin Perinatol 20:287–304
4. Findlay RD, Taeusch HW, Walther FJ (1996) Surfactant replacement therapy for meconium aspiration syndrome. Pediatrics 97:48–52
5. Gemeinsame Stellungnahme der Deutschen Gesellschaft für Perinatale Medizin, der Gesellschaft für Pränatal- und Geburtsmedizin, der Deutschen Gesellschaft für Gynäkologie und Geburtshilfe, der Deutsch-Österreichischen Gesellschaft für Neonatologie und pädiatrische Intensivmedizin und der Deutschen Gesellschaft für Kinderheilkunde (1994) Aufgaben des Neugeborenen-Notarztdienstes. Monatsschr Kinderheilkd 142:77

6. Goldenberg RL, Huddleston JF, Nelson KG (1984) Apgar scores and umbilical arterial pH in preterm newborn infants. Am J Obstet Gynecol 49:651–654
7. Harpin VA, Rutter N (1985) Humidification of incubators. Arch Dis Child 60:219–224
8. Huch A, Huch R, Rooth G (1984) Guidelines for blood sampling an measurement of pH in obstetrics. Eur J Obstet Gynecol Reprod Biol 54:165–175
9. International Neonatal Network (1993) The CRIB (clinical risk index in babies) score: A tool for assessing initial neonatal risk and comparing performance of neonatal intensive care units. Lancet 342:193–198
10. Juchau MR, Chao ST, Omiecienski CJ (1980) Drug metabolism by the human fetus. Clin Pharmacokinet 5:320–339
11. Kewitz G, Obladen M (1988) Postpartale Hypothermie des Neugeborenen – ein Anachronismus. Praktische Hinweise zur Vermeidung. Gynäkol Prax 12:245–253
12. Kuban KCK, Leviton A (1994) Cerebral palsy. N Engl J Med 330:188–195
13. Levene MI, Kornberg J, Williams T (1985) The incidence and severity of post-asphyxial encephalopathy in fullterm infants. Early Hum Dev 11:21–26
14. Lindemann R (1984) Resuscitation of the newborn with endotracheal administration of epinephrine. Acta Paediatr Scand 73:210–212
15. Liu WF, Harrington T (1998) The need for delivery room intubation of thin meconium in the low-risk newborn: a clinical trial. Am J Perinatol 15:675–682
16. Narendran V, Hoath SB (1999) Thermal management of the low birth weight infant: a cornerstone of neonatology. J Pediatr 134:529–531
17. Nelson KB (1989) Relationship of intrapartum and delivery room events to long-term neurologic outcome. Clin Perinatol 16:995–1007
18. Obladen M (1994) Versorgung des Neugeborenen mit gestörter Adaptation. In: Dudenhausen JW, Schneider HPG (Hrsg) Frauenheilkunde und Geburtshilfe. De Gruyter, Berlin New York, p 252
19. Obladen M, Luttkus A, Rey M, Metze B, Hopfenmüller W, Dudenhausen JW (1994) Differences in morbidity and mortality according to type of referral of very low birthweight infants. J Perinat Med 22:53–64
20. Palme C, Nystrom B, Tunnell R (1985) An evaluation of face masks in the resuscitation of newborn infants. Lancet I:207–210
21. Papile LA, Burstein J, Burstein R, Koffler H, Koops B (1978) Relationship of intravenous sodium bicarbonate infusions and cerebral intraventricular hemorrhage. J Pediatr 93:834–836
22. Rey M, Bührer C, Obladen M (1992) (Dick-)Grünes Fruchtwasser und das Mekoniumaspirationssyndrom. Perinatal Medizin 4:17–20
23. Sauer PJ, Dane HJ, Visser HKA (1984) New standards for neutral thermal environment of healthy very low birthweight infants in week one of life. Arch Dis Child 59:18–22
24. Schulman H, Laufer L, Berginer J et al. (1998) CT findings in neonatal hypothermia. Pediatr Radiol 28:414–417
25. Soll RF, Dargaville P (2000) Surfactant for meconium aspiration syndrome in full term infants. Cochrane Database Syst Rev: CD 002054

26. Vohra S, Frent G, Campbell V, Abbott M, Whyte R (1999) Effect of polyethylene occlusive skin wrapping on heat loss in very low birth weight infants at delivery: a randomized trial. J Pediatr 134:547–551
27. Wiswell TE, Gannon CM, Jacob J et al. (2000) Delivery room management of the apparently vigorous meconium-stained neonate: results of the multicenter, international collaborative trial. Pediatrics 105:1–7

3 Transport

M. Obladen

3.1 Mütterlicher Transport

Bereits 1948 erkannte man in New York, daß der postnatale Transport kranker Neugeborener in Frühgeborenenzentren ihre Überlebensrate erhöht [15]. Danach entstanden in den USA, später auch in der Schweiz und in Deutschland ausgefeilte Transportsysteme, die die Verlegung auch des schwerstkranken Kindes und des unreifsten Frühgeborenen möglich machten. Sie machten es jedoch auch möglich, daß in manchen Regionen selbst kleinste Entbindungsabteilungen Geburten der höchsten Risikogruppe durchführen. Anders als in den meisten europäischen Staaten ist in Deutschland nur die Hälfte der Neugeborenenintensivstationen in einer Frauenklinik lokalisiert [7], und täglich (!) werden über 100 kranke Neugeborene postnatal verlegt. Sehr spät erkannte man [3, 13], daß der weniger spektakuläre Weg, den zunächst die skandinavischen Länder und die Schweiz, später Kanada und Großbritannien [2, 9, 10] beschritten, die besseren Ergebnisse brachte [4, 5]: der intrauterine, pränatale Transport in eine Schwerpunktklinik (Perinatalzentrum) bei erkannter Gefährdung des Kindes (Regionalisierung). Der antenatale Transport ist auch über große Strecken fast lückenlos möglich [1, 6]. Er unterbleibt zu oft, wenn in nicht spezialisierten Kliniken Überlebenschance und -qualität des Kindes unterschätzt werden [11]. Gegenüber dem Transport des Neugeborenen hat der Transport der Mutter keine Nachteile, aber folgende Vorteile:

- ▶ Er erhöht die Überlebensrate der Kinder [8],
- ▶ vermindert die Häufigkeit von Hirnblutungen [14],
- ▶ reduziert die Rate bleibender Behinderungen,

- verkürzt die stationäre Behandlungsdauer des Kindes,
- vermeidet weite Trennung von Mutter und Kind und erleichtert Besuche für beide Eltern,
- ist einfacher und meist schneller zu organisieren,
- ist billiger in Durchführungs- und Folgekosten,
- verhindert in einem beträchtlichen Anteil der Fälle die Geburt eines sehr untergewichtigen Kindes überhaupt, da die Perinatalzentren bessere Möglichkeiten der Tokolyse und der fetalen Überwachung haben.

Tabelle 3-1. Indikationen zum präpartalen mütterlichen Transport in ein Perinatalzentrum

Voraussetzung: Stabiler Zustand von Mutter und Fetus; befindet sich die Geburt bereits in der Austreibungsperiode oder ist der Fetus bereits in akuter Hypoxie, so ist nicht der Transfer, sondern die unverzügliche Entbindung angezeigt!

- Frühgeburtsbestrebungen bei einem Gestationsalter von weniger als 32 Wochen
- Mehrlinge, insbesondere bei fetofetalem Transfusionssyndrom
- Schwere mütterliche Erkrankungen, insbesondere, wenn sie den Fetus gefährden (z.B. Diabetes, Drogenabhängigkeit, Herzfehler, Immunthrombozytopenie, Infektionen)
- Bekannte fetomaternale Probleme wie z.B. Rhesus-Sensibilisierung
- Schwere fetale Wachstumsretardierung
- Oligohydramnie
- Fetale Fehlbildungen (Ultraschall)

Ungefähr 75% aller neonatalen Verlegungsfälle und nahezu alle Frühgeburten lassen sich vor der Geburt so rechtzeitig vorhersehen, daß ein mütterlicher Transport durchgeführt werden kann (Tabelle 3-1). Er setzt voraus:

- Vorherige Absprachen mit der übernehmenden Frauenklinik und der Neonatologie (Respiratorplatz frei?),
- die Möglichkeit, in der übernehmenden Klinik ohne weitere Verzögerung die Geburt, ggf. durch Kaiserschnitt, durchführen zu können,

- Begleitung der Schwangeren durch Hebamme oder Arzt, in bestimmten Fällen durch das neonatologische Transportteam,
- Anlegen eines Tokolysetropfs (Partusisten) und Mitnahme einer batteriebetriebenen regulierbaren Infusionspumpe,
- rücksichtsvolle Fahrtechnik (keine Hektik; Martinshorn und Vibration vermeiden).

Merke: Der beste Transportinkubator ist der Uterus, die Plazenta ersetzt Respirator und Infusionspumpe!

3.2 Neonataler Transport

Manchmal treten unvorhersehbare Komplikationen während oder nach der Geburt auf, oder die Schwangere ist nicht transportfähig oder lehnt den Transport in eine Schwerpunktklinik ab. Für diese Situation muß die regional zuständige Intensivpflegestation ein Neugeborenentransportsystem organisieren, welches die lebensgefährliche Unterbrechung der postnatalen Adaptationsphase möglichst kompetent und schonend überbrückt [12]. Dabei ist statt eines Abholdienstes ein Reanimationsdienst anzustreben, der die Neugeborenenintensivmedizin in die Entbindungsklinik vorverlegt und den Zustand des Kindes möglichst noch vor Transportbeginn

Tabelle 3-2. Indikationen zum Transport auf eine Neugeborenenintensivstation

- Neugeborene nach primärer Reanimation und Intubation (Agpar 1´ <4, Nabelarterien-pH <7,10)
- Früh- und Neugeborene mit kardiorespiratorischen Problemen (z.B. Atemstörung, Zyanose, Herzinsuffizienz), Anämie oder Schocksymptomatik
- Frühgeborene (<35 SSW, <2000 g), hypotrophe Neugeborene <2000 g
- Früh- und Neugeborene mit zerebralen Problemen (z.B. Konvulsionen, Apnoen, Meningitis, Blutungen)
- Früh- und Neugeborene mit schweren Fehlbildungen (z.B. Zwerchfellhernie, Myelomeningozele, gastrointestinale Atresien)
- Neugeborene mit begründetem Verdacht auf Infektion
- Neugeborene mit Ernährungsstörungen oder gehäuftem Erbrechen
- Neugeborene mit Bilirubin >15 mg/dl <48 h oder positivem Coombs-Test
- Neugeborene mit Hypoglykämie <40 mg/dl

stabilisiert. Selbst wenn die Transportstrecke nur kurz ist (etwa vom Kreißsaal zur Neugeborenenintensivstation, von der Frühgeborenenstation zur Röntgenabteilung oder zum OP), müssen die Grundprinzipien des Neugeborenentransports beachtet werden:

- ▶ Qualität ist wichtiger als Tempo,
- ▶ thermoneutrale Umgebungstemperatur einhalten,
- ▶ Vermeidung von Stößen oder Vibration,
- ▶ Überwachung durch geschultes Personal.

Tabelle 3-2 listet einige Indikationen für den Intensivtransport auf, Tabelle 3-3 stellt dem gegenüber, welche Neugeborenen *nicht* auf die Intensivpflegestation verlegt werden müssen.

Tabelle 3-3. *Keine* Indikation zur Verlegung, sofern Kind postnatal in gutem Zustand, kinderärztliche Betreuung gewährleistet und Diagnostik sowie Überwachung in der Entbindungsklinik möglich

- Mütterliche Erkrankung oder Medikation (z. B. Steroide)
- Zustand nach operativer Entbindung (Sectio, Forceps etc.)
- Mäßige Geburtsasphyxie (Apgar 4–6, Nabelarterien-pH ≥7,10), sofern Kind im Alter von 10 min unauffällig
- Geburtsgewicht 2000–2500 g, außer wenn <35 SSW
- Grünes Fruchtwasser, sofern keine Atemstörung vorhanden
- Nicht hämolytischer Ikterus <18 mg% (310 µmol/l) bei sonst asymptomatischen reifen Neugeborenen
- Nicht lebensbedrohliche Fehlbildungen (z.B. Hexadaktylie, Down-Syndrom, Gaumenspalte)
- Soziale Probleme (z.B. Freigabe zur Adoption)

3.3 Organisation und Durchführung des Transports

Der Transport eines kranken Neugeborenen sollte durch ein gezieltes Telefonat zwischen dem Geburtshelfer und dem Neonatologen vereinbart werden. Nur bei qualifizierter Information können Versorgung und Transport des Kindes optimal vorbereitet oder erste therapeutische Maßnahmen vorgeschlagen werden. Ein erfolgreicher Intensivpflegetransport setzt eine gute Zusammenarbeit mit den regionalen Rettungsdiensten voraus. Abholen des Reanimationsteams (in der Regel Arzt und Schwester der Neugeborenenintensivstation) und Fahrt zur Entbindungsklinik sollten nicht länger als 20 min dauern. Bei Ankunft Standheizung des Fahrzeugs einschalten und Türen schließen! Nach Eintreffen in der Frauenklinik übernimmt das Reanimationsteam die Verantwortung für das Neugeborene. Ein Gespräch mit dem Frauenarzt über Schwangerschaft und Geburt, Probleme des Kindes und bisherige therapeutische Maßnahmen ebenso wie eine gründliche Untersuchung des Kindes können das weitere Vorgehen optimieren. Blutdruck, Rektaltemperatur und Blutzuckerkonzentration (Dextro-Stix) sowie Blutgase werden gemessen. Eine periphere Infusion mit 5%iger Glukose wird angelegt. Im Zweifelsfall sollten nasotracheale Intubation und Beatmung vor Transportbeginn erfolgen, da Zwischenfälle während der Fahrt kaum ohne Öffnung des Inkubators beherrscht werden können.

Ziel aller Maßnahmen ist es, die kardiorespiratorische Situation des Kindes *vor* dem Transportbeginn zu stabilisieren oder durch gezielte Behandlung so weit zu verbessern, daß die Verlegung mit geringstem Risiko erfolgen kann.

Vor Transportbeginn soll ein Gespräch mit den Eltern über die Erkrankung ihres Kindes, die Notwendigkeit der Verlegung in eine Spezialabteilung und die Besuchsmöglichkeiten geführt werden. Unbedingt sollten die Eltern ihr Kind noch einmal sehen, wenn möglich auf dem Arm halten dürfen!

Eine telefonische Verständigung der Intensivstation über die Probleme des Kindes (Respiratoreinstellung, erforderliche Diagnostik) beschleunigt seine weitere Versorgung. Während des Transports werden Hautfarbe, Atmung und Motorik des Kindes laufend beobachtet (volle Beleuchtung des Notarztwagens einschalten). Herzfrequenz, Körpertemperatur, Sauerstoffsättigung sowie O_2-Konzentration und Beatmungsdruck müssen apparativ überwacht und angezeigt werden. Der Transport sollte ruhig und zügig, ohne unnötige Aufenthalte und Vibrationen durchgeführt werden. Fahrzeug anhalten lassen, wenn irgendwelche Maßnahmen am Kind (z.B. Absaugen) erforderlich werden.

Für die eingehende Beurteilung des Neugeborenen auf der Intensivstation ist die schriftliche Übermittlung der Daten des Schwangerschaftsverlaufs und der Geburt unabdingbar! Zur blutgruppenserologischen Abklärung der Konstellation Mutter–Kind sind dem Begleitpersonal 10 ml mütterliches Blut und kindliches Nabelschnurblut, ordnungsgemäß beschriftet, mitzugeben. Ein Transportbericht, beginnend mit Datum und Uhrzeit des Telefonanrufs der Entbindungsklinik und endend mit der Einlieferung, welcher lückenlos Auskunft über alle vorgenommenen diagnostischen und therapeutischen Maßnahmen vor und während des Transportes gibt, sollte geführt werden [3]. Er gehört in die Krankenakte des Kindes. Nicht vergessen, die zuweisende Geburtsklinik und die Eltern über den Zustand des Kindes nach Eintreffen auf der Intensivstation zu informieren!

3.4 Mobile Intensivpflegeeinheit und Notfallkoffer

Die Entwicklung moderner Transportinkubatoren hat erhebliche Fortschritte gemacht, ist aber bei weitem noch nicht abgeschlossen. Die im Handel befindlichen Geräte sind unhandlich und unvollständig. Insbesondere, wenn bei längeren Transporten praktisch das gesamte Inventar eines Intensivpflegeplatzes mitgeführt werden

Tabelle 3-4. Ausrüstung einer mobilen Intensivpflegeeinheit

- Intensivpflege-Transportinkubator mit Normhalterung
- Sauerstoff- und Druckluftflasche (je mindestens 3 l)
- Sauerstoffmischeinheit und -flowmeter
- Neugeborenenrespirator mit niedrigem Gasverbrauch
- Beatmungsschlauchsystem mit Zwillingszusatz
- Absauggerät mit Druckbegrenzung 0,2 bar
- Sauerstoffmeßgerät
- EKG- und Atmungsmonitor mit Elektroden
- tcpO$_2$-Monitor oder Pulsoximeter mit Sensor
- Oszillometrischer Blutdruckmonitor
- 2 Infusionsspritzenpumpen mit Leitung
- Mobiler Wärmestrahler, mindestens 400 W
- Notfallkoffer (s. Tabelle 3.5)
- Gebundene Sammlung von Stadt- und Straßenplänen

Tabelle 3-5. Transportausrüstung (Notfallkoffer, Charité-Virchow Klinikum Berlin)

I. *Medikamente:* (je 2 Ampullen)
  Glukose 5%, 10%, 20%
  NaCl 0,9%
  Natriumhydrogencarbonat 8,4%
  Adrenalin 1:10000
  Aqua dest.
  Ca-Glukonat 10%
  Lasix
  Konakion 1 mg
  Ampicillin
  Claforan
  Narcanti Neonatal
  Pancuronium
  Novodigal
  Luminal
  Chloralhydratrektiole

II. *Infusionen:*
  Glukose 5%, 10%
  NaCl 0,9%
  PPL 5% (im Kühlschrank lagern)
  50 ml Infusionsspritze/Leitung

III. *Reanimation/Intubation:*
  Laryngoskop Ø 18 mm
  Spatel 0/1
  Säuglings-Magill-Zange
  Laerdal-Beutel und Masken
  Vygontuben 2,5–3,5 mm
  Sicherheitsnadeln
  Einmalschleimsauger
  Guedel-Tuben 0/00/000
  Absaugkatheter Charr 5/8

IV. *Pneumothorax- und Nabelgefäßkatheterbesteck*
  Nabelgefäßkatheter Charr 3,5/5/8
  Trokarkatheter Charr 8 (Vygon)
  Steriler Instrumentensatz s. S. 187

V. *Sonstige Materialien*
  Alkoholtupfer
  Hämostiletten
  Hämoglukotest-Stäbchen
  EDTA- + Eppendorf-Röhrchen
  Abstrichröhrchen
  Blutkulturmedium
  Urinbeutel
  Blutfilter
  Spritzen 1/2/5/20 ml
  Injektionsnadeln Nr. 1/17
  Butterfly 25 G, 25 G short
  Abbocath 26 G
  Drainagehahn
  Dreiwegehahn
  Blutdruckmanschetten 1–4

  Extensionsset für Abbocath
  Verschlußkappe
  Leukoplast 1,25 cm
  Gipsbinde
  Ampullenfeilen
  Thermometer

  Sterile Kompressen
  Mersilene 3–0
  Einmalrasierer
  Magensonden
  Ersatzbatterien
  Ersatzbirnen
  Elektrodenset
  Schere
  Stethoskop Petiphon
  Einmalnabelklemme
  OP-Handschuhe Gr. 7/8
  Einmalskalpell

  Schmale Armschiene

muß, kommt in der Regel ein Gerätegewicht von über 90 kg zusammen, wenn ein Kind unter 1 kg sicher transportiert werden soll! Eine mobile Intensivpflegeeinheit sollte mindestens 1 h lang unabhängig von der Intensivpflegestation einsatzfähig sein. Tabelle 3-4 listet die Ausrüstung einer solchen mobilen Intensivpflegeeinheit auf, Tabelle 3-5 die des entsprechenden Notfallkoffers. Zwar müssen alle Geräte batteriebetrieben sein, jedoch empfiehlt es sich, sie soweit möglich dem Gerätepark der Intensivpflegestation anzugleichen, um nicht durch mangelnde Übung die ohnehin schwierige Arbeit während des Transports weiter zu belasten. Mobile Intensivpflegeeinheiten müssen in jedem Notarzt- und Rettungswagen funktionieren (Fahrzeug-Norm DIN 75080, Halterung DIN 13025), speziell eingerichtete Babynotarztwagen haben sich nicht bewährt, da der wichtigste Teil des Einsatzes nicht im Fahrzeug, sondern in der Frauenklinik erfolgt, so daß die mobile Intensivpflegeeinheit unabhängig vom Fahrzeug einsatzfähig sein muß. Gegenüber dem Transport im Rettungswagen hat der *Hubschraubertransport* erhebliche Nachteile (Enge, Dunkelheit, Lärm, Vibration, Wärmeabstrahlung, verminderter Sauerstoffpartialdruck), so daß er für Neugeborene nur in besonderen Situationen in Frage kommt (unwegsames Gelände, Gebirge, dringender Langstreckentransport jenseits der ersten Lebenstage, z.B. in ein Herzzentrum).

Literatur

1. Bucher HU, Fawer CL, von Kaenel J, Kind C, Moessinger A (1998) Intrauteriner und postnataler Transfer von Risikoneugeborenen. Schweiz Med Wochenschr 128:1646–1653
2. Cooke RWI (1983) In utero transfer to specialist centres. Arch Dis Child 58:483–484
3. Gemeinsame Stellungnahme der Deutschen Gesellschaft für Perinatale Medizin, der Gesellschaft für Pränatal- und Geburtsmedizin, der Deutschen Gesellschaft für Gynäkologie und Geburtshilfe, der Deutsch-Österreichischen Gesellschaft für Neonatologie und pädiatrische Intensivmedizin und der Deutschen Gesellschaft für Kinderheilkunde (1994) Aufgaben des Neugeborenen-Notarztdienstes. Monatsschr Kinderheilkd 142:77
4. Grauel EL, Dudenhausen JW, Versmold HT (1997) Leitlinien zur Verlegung Neugeborener aus Geburtskliniken in Kinderkliniken. Perinatal Medizin 9:67
5. Grauel EL, Dudenhausen JW, Versmold HT (1997) Leitlinie zum antepartalen Transport von Risiko-Schwangeren. Perinatal Medizin 9:68

6. Holt J, Weidle B, Kaaresen PI, Fundingsrud HP, Dahl LB (1998) Very low birthweight infants: outcome in a sub-arctic population. Acta Paediatr 87:446–451
7. Kollée LAA, Chabernaud JL, Debauche C, Zeitlin J (1999) Perinatal transport practices: A survey of inborn vs. outborn very preterm infants admitted to European neonatal intensive care units. Prenat Neonat Med 4 (Suppl 1):61–72
8. Luttkus A, Rey M, Metze B, Dudenhausen JW, Obladen M (1992) Senkung von Häufigkeit und Morbidität sehr untergewichtiger Frühgeborener nach mütterlichem Transport in ein perinatales Zentrum. Geburtshilfe Frauenheilkd 52:257–263
9. McCormick MC, Shapiro S, Starfield BH (1985) The regionalization of perinatal services. Summary of evaluation of a national demonstration program. JAMA 253:799–804
10. Modanlou HD, Dorchester W, Freeman RK, Rommal C (1980) Perinatal transport to a regional perinatal center in a metropolitan area: Maternal vs. neonatal transport. Am J Obstet Gynecol 138:1157–1164
11. Morse SB, Haywood JL, Goldenberg RL, Bronstein J, Nelson KG, Carlo WA (2000) Estimation of neonatal outcome and perinatal therapy use. Pediatrics 105:1046–1050
12. Papiernik E, Zeitlin J, Milligan DWA et al. (1999) Variations in the organization of obstetric and neonatal intensive care in Europe. Prenat Neonat Med 4 (Suppl 1):73–87
13. Riegel K (1984) Betreuung von kranken und gefährdeten Neugeborenen. Kinderarzt 15:1219
14. Towers CV, Bonebrake R, Padilla G, Rumney P (2000) The effect of transport on the rate of severe intraventricular hemorrhage in very low birth weight infants. Obstet Gynecol 95:291–295
15. Wallace HM, Losty MA, Baumgarten L (1952) Report of two years experience in the transportation of premature infants in New York City. Pediatrics 9:439–44

4 Ernährung

M. Obladen

4.1 Bedarf

4.1.1 Energie

Basalbedarf unter Thermoneutralbedingungen: 50–60 kcal/kg/Tag (210–250 kJ/kg/Tag), abhängig von Spontanmotorik, Spontanatmung usw. [2]. Die geringen Reserven des Frühgeborenen (sein Körper enthält ca. 1% Fett, 8,5% Protein) würden bei fehlender Zufuhr nur wenige Tage zum Aufrechterhalten des Stoffwechsels reichen [1].

Für eine tägliche Gewichtszunahme von 15 g/kg sind theoretisch zusätzlich 45–60 kcal/kg/Tag (190–250 kJ/kg/Tag) notwendig. Hiervon sollten etwa 50% als Fett, 10% als Proteine und 40% als Kohlenhydrate zugeführt werden. Postnatale Wachstumskurven siehe Abb. 4-1, S. 65.

4.1.2 Protein, Kohlehydrate, Fett

Der Bedarf des reifen Neugeborenen an einzelnen Nahrungsbestandteilen wird in den ersten 5 Lebensmonaten adäquat durch die Versorgung mit Muttermilch gedeckt. Ab dem 3. Lebenstag wird die Stickstoffbilanz positiv, die langsam steigende Menge von Muttermilch deckt etwa am Ende der ersten Lebenswoche den Bedarf des reifen Neugeborenen (s. Tabelle 4-1).

Reife Frauenmilch deckt mit ihrem *Proteingehalt* von ca. 1,2 g/dl den Bedarf des reifen Neugeborenen. Milch von Müttern Frühgeborener hat in den ersten 4 Wochen einen etwas höheren Protein-

Tabelle 4-1. Nährstoffbedarf am Ende der 1. Woche [10, 27, 62]

Pro kg KG und Tag	Reifgeborene	Frühgeborene
Kalorien [kcal]	100 –140	110 –165
Protein [g]	1,8– 3,6	3,5– 4
Fett [g]	3,5– 9	4 – 9
Kohlenhydrate [g]	3,6– 13	8 – 20
Volumen [ml]	150 –180	130 –200

gehalt, deckt aber den theoretischen Bedarf von 4 g/kgKG erst bei Flüssigkeitsmengen um 200 ml/kg [60]. Steht keine Muttermilch zur Verfügung, können Neu- und Frühgeborene mit Säuglingsanfangsnahrung bzw. spezieller Frühgeborenennahrung, in besonderen Fällen auch mit gespendeter Frauenmilch ernährt werden.

Die EG-Richtlinie für Säuglingsmilchnahrungen unterscheidet Anfangsnahrungen und Folgenahrungen. Anfangsnahrungen haben einen Proteingehalt unter 2,5 g/100 kcal, das Verhältnis Molkenprotein/Casein beträgt mindestens 1:1. Die Anfangsnahrungen können verschiedene *Kohlenhydrate* enthalten: Saccharose bis zu 20% der Gesamtkohlenhydrate, Stärke bis zu 2 g/100 ml und 30% der Gesamtkohlenhydrate, Laktose mindestens 3,5 g/100 kcal, Maltose und Maltodextrine. Der *Fettgehalt* soll 3,3–6,5 g/100 kcal betragen, davon 0,3–1,2 g Linolsäure [16].

Frühgeborenennahrungen haben einen höheren Kalorien- und Proteingehalt. Außerdem sind sie zusätzlich mit Mineralien (Ca, P), manchmal auch mit Spurenelementen (Zn, Cu, J) oder Eisen versetzt. Proteine aus künstlichen Nahrungen (Kuhmilch, Soja) haben eine geringere Bioverfügbarkeit, und ihr Aminosäurenspektrum entspricht nicht demjenigen der Frauenmilch. Enzymatische Hydrolysate von ultrafiltrierten Molkeneiweißen enthalten ca. 20% Aminosäuren und ca. 80% Peptide.

Der *Kohlenhydratbedarf* ist abhängig von der Gesamtkalorienzufuhr. Oral als Laktose in Frauenmilch und Pre-Nahrungen. Glukose in größerer Menge erhöht die Osmolarität. Maltodextrin und andere Glukosepolymere sind gut verträglich, da das Enzymsystem (Maltase) auch beim kleinen Frühgeborenen aktiv ist. Reguläre (maximale) Glukosezufuhr 6(–12) mg/kg/min.

Fette sollten 40–60% der Kalorienzufuhr decken. Die Fettresorption aus *roher* Frauenmilch ist hoch (90%, Lipase!), aus künstlichen Nahrungen ca. 70% [11]. Essentielle Fettsäuren (Linolsäure, Ölsäure) sollten 3% der Kalorienzufuhr ausmachen (in Frauenmilch stellt Linolsäure 9% aller Lipide). Ungesättigte und mittelkettige Triglyzeride werden beim Frühgeborenen besser resorbiert, ihr Gehalt in Nahrungen sollte jedoch 40% nicht überschreiten [7]. Mehrfach ungesättigte Fettsäuren (LCP) werden aus Linol- und Linolensäure synthetisiert. Frauenmilch enthält LCP in ausreichender Menge [30], künstliche Nahrung meist nicht. Eine günstige Wirkung von LCP auf die Langzeitentwicklung ist nicht gesichert [59].

4.1.3 Vitamine, Mineralien, Spurenelemente

Zehn Spurenelemente (Zn, Cu, Se, Cr, Mn, Mo, Co, F, J, Fe) und sieben Vitamine (A, B_6, B_{12}, C, D, E, K) sind in der menschlichen Ernährung essentiell. Der geschätzte tägliche Bedarf ist in Tabelle 4-2 zusammengestellt, es gibt jedoch nur wenige klinische Studien [57, 68]. Zu substituieren sind ab Geburt Vitamin K (s. S. 444), bei ateminsuffizienten Frühgeborenen Vitamin A (s. S. 192), ab dem 10. Lebenstag Vitamin D, für Frühgeborene <1500 g mit 1000 IE/Tag, für Neugeborene >1500 g mit 500 IE/Tag. Für die anderen Vitamine ist eine zusätzliche Zufuhr beim oral ernährten Kind im allgemeinen nicht erforderlich.

Wegen ihrer hohen Wachstumsgeschwindigkeit [44] und des geringen Gehaltes in der Muttermilch geraten Frühgeborene oft in Mangelsituationen für Kalzium und Phosphor (Osteopenia praematurorum, s. S. 69), für Zink (wundes Gesäß, blasenbildende Effloreszenzen, dünne Stühle, verminderte Immunabwehr, [46, 66]) und für Eisen (Anämie).

Die Eisensubstitution des Frühgeborenen [22] sollte mit 2–4 Wochen in einer Dosierung von 2–4 mg Eisen/kg (maximal 15 mg/Tag) beginnen. Unter Erythropoietinbehandlung ist eine frühere und höhere Eisensubstitution notwendig (vgl. auch S. 434).

Tabelle 4-2. Täglicher Bedarf stabiler, wachsender Neugeborener an Vitaminen und Mineralien in den ersten Lebenswochen (pro kg KG). (Nach [10, 27, 62])

	Reifgeborene	Frühgeborene	Frauenmilch enthält/dl
Vitamin A [µg]	68–270	200–400	100–175
Vitamin D [IE] (gewichtsunabhängig)	400–500	800–1000	0,5–2
Vitamin E [mg]	0,5–0,8	0,5–0,8	0,2–0,4
Vitamin K [µg]	2,6–4,8	2,8–4,2	1–1,4
Vitamin C [mg]	5–10	30–40	5–10
Vitamin B_1 [µg]	22–48	25–200	8–25
Vitamin B_2 [µg]	50–100	200–400	42
Vitamin B_6 [µg]	8–40	100–200	10–25
Vitamin B_{12} [µg]	0,02–0,18	0,2–0,3	0,01–0,1
Biotin [µg]	0,8–2	2–6	0,76
Folsäure [µg]	4,8–5	15–60	2,8–5,2
Pantothensäure [µg]	280–300	400	200–250
Natrium [mmol]	2	2–4	0,65–1,5
Kalium [mmol]	1–2	2	1,0–1,8
Kalzium [mmol]	0,5	4–6[a]	0,9
[mg]	20	160–240	35
Phosphor [mmol]	0,4–0,8	2,5–3,8[a]	0,48
[mg]	12–25	75–120	15
Magnesium [mmol]	0,25–0,45	0,3–0,6	0,12–0,15
[mg]	5,8–10,5	7–14	2,8–3,5
Eisen [mg]		2,0–2,5	0,08–0,15
Zink [µmol]	4,5	8–12	3–4,5
[µg]	300	500–800	200–300
Kupfer [µmol]	1,5–3	1–2	0,5–1
[µg]	100–200	70–120	36–60
Selen [µmol]	0,01–0,02	0,02–0,06	0,01–0,04
[µg]	1,5–2,5	1,3–4,7	0,8–3,4
Jod [µmol]	0,4	0,25–0,50	0,05–0,07
[µg]	50	32–64	7–9

[a] Bei oraler Zufuhr

4.2 Enterale Ernährung

Die Adaptation des Neugeborenen an die enterale Nahrungszufuhr bedeutet eine Umstellung von Darmstruktur und -funktion und im Intermediärstoffwechsel. Sie erfolgt im allgemeinen ohne wesentliche Probleme, außer bei extrem unreifen Frühgeborenen.

4.2.1 Muttermilch

Stillen ist die adäquate Nahrungszufuhr des reifen gesunden Kindes. Es sollte frühzeitig und häufig (2- bis 3stündlich in den ersten Tagen) angelegt werden und aus beiden Brüsten (8–10 min) trinken, um eine maximale Stimulation der Milchproduktion zu erreichen. Sehr hungrige Kinder können in den ersten Tagen 5%ige Glukoselösung zusätzlich erhalten. Es gibt nur wenige echte Kontraindikationen gegen das Stillen eines Kindes (Tabelle 4-3). Abge-

Tabelle 4-3. Stillhindernisse

	Absolut	Relativ
Kindliche	Fehlbildung (Choanalatresie, Herzfehler mit Insuffizienz) Frühgeburtlichkeit (<32 SSW) Schwere akute Erkrankungen (Sepsis, Beatmung)	Saugschwäche Neurologische Erkrankungen • mit vermindertem Saugreflex • mit unkoordiniertem Saugreflex
Mütterliche	Schwere akute Erkrankung (Sepsis) Chronische Erkrankungen (Tumoren, Nieren-, Leber-) Infektionskrankheiten (Tbc, Lues, HIV-Infektion) Medikamenteneinnahme (Zytostatika etc.) Drogenabhängigkeit (Alkohol, Heroin, etc.)	Flach- und Hohlwarzen Rhagaden Mastitis (vorübergehend Milch verwerfen) Bestimmte Medikamente (s. Tab. 4-4)

pumpte Muttermilch wird im allgemeinen frisch verfüttert, sobald die ersten Tropfen abgepumpt werden können. Bei Ernährung mit Frauenmilch muß durch Untersuchung der Spenderin (HAV, HBV, HCV, HIV, CMV) und der gespendeten Milch (Lactocult) das Infektionsrisiko für das Kind minimiert werden.

4.2.2 Medikamentenübertritt in die Muttermilch

In Tabelle 4-4 sind einige Medikamente aufgeführt, die in die Muttermilch übergehen. Bei jeder mütterlichen Medikation ist im Einzelfall zu entscheiden, ob das Stillen vorübergehend unterbrochen werden sollte.

Tabelle 4-4. Medikamente in der Muttermilch. (Nach [3])

Medikamente, die eine Gefährdung des Kindes darstellen

Amphetamin	Kokain	Radioisotope
Chloramphenicol	Lithium	Reserpin
Ergotamin	Marihuana	Zyklosporin
Heroin	Primidon	Zytostatika

Medikamente, die in hoher Dosierung eine Gefährdung des Kindes darstellen können und eine engmaschige Überwachung des Kindes erfordern

Alkohol	Koffein	Salizylate
Barbiturate	Methadon	Sulfasalazin
Bromide	Metoclopramid	Sulfonamide
Chloralhydrat	Metronidazol	Theophyllin
Diazepam	Nikotin	Tolbutamid
Haloperidol	Phenothiazine	Vitamin A, D
Jodid	Psychopharmaka	(pharmakol. Dosen)

4.2.3 Kranke Neugeborene

Häufig ist der enterale Nahrungsaufbau verzögert. Beginn jedoch möglichst am 1. Lebenstag, eine parenterale Ernährung wird im allgemeinen nicht notwendig sein (Ausnahme: gastrointestinale Fehlbildung, Verdacht auf angeborene Aminoazidopathien). Gegebenenfalls häufige kleine Mahlzeiten. Intubation, Beatmung, Asphyxie stellen keine Kontraindikationen dar. Bei Relaxierung des Kindes muß die enterale Nahrungszufuhr nicht unbedingt abgebrochen, häufig aber reduziert werden.

4.2.4 Hypotrophe reife Neugeborene

Wegen starker Hypoglykämiegefährdung Frühfütterung (Beginn unmittelbar postnatal mit Glukose 5%, zunächst in 2stündigem Intervall). Wird dies toleriert, Übergang auf Muttermilch bzw. adaptierte Milch (1. Tag 30–40 ml/kg). Gegebenenfalls Sondenernährung. Hypoglykämiescreening!

4.3 Frühgeborene

Die optimale Ernährung von Frühgeborenen wird noch diskutiert [21, 26, 62]: Muß auch postnatal eine Gewichtszunahme erreicht werden, die der intrauterinen Wachstumsrate entspricht [2, 13]? Hat es bleibende Folgen für das Frühgeborene, wenn dies nicht erreicht wird [17]? Der Nährstoffbedarf ist in Tabelle 4.1 zusammengestellt. Obwohl Muttermilch diesen Bedarf von Frühgeborenen nicht decken kann, ist die Milch der eigenen Mutter vorteilhaft wegen besserer Verträglichkeit, hoher Resorptionsrate, Gehalt an Immunglobulinen, Wachstumsfaktoren (IGF, EGF, NGF etc.), Hormonen und Enzymen (Lipase).

Der tägliche Flüssigkeitsbedarf kann selbst bei sehr frühem Beginn durch enterale Zufuhr allein nicht gedeckt werden. Der enterale Nahrungsaufbau wird von einer intravenösen Flüssigkeits- und Elektrolytzufuhr begleitet (s. S. 351). Vorsichtiger, jedoch früher Beginn der enteralen Ernährung mit kleinen Nahrungsmengen akzeleriert die Darmreifung („priming") [40, 58], hat weniger Komplikationen als später Beginn (EB Ia) [9, 28, 29, 64, 69] und führt zu schnellerem Nahrungsaufbau und besserem Gedeihen [41]. Ein liegender Nabelarterienkatheter stellt keine Kontraindikation zur enteralen Ernährung dar.

Nasogastrische Sonde

Einlegen einer dünnen Sonde in das engere Nasenloch (bei behinderter Nasenatmung ggf. oral legen).
Überprüfen der Lage (2 ml Luft einblasen und Auskultation der Magengegend). *Wechsel* bei Dislokation oder nach 7 Tagen. *Länge:* Ohrläppchen–Nase plus Nase–Epigastrium.

Nahrungsaufbau

Im Alter von 2 und 4 h Gabe von 1–2 ml Glukose 5%. Magenrest überprüfen (1–3 ml/kgKG vor der nächsten Mahlzeit sind größtenteils Magensaft und können toleriert werden).

Übergang auf Milchnahrung (adaptierte Milch oder Frühgeborenennahrung, bei Kindern <1000 g evtl. auch gespendete Frauenmilch, solange noch keine Muttermilch vorhanden ist): 1–2 ml alle 2 h.

Tägliche Steigerung um 1 ml/Mahlzeit (Kinder <1500 g) bzw. 2 ml/Mahlzeit bis zur Gesamtmenge von etwa 150 ml/kg/Tag. Bolusernährung (*langsame* Zufuhr per Hand) wird von vielen Autoren für belastender gehalten als Dauerinfusion, besonders auch für die Lungenfunktion [5]. Frühzeitige Gabe eines Schnullers, um die Saug-Schluck-Koordination und die Enzymreifung (non-nutritive sucking) [48] zu trainieren. Hier auch Beteiligung der Eltern bei der Versorgung ihres Kindes. Gabe von 1000 IE Vitamin D vom 10. Lebenstag an.

Sorgfältige Beobachtung der Kinder auf sich anbahnende Bauchprobleme (ausladendes Abdomen, geblähte Darmschlingen, Zunahme des Bauchumfangs, Zunahme und/oder Verfärbung der Magenreste, vermehrte oder verminderte Stuhlentleerung). Stuhl

4.3 Frühgeborene

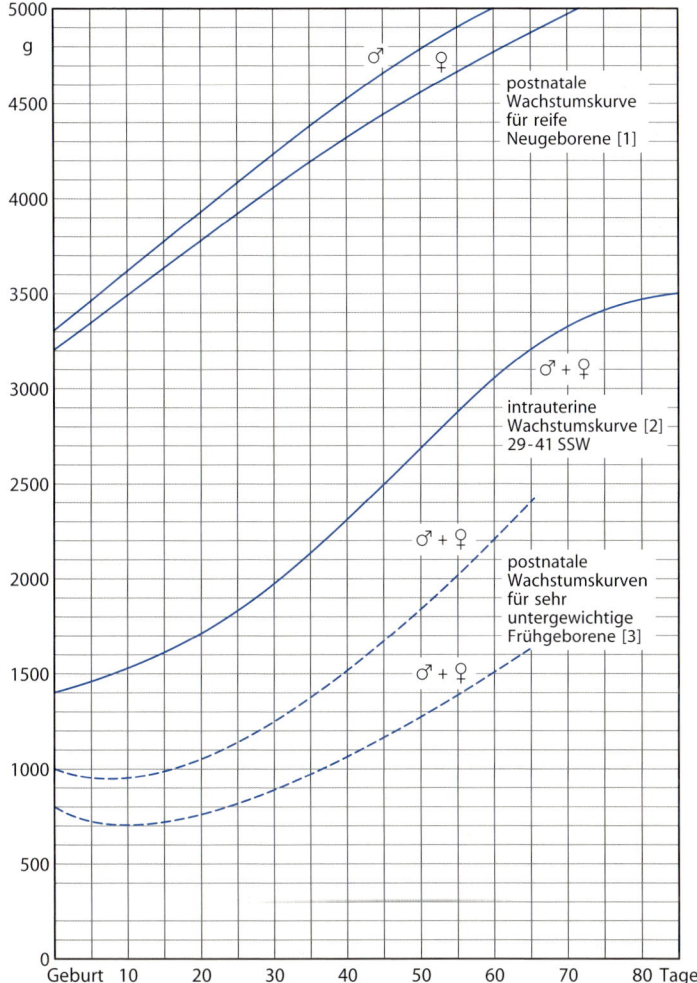

[1] Largo R et al. (1980) Evaluation of perinatal growth. Helv Pädiat Acta 35:419
[2] Hohenauer L (1980) Intrauterine Wachstumskurven für den deutschen Sprachgebrauch. Z Geburtshilfe Perinatol 184:167
[3] Brosius KK et al. (1984) Postnatal growth curve of the infant with extremely low birth weight who was fed enterally. Pediatrics 74:778

Abb. 4-1. Postnatale Wachstumskurven

auf okkultes Blut untersuchen. Bei verdächtigen Symptomen Nahrungspause für 1–2 Mahlzeiten, ggf. Reduktion der Menge. Allgemeinsymptome beachten (marmoriertes Aussehen, Apnoen usw.).

Mekonium- bzw. Stuhlentleerung kann bei sehr kleinen Frühgeborenen erheblich verzögert sein (Median 3 Tage, Bereich 1–22 Tage [65]), ggf. ist Anspülen, Darmrohr oder Babylax hilfreich.

Bei Ernährung mit Muttermilch (bzw. Frauenmilch) entwickeln sich Frühgeborene besser (EB Ib) [34, 36, 37], haben seltener Infektionen [60] und Atopien [35] und der Nahrungsaufbau gelingt schneller.

4.4 Ernährungsdokumentation

Siehe Abb. 4-1, 4-2 und 4-3.

Außer der Gewichtskurve, die bei jedem kranken Neugeborenen in einem geeigneten Diagramm (Abb. 4.1) täglich dokumentiert werden muß, benötigen sehr untergewichtige Kinder eine tägliche Dokumentation der zugeführten Energie (Abb. 4.3) und der zugeführten Mineralien (Abb. 4.3), deren Menge an die Wachstumsgeschwindigkeit anzupassen ist.

Abb. 4-2. *(Oben)* Diagramm zur Dokumentation der Energiezufuhr (täglich) und der Zufuhr der wichtigsten Nährstoffe (wöchentlich) bei sehr untergewichtigen Neugeborenen

Abb. 4-3. *(Unten)* Diagramm zur Dokumentation der Zufuhr von Kalzium und Phosphor bei sehr untergewichtigen Neugeborenen. Bei rasch wachsenden Kindern oberen, bei langsam wachsenden unteren Bereich anstreben

4.4 Ernährungsdokumentation

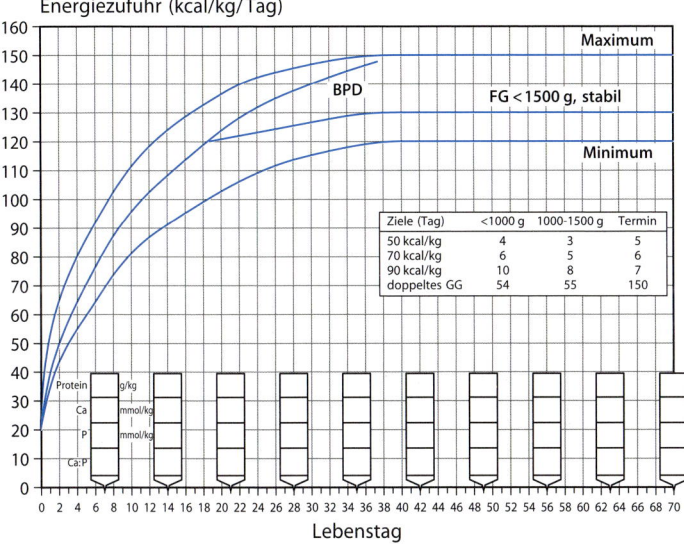

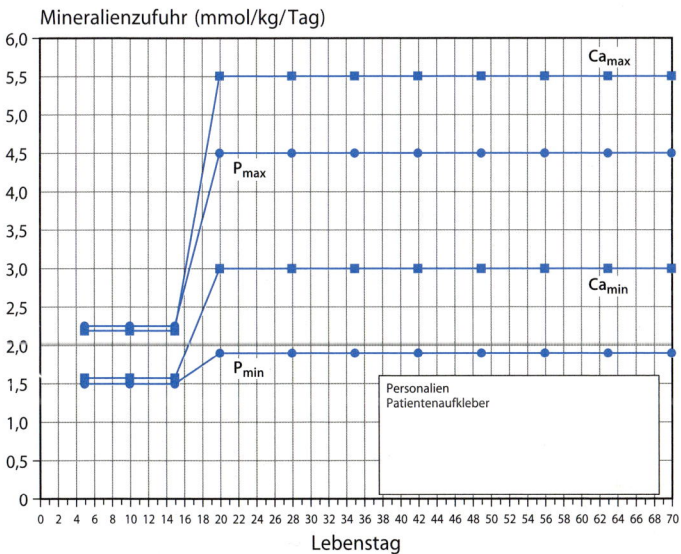

4.5 Muttermilchverstärker

Die Anreicherung der Muttermilch durch Zusatz von sog. „fortifier" (FM 85, Eoprotin) [32, 50, 52, 55, 57, 61] hebt den Kaloriengehalt von etwa 68 auf 85 kcal/100 ml, den Proteingehalt von etwa 1,3 auf 2,1 g/100 ml, den Kohlenhydratgehalt von 7,0 auf 9,8–10,5 g/100 ml an sowie Kalzium von etwa 30 auf 81 mg und Phosphat von 15 auf 43–49 mg/100 ml [14]. Moderne Verstärker enthalten auch Spurenelemente [8, 31, 42, 67], künftig evtl. auch Glutamin (EB Ib) [43, 63].

Nachteile: Anstieg der Osmolarität der Frauenmilch von etwa 250 mosmol/l auf 390 (5% FM 85) bzw. 360 (4% Eoprotin), schlechter Geschmack der angereicherten Frauenmilch und gelegentlich fehlende Akzeptanz bei Flaschenfütterung.

Bei der Nährstoffberechnung und -substitution muß deren starke Schwankung in der Muttermilch berücksichtigt werden. Die Ernährung muß an das individuelle Wachstum des Kindes angepaßt werden.

Wegen der erhöhten Infektionsgefahr von Kindern mit Zinkmangel sollte zumindest bei voll gestillten, rasch wachsenden Frühgeborenen <1500 g ab dem 2. Lebensmonat der Serumzinkspiegel gemessen und eine Zinksubstitution erwogen werden (EB IIa) [46].

4.6 Osteopenia praematurorum

Definition

Demineralisierung des Skeletts durch nutritive Kalzium- und Phosphatverarmung des sehr unreifen Frühgeborenen.

Pathogenese

Kalzium- und Phosphateinbau des wachsenden Fetus (intrauterin) im 3. Trimenon 120–140 mg Kalzium und 65–75 mg Phosphat/kg/Tag (40 mg Kalzium = 1 mmol, 31 mg Phosphat = 1 mmol). Die Zufuhr bei oraler Ernährung mit Muttermilch ist unzureichend, da deren Gehalt an diesen Mineralien gering und die Resorption schlecht ist.

Diagnose

- Erhöhte alkalische Phosphatase,
- erniedrigter Serumspiegel für Phosphat,
- Kalziurie und fehlende Phosphatausscheidung,
- generalisierte Verminderung der Knochendichte (Röntgen),
- Spontanfrakturen (Rippen, Extremitäten).

Prophylaxe [19, 38]

- Supplementierung der Nahrung von Frühgeborenen <1500 g bis zur Klinikentlassung mit Kalzium und Phosphat.
- *Muttermilch:* Bei Zugabe von 5 g FM 85 bzw. 4 g Eoprotin pro 100 ml wird die Kalziumzufuhr von 30 auf 81 mg/dl und die Phosphatzufuhr von 15 auf 48 mg/dl erhöht. Wichtig ist das Einhalten einer Ca/P-Ratio von 1,3–1,6 (Apatitbildung). Als Pulver kann Kalzium-Glycerophosphat-Kalziumglukonat verwendet werden, 1 Kapsel enthält 32 mg (0,8 mmol) Ca und 15,5 mg (0,5 mmol) P. Anstieg der Osmolarität auf maximal 350 mosmol/l. Beginn der Supplementierung ab dem 8. Lebenstag bzw. bei täglicher Nahrungsmenge von 100 ml.
- *Frühgeborenennahrungen* sind oft bereits supplementiert; individuelle Anpassung. Der Bedarf hängt von den Wachstumsgeschwindigkeiten ab. Ein voll enteral ernährtes Frühgeborenes (180 ml/kgKG/Tag) sollte täglich 145 mg Kalzium und 87 mg Phosphat/kgKG bekommen. Kalzium wird höchstens zur Hälfte resorbiert, Phosphat zu 80%. Gegebenenfalls Kalziumzufuhr erhöhen (s. Abb. 4-3)!
- Die Zufuhr von Kalzium und Phosphat muß individuell überwacht und angepaßt werden [49].
- *Serum:* Phosphat (Sollwert: 1,6–2,7 mmol/l), alkalische Phosphatase.
- *Urin* (Einzelportionen 1mal/Woche): Kalzium-Kreatinin-Quotient (Sollwert: 6–30 mmol $\cdot$ l^{-1}/g l^{-1}). Wenn Ca/Crea im Urin <6: Kalziumglyzerophosphat erhöhen, wenn Ca/Crea >30: erniedrigen [39, 56].

Nebenwirkungen

Nephrokalzinosen, besonders bei gleichzeitiger Applikation von Methylxanthinen oder Diuretica [4, 53, 70]. Daher Nierensonographie spätestens vor Entlassung, ggf. Verlaufskontrollen.

4.7 Ergänzende parenterale Ernährung

Bei verzögertem oralen Nahrungsaufbau zur Vermeidung einer katabolen Stoffwechselsituation. Zufuhr von Flüssigkeit, Fett, Aminosäuren, Elektrolyten nach Tagesbedarf und unter Kontrolle der Laborparameter (Flüssigkeitsbedarf s. S. 348).

Indikation

- Verzögerter enteraler Nahrungsaufbau beim reifen Neugeborenen (d.h. <40 kcal/kg/Tag) am 3. Lebenstag.
- Frühgeborene <2000 g, die am 3. Lebenstag nicht ernährbar sind.
- Frühgeborene <1500 g erhalten Aminosäuren bereits ab Tag 2, Fette ab Tag 3–4.

Intravenös wird Glukose zugeführt als 10(-15)%ige Lösung über periphere Venen unter engmaschiger Blutzuckerkontrolle zur Vermeidung von Hypo- und Hyperglykämien. Kleine Frühgeborene neigen zu Hyperglykämien und Glukosurie (niedrige Nierenschwelle!), so daß die Glukosezufuhr oft bis auf 5% (oder sogar 2,5%) gedrosselt werden muß.

Aminosäurenlösungen zur parenteralen Ernährung stehen in pädiatrischen Zubereitungen und für Neugeborene zur Verfügung. Essentielle Aminosäuren stellen hier 40–50% des Stickstoffgehalts, außerdem enthalten sie Aspartat und Glutamat. Maximale Zufuhr 2 g/kg/Tag [1], bei größerer Zufuhr Gefahr der metabolischen Azidose.

Intravenös zugeführte Lipide (20%ige Lösung) werden über das Lipoproteinlipasesystem abgebaut, dessen Aktivität bei schlechtem Allgemeinzustand (z.B. Sepsis) deutlich reduziert ist. Kontinuierliche Zufuhr von maximal 2 g/kg über 24 h [6]. Bei sehr kleinen Frühgeborenen muß bei Hyperbilirubinämie die Zufuhr herabgesetzt werden, da die freien Fettsäuren kompetitiv die Albuminbindung des Bilirubins hemmen. Möglicher negativer Einfluß auch auf den Lungengefäßwiderstand [33] und die Infektabwehr [18, 23]. (Notwendige Laborkontrollen s. S. 74)

Intravenöse Kalziumzufuhr nicht routinemäßig (Nekrosen!), nur bei sekundärem Hypoparathyreoidismus (Asphyxie, Frühgeborene mit Atemnotsyndrom, Kinder diabetischer Mütter). Bei längerfristiger parenteraler Ernährung sehr kleiner Frühgeborener an intravenöse Osteopenieprophylaxe denken!

Die parenterale Ernährung erfolgt über eine periphere Vene. Unabhängig von der Geschwindigkeit des enteralen Aufbaus wird der parenterale Teil von Aminosäuren und Fett nach Plan (Tabelle 4-5) gesteigert; ggf. Glukosemenge anpassen. Die parenteralen Höchstmengen für Glukose, Aminosäuren und Fett werden beibehalten, bis etwa 60 ml Milch/kg erreicht sind. Die Reduktion des parenteralen Teils wird dem oralen Aufbau angepaßt. Es sollten alle Anstrengungen unternommen werden, den enteralen Nahrungsaufbau zügig durchzuführen, besonders auch bei sehr kleinen Frühgeborenen.

Tabelle 4-5. Ergänzende parenterale Ernährung

Behand-lungs-tag	Glukose 10 (7,5)% [ml/kg/Tag]	Amino-säuren 10% [ml/kg/Tag]	Fett-emulsion 20% [ml/kg/Tag]	kcal/kg	Infusions-volumen [ml/kg]
1	40	5	2,5	23	50
2	45	10	5	32	65
3	45	15	7,5	39	75
4	50	15	10	46	85
5	50	10	10	44	80

4.8 Komplette parenterale Ernährung

Muß durchgeführt werden bei voraussehbar längerfristig nicht möglicher enteraler Ernährung. Allmähliche Steigerung aller Nährstoffe, um die Adaptation der Insulinsekretion und Lipolyse abzuwarten. Die Kalorien werden vergleichbar zur oralen Ernährung aufgeteilt: 40–45% als Kohlenhydrat, 40–45% als Fett und 15% als synthetisches L-Aminosäurengemisch (spezielle Zubereitung für Früh- und Neugeborene). Mit 80–90 kcal/kg (330–380 kJ/kg) ist eine ausreichende Versorgung sichergestellt [2]; um Wachstum zu erreichen, werden 120–130 kcal/kg/Tag benötigt. Durchführung wenn möglich über eine periphere Vene, zentrale Katheter nur nach Abwägen der Risiken [12, 15]. Auch der durch eine 19-G-Butterflykanüle eingeführte Silastikkatheter [12] (Abb. 4-4) ist durch Infektionen und Thrombosen kompliziert.

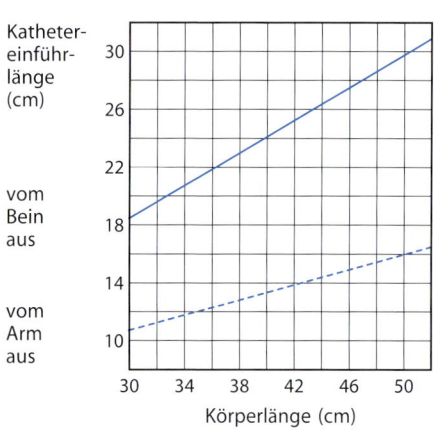

Abb. 4-4. Diagramm für die korrekte Positionierung eines Silastikkatheters in den rechten Vorhof bei Einführung von der Ellenbeuge (gestrichelte Linie) bzw. vom Innenknöchel (durchzogene Linie) in Abhängigkeit von der Körperlänge. Merke: Auch bei Verwendung des Diagramms ist die Röntgenkontrolle unverzichtbar!

Indikationen

- Längerfristige Nahrungskarenz,
- postoperativ nach Darmresektion, Gastroschisis usw.,
- nekrotisierende Enterokolitis, Mekoniumpfropfsyndrom usw.,
- Kurzdarmsyndrom, Darmmotilitätsstörung bei extrem kleinen Frühgeborenen.

Kontraindikationen (relativ)

- Azidose (pH <7,20),
- Cholestase (direktes Bilirubin >35 µmol/l = 2 mg/dl),
- Schock (mit Katecholaminbehandlung),
- disseminierte intravasale Gerinnung mit Thrombozytopenie ($<50 \cdot 10^3/\mu l$),
- Sepsis (kein Fett bis zur Stabilisierung).

Infusionsprogramm

Die Steigerung der *Nährstoffanteile* erfolgt nach Tabelle 4-6. Ist eine erhöhte Flüssigkeitszufuhr notwendig, wird dies über den Anteil der Glukoselösung reguliert.

Zusatz von *Elektrolyten* individuell nach Bilanz und Laborparametern, der Grundbedarf beträgt etwa:

- NaCl: 2–4 mmol/kg/Tag,
- KCl: 1–3 mmol/kg/Tag,
- Kalziumglukonat: 1–3 mmol/kg/Tag (10%ige Lösung: 4 ml = 1 mmol),
- Magnesium: 0,1– 0,7 mmol/kg/Tag,
- Phosphat: 1–2 mmol/kg/Tag (*Achtung:* pro Mol Phosphat werden mit Na-glycerophosphat 2 mol Natrium zugeführt).

Tabelle 4-6. Aufbau der totalen parenteralen Ernährung bei Früh- und Neugeborenen

Behandlungstag	Glukose 10% [ml/kg/Tag]	Aminosäuren 10% [ml/kg/Tag]	Fettemulsion 20% [ml/kg/Tag]	kcal/kg	Infusionsvolumen [ml/kg]
1	50	5	2,5	27	60
2	60	10	5	38	80
3	70	15	7,5	49	100
4	80	20	10	60	120

Kalzium und Phosphat können in einer Infusionslösung gemischt werden. Die Anwendung einer organischen Phosphorverbindung (Glukose-1-Phosphat, Na-glycerophosphat) verhindert die Ausfällung.

Die *Lipidinfusion* muß getrennt laufen und wird über ein Y-Stück an die Hauptinfusion angeschlossen. Die Fettmenge sollte wegen niedrigerer Triglyzerid- und höherer Phospholipidkonzentration als 20%ige Lösung über 24 h laufen [24, 25].

Zusätze von *Vitaminen und Spurenelementen* (Zusammensetzung der Lösung s. Tabelle 4-7):

- Fettlösliche Vitamine (Vitalipid infant): 2 ml/kg/Tag (max. 4 ml) in die Fettemulsion (max. 12 h haltbar, z.B. in den Infusionsschlauch geben).
- Wasserlösliche Vitamine (Soluvit-N): 0,5 ml/kg/Tag, kann direkt der Infusionslösung zugesetzt (bei vollständigem Lichtschutz) oder als Kurzinfusion appliziert werden (hyperosmolar!).
- Spurenelemente (Peditrace): 1 ml/kg/Tag als Zusatz zur Infusionslösung. Spurenelemente können auch zugeführt werden durch die Gabe von 5–10 ml Plasmaproteinlösung 1mal pro Woche.
- Gabe von Humanalbumin 20% (5 ml/kgKG) bei Hypoproteinämie (Gesamteiweiß <35 g/l) zur Erhöhung des onkotischen Drucks (EB Ib) [20].
- Heparin zur Aktivitätssteigerung der Lipoproteinlipase verwenden wir nicht, da sein Nutzen besonders bei kleinen Frühgeborenen nicht gesichert ist.

Kontrollen

- Gewicht täglich (ggf. auch 2mal pro Tag), klinische Untersuchung (Turgor?, Ödeme?).
- Einfuhr-Ausfuhr-Bilanz.
- 1mal täglich: Blutgasanalyse und Blutzucker, Urinstix, spezifisches Gewicht oder Osmolarität des Urins.
- 1mal pro Woche: Elektrolyte, Differentialblutbild, Thrombozyten, venöser Hämatokrit, Triglyzeride, Bilirubin (gesamt und direkt), Gesamteiweiß, Transaminasen, Kreatinin, Harnstoff, Phosphat, Magnesium, alkalische Phosphatase.

Tabelle 4-7. Infusionszusätze bei vollständiger parenteraler Ernährung (Inhalt pro ml)

Vitalipid Infant

Vitamin A	69 µg (230 IE)
Vitamin D_2	(1 µg) 40 IE
Vitamin E	640 µg (0,7 IE)
Vitamin K	20 µg

Soluvit / Peditrace

Vitamin C	3 mg		
Vitamin B_1	0,12 mg		
Vitamin B_2	0,18 mg	Zn^{2+}	250 µg $\cong$ 3,82 µmol
Vitamin B_6	0,2 mg	Cu^{2+}	20 µg $\cong$ 0,315 µmol
Vitamin B_{12}	0,2 µg	Mn^{2+}	1 µg $\cong$ 18,2 nmol
Biotin	30 µg	Se	2 µg $\cong$ 25,3 nmol
Niacin	1 mg		
Folsäure	20 µg	F^-	57 µg $\cong$ 4,0 µmol
Pantothensäure	1 mg	J^-	1 µg $\cong$ 7,88 nmol

Änderungen

Glukosekonzentration je nach Toleranz des Kindes: Hypo- und Hyperglykämien (>125–150 mg/dl) sind bei schwerkranken Kindern möglich. Glukosurie, osmotische Diurese!

Die *Fettinfusion* muß reduziert werden bei:

- Hyperbilirubinämie auf max. 0,5–1 g/kg,
- Serumtriglyzeridkonzentrationen >1,7 mmol/l auf 1 g/kg pro Tag,
- Serumtriglyzeridkonzentrationen >2,8 mmol/l: absetzen,
- Verdacht auf Sepsis (zunächst absetzen!).

Eine parenterale Lipidzufuhr von 0,5 g/kg/Tag genügt, um einen Mangel an essentiellen Fettsäuren zu verhindern.

Literatur

1. Adamkin DH (1986) Nutrition in very very low birth weight infants. Clin Perinatol 13:419–443
2. American Academy of Pediatrics, Committee on Nutrition (1985) Nutritional needs of low birth weight infants. Pediatrics 75:976–986
3. American Academy of Pediatrics, Committee on Drugs (1994) The transfer of drugs and other chemicals into human milk. Pediatrics 93:137–150
4. Atkinson SA, Shah JK, McGee C, Steele BT (1988) Mineral excretion in premature infants receiving various diuretic therapies. J Pediatr 113:540–545
5. Blondheim O, Abbasis S, Fox WW, Bhutani VK (1993) Effect of enteral gavage feeding rate on pulmonary functions of very low birth weight infants. J Pediatr 122:751
6. Brans YW, Dutton EB, Andrew DS, Menchaca EM, West DL (1986) Fat emulsion tolerance in very low birth weight neonates: effect on diffusion of oxygen in the lungs and on blood pH. Pediatrics 78:79–84
7. Bremer HJ, Brooke OG, Orzalesi M et al. (1987) Nutrition and feeding of preterm infants. Acta Paediatr Scand [Suppl] 336:3
8. Brown KH, Peerson JM, Allen LH (1998) Effect of zinc supplementation on children's growth: a meta-analysis of intervention trials. Bibl Nutr Dieta 54:76–83
9. Burrin DG, Stoll B, Jiang R et al. (2000) Minimal enteral nutrient requirements for intestinal growth in neonatal piglets: how much is enough? Am J Clin Nutr 71:1603–1610
10. Canadian Paediatric Society, Nutrition Committee (1995) Nutrient needs and feeding of premature infants. Can Med Assoc J 152:1765–1785
11. Chappell JE, Clandinin MT, Kearney-Volpe C, Reichman B, Swyer PW (1986) Fatty acid balance studies in premature infants fed human milk or formula: Effects of calcium supplementation. J Pediatr 108:439–447
12. Chathas MK, Paton JB, Fisher DE (1990) Percutaneous central venous catheterization. Am J Dis Child 144:1246–1250
13. Cooke RJ, Ford A, Werkman S, Conner, Watson D (1993) Postnatal growth in infants born between 700 and 1500 g. J Pediatr Gastroenterol 16:130–135
14. De Curtis M, Candusso M, Pieltain C, Rigo J (1999) Effect of fortification on the osmolality of human milk. Arch Dis Child 81:F141–143
15. Decker MD, Edwards KM (1988) Central venous catheter infections. Pediatr Clin North Am 35:579–612
16. ESPGAN Committe on Nutrition (1991) Comment on the content and composition of lipids in infant formulas. Acta Paediatr Scand 80: 887–896
17. Fenton TR, McMillian DD, Sauve RS (1990) Nutrition and growth analysis of very low birth weight infants. Pediatrics 86:378–383
18. Freeman J, Goldmann DA, Smith NE, Sidebottom DG, Epstein MF, Platt R (1990) Association of intravenous lipid emulsion and coagulase-negative staphylococcal bacteremia in neonatal intensive care units. N Engl J Med 323:301–308
19. Giles MM, Fenton MH, Shaw B, Elton RA, Clarke M, Lang M, Hume R (1987) Sequential calcium and phosphorus balance studies in preterm infants. J Pediatr 110:591–598

20. Greenough A, Emery E, Hird F, Gamsu HR (1993) Randomised controlled trial of albumin infusion in ill preterm infants. Eur J Pediatr 152:157–159
21. Gross SJ, Slagle TA (1993) Feeding the low birthweight infant. Clin Perinatol 20:193–209
22. Hall RT, Wheeler RE, Benson J, Harris G, Rippetoe L (1993) Feeding iron-fortified premature fomula during initial hospitalization to infants less than 1800 grams birth weight. Pediatrics 92:409–414
23. Hammerman C, Aramburo MJ (1988) Decreased lipid intake reduces morbidity in sick premature neonates. J Pediatr 113:1083–1088
24. Haumont D (1989) Plasma lipid and plasma lipoprotein concentrations in low birth weight infants given parenteral nutrition with twenty or ten percent lipid emulsion. J Pediatr 115:787–793
25. Haumont D, Richelle M, Deckelbaum RJ, Coussaert E, Carpentier YA (1992) Effect of liposomal content of lipid emulsions on plasma lipid concentrations in low birth weight infants receiving parenteral nutrition. J Pediatr 121:759–763
26. Hay WW Jr, Lucas A, Heird WC et al. (1999) Workshop summary: nutrition of the extremely low birth weight infant. Pediatrics 104:1360–1368
27. Heird WC, Kasyap S (1989) Protein and energy requirements of low birth-weight infants. Acta Paediatr Scand Suppl 351:13–23
28. Kamitsuka MD, Horton MK, Williams MA (2000) The incidence of necrotizing enterocolitis after introducing standardized feeding schedules for infants between 1250 and 2500 grams and less than 35 weeks of gestation. Pediatrics 105:379–384
29. Kennedy KA, Tyson JE, Chamnanvanakij S (2000) Rapid vs. slow rate of advancement of feedings for promoting growth and preventing necrotizing enterocolitis in parenterally fed low-birth-weight infants. Cochrane Database Syst Rev CD001241
30. Koletzko B, Mrotzek H, Bremer J (1988) Fatty acid composition of mature human milk in Germany. Am J Clin Nutr 47:954–959
31. Kuschel CA, Harding JE (2000) Multicomponent fortified human milk for promoting growth in preterm infants. Cochrane Database Syst Rev CD000343
32. Kuschel CA, Harding JE (2000) Protein supplementation of human milk for promoting growth in preterm infants. Cochrane Database Syst Rev CD000433
33. Lloyd TR, Boucek MM (1986) Effect of intralipid on the neonatal pulmonary bed: an echographic study. J Pediatr 108:130–133
34. Lucas A, Morley R, Cole TJ, Gore SM, Davis JA, Bamford MFM, Dossetro JBF (1989) Early diet in preterm babies and developmental status in infancy. Arch Dis Child 64:1570–1578
35. Lucas A, Brooke OG, Morley R, Bamford MF (1990) Early diet of preterm infants and development of allergic or atopic disease: randomised prospective study. Br Med J 300:837–840
36. Lucas A Fewtrell MS, Morley R, Lucas PJ, Baker BA, Lister G, Bishop NJ (1996) Randomized outcome trial of human milk fortification and developmental outcome in preterm infants. Am J Clin Nutr 64:142–151
37. Lucas A, Morley R, Cole TJ (1998) Randomised trial of early diet in preterm babies and later intelligence quotient. Br Med J 317:1481–1487

38. Lyon AJ, McIntosh N (1984) Calcium and phosphate balance in extremely low birthweight infants in the first six weeks of life. Arch Dis Child 59:1145–1150
39. Matos V, van Melle G, Boulat O, Markert M, Bachmann C, Guignard JP (1997) Urinary phosphate/creatinine, calcium/creatinine, and magnesium/creatinine ratios in a healthy pediatric population. J Pediatr 131:252–257
40. Meetze WH, Valentine C, McGuigan et al. (1992) Gastrointestinal priming prior to full enteral nutrition in very low birthweight infants. J Pediatr Gastroenterol Nutr 15:163–170
41. Morley R, Lucas A (1994) Influence of early diet on outcome in preterm infants. Acta Paediatr Suppl 405:123–126
42. Moro GE, Minoli I, Ostrom M, Jacobs JR, Picone TA, Raiha NC, Ziegler EE (1995) Fortification of human milk: evaluation of a novel fortification scheme and of a new fortifier. J Pediatr Gastroenterol Nutr 20:162–172
43. Neu J, Roig JC, Meetze WH et al. (1997) Enteral glutamine supplementation for very low birth weight infants decreases morbidity. J Pediatr 131:691–699
44. Nicholl RM, Gamsu HR (1999) Changes in growth and metabolism in very low birthweight infants fed with fortified breast milk. Acta Paediatr 88:1056–1061
45. Nutrition Committee, Canadian Paediatric Society (1995) Nutrient needs and feeding of premature infants. Can Med Assoc J 152:1765–1785
46. Obladen M, Loui A, Kampmann W, Renz H (1998) Zinc deficiency in rapidly growing preterm infants. Acta Paediatr 87:685–691
47. Ostertag SG, LaGamma EF, Reisen CE, Ferrentino FL (1986) Early enteral feeding does not affect the incidence of necrotizing enterocolitis. Pediatrics 77:275–280
48. Pinelli J, Symington A (2000) Non-nutritive sucking for promoting physiologic stability and nutrition in preterm infants. Cochrane Database Syst Rev CD001071
49. Pohlandt F (1994) Prevention of postnatal bone demineralization in very low birthweight infants by individually monitored supplemantation with calcium and phosphorus. Pediatr Res 35:125–129
50. Polberger SKT, Axelsson IA, Räihä NCR (1989) Growth of very low birthweight infants on varying amounts of human milk protein. Pediatr Res 25:414–419
51. Polberger SKT, Axelsson IA, Räihä NCR (1990) Amino acid concentrations in plasma and urine in very low birth weight infants fed protein-unenriched or protein-enriched human milk. Pediatrics 86:909–915
52. Polberger S, Räihä NC, Juvonen P, Moro GE, Minoli I, Warm A (1999) Individualized protein fortification of human milk for preterm infants: comparison of ultrafiltrated human milk protein and a bovine whey fortifier. J Pediatr Gastroenterol Nutr 29:332–338
53. Pope JC 4th, Trusler LA, Klein AM, Walsh WF, Yared A, Brock JW 3rd (1996) The natural history of nephrocalcinosis in premature infants treated with loop diuretics. J Urol 156:709–712
54. Renfrew MJ, Lang S, Martin L, Woolridge MW (2000) Feeding schedules in hospitals for newborn infants. Cochrane Database Syst Rev CD000090
55. Rönnholm KAR, Perheentupa J, Siimes MA (1986) Supplementation with human milk protein improves growth of small premature infants fed human milk. Pediatrics 77:649–653

56. Sargent JD, Stukel TA, Kresel J, Klein RZ (1993) Normal values for random urinary calcium to creatinine ratios in infancy. J Pediatr 123:393–397
57. Schanler RJ, Shulman RJ, Lau C (1999) Feeding strategies for premature infants: beneficial outcomes of feeding fortified human milk vs. preterm formula. Pediatrics 103:1150–1157
58. Shulman RJ, Schanler RJ, Lau C, Heitkemper M, Ou CN, Smith EO (1998) Early feeding, antenatal glucocorticoids, and human milk decrease intestinal permeability in preterm infants. Pediatr Res 44:519–523
59. Simmer K (2000) Longchain polyunsaturated fatty acid supplementation in preterm infants. Cochrane Database Syst Rev CD000375
60. Steichen JJ, Kurg-Wispé SK, Tsang RC (1987) Breastfeeding the low birth weight preterm infant. Clin Perinatol 14:131–171
61. Tönz O, Schubiger G (1985) Feeding of very-low-birth-weight infants with breast-milk enriched by energy, nitrogen and minerals: FM 85. Helv Paediatr Acta 40:235–247
62. Tsang RC, Lucas A, Uauy R, Zlotkin S (1993) Nutritional needs of the preterm infant. Waverly Europe, Baltimore, Hong Kong, London, Munich
63. Tubman TR, Thompson SW (2000) Glutamine supplementation for preventing morbidity in preterm infants. Cochrane Database Syst Rev CD001457
64. Tyson JE, Kennedy KA (2000) Minimal enteral nutrition for promoting feeding tolerance and preventing morbidity in parenterally fed infants. Cochrane Database Syst Rev CD000504
65. Verma A, Ramasubbareddy D (1993) Time of first stool in extremely low birth weight (1000 g) infants. J Pediatr 122:626–629
66. Wastney ME, Angelus PA, Barnes RM, Subramanian KN (1999) Zinc absorption, distribution, excretion, and retention by healthy preterm infants. Pediatr Res 45:191–196
67. Wauben IP, Atkinson SA, Grad TL, Shah JK, Pals B (1998) Moderate nutrient supplementation of mother's milk for preterm infants supports adequate bone mass and short-term growth: A randomized, controlled trial. Am J Clin Nutr 67:465–472
68. Wellinghausen N, Rink L (1998) The significance of zinc for leukocyte biology. J Leukoc Biol 64:571–577
69. Yu VY (1999) Enteral feeding in the preterm infant. Early Hum Develop 56:89–115
70. Zanardo V, Dani C, Trevisanuto D, Meneghetti S, Guglielmi A, Zacchello G, Cantarutti F (1995) Methylxanthines increase renal calcium excretion in preterm infants. Biol Neonate 68:169–174

5 Patientenüberwachung

M. Obladen

Der beste „Monitor" ist die intelligente, engagierte und erfahrene Schwester, die sich ständig am Bett des schwerkranken Kindes aufhält. Sie sollte über Diagnose, Befund, Verlauf und Therapieplan des von ihr betreuten Neugeborenen völlig informiert sein. Zu ihren Aufgaben gehört außer der Pflege und Durchführung der angeordneten Therapie auch die Beobachtung des Kindes sowie die Dokumentation von Veränderungen seines Zustandes. Nur in ihrer Hand werden die im folgenden aufgeführten elektronischen Geräte zu wertvollen Hilfsmitteln in der Behandlung des schwerkranken Kindes. Zahl und Qualität des Pflegepersonals sind die limitierenden Faktoren für alle Anstrengungen der Intensivpflege. Kein Monitor tut irgend etwas aus eigenem Antrieb: Er verfügt weder über Kritikvermögen noch über Engagement. Und kein Monitor spart Arbeitskräfte ein.

Eine zentrale Überwachungsanlage erscheint uns in der pädiatrischen Intensivpflege nicht sinnvoll: Monitoralarm und Patientenzustand sind nicht identisch.

▶ Mindestens die Hälfte der vom Monitor ausgelösten Alarme sind technischer Natur (Schreien oder Bewegungen des Kindes, mangelhafter Elektrodenkontakt, ungenügende Eichung des Geräts usw.), so daß bei ihrem Auslösen die Schwester ohnehin am Bett klären muß, ob es sich um eine patienten- oder apparatebedingte Störung handelt.
▶ Erst recht muß die Reaktion auf den „echten" Alarm am Bett des Kindes erfolgen. Die einzige in der Pädiatrie benötigte Überwachungsmethode ist deshalb das bettseitige „Monitoring".

▶ Nicht alles, was man messen kann, muß man auch messen. Weniger ist oft mehr: Überinformation führt zu Gleichgültigkeit, Fehlmessungen führen zu Fehlentscheidungen, Fehlalarme sind sinnlos und belästigen Kind, Eltern und Team.

5.1 Puls- und Herzfrequenz

▶ *Variationsbereich:* 70–170/min, je nach Ruhezustand. *Jedoch:* Eine Herzfrequenz unter 100 ist fast immer pathologisch. Unabhängig vom absoluten Frequenzniveau ist jeder rasche Abfall (Hypoxie?) oder Anstieg (Schock?) der Herzfrequenz ein Warnzeichen.
▶ *Methode der Registrierung:* R-Zacken-Analyse aus dem EKG: Die gleichzeitige kontinuierliche Darstellung des EKG auf einem Bildschirm (Speicheroszilloskop) stellt eine große Erleichterung dar, um apparative Artefakte, schlechten Elektrodenkontakt oder Verfälschungen des Meßwerts durch Mitzählen einer hohen T-Zacke zu erkennen. Außerdem erleichtert sie das Erkennen von Elektrolytentgleisungen und Herzrhythmusstörungen.
▶ *Beste Elektrodenlage:* Hohe positive R-Zacke, flache T-Welle, also im allgemeinen links-präkordial. Nur bei speziellen kardiologischen Fragestellungen müssen Extremitätenableitungen zur kontinuierlichen Überwachung gewählt werden.

5.2 Herzfrequenzvarianz

Im Rahmen der Kardiorespirographie ist die Schlag-zu-Schlag-Varianz der Herzfrequenz eine bewährte Methode der Überwachung mit sehr vielseitiger Aussagekraft. Die gleichzeitige Registrierung der Atemkurve erlaubt es, Zusammenhänge zwischen Herz- und Atemtätigkeit zu erkennen. In Kombination mit der transkutanen pO_2-Messung (Sauerstoffkardiorespirogramm) ermöglicht sie, fast jede Veränderung im Zustand des Kindes frühzeitig zu erfassen. Eine eingeschränkte Variabilität der Herzfrequenz findet sich häufig bei schwerkranken Neugeborenen mit Azidose oder Kreislaufzentralisation sowie bei Frühgeborenen [5].

Silente oder sinusoide Kurven beinhalten eine schlechte Prognose [22], man findet sie bei Hirnblutungen oder kardialer Dekompensation (s. S. 225).

Moderne Neonatalmonitore erlauben außer einer Trenddarstellung über wählbare Zeiträume auch die Darstellung des Kardiorespirogramms auf dem Bildschirm. Damit lassen sich Änderungen im Schweregrad des Atemnotsyndroms [24] oder der Erfolg eines Ductusverschlusses mit Indometacin [23] erkennen.

5.3 Atmung

Es gibt 3 grundsätzliche Möglichkeiten der Atmungsüberwachung.

Registrierung von Atemgasbewegungen

- Differentialthermistor an der Nase (ungeeignet bei Frühgeborenen in Inkubatoren),
- vorgeheizter Fühler an der Nase (reagiert auf Kühlung, Verbrennungsgefahr).

Registrierung von Atembewegungen

- Gekammerte Matratze mit Druckaufnehmer,
- Druckaufnehmer mit pneumatischem Sensor auf dem Abdomen,
- Magnetfeldinduktion (Stromerzeugung),
- Impedanzpneumographie (Widerstandsänderung).

Zur Überwachung der Atemtätigkeit des Neugeborenen verwenden wir ausschließlich die *Impedanzpneumographie,* als günstigste Elektrodenposition hat sich beim Frühgeborenen die vordere Axillarlinie bewährt. Die Empfindlichkeit des Monitors sollte so gewählt werden, daß ein flacher Atemzug gerade noch registriert wird. Bei zu empfindlicher Einstellung Gefahr von Mitregistrierung von herztätigkeitsbedingten Thoraxbewegungen. Der Apnoeteil des Monitors sollte in seiner Empfindlichkeit so eingestellt werden, daß ein Alarm ausgelöst wird, wenn ein Atemstillstand von über 20 s Dauer eintritt.

Normale Atemfrequenz des Neugeborenen: 40–60/min, erhebliche Schwankungen in Abhängigkeit vom Ruhezustand. Wie bei der Herzfrequenz ist weniger die absolute Höhe der Atemfrequenz als vielmehr deren rasche Veränderung, insbesondere ihr Anstieg, ein Alarmzeichen.

Registrierung des transkutanen pO_2 und pCO_2 sowie Pulsoximetrie
(s. S. 107) [1, 4, 8].

Merke: Pulsoximeter sind unzuverlässig [2, 21] und daher kein Ersatz für Transoxoden!

5.4 Temperatur

Servokontrollsteuerung

Kontinuierliche Messung über Hautelektrode, die über einen Regelschalter mit der Inkubatorheizung oder dem Wärmestrahler verbunden ist (s. S. 42).

Temperaturmonitoring

Kontinuierliche Messung über Haut- oder Rektalsonde. Eine kontinuierliche Temperaturüberwachung benötigen:

▶ Frühgeborene <1500 g, bei denen jedes Öffnen des Inkubators zu einem Abfall der Körpertemperatur führen kann,
▶ thermolabile Neugeborene,
▶ Kinder mit postoperativen und septischen Zuständen,
▶ Kinder mit protrahierten Schockzuständen.

Rektaltemperatur

Die traditionelle Messung der Rektaltemperatur (Normbereich 36,6–37,3 °C, Äquilibrierzeit 4 min) erfolgt meist intermittierend mit einem elektronischen Thermometer. Diese Messung ist nicht ohne Risiko, es bestehen Gefährdungen durch Analfissur und Rektumperforation.

Axillartemperatur

Die Messung der Axillartemperatur (Normbereich 36,5–37,2 °C, Äquilibrierzeit 5 min) ist auch beim Neugeborenen einfach durchzuführen und genauso zuverlässig, aber weniger gefährlich als die Messung der Rektaltemperatur [14, 25, 31]. Die rektale Messung ist nur bei Abweichung der Axillartemperatur vom Normbereich und bei der Kreißsaalerstversorgung gerechtfertigt.

Inkubatortemperatur

Die Temperatur des Inkubators muß besonders bei Frühgeborenen und atemgestörten Neugeborenen genau der Neutraltemperatur entsprechen (s. S. 42), bei der das Neugeborene den geringsten Sauerstoffverbrauch hat. Sie sollte kontinuierlich gemessen und gut sichtbar angezeigt werden, Alarmgrenzen festlegen.

5.5 Arterieller Blutdruck

Blutdruckmessung in der Neugeborenenintensivpflege sollte routinemäßig durchgeführt werden:

- bei jeder Aufnahme an allen 4 Extremitäten,
- bei Kindern mit Schockzuständen,
- bei Surfactantsubstitution,
- bei Verdacht auf Herzfehler (Messung an Armen und Beinen),
- bei ungewöhnlicher parenteraler Flüssigkeitszufuhr,
- vor und während Blut- bzw. Plasmatransfusionen,
- bei Herzinsuffizienz (allgemein schwache Pulse),
- in der postoperativen Überwachung,
- während der Behandlung mit kreislaufwirksamen Medikamenten wie Digoxin, Koffein, Theophyllin, Dopamin, Dobutamin, Tolazolin, Indometacin, Prostaglandinen, Glukokortikoiden etc.

Tabelle 5-1. Arterielle Blutdrucknormalwerte syst./diast. (mm Hg) bei Neugeborenen. (Modifiziert nach [3, 9, 20, 27, 30])

Lebenstag	1	2	3	4	5	6	7	14	21
Frühgeborene 750 g Aorta	44/24								
Frühgeborene 1000 g Aorta	49/26								
Frühgeborene < 2000 g Arteria brachialis	53/29	56/30	59/31	62/33	61/30	60/30	65/32	70/36	72/36
Frühgeborene 2000–2500 g Arteria brachialis	57/28	61/31	64/32	68/37	68/36	69/34	71/37	70/34	72/31
Reife Neugeborene Arteria brachialis	60/	65/	67/	69/	67/	74/	79/		
Reife Neugeborene Arteria poplitea	74/	78/	80/	80/	80/	88/	91/		

Der systolische Blutdruck des Neugeborenen ist dem Gestationsalter und dem Lebensalter direkt proportional (Tabelle 5-1), Kinder mit Atemnotsyndrom und Asphyxie haben häufig eine Hypotension. Es gibt verschiedene Möglichkeiten der Messung.

Blutige Messung

Mit elektronischem Druckwandler, insbesondere, wenn ein Nabelarterienkatheter liegt. In der Routine ist beim Neugeborenen die blutige Überwachung des arteriellen Drucks nicht erforderlich, da indirekte Meßverfahren heute sehr zuverlässig geworden sind [7, 27].

Oszillometrische Messung

Methode der Wahl zur Messung des Blutdrucks beim Neugeborenen [18, 19, 20]. Sie sollte auf jeder Neugeborenenintensivstation und in jedem Kreißsaal zur Verfügung stehen. Ein mikroprozessorgesteuerter Monitor bläst automatisch eine Extremitätenmanschette auf und zeigt systolischen, diastolischen und mittleren Druck sowie die Pulsfrequenz an (z.B. Dinamap neonatal). Der Blutdruck ist in Bauchlage etwas niedriger als in Rückenlage [19], während sich zwischen Oberarm und Unterschenkel kein Unterschied findet [12]. Das Meßprinzip, die Erfassung der arteriell verursachten Pulsationen in der Manschette, bringt den Vorteil, daß man keine Arterie für die Lokalisation eines Transducers suchen muß. Die Meßintervalle können beliebig von Minuten bis 2 h gewählt und die Alarmgrenzen eingestellt werden. Wie bei allen nichtinvasiven (Manschetten-) Methoden (Flushmethode, Dopplermethode etc.) wird hier nicht der Druck, sondern die kompressionsbedingte Flußveränderung analysiert. Ihre Zuverlässigkeit hängt stark von der korrekten Manschettengröße ab. Genaueste Mitteldruckmessungen am Arm und bei einem Manschettenbreite-Armumfang-Verhältnis von 0,44–0,55 [12, 27].

Beim gleichen Kind immer mit der gleichen Manschettengröße und nicht an Extremitäten messen, an denen eine Infusion liegt. Bei kurzen Meßintervallen und kleinen Frühgeborenen besteht die Gefahr von Stauungserscheinungen.

5.6 Zentraler Venendruck (ZVD)

Normbereich 3–8 cmH$_2$O, er kann je nach kardiopulmonaler Situation erheblich schwanken. In der Neugeborenenintensivpflege besteht eine Indikation zur Überwachung des zentralen Venendrucks bei

- Kreißsaalreanimation bei weißer Asphyxie (s. S. 33),
- massivem Blutverlust,
- akuter fetofetaler Transfusion,
- Hydrops universalis (s. S. 468),
- dekompensiertem Herzvitium und kardiogenem Schock,
- postoperativer Überwachung nach großen Operationen,
- vor und während Blutaustauschtransfusion.

Möglichkeiten der ZVD-Messung beim Neugeborenen

- **Einmalmessung mit Nabelvenenkatheter (z.B. im Kreißsaal) von Hand.** Position im rechten Vorhof. Der Katheter wird unter Herzniveau geöffnet und dann langsam nach oben geführt. Es wird gemessen, bis zu welchem Niveau der Flüssigkeitsspiegel im Katheter steigt oder fällt. Vorsicht bei schwerem Schock und negativem ZVD: Gefahr der Luftembolie!

- **Kontinuierliche Messung mit elektronischem Druckwandler.** Wichtig ist die regelmäßige Kontrolle des Nullwerts [17]; bei der Eichung soll der Druckwandler in der Höhe des Processus xiphoideus liegen. Eichung täglich nachkontrollieren.

5.7 Lungenmechanik

Zur bettseitigen Überwachung von Atemzugvolumen (Normbereich 5,5–6,5 ml/kg), Compliance des respiratorischen Systems (Normbereich 0,6–1,0 ml/cm H_2O/kg) und Atemwegswiderstand (Normbereich 60–115 cm H_2O/l/s) von spontanatmenden und intubierten Neugeborenen stehen Plethysmographie (Thoraxgürtel), Pneumotachographie (Staudruckrohr) und Anemometrie (Hitzedraht) zur Verfügung [13, 29]. Die Überwachung der Lungenmechanik erlaubt es, Beatmung und Entwöhnung vom Respirator zu optimieren und pulmonale Komplikationen frühzeitig zu erkennen. Trotz weitgehender Automatisierung sind die meisten Geräte zum Routineeinsatz auf den Neugeborenenintensivstationen noch zu kompliziert. Meist lassen sich alveoläre Ventilation und Atemwegswiderstand durch sorgfältige Beobachtung und Auskultation abschätzen. Mit einem offenen Stethoskop vor der Nase kann festgestellt werden, ob die Nasengänge frei sind (obstruktive Apnoe, s. S. 387) oder ob ein großes Tubusleck (bzw. ein zu hoher Gasfluß) besteht.

5.8 Plötzlicher Kindstod/Monitorüberwachung zu Hause

Definition: SIDS („sudden infant death syndrome"), plötzlicher Tod eines Säuglings, dessen Ursache weder durch Anamnese noch durch gründliche pathologisch-anatomische Untersuchungen geklärt werden kann. Häufigkeit 1–2 pro 1000 Lebendgeborene [16]. Risikogruppen siehe [10, 11].

Statistisch häufiger betroffen als im Bevölkerungsdurchschnitt sind Frühgeborene, Mehrlinge, Geschwister von SIDS-Kindern, Kinder aus sozial schwachen Familien. Assoziiert ist das Ereignis mit Herzrhythmusstörungen (langes Q-T-Syndrom) [26], aber auch mit Rauchen in der Familie und mit Bauchlage, die nicht mehr als regelhafte Schlafhaltung empfohlen wird.

Die Angst vor dem plötzlichen Kindstod und die einschlägige Werbung der Gerätehersteller lassen immer häufiger die Forderung nach einem Heimmonitor aufkommen. Dabei ist nicht erwiesen, daß häusliches Monitoring die Häufigkeit des plötzlichen Kindstods senkt [28]. Da die meisten Monitoralarme technischer Natur sind (s. S. 81) und die Eltern in eine chronische Streß- und Übermüdungssituation bringen [15], besteht für die Verordnung eines Heimmonitors eine strenge Indikation.

Indikation zur Monitorüberwachung zu Hause sind

1. Kinder mit vorausgegangener lebensgefährlicher Episode, erfolgreich reanimiert,
2. Neugeborene, die jenseits des errechneten Geburtstermins Apnoen (>20 s) aufweisen,
3. Geschwister von SIDS-Opfern,
4. Kinder mit pathologischem Atemmuster, z.B. zentraler Hypoventilation,
5. Kinder mit schwerer bronchopulmonaler Dysplasie (s. S. 194) oder häuslicher O_2-Therapie.

Es sollte ein Monitor für EKG *und* Atmung verwendet werden, der Alarme speichert. Billigmonitore, insbesondere Apnoematratzen, sind unzuverlässig und zeigen bei obstruktiven Apnoen, Aspirationen und Krämpfen erst den eingetretenen Tod des Kindes an. In den meisten Fällen, in denen ein Monitor indiziert ist, müssen die Eltern auch Absauggerät (Mundsauger), Beatmungsbeutel und -maske zu Hause haben und ihre Bedienung beherrschen. Die Entscheidung müssen Arzt und Eltern immer individuell treffen [6]! Gleichzeitig müssen adäquates elterliches Training (Umgang mit dem Monitor, Reanimationsmaßnahmen, Beatmungsbeutel, Pulsüberwachung) und eine engmaschige kinderärztliche Unterstützung sichergestellt sein.

Merke: Häusliches Monitoring ohne gründliches Reanimationstraining der Eltern ist sinnlos.

Literatur

1. Binder N, Atherton H, Thorkelsson T, Hoath SB (1994) Measurement of transcutaneous carbon dioxide in low birthweight infants during the first two weeks of life. Am J Perinatol 11:237–241
2. Bucher HU, Keel M, Wolf M, von Siebenthal K, Duc G (1994) Artifactual pulse-oximetry estimation in neonates. Lancet; 343:1135–1136
3. Cabal LA, Larrazabal C, Siassi B (1986) Hemodynamic variables in infants weighing less than 1000 grams. Clin Perinatol 13:327–338
4. Carter B, Hochmann M, Osborne A, Nisbet A, Campbell N (1995) A comparison of two transcutaneous monitors for the measurement of arterial pO2 and pCO2 in neonates. Anaesth Intensive Care 23:708–714
5. Clairambault J, Curzi-Dasvalova L, Kauffman F, Médigue C, Leffler C (1992) Heart rate variability in normal sleeping full-term and preterm neonates. Early Hum Dev 28:169–183
6. Coté A, Hum C, Broillette RT, Themens M (1998) Frequency and timing of recurrent events in infants using home cardiorespiratory monitors. J Pediatr 132:783–790
7. Darnall RA (1985) Noninvasive blood pressure measurement in the neonate. Clin Perinatol 12:31–49
8. Fanconi S, Tschupp A, Molinari L (1996) Long term transcutaneous monitoring of oxygen tension and carbon dioxide at 42 degrees C in critically ill neonates: improved performance of the tcpo2 monitor with topical metabolic inhibition. Eur J Pediatr 155:1043–1046
9. Gevers M, van Genderingen HR, Lafeber HN, Hack WW (1995) Radial artery blood pressure measurement in neonates: an accurate and convenient technique in clinical practice. J Perinat Med 23:467–475
10. Grether JK, Schulman J (1989) Sudden infant death syndrome and birth weight. J Pediatr 114:561–567
11. Kahn A, Wachholder A, Winkler M, Rebuffat E (1990) Prospective study on the prevalence of sudden infant death and possible risk factors in Brussels: preliminary results (1987–1988). Eur J Pediatr 149:284–286

12. Kunk R, McCain GC (1996) Comparison of upper arm and calf oscillometric blood pressure measurement in preterm infants. J Perinatol 16:89–92
13. Le Souef PN, England SJ, Bryan AC (1984) Total resistance of the respiratory system in preterm infants with and without an endotracheal tube. J Pediatr 104:108–111
14. Mayfield SR, Bhatia J, Nakamura KT, Rios GR, Bell EF (1984) Temperature measurement in term and preterm neonates. J Pediatr 104:271–275
15. McElroy E, Steinschneider A, Weinstein S (1986) Emotional and health impact of home monitoring on mothers: a controlled prospective study. Pediatrics 78:780–786
16. Mitchell EA, Becroft DM (1997) Comparison of sudden infant death syndrome mortality over time and among countries. Acta Paediatr 86: 789–790
17. Murdoch IA, Rosenthal E, Huggon IC, Coutinho W, Qureshi SA (1994) Accuracy of central venous pressure measurements in the inferior vena cava in the ventilated child. Acta Paediatr 83:512–514
18. Nuntnarumit P, Yang W, Bada-Ellzey HS (1999) Blood pressure measurements in the newborn. Clin Perinatol 26:981–996
19. Nwankwo MU, Lorenz JM, Gardiner JC (1997) A standard protocol for blood pressure measurement in the newborn. Pediatrics 99:E10
20. Pichler G, Urlesberger B, Reiterer F Gradnutzer E, Muller W (1999) Non invasive oscillometric blood pressure measurement in very-low-birthweight infants: a comparison of two different monitor systems. Acta Paediatr 88:1044–1045
21. Poets CF, Southall DP (1994) Noninvasive monitoring of oxygenation in infants and children: practical considerations and areas of concern. Pediatrics 93:737–746
22. Prietsch V, Knoepke U, Obladen M (1994) Continuous monitoring of heart rate variability in preterm infants. Early Hum Dev 37:117–31
23. Prietsch V, Maier R, Schmitz L, Obladen M (1992) Long-term variability of heart rate increases with successful closure of patent ductus arteriosus in preterm infants. Biol Neonate 61:142–149
24. Ravenswaij-Arts CMA, Hopman JCW, Kollee LAA, van Amen JPL, Stoelinga GBA, van Geijn HP (1991) The influence of respiratory distress syndrome on heart rate variablity in very preterm infants. Early Hum Dev 27: 207–221
25. Schiffman RF (1982) Temperature monitoring in the neonate: a comparison of axillary and rectal temperatures. Nurs Res 31:274–279
26. Schwartz PJ, Stramba-Badiale M, Segantini A et al. (1998) Prolongation of the QT interval and the sudden infant death syndrome. N Engl J Med 338: 1709–1714
27. Sonesson SE, Broberger U (1987) Arterial blood pressure in the very low birthweight neonate: evaluation of an automatic oscillometric technique. Acta Paediatr Scand 76:338–341
28. Southall DP (1985) Commentary: The prevention of sudden infant death syndrome: is there a role for home monitoring? J Med Eng Technol 9:259–260
29. Thomson A, Silverman M (1985) Single-breath measurement of lung mechanics in very low birthweight infants. Crit Care Med 13:4–8

30. Versmold HT, Kitterman JA, Phibbs RH, Gregory GA, Tooley WH (1981) Aortic blood pressure during the first 12 hours of life in infants with birthweight 610 to 4220 grams. Pediatrics 67:607–613
31. Weiss ME, Richards MT (1994) Accuracy of electronic axillary temperature measurement in term and preterm neonates. Neonatal Netw 13:35–40

6 Blutgasanalyse und Sauerstofftherapie

M. Obladen

6.1 Blutgasanalyse: Methodik

Das Blutgasanalysegerät ist eines der Herzstücke der Intensivstation. Moderne Geräte führen unabhängig voneinander pH-Messung (Glaselektrode), PO_2-Messung (Clark-Elektrode) und PCO_2-Messung (Severinghaus-Elektrode) durch, berechnen Standardbikarbonat, Basendefizit und O_2-Sättigung und zeigen alle Werte digital an bzw. drucken sie aus.

Für die Eignung in der Neugeborenenintensivpflege entscheidend sind kleinstmögliches Probenvolumen (50 µl), geringe Störanfälligkeit und einfache Reinigung und Kalibrierung. Das Personal der Intensivstation sollte mit dem Gerät so weit vertraut sein, daß kleinere Reparaturen und Eicharbeiten jederzeit selbst und rasch durchgeführt werden können. Genügenden Vorrat an Ersatzteilen lagern!

6.1.1 Probengewinnung

Merke: Heparinisierte Kapillaren nicht bis ans Ende füllen, Glaskontakt aktiviert die Gerinnung. Keine Blasen in der Kapillare! Kein Knetverschluß! Messung innerhalb von 5 min. Wenn dies nicht möglich ist, Lagerung der verschlossenen Kapillare in Eiswasser oder Kühlschrank.

6.1.2 Kapillär

Ferse seitlich, Daumenballen. Lanzetteinstich, Blut frei in die heparinisierte Kapillare fließen lassen. Der PCO_2 ist 8–10 mmHg höher als im arteriellen Blut.

! **Merke:** Die Bewertung des PO_2 in kapillären Proben ist sinnlos!

6.1.3 Arterienpunktion

Geeignete Arterien: A. radialis (möglichst rechtsseitig: präduktales Blut), A. temporalis. (Niemals Punktion der A. femoralis oder der A. brachialis: Gefahr von Arterienspasmus und Nekrose.) Die Blutgasanalyse aus Arterienpunktion ist nur verwertbar bei einer Punktionsdauer unter 30 s, da sonst durch die Schmerzreaktion bzw. das Schreien und Pressen des Kindes der PO_2 sehr schnell absinkt. Obligat ist der Allen-Test vor der Punktion (s. S. 98).

6.1.4 Nabelarterienkatheter

Verläßlichster postduktaler PO_2-Wert. Leichte Kanülierung während der ersten Lebensstunden, später aufgrund eines erheblichen Arteriospasmus schwieriger. Nach dem 1. Lebenstag Sondierung für weitere 4–5 Tage noch häufig möglich, danach erschwert.

Lokalisation

Die Nabelarterien sind kleiner als die Nabelvene, weißlich gefärbt, kreisrund, dickwandig, kontrahiert und weisen ein kleines zentrales Lumen auf. Sie liegen in der Kreisfläche des Nabelstumpfquerschnittes im Sektorenbereich zwischen 4.00 und 7.00 Uhr (s. Abb. 18-4). Weitung des Lumens durch Einführung einer Knopfsonde oder Spreizung mit kleiner anatomischer Pinzette. Fassen der Arterienwand von außen und innen mit einer kleinen anatomischen Pinzette und Einführung des mit einer weiteren Pinzette kurzgefaßten Nabelarterienkatheters (Argyle Charr 3,5). Horizontaler Einführwinkel ca. 45° von kranial mit geringer seitlicher Abweichung von der Körperachse. Der Nabelschnurstumpf wird hierbei nach kranial gezogen, um Windungen im Arterienverlauf zu begradigen. Vorsichtiges, aber bestimmtes Vorwärtsschieben des Katheters. Widerstände können auftreten

- nach 1–2 cm (Umbiegung nach kaudal),
- nach 3–4 cm (Fixierung an der äußeren Blasenwand),
- nach 5–6 cm (Einmündung in die A. iliaca interna).

Bei Gefäßspasmus Ausüben eines vorsichtigen Drucks für 1–2 min unter leicht rotierenden Bewegungen. Führt dies nicht zum Erfolg, Katheterisierung der anderen Umbilikalarterie. Gelingt auch dies nicht, wird der Katheter mit Scandicain 1% gefüllt und nochmals bis zum Widerstand vorgeschoben. Injektion des Lokalanästhetikums, 2–5 min abwarten, erneut versuchen, den Katheter vorzuschieben.

Die regelrechte Position des Katheters befindet sich unmittelbar oberhalb der Aortenbifurkation (L4) oder oberhalb des Diaphragmas (Th6), d.h. in Distanz zum Abgang der Nierenarterien. Berechnungen nach dem Diagramm von Dunn [17] (Abb. 6-1): Hohe (sup-

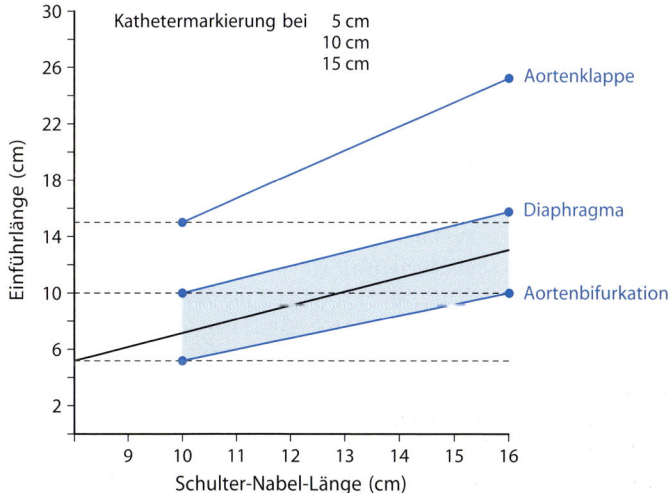

Abb. 6-1. Diagramm zur Festlegung der Position eines Nabelarterienkatheters. (Nach [5, 17])

6 Blutgasanalyse und Sauerstofftherapie

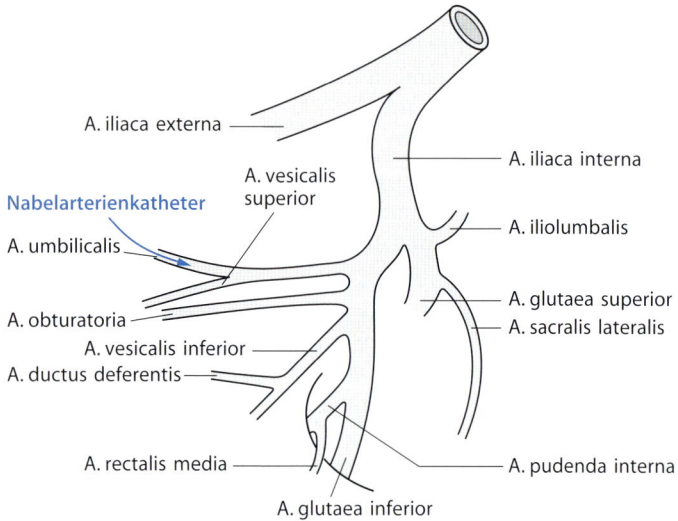

Abb. 6-2. Verzweigung der A. iliaca interna

radiaphragmatische) Katheter haben weniger ischämische Komplikationen und bleiben länger offen (EB Ia) [5].

Nach Kathetereinführung Inspektion der Glutäalregion, der unteren Extremitäten und Palpation des Femoralispulses. Zyanose, Blässe oder Fehlen des Femoralispulses deuten auf eine Fehlposition hin (A. glutaea inferior, A. femoralis, Arteriospasmus; Abb. 6-2). Der Katheter muß so weit zurückgezogen werden, bis die Symptome sich zurückbilden. Wie bei jedem zentralen Gefäßkatheter muß die Position des Nabelarterienkatheters röntgenologisch verifiziert werden. Heparin im Infusat vermindert die Häufigkeit von Okklusionen (EB Ia) [6], eine Dosis von 0,25 U/l genügt [1]. Ob das Risiko einer Hirnblutung steigt, ist umstritten [12, 35].

Komplikationen

- Periphere Ischämie (Arteriospasmus),
- Sepsis,
- Perforation,
- Fehlsondierung eines von der Aorta abdominalis abgehenden Gefäßes,
- akzidentelle Blutung,
- intravaskulärer Katheterverlust,
- Katheterthrombosierung/-verlegung),
- arterielle Thrombenbildung,
- Embolie,
- Luftembolie,
- periphere Nekrose (gewebsirritierende Medikamente, hyperosmolare Lösungen),
- nekrotisierende Enterokolitis,
- renovaskuläre Hypertension.

Katheterentfernung

Baldmöglichst. Aber: Bei künstlich beatmeten Kindern unter 1000 g ziehen wir während der ersten 5 Lebenstage den NAK vor, um den mit der Radialispunktion verbundenen Streß zu vermeiden (Minimal handling). Katheter langsam bis 2 cm vor den Austritt zurückziehen. Durch wiederholte Dekonnektion der aufgesetzten Spritze Einströmen von pulsierendem arteriellem Blut verfolgen. Nach 2–5 min tritt ein Arteriospasmus auf, keine Pulsation im Katheter, kein Blutrückfluß. Ohne weitere Manipulation kann der Katheter entfernt werden. Verzögert sich der Eintritt der Arterienkontraktion, wird eine Tabaksbeutel- oder Z-Naht um das Gefäß gelegt und der Katheter unter gleichzeitigem Verschluß der gelegten Naht gezogen.

6.1.5 Verweilkatheter in der A. radialis

Präzise und einfache Methode, die auch nach einer Katheterverweildauer von mehreren Tagen nur eine geringe Komplikationsrate hat. Sicherheitshalber sollte vor einer Dauerkanülierung der A. radialis durch deren Kompression geprüft werden (Allen-Test), ob die A. ulnaris in der Lage ist, die Hand genügend zu durchbluten [53]. Die Durchleuchtung des Handgelenks mit Taschenlampe oder Kaltlichtquelle [54] oder die Verwendung einer Dopplersonde [39] erleichtert das Auffinden der A. radialis erheblich.

6.2 Blutgasanalyse: Normalwerte beim Neugeborenen

Tabelle 6-1. Blutgasanalyse: Normalwerte bei Neugeborenen

	Bei Geburt		Arterielles Blut, Alter			
	Nabel-vene	Nabel-arterie	10 min	1 h	24 h	5 Tage
pH	7,32	7,24	7,21	7,33	7,37	7,37
PCO_2 [mm Hg]	38	49	46	36	33	35
St.-Bik. [mmol/l]	20	19	17	19	20	21
BE [mmol/l]	−4	−7	−10	−7	−5	−4
PO_2 [mm Hg]	27	16	50	63	73	72

Auch wenn transkutane Messtechniken die Häufigkeit arterieller Blutgasanalysen reduziert haben, bleiben diese der Goldstandard zur Beurteilung von Atemfunktion und Stoffwechsel. Beim gesunden Neugeborenen sind pH und PCO_2 geringfügig niedriger als bei Erwachsenen. Die metabolische Azidose im Alter von 10 Minuten resultiert aus einer postnatal physiologischen Ansammlung von Laktat (Tab. 6-1). Während der ersten Lebensstunden steigt der PO_2 an, der PCO_2 sinkt. Ein stabiler Zustand der Blutgase wird erst nach einigen Tagen erreicht.

6.3 Störungen des Säure-Basen-Haushalts

Tabelle 6-2. Störungen des Säure-Basen-Haushalts

Störung	Dissoziation	Klinisches Beispiel	Blutgase bei akutem Auftreten	Physiologischer Kompensationsmechanismus	Blutgase bei chronischem Auftreten (kompensiert)
Respiratorische Azidose	(HCO_3^-) $(CO_2)\uparrow$	Atelektase	pH 7,21 PCO_2 74 St. B. 22,5 BE −2 PO_2 44	Alkalirückresorption Hypochlorämie	pH 7,36 PCO_2 71 St. B. 33 BE +10 PO_2 46
Respiratorische Alkalose	(HCO_3^-) $(CO_2)\downarrow$	Iatrogene Hyperventilation	pH 7,62 PCO_2 19 St. B. 24,5 BE +1 PO_2 92	Chloridretention renale Ausscheidung	pH 7,41 PCO_2 23 St. B. 18 BE −8 PO_2 98
Metabolische Azidose	$(HCO_3^-)\downarrow$ (CO_2)	Herzinsuffizienz (Laktatazidose durch Hypoxie)	pH 7,03 PCO_2 46 St. B. 11 BE −20 PO_2 21	Hyperventilation	pH 7,35 PCO_2 24 St. B. 17 BE −10 PO_2 20
Metabolische Alkalose	$(HCO_3^-)\uparrow$ (CO_2)	Pylorusstenose	pH 7,51 PCO_2 40 St. B. 31 BE +8 PO_2 78	Hypoventilation	pH 7,42 PCO_2 58 St. B. 33 BE +10 PO_2 81

Tabelle 6-3. Kompensationsmechanismen der Säuren-Basen-Regulation

Kompensationsmechanismus	Reaktionszeit
Ionenaustausch Intra-/Extrazellulärraum (Transmineralisation)	
Verdünnung (lokaler Effekt)	Sekunden
Pufferung (HCO_3^-, Hb, Protein, $H_2PO_4^-$)	Minuten
Atmung (Hypo-, Hyperventilation)	Stunden
Niere (HCO_3^-, HPO_4^{2-}, Karboanhydrase, NH_4^+-Bildung)	Mindestens 1 Tag

6.3.1 Medikamentöse Therapie

Indikation

- Bikarbonattherapie ist fast nie kausal, die Azidose praktisch immer ein Symptom. Respiratorische Azidose sollte primär durch Beatmung, Hypovolämie durch Volumensubstitution behandelt werden.
- Respiratorische oder gemischte Azidose: Zufuhr von Puffer nur, wenn eine Beatmung nicht indiziert ist.
- Eine durch Unterkühlung verursachte metabolische Azidose verschwindet nach Aufwärmen von selbst.
- Metabolische Azidose: Bei einem pH unter 7,10 und BE über –10 mmol/l Zufuhr von Na-Bikarbonat
- Metabolische Alkalose: Bei einem pH über 7,50 Zufuhr von Argininhydrochlorid.

Dosierung

- Natriumhydrogencarbonat 8,4%ig (1 ml = 1 mmol)
  Dosierung: Basendefizit × kg × 0,3 (Korrekturfaktor für extrazelluläres Volumen) = mmol Substitution. In der Regel 1:1-Verdünnung mit 5% Glukose oder Aqua dest. und zunächst nur Ausgleich von $2/3$ des errechneten Basendefizits.
  Nebenwirkungen: Hypernatriämie, Hyperosmolarität, Hirnschädigung.
- Tris-Puffer 0,3molar
  Wirkt möglicherweise stärker intrazellulär als extrazellulär, ist indiziert bei Hypernatriämie, wenn Natriumhydrogencarbonat kontraindiziert ist. Applikation nur mit 10%iger Glukoselösung! (1 ml Tris: 2 ml 10% Glukose).
  Dosierung: Basendefizit × kg × 0,3.
  Nebenwirkungen: Apnoe, lokale Reizung, Hypoglykämie, Hypokaliämie.

▶ Arginin-Hydrochlorid 21,06% oder Lysin-Hydrochlorid 18,2%ig (1 ml = 1 mmol)
Dosierung: Basenüberschuß × kg × 0,3.
Jedoch: Wegen der Gefahr einer iatrogenen Azidose und eines Atemstillstands sollte mit Lysinhydrochlorid v.a. bei ateminsuffizienten Kindern sehr sparsam und vorsichtig umgegangen werden; wir gleichen zunächst stets nur 25–30% des errechneten Basenüberschusses aus.

Applikation

Pufferlösungen müssen langsam appliziert werden, Gefahr von Hirnblutung durch die Hyperosmolarität (8,4%iges Natriumhydrogencarbonat hat eine Osmolarität von 1600 mosmol/l). Bei Verdünnung auf $^1/_4$ molar vermindert sich das Risiko einer intraventrikulären Blutung [41]. Keine Bolusinjektion! Am besten Infusion mit Infusionspumpe über einen Zeitraum von mindestens 20 min [49]. Bei hoher Dosierung Aufteilung in 3–4 Einzeldosen, die alle 15 min langsam infundiert werden. Maximale Zufuhrgeschwindigkeit für Natriumhydrogencarbonat 0,1 mmol/kg/min. Wenn 10 mmol/kg/ 4 h überschritten werden, ist eine Kontrolle der Natriumkonzentration im Serum erforderlich.

Merke: Bei Kreislaufzentralisation und Schock erübrigt die adäquate Volumensubstitution häufig eine Puffertherapie.

6.4 Sauerstoffdissoziation

Abbildung 6-3 stellt die Sauerstoffbindungskurve dar und erklärt diejenigen Mechanismen, welche beim Neugeborenen zu ihrer Verschiebung nach links bzw. nach rechts führen. Die Kurve beschreibt die Eigenschaft des Hämoglobins, bei niedrigem Sauerstoffpartialdruck O_2 abzugeben und bei hohem Sauerstoffpartialdruck O_2 zu binden. Aufgrund des steilen Anstiegs im mittleren Bereich der Sauerstoffbindungskurve kann die Hautfarbe eines Neugeborenen nicht als Maß für eine ausreichende Oxygenierung betrachtet werden. Vor allem bei Hypothermie ist Hypoxie bereits bei rosigem Aussehen möglich!

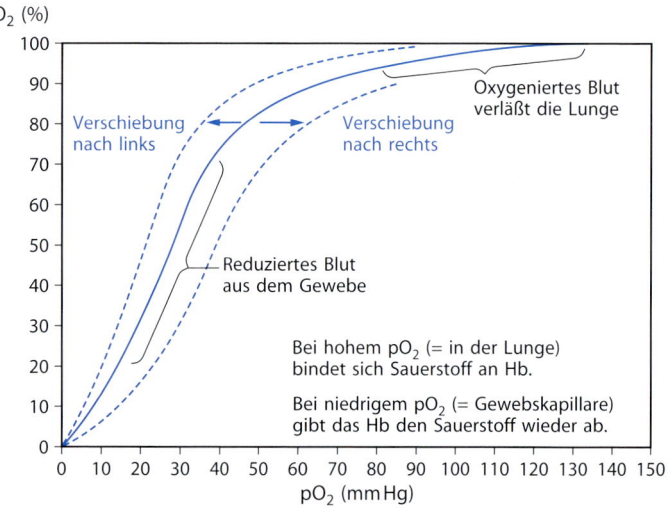

	Verschiebung nach **links**	Verschiebung nach **rechts**
Ursachen	Starke Unreife (Vermehrung von HbF) Alkalose Hypokapnie Hypothermie Erniedrigung von 2,3 DPG	Blutaustausch (Vermehrung von HbA), Transfusionen Azidose Hyperkapnie Fieber Erhöhung von 2,3 DPG
Folge	Stärkere O_2-Bindung an das Hb: O_2 wird schlechter (also erst bei niedrigerem pO_2) an das Gewebe abgegeben	Erniedrigung der O_2-Affinität: Günstigere O_2-Abgabe an das Gewebe, da das Druckgefälle größer ist

Abb. 6-3. Sauerstoffbindungskurve. Bedeutung ihrer Links- und Rechtsverschiebung beim Neugeborenen

6.5 Ursachen von Oxygenierungsstörungen

Gestörte Ventilation

- **Zentrale Atemstörung.** Meningitis, Sepsis, Hirnblutung, Krampfanfälle. Unreifes Atemzentrum, periodische Atmung, Apnoeanfälle.

- **Verteilungsstörung.** Aspiration (Mekonium), Atelektase.

Gestörte Diffusion

Atemnotsyndrom, bronchopulmonale Dysplasie, interstitielle Pneumonie, Lungenödem, Flüssigkeitslunge (s. S. 182).

Gestörte Perfusion

Atemnotsyndrom, intrapulmonaler Rechts-links-Shunt bei Atelektase, zyanotisches Vitium mit extrapulmonalem Rechts-links-Shunt, persistierende pulmonale Hypertension nach Asphyxie, Hypovolämie mit Hypotension und Rechts-links-Shunt durch den Ductus Botalli. In Bauchlage ist die Oxygenierung besser als in Rückenlage [38].

Störungen der Sauerstoffbindung

1 g Hb bindet 1,34 ml O_2. Das Blut hat seine optimale Sauerstofftransportfähigkeit bei einem Hämatokrit von 45%. Bei einem Hb von 15 g/dl beträgt die O_2-Transportfähigkeit 20 Vol.-%, bei einem Hb von 8 g/dl 11 Vol.-%. Stark gestört wird die Sauerstoffbindung bei Methämoglobinbildung (z.B. durch Lokalanästhetika oder NO-Beatmung).

Tabelle 6-4. Kritischer Sauerstofftransport: Ursachen

Abnahme von	Zunahme von
Herzzeitvolumen	Shunt
P_aO_2	O_2-Verbrauch
Hämatokrit	Fetalem Hämoglobin
Erythrozytenverformbarkeit	Viskosität

Kritischer Sauerstofftransport

Eine Reihe von Faktoren führt zur Beeinträchtigung des O_2-Transports zum Gewebe (insbesondere zum Gehirn, das >50% des O_2 verbraucht). Mehrere dieser Faktoren, die in Tabelle 6-4 zusammengestellt sind, können sich beim Frühgeborenen im Sinne eines Circulus vitiosus addieren.

6.6 Indikation zur Sauerstofftherapie

- ▶ Gesicherte Hypoxämie (PaO_2 <40 mmHg; Ausnahme: PPHN s. S. 239, Pneumothorax s. S. 184).
- ▶ Künstliche Beatmung ist nicht gleichbedeutend mit Sauerstofftherapie.
- ▶ Sauerstoff ist ein Medikament mit gefährlichen Nebenwirkungen, welches wie alle Medikamente einer ärztlichen Verordnung und einer Dosierung bedarf.

Jede Sauerstoffzufuhr kann bei guten Diffusionsverhältnissen den PaO_2 in einen Bereich bringen, in dem beim Frühgeborenen eine Retinopathie auftritt. Bei erkrankter Lunge läßt sich keine sichere Korrelation zwischen FiO_2 und PaO_2 herstellen. Ist diese Schätzung schon bei Spontanatmung unsicher, so wird sie bei künstlicher Beatmung vollkommen unmöglich, insbesondere wenn CPAP, PEEP oder prolongierte Inspiration verwendet werden, die den PaO_2 stark erhöhen können.

6.7 Sauerstoffapplikation

Sauerstoff muß stets angefeuchtet und auf die Thermoneutraltemperatur (Inkubatortemperatur) angewärmt sein. Konzentration, Feuchtigkeit und Temperatur sind sorgfältig zu kontrollieren. Lecks an Mischbatterie, Befeuchtertopf und Zuführungsleitung müssen ausgeschlossen werden, der Befeuchtertopf ist täglich auszuwechseln (Keimbesiedlung möglich).

Sauerstoffdosierung im Atemgas

Sauerstoffmeßgeräte arbeiten heute meist mit einer direkt sauerstoffempfindlichen Elektrode. Sie müssen regelmäßig mit 21% und 100% geeicht werden und sollten die eingestellten Alarmgrenzen anzeigen. Kontinuierliche Messung ist anzustreben.

Inkubator

Direktes Einleiten von Sauerstoff in den Inkubator erlaubt die Zufuhr bis zu einer FiO_2 von 0,4. Höhere Konzentrationen sinken sofort ab, wenn der Inkubator geöffnet wird.

Kopfbox

Hat sich als günstig erwiesen für alle Sauerstoffkonzentrationen FiO_2 >0,4. Der Gasfluß soll mindestens 2 l/min betragen, um eine CO_2-Anreicherung zu vermeiden [24]. Bei hohem Gasflow besteht die Gefahr von Überwärmung oder Unterkühlung. Es empfiehlt sich, die Temperatur in der Kopfbox zu überwachen.

Pränasale Sonde

Besonders für längerfristige Applikation niedriger O_2-Konzentrationen (BPD). Vorteil: Beweglichkeit des Kindes. Nachteil: Schwer abzuschätzende O_2-Konzentration in den Atemwegen.

Beatmung

- O_2 stets am Sauerstoffblender einstellen!
- Silikonmaske (Laerdal Größe 0–1) mit Laerdal-Beutel (Sicherheitsventil, auf freies Spiel achten) oder Penlonbeutel oder Ambubeutel;
- Nasen-CPAP-System;
- Respirator.

6.8 Überwachung der Sauerstofftherapie

6.8.1 Arterielle Blutgasanalyse

(Technik s. S. 93, Normalwerte s. S. 98.)

Die arterielle PO_2-Messung ist die Standardmethode der Sauerstoffüberwachung, auch bei Vorhandensein von transkutaner PO_2-Messung oder Pulsoximetrie. Jeder Arzt, der Sauerstofftherapie beim Neugeborenen durchführt, muß die Technik der Arterienpunktion sicher beherrschen. Wir führen arterielle Blutgasanalysen zusätzlich zur Transkutananalyse bei jedem Neugeborenen durch, welches über eine Reanimation hinaus (d.h. über 2 h) Sauerstoff erhält, und zwar

- in den ersten 24 Lebensstunden zweimal,
- am 2. Lebenstag einmal,
- danach mindestens einmal pro Woche,
- außerdem jederzeit, wenn Zweifel an der Zuverlässigkeit der $tcPO_2$-Werte auftreten.

Arterielle Blutgasanalysen werden in der Akte des Kindes rot kenntlich gemacht. Bei Frühgeborenen sollte der PaO_2 unter 70 mmHg gehalten werden, wenn zusätzlich Sauerstoff gegeben wird [34]. Besteht eine Rechtsverschiebung der Sauerstoffbindungskurve (s. S. 102), wie etwa bei Hyperkapnie, Zustand nach Transfusionen etc., so ist der Grenzwert entsprechend niedriger anzusetzen. Auch wenn Energieumsatz und O_2-Aufnahme postnatal ansteigen, sollte man sich bei der Behandlung von Frühgeborenen daran erinnern, daß der Fetus pränatal bei einem PO_2 von 25–35 mmHg lebt (fetaler Kreislauf s. S. 26).

6.8.2 Transkutane PO_2-Messung

Die Methode erlaubt die Beurteilung des Sauerstoffpartialdrucks ohne Entnahme einer Blutprobe. Eine auf 43–44 °C beheizte polarographische Elektrode vom Clark-Typ mißt den durch die Haut diffundierenden Sauerstoff, die gleichzeitige Registrierung der Heizleistung als Maß für die Durchblutung ist bei einigen Geräten möglich. Die Elektrode soll präduktal (d.h. am rechten Thorax oder Arm) angelegt werden, wenn ein offener Ductus Botalli nicht ausgeschlossen werden kann. An der Meßstelle entsteht ein hitzebedingtes Erythem. Alle 2 h muß die Elektrodenposition gewechselt werden, damit es nicht zu Verbrennungen 2. Grades kommt. Bei sehr unreifen Kindern Temperatur auf 42 °C reduzieren [20]. Wegen der Diffusionszeit und Ansprechverzögerung der Elektrode ist der transkutan gemessene PO_2 immer niedriger als der arterielle [47]. Dennoch ist die Korrelation zum PaO_2 für alle Gestationsalter während der ersten postnatalen Wochen bei den meisten Krankheitszuständen bemerkenswert gut, so daß im Regelfall auf eine kontinuierliche Überwachung mittels Arterienkatheter verzichtet werden kann. Bei jedem Kind muß jedoch die individuelle Korrelation durch arterielle Blutgasanalyse überprüft werden (s. S. 94). Bei folgenden Krankheitszuständen ist die Verwendbarkeit der transkutanen PO_2-Messung durch schlechte Korrelation mit dem arteriellen PO_2 eingeschränkt:

▶ gestörte Mikrozirkulation (Sepsis, Hypotension),
▶ Herzvitien mit Zyanose oder Herzinsuffizienz,
▶ Therapie mit Vasodilatatoren (Prostazyklin, Tolazolin),
▶ ausgeprägte Ödeme (besonders Hydrops fetalis),
▶ bronchopulmonale Dysplasie und andere pulmonale Erkrankungen jenseits des 2. Lebensmonats.

Eine besonders gute Information gibt die Kombination der transkutanen Gasanalyse mit der Atmungs- und Herzfrequenzregistrierung (Sauerstoff-Kardiorespirogramm).

6.8.3 Transkutane PCO_2-Messung

Auch der PCO_2 läßt sich mit hinreichender Genauigkeit kontinuierlich transkutan messen [7], wodurch insbesondere bei relativ stabilen langzeitbeatmeten Kindern die Frequenz der Blutgasanalysen gesenkt werden kann. Dabei wird eine auf 43 °C vorgeheizte pH-empfindliche Glaselektrode vom Severinghaus-Typ oder eine Metalloxidelektrode mit CO_2-durchlässiger Membran zunächst mit 2 Eichgasen kalibriert und dann ähnlich der transkutanen Sauerstoffelektrode auf der Haut fixiert. Die Schwierigkeit dabei ist, daß diese Methode einen um 15–30 mmHg „zu hohen" Wert ergibt, so daß für jedes Kind ein Korrekturfaktor bestimmt werden muß. Bei niedrigem Blutdruck wird durch verminderte Hautperfusion diese Differenz noch größer. Auch diese Elektrode muß zum Vermeiden von Hautverbrennungen alle 2–4 h gewechselt werden.

Moderne Transkutanmonitore enthalten miniaturisierte Kombisonden, die simultane Messung von $tcPO_2$ und $tcPCO_2$ ermöglichen. Permissive Hyperkapnie [36] s. S. 145.

6.8.4 Pulsoximetrie

Spektralphotometrische kontinuierliche Registrierung der Sauerstoffsättigung des Hämoglobins (SO_2 in %). Dabei werden Großzehe, Vorfuß oder Hand des Kindes zwischen Rotlichtquelle und Detektor gebracht. Die Differenz der Lichtabsorption von reduziertem Hb und Oxyhämoglobin wird in Abhängigkeit von der arteriellen Pulsation gemessen, wodurch auch die (periphere) Pulsfrequenz angezeigt werden kann. Die Pulsoximetrie eignet sich gut zur Erkennung hypoxischer Zustände und hat gegenüber der transkutanen PO_2-Messung folgende Vorteile:

- rasche Ansprechzeit (2–3 s),
- keine Kalibration erforderlich (Eignung für Kreißsaal und Transport),
- keine Hautverbrennungen (Sensor nicht beheizt),
- geeignet für ältere Säuglinge mit bronchopulmonaler Dysplasie [50].

Zur Erkennung *hyperoxischer* Zustände ist die Pulsoximetrie dagegen ungeeignet: Im oberen Bereich der Sauerstoffdissoziationskurve (s. S. 102) kann eine kleine Änderung der SO_2 eine große Veränderung des PaO_2 bedeuten. SO_2-Werte von 90% können bereits gefährlich sein. Insbesondere dann, wenn bei Frühgeborenen mit Sauerstofftherapie und bei Rechtsverschiebung der Sauerstoffdissoziationskurve die Gefahr einer Retinopathie besteht, ist die Überwachung des transkutanen PO_2 sicherer. Leider arbeiten viele Pulsoximeter unzuverlässig, so daß auf arterielle Blutgasanalysen keinesfalls verzichtet werden darf [10, 19, 45].

6.9 Sauerstoffnebenwirkungen

6.9.1 Atemdepression

Bei plötzlicher Gabe von hochkonzentriertem Sauerstoff kann beim älteren reifen Neugeborenen eine minutenlange Atemhemmung resultieren. Insbesondere bei Hyperkapnie (PCO_2 über 80 mmHg) wird die Atmung wesentlich über die Sauerstoffmangelrezeptoren gesteuert: Werden diese durch plötzliche Sauerstoffzufuhr gehemmt, so resultiert eine Apnoe.

6.9.2 Sauerstofftoxizität

Bei Hyperoxie nimmt ein Teil der Sauerstoffmoleküle nicht 4, sondern nur 1–3 Elektronen auf: Es entstehen äußerst reaktionsfähige freie Radikale, insbesondere das Superoxidanion und Wasserstoffperoxid, welche die Funktion aller Enzyme mit Sulfhydrylgruppen beeinträchtigen können [56]. Die verminderte Fähigkeit des Neugeborenen zum Abbau dieser Radikale (Superoxiddismutase, Glutathionreduktase etc.) erklärt die besondere Sauerstofftoxizität in der Neonatalperiode für die Gefäßendothelzellen der Retina und die Typ-I-Pneumozyten.

6.9.3 Bronchopulmonale Dysplasie

Dieses Krankheitsbild, bei dem Sauerstofftoxizität eine pathogenetische Bedeutung hat, ist ausführlich auf S. 190 dargestellt.

6.10 Frühgeborenenretinopathie (ROP)

Die Pathogenese ist noch nicht vollständig geklärt. Über die Sauerstofftoxizität kommt dem „vascular endothelial growth factor" (VEGF) eine zentrale Rolle zu: Dieser sauerstoffabhängig regulierte Endothelwachstumsfaktor wird infolge der postnatalen Hyperoxie gehemmt, so daß in der Frühphase der ROP eine Vasoobliteration bereits existierender Retinagefäße resultiert [28]. In der 2. Phase bilden hypoxische Retinaanteile VEGF, welches dann zu einer pathologischen Neovaskularisation der Netzhaut führt. Die ROP beginnt meist im Alter von 32–36 Wochen post menstruationem. Die „Epidemie" in den 50er Jahren, bei der allein in den USA über 10.000 Kinder erblindeten, ist das Paradebeispiel dafür, wie gefährlich die unkontrollierte Einführung einer neuen Behandlungsform gerade in der Neonatologie sein kann.

6.10.1 Pathogenese und Epidemiologie

Die Häufigkeit hängt ab vom Grad der Unreife, von der Qualität der Sauerstoffüberwachung und von der Erfahrung des Ophthalmologen. 15% der Frühgeborenen unter 750 g Geburtsgewicht entwickeln eine behandlungsbedürftige Retinopathie [37]. Frühgeborene unter 1700 g Geburtsgewicht zeigen oft eine leichtgradige akute ROP (Stadien I 30%, II 15%, III 4%, IV 0,4%), wobei sich die Stadien I und II in allen Fällen zurückbilden [40]. In den letzten 10 Jahren sind ROP- und IVH-Inzidenz zurückgegangen [11, 55].

Kritische Werte von FiO_2 oder PaO_2, die eine Retinopathie verursachen können, lassen sich nicht angeben, da außer der Sauerstoffmenge noch andere pathogenetische Faktoren eine Rolle spielen:

6.10 Frühgeborenenretinopathie (ROP)

- starke Unreife (Geburtsgewicht <1000 g): zentrifugale Vaskularisation der Retina erfolgt von der 24. bis zur 40. SSW,
- Dauer der Sauerstoffexposition (über 6 h),
- Dauer von $tcPO_2$ >80 mmHg [23],
- Wechsel von Hyperoxie und Hypoxie (Apnoeanfälle),
- verminderte O_2-Affinität nach gehäuften Transfusionen (nicht gesichert, [9]) oder Blutaustausch mit HbA-Blut,
- Hyperkapnie (Rechtsverschiebung der Sauerstoffbindungskurve, Weitstellung der Retinagefäße),
- Lichteinwirkung (hohe Beleuchtungsstärke auf der Intensivstation rund um die Uhr [27]),
- Candidasepsis, wahrscheinlich aber kein gestationsalterunabhängiger Risikofaktor [32].

Tabelle 6-5 enthält die internationale Klassifikation der Frühgeborenenretinopathie [25, 30]. Der Fundus wird nomenklatorisch nach Uhrzeiten und in 3 konzentrische Zonen eingeteilt. Die Fundusveränderungen sind häufig asymmetrisch. Je weiter zentral der arteriovenöse Shunt bzw. die Wallbildung auftreten, desto schlechter ist die Prognose. Neugebildete Gefäße zerreißen leicht, was zu Retinablutungen führt. Die Vernarbungsphase beginnt erst Monate nach der Geburt.

Tabelle 6-5. Klassifikation der Frühgeborenenretinopathie [25, 30]. (Das Stadium wird durch die Bezeichnung „plus" ergänzt, wenn zusätzlich Erweiterung der Venen und Schlängelung der Arteriolen besteht)

Stadium	Proliferationsphase
I	Demarkationslinie (dünne, nicht erhabene, weiße Linie am Übergang zwischen vaskularisierter und avaskulärer Retina)
II	Leiste (erhabene rosige Demarkationslinie)
III	Wall mit extraretinaler fibrovaskulärer Proliferation
IVa	Partielle Netzhautablösung ohne Makulabeteiligung
IVb	Partielle Netzhautablösung mit Makulabeteiligung
V	Totale Netzhautablösung

6.10.2 Prävention

Um die höheren Grade der Frühgeborenenretinopathie, insbesondere die retrolentale Fibroplasie mit Erblindung des Kindes zu vermeiden, sind folgende Maßnahmen hilfreich:

- Zurückhaltender Einsatz von Sauerstoff bei der Reanimation (EB Ib) [4].
- Intermittierende Messung des arteriellen Sauerstoffpartialdrucks, solange ein Frühgeborenes O_2 erhält.
- Kontinuierliche transkutane Überwachung jeder Sauerstoffzufuhr.
- Sorgfältige ophthalmologische Untersuchung jedes Neugeborenen nach >6 h Sauerstofftherapie.

Vitamin E (α-Tokopherol) hat eine antioxidative Wirkung, die der Glutathionreduktase vergleichbar ist. Eine hochdosierte Behandlung mit 100 mg/kg/Tag scheint, kurz nach der Geburt begonnen und über viele Wochen durchgeführt, den Schweregrad einer Retinopathie zu vermindern, jedoch ist auch diese Wirkung umstritten [42, 48]. Andererseits hat Vitamin E beim Neugeborenen schwere Nebenwirkungen: Es erhöht die Häufigkeit von Sepsis [31], nekrotisierender Enterokolitis [22] und Hirnblutung. In Abwägung von Nutzen und Risiken können wir uns beim gegenwärtigen Kenntnisstand nicht zum routinemäßigen Einsatz von Vitamin E während der Sauerstofftherapie entschließen. Lichtreduktion auf der Intensivstation konnte die Häufigkeit der Retinopathie nicht senken [44, 46], auch Sauerstoffzufuhr bei bestehender Retinopathie führte nicht zur Besserung des Augenbefundes, aber zu gehäufter bronchopulmonaler Dysplasie [51]. Dagegen reduziert die intramuskuläre Gabe von Vitamin A die Häufigkeit von BPD, in geringem Maße auch die der ROP (EB Ib) [15].

6.10.3 Augenärztliche Untersuchung [14, 30]

Welche Kinder?

- Frühgeborene <1500 g Geburtsgewicht, unabhängig von der O_2-Zufuhr.
- Neugeborene, die länger als 6 h mit O_2 behandelt wurden.
- Neugeborene, die über eine kurze Reanimation hinaus maschinell beatmet wurden.
- Neugeborene, die wegen rezidivierender Apnoeanfälle mit der Maske beatmet wurden.

Wann untersuchen?

- In Abhängigkeit vom Grad der Unreife: Erste obligate Untersuchung 33 Wochen post menstruationem. Jedoch: 86% der Kinder entwickeln die Retinopathie erst bei Postmenstruationsalter 34–42 Wochen [21].
- Kontrolluntersuchungen bei sehr unreifen Frühgeborenen in 2wöchigem Abstand.
- Kontrolluntersuchung bei verdächtigem oder pathologischem Befund in wöchentlichem Abstand.
- Obligate Kontrolluntersuchung 4 Wochen nach dem errechneten Termin.
- Die ophthalmologischen Befunde müssen entsprechend der internationalen Klassifikation [25, 30] dokumentiert werden.
- Auch leichtgradige Retinopathieformen sollen ophthalmologisch nachbetreut werden, da sich später Refraktionsanomalien und Strabismus entwickeln können.

6.10.4 Behandlung

- Stadium I und II: Kontrolluntersuchungen, bei Zweifel ggf. in Narkose. Die meisten Veränderungen der Proliferationsphase bilden sich spontan und ohne Therapie zurück.
- Stadium III: Kryopexie oder Laserkoagulation [43].

Rechtzeitig durchgeführt, läßt diese Therapie im Vergleich zum Spontanverlauf doppelt so häufig gute morphologische und funktionelle Ergebnisse erwarten [26]. Nach Laserkoagulation ist das Sehvermögen in 85% zufriedenstellend [8], Narbenstadien führen oft zu Myopie [13].

Literatur

1. Ankola PA, Atakent YS (1993) Effect of adding heparin in very low concentration to the infusate to prolong the patency of umbilical artery catheters. Am J Perinatol 10:229–232
2. Askie LM, Henderson Smart DJ (2000) Gradual vs. abrupt discontinuation of oxygen in preterm or low birth weight infants. Cochrane Database Syst Rev CD001075
3. Askie LM, Henderson Smart DJ (2000) Early vs. late discontinuation of oxygen in preterm or low birth weight infants. Cochrane Database Syst Rev CD001076
4. Askie LM, Henderson Smart DJ (2000) Restricted vs. liberal oxygen exposure for preventing morbidity and mortality in preterm or low birth weight infants. Cochrane Database Syst Rev CD001077
5. Barrington KJ (2000) Umbilical artery catheters in the newborn: effects of position of the catheter tip. Cochrane Database Syst Rev CD000505
6. Barrington KJ (2000) Umbilical artery catheters in the newborn: effects of heparin. Cochrane Database Syst Rev CD000507
7. Binder N, Atherton H, Thorkelsson T, Hoath SB (1994) Measurement of transcutaneous carbon dioxide in low birthweight infants during the first two weeks of life. Am J Perinatol 11:237–241
8. Brooks SE, Johnson M, Wallace DK, Paysse EA, Coats DK, Marcus DM (1999) Treatment outcome in fellow eyes after laser photocoagulation for retinopathy of prematurity. Am J Ophthalmol 127:56–61
9. Brooks SE, Marcus DM, Gillis D, Pirie E, Johnson Cs, Bhatia J (1999) The effect of blood transfusion protocol on retinopathy of prematurity: A prospective, randomized study. Pediatrics 104:514–518
10. Bucher HU, Keel M, Wolf M, von Siebenthal K, Duc G (1994) Artifactual pulse-oximetry estimation in neonates. Lancet 343:1135–1136
11. Bullard SR, Donahue SP, Feman SS, Sinatra RB, Walsh WF (1999) The decreasing incidence and severity of retinopathy of prematurity. J Aapos 3:46–52
12. Chang GY, Lueder FL, DiMichele DM, Radkowski MA, McWilliams LJ, Jansen RD (1997) Heparin and the risk of intraventricular hemorrhage in premature infants. J Pediatr 131:362–366
13. Choi MY, Park IK, Yu YS (2000) Long term refractive outcome in eyes of preterm infants with and without retinopathy of prematurity: comparison of keratometric value, axial length, anterior chamber depth, and lens thickness. Br J Ophthalmol 84:138–143

14. Cryotherapy for retinopathy of prematurity cooperative group (1988) Multicenter trial of cryotherapy for retinopathy of prematurity: Preliminary results. Pediatrics 81:697–706
15. Darlow BA, Graham PJ (2000) Vitamin A supplementation for preventing morbidity and mortality in very low birthweight infants. Cochrane Database Syst Rev CD000501
16. Dudenhausen JW, Luhr C, Dimer JS (1997) Umbilical artery blood gases in healthy term newborn infants. Int J Gynaecol Obstet 57:251–258
17. Dunn PM (1966) Localization of the umbilical catheter by postmortem measurement. Arch Dis Child 41:69
18. Engle WD, Laptook AR, Perlman JM (1999) Acute changes in arterial carbon dioxide tension and acid base status and early neurologic characteristics in term infants following perinatal asphyxia. Resuscitation 42:11–17
19. Fanconi S (1989) Pulse oximetry for hypoxaemia: A warning to users and manufacturers. Intensive Care Med 15:540–542
20. Fanconi S, Tschupp A, Molinari L (1996) Long term transcutaneous monitoring of oxygen tension and carbon dioxide at 42 degrees C in critically ill neonates: improved performance of the $tcPO_2$ monitor with topical metabolic inhibition. Eur J Pediatr 155:1043–1046
21. Fielder AR, Ng YK, Levene M (1986) Retinopathy of prematurity: Age at onset. Arch Dis Child 61:774–778
22. Finer NN, Peters KL, Hayek Z, Merkel CL (1984) Vitamin E and necrotizing enterocolitis. Pediatrics 73:387–393
23. Flynn JT, Bancalari E, Snyder ES et al. (1992) A cohort study of transcutaneous oxygen tension and the incidence and severity of retinopathy of prematurity. N Engl J Med 326:1050–1054
24. Gale R, Redner-Carmi R, Gale J (1977) Accumulation of carbon dioxide in oxigen hoods, infant cots, and incubators. Pediatrics 60:453–456
25. Garner A (Committee chairman) (1984) An international classification of retinopathy of prematurity. Pediatrics 74:127–133
26. Gilbert, WS, Dobson V, Quinn GE, Reynolds J, Tung B, Flynn JT (1992) The correlation of visual function with posterior retinal structure in severe retinopathy of prematurity. Arch Ophthalmol 110:625–631
27. Glass P, Avery GB, Subramanian KNS, Keys MP, Sostek AM, Friendly DS (1985) Effect of bright light in the hospital nursery on the incidence of retinopathy of prematurity. N Engl J Med 313:401–404
28. Hunter DE, Mukai S (1992) Retinopathy of Prematurity. Pathogenesis, Diagnosis and Treatment. Int Ophtalmol Clin 32:163–184
29. Hussain N, Clive J, Bhandari V (1999) Current incidence of retinopathy of prematurity, 1989–1997. Pediatrics 104:e26
30. International Committee for the Classification of the Late Stages of Retinopathy of Prematurity (1988) An international classification of retinopathy of prematurity. II. The classification of retinal detachment. Pediatrics 82:37–43
31. Johnson L, Bown FJ Jr, Abbasi S et al. (1985) Relationship of prolonged pharmacologic serum levels of vitamin E to incidence of sepsis and necrotizing enterocolitis in infants with birth weight 1500 grams or less. Pediatrics 75:619–638
32. Karlowicz MG, Giannone PJ, Pestian J, Morrow AL, Shults J (2000) Does candidemia predict threshold retinopathy of prematurity in extremely low birth weight (<1000 g) neonates? Pediatrics 105:1036–1040

33. LIGHT-ROP (1999) The design of the multicenter study of light reduction in retinopathy of prematurity. J Pediatr Ophthalmol Strabismus 36: 257–263
34. Lucey JF, Dangman B (1984) A reexamination of the role of oxygen in retrolental fibroplasia. Pediatrics 73:82–96
35. Malloy MH, Cutter GR (1995) The association of heparin exposure with intraventricular hemorrhage among very low birth weight infants. J Perinatol 15:185–191
36. Mariani G, Cifuentes J, Carlo WA (1999) Randomized trial of permissive hypercapnia in preterm infants. Pediatrics 104:1082–1088
37. Mintz-Hittner HA, Prager TC, Kretzer FL (1992) Visual acuity correlates with severity of retinopathy of prematurity in untreated infants weighing 750 g or less at birth. Arch Ophthalmol 110:1087–1091
38. Mizuno K, Aizawa M (1999) Effects of body position on blood gases and lung mechanics of infants with chronic lung disease during tube feeding. Pediatr Int 41:609–614
39. Morray JP, Brandford HG, Barnes LT et al. (1984) Doppler-assisted radial artery cannulation in infants and children. Anesth Analg 63:346
40. Ng YK, Fielder AR, Shaw DE, Levene MI (1988) Epidemiology of retinopathy of prematurity. Lancet II:1235–1238
41. Papile LA, Burstein J, Burstein R, Koffler H, Koops B (1978) Relationship of intravenous sodium bicarbonate infusions and cerebral intraventricular hemorrhage. J Pediatr 93:834–836
42. Phelps DL (1982) Vitamin E and retrolental fibroplasia. Pediatrics 70: 420.
43. Phelps DL (1993) Retinopathy of prematurity. Ped Clin North Am 40:705–714
44. Phelps DL, Watts JL (2000) Early light reduction for preventing retinopathy of prematurity in very low birth weight infants. Cochrane Database Syst Rev CD000122
45. Poets CF, Wilken M, Seidenberg J, Southall DP, von der Hardt H (1993) The reliability of a pulse oximeter in the detection of hyperoxemia. J Pediatr 122:87–90
46. Reynolds JD, Hardy RJ, Kennedy KA, Spencer R, van Heuven WA, Fielder AR (1998) Lack of efficacy of light reduction in preventing retinopathy of prematurity. Light Reduction in Retinopathy of Prematurity (LIGHT-ROP) Cooperative Group. N Engl J Med 338:1572–1576
47. Rome ES, Stork EK, Carlo WA, Martin RJ (1984) Limitations of transcutaneous PO_2 and PCO_2 monitoring in infants with bronchopulmonary dysplasia. Pediatrics 74:217–220
48. Schaffer DB, Johnson L, Quinn GE Etal (1988) Vitamin E and retinopathy of prematurity: The ophthalmologist's perspective. Birth Defects 74: 219–295
49. Simmons MA, Adcock EW, Bard H, Battaglia FC (1974) Hypernatremia and intracranial hemorrhage in neonates. N Engl J Med 291:6–10
50. Solimano AJ, Smyth JA, Mann TK, Albersheim SG, Lockitch G (1986) Pulse oximetry advantages in infants with bronchopulmonary dysplasia. Pediatrics 78:844–849
51. STOP ROP (2000) Supplemental Therapeutic Oxygen for Prethreshold Retinopathy of Prematurity, a randomized, controlled trial. I: primary outcomes Pediatrics 105:295–310

52. Thorp JA, Rushing RS (1999) Umbilical cord blood gas analysis. Obstet Gynecol Clin North Am 26:695–709
53. Todres D, Rogers MC, Shannon DC, Moylan FMB, Ryan JF (1975) Percutaneous catheterization of the radial artery in the critically ill neonate. J Pediatrics 87:273
54. Wall PM, Kuhns LR (1977) Percutaneous arterial sampling using transillumination. Pediatrics 59:1032–1035
55. Watts P, Adams GG, Thomas RM, Bunce C (2000) Intraventricular haemorrhage and stage 3 retinopathy of prematurity. Br J Ophthalmol 84:596–599
56. Wispe JR, Roberts RJ (1987) Molecular basis of pulmonary oxygen toxicity. Clin Perinatol 14:651–666

7 Künstliche Beatmung

M. Obladen

7.1 Atemphysiologie – Ateminsuffizienz

Die Physiologie der perinatalen respiratorischen Adaptation ist in Tabelle 2-3 (S. 25) dargestellt. Auch jenseits der postnatalen Umstellung unterscheidet sich die Atmung des Neugeborenen erheblich von der des Erwachsenen (Tabelle 7-1). So können Neugeborene meist auch durch den Mund atmen, geraten aber bei Obstruktionen der Nase (z.B. Choanalatresie) häufig in schwere Ateminsuffizienz oder obstruktive Apnoen.

7.1.1 Grundlagen der Atemmechanik

Die wichtigsten atemmechanischen Meßwerte – statische Compliance und funktionelle Residualkapazität – sind technisch aufwendig zu messen, haben einige prognostische [71], aber nur geringe praktische Relevanz für die Beatmung des Neugeborenen [4, 10, 51]. Ihr Verständnis ist für die Steuerung des Respirators jedoch unverzichtbar.

Compliance

Maß für die Dehnbarkeit des respiratorischen Systems.

$$C = \frac{\Delta V}{\Delta P} \text{ (ml/cm } H_2O\text{)} \frac{\text{(Atemzugvolumen)}}{\text{(Inspirationsdruck)}}$$

Neugeborene mit Atemnotsyndrom haben eine stark reduzierte Compliance. Es müssen erhöhte Atemwegsdrücke aufgebracht werden, um ein normales Atemzugvolumen zu ermöglichen.

Resistance

Maß für Atemwegswiderstand.

$$R = \frac{\Delta P}{\Delta \dot{V}} \text{ (cm } H_2O/l/s\text{)} \frac{\text{(Inspirationsdruck)}}{\text{(Gasflußänderung)}}$$

Die Resistance ist beim Atemnotsyndrom nur leicht erhöht, kann jedoch bei liegendem Endotrachealtubus stark ansteigen.

Zeitkonstante

Maß für die Geschwindigkeit der alveolären Be- bzw. Entlüftung.

$K_t = C \cdot R$ (s).

Die Zeitkonstante gibt die Zeit in Sekunden an, nach der ²/₃ des Atemzugvolumens entleert sind. Nach 3 Zeitkonstanten: 95% alveoläre Entlüftung (Mindestausatemzeit) (Abb. 7-1).

▶ Eine zu kurze Inspirationszeit (<3–5 K_t) führt zu inkomplettem Atemzugvolumen.
▶ Eine zu kurze Exspirationszeit (<3 K_t) führt zu erhöhter funktioneller Residualkapazität und „inadvertent PEEP".

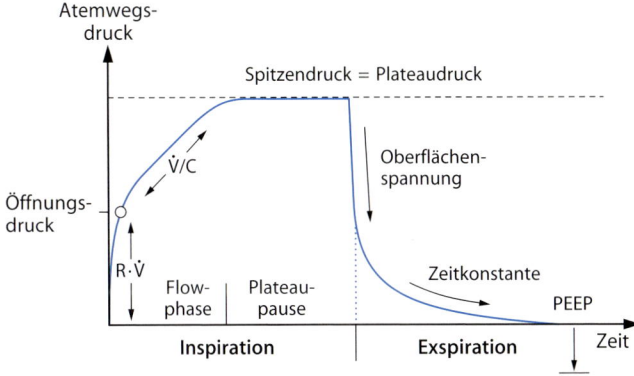

	① normale Lunge	② Atemnot-syndrom	③ Mekonium-aspiration
C_{rs} (ml/cm H_2O)	5	≤1	3
R_L (cm H_2O/l/s)	30	60	120
K_t (s)	0,15	0,06	0,36
t_E (s)	0,45	0,18	1,0

Zeitkonstante $K_t = C_{rs} \cdot R_L$
Ausatemzeit $t_E = 3 \cdot K_t$

Abb. 7-1. Druck-Zeit-Diagramm bei flußkonstanter, druckbegrenzter künstlicher Beatmung. Der mittlere Atemwegsdruck (MAP) entspricht dem Integral unter der Kurve während des gesamten Atemzyklus. Die Mindestausatemzeit (t_E) zur Vermeidung von Überdehnung („gas trapping") ist 3mal so lang wie die Zeitkonstante (K_t). Sie ist abhängig von der Compliance des respiratorischen Systems (C_{rs}) und vom Lungengewebswiderstand (R_L). Die 3 eingezeichneten Beispiele sind schematisiert. (Mod. nach Bancalari [5] und Simbruner [65])

7.1.2 Atemmechanik bei Erwachsenen und Neugeborenen

Tabelle 7-1. Vergleich der Lungenphysiologie von Erwachsenen und Neugeborenen

Meßgröße	Dimension	Erwachsene total	pro kg	Neugeborene total	pro kg
Lungengewicht	g	800	11	50	17
Alveolenzahl		300×10^6	$4,3\times10^6$	24×10^6	8×10^6
Alveolendurchmesser	µm	200–300		50	
Alveolenoberfläche gesamt	m²	70	1,0	2,8	1,0
Atemfrequenz	pro min	20		40	
O_2-Verbrauch	ml/min	250	3,5	18	6,0–6,7
Lungendehnbarkeit (Gesamtcompliance)	ml/cm H_2O	100	1,4	4,9	1,3
Strömungswiderstand (Resistance)	cm H_2O/l/s	5,5		68	
Atemminutenvolumen	ml/min		90–100		200–300
Alveoläre Ventilation	ml/min	4200	60	400	100–150
Atemzugvolumen	ml	450	7	20	6
Totraum, anatomisch	ml	150	2,2	7,0	2,2
Funktionelle Vitalkapazität	ml		60		35
Reservekapazität	ml	2400	34	90	30
Residualvolumen	ml	1190	17	60	20
Atemarbeit	kg × cm/min		25		1,5
CO_2-Diffusionskapazität	ml CO_2/min/mm Hg		20		1,5
O_2-Diffusionskapazität	ml O_2/min/mm Hg/m²	16		5	
Lungenperfusion	l/min/m²		5,0		4,5

7.1.3 Definition der Ateminsuffizienz

Ateminsuffizienz bedeutet (nach der postnatalen Adaptation) PaO_2 <50 mmHg in F_iO_2 0,4 *oder* PCO_2 >70 mmHg *oder* wiederholte Apnoe über 20 s Dauer.

Symptome der Ateminsuffizienz sind Tachypnoe, Tachykardie, inspiratorische Einziehungen, exspiratorisches Stöhnen, Nasenflügeln, Zyanose und Apnoe (Ursachen s. Abb. 8-1, S. 170).

Zur künstlichen Beatmung beim Neugeborenen gibt es erstaunlich unterschiedliche Ansichten und nur wenige kontrollierte Studien.

7.1.4 Indikation zur Atemhilfe

Über die verbesserte Belüftung der Lunge hinaus steigert künstliche Beatmung die Oxygenierung des Blutes. Ihr Beginn ist bei allen grundsätzlich heilbaren ateminsuffizienten Kindern indiziert und sollte erfolgen, bevor Organschädigungen durch Hypoxie, Hyperkapnie oder Azidose entstanden sind (Tabelle 7-2).

Tabelle 7-2. Ateminsuffizienz beim Neugeborenen und Indikation zur Atemhilfe

Ateminsuffizienz	Indikation für Atemhilfe
Geburtsasphyxie oder Notfall	Siehe Reanimation S. 31 ff.
Zentrale Atemstörung, Apnoeanfälle	Apnoen (> 20 s Dauer) nach 5 min Maskenbeatmung nicht reversibel Azidose pH < 7,20 Kein Ansprechen auf Koffein
Atemnotsyndrom < 1500 g	PaO_2 < 50 mm Hg bei F_iO_2 > 0,4 PCO_2 > 60 mm Hg (Tag 1–5) PCO_2 > 70 mm Hg (> Tag 5)
Aspirationssyndrom/Pneumonie > 2500 g	P_aO_2 < 50 mm Hg bei F_iO_2 > 0,8 PCO_2 > 80 mm Hg
Herzinsuffizienz, Obstruktion der oberen Luftwege	PCO_2 > 70 mm Hg Schwere Dyspnoe mit Erschöpfung

7.2 Kontinuierlich positiver Atemwegsdruck (CPAP)

7.2.1 Prinzip und Indikation

Erhöhung der funktionellen Residualkapazität und Eröffnen atelektatischer Lungenabschnitte bzw. Offenhalten der Alveolen [31]. Nur in belüfteten Alveolen kann es zur Ausschüttung von Surfactant kommen. Durch Eröffnen kollabierter Lungenteile werden Ventilation und Diffusion verbessert und der PaO_2 erhöht. Früher N-CPAP Einsatz kurz nach der Geburt senkt die Notwendigkeit künstlicher Beatmung [27]. Nach Beatmung hilft Nasen-CPAP, Reintubation [18] und bronchopulmonale Dysplasie [67] zu vermeiden. Wir verwenden kontinuierlichen Dehnungsdruck (s. auch S. 31) als Nasen-CPAP v.a. in folgenden Situationen:

- Störung der postnatalen respiratorischen Adaptation, besonders bei Kindern <1500 g,
- leichtes Atemnotsyndrom bei Kindern >1500 g,
- in der Entwöhnungsphase nach schwerem Atemnotsyndrom oder sonstiger Langzeitbeatmung,
- rezidivierende Apnoeanfälle. Die Überlegenheit gegenüber Theophyllin ist nicht gesichert [34].

7.2.2 CPAP-System

Wir verwenden in der Regel einen einzelnen Nasotrachealtubus Größe 2,5 oder 3,0 mm, der so weit in ein Nasenloch eingeführt wird, daß er im Epipharynx mit dem Laryngoskop gerade eben sichtbar ist. Tubus kürzen wegen Totraum! Es wird der minimale Gasfluss eingestellt (meist 3 l/min), mit dem ein konstanter Dehnungsdruck von 3–4 cm H_2O erreicht wird (zu hoher Flow führt zu Magenüberblähung und Ernährungsstörungen). Beim Atemnotsyndrom kann die Druckhöhe stufenweise bis 6 cm H_2O gesteigert werden. Ein einfaches CPAP-System ist in Abb. 7-2 dargestellt.

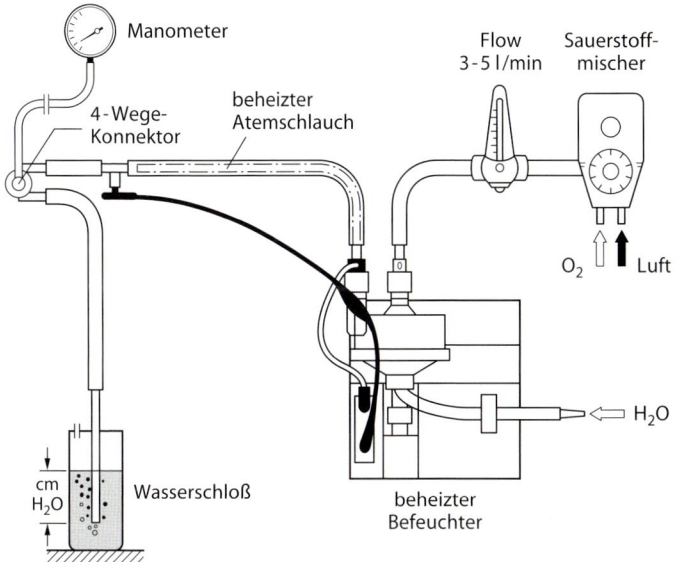

Abb. 7-2. Schlauchsystem für kontinuierlich-positiven Atemwegsdruck (CPAP). Das System kann mit Adaptern (4-Wege-Konnektor) für Endotrachealtubus versehen werden

7.2.3 Komplikationen und Nebenwirkungen

- „CPAP-Toxizität": CO_2-Akkumulation durch Behinderung der Exspiration, besonders bei PEEP über 6 cm H_2O. Es folgen respiratorische Azidose, vermindertes Atemminutenvolumen, Verminderung des venösen Rückstroms, Herzinsuffizienz.
- Extraalveoläre Gasansammlung (interstitielles Emphysem, Pneumomediastinum, Pneumothorax, Pneumoperikard, s. 8.5).
- Schleimansammlungen hinter dem Nasentubus, insbesondere wenn dieser nicht tief genug eingeführt und nicht mindestens alle 12 h gewechselt wird. Regelmäßig absaugen!
- Überblähung von Magen/Darm, insbesondere bei hohem Gasfluß. NEC ist eine Kontraindikation für Nasen-CPAP.

7.3 Formen der Beatmung

Für eine erfolgreiche künstliche Beatmung kann es keine festgelegten Regeln geben. Die beste Beatmungsform muß gemäß der Erkrankung des Kindes, dem vorhandenen Respirator und den Erfahrungen des behandelnden Teams herausgefunden werden. Vor allem bei der Frequenz hat man meist etwas Spielraum, um so zu beatmen, daß das Kind sich wohlfühlt und nicht gegen das Gerät atmet. Die im folgenden dargestellten Beatmungsstrategien stellen keine starren Richtlinien dar (an manchen Kliniken wird anders und deswegen nicht schlechter beatmet), haben sich jedoch in unseren Händen bewährt und sollen es dem Anfänger erleichtern, sich in der Vielfalt der Beatmungstechniken zurechtzufinden.

7.3.1 Intermittierende Positivdruckbeatmung (IPPV)

Während der Inspiration wird Gas mit konstantem Fluß und begrenztem Spitzendruck in die Lunge geblasen. In der Exspiration, während der das Beatmungsgerät nicht aktiv ist, entleert sich die Lunge aufgrund ihrer Elastizität von selbst. Der Druck sinkt wieder auf den Exspirationsdruck ab, wobei die Geschwindigkeit der Entleerung von verschiedenen pulmonalen Faktoren abhängt.

Inspiratorische Strömungscharakteristik, mittlerer Atemwegsdruck und erzieltes Atemzugvolumen sind von der Höhe des Gasflusses abhängig: Je höher der Flow, desto früher wird das inspiratorische Druckplateau erreicht (Abb. 7-3).

7.3.2 Prolongierte Inspiration

Prolongierte Inspirationsdauer erhöht den Atemmitteldruck und ermöglicht verbesserte Oxygenierung auch mit niedrigerem Spitzendruck. Sie ist eine wirksame Behandlungsform für schwere Oxygenierungsstörungen, die jedoch wegen ihrer Pneumothoraxgefahr nur bei niedriger Respiratorfrequenz, wenig PEEP und ruhigem Kind eingesetzt werden kann.

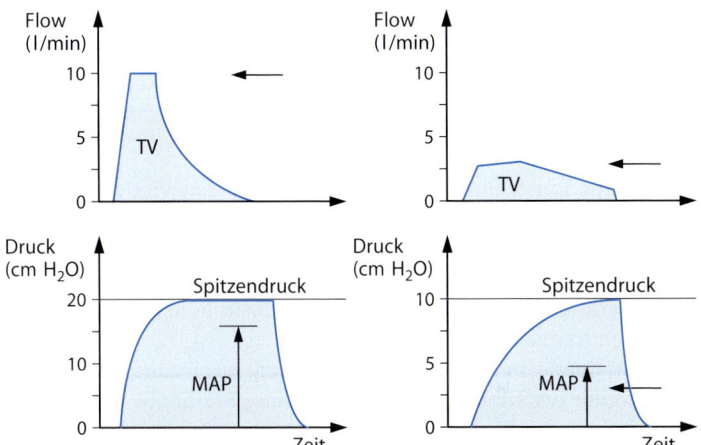

Abb. 7-3. Inspiratorische Druck-Flow-Diagramme bei intermittierender Positivdruckbeatmung mit konstantem Fluß und vorgegebener Druckbegrenzung. Bei gleichem inspiratorischen Spitzendruck hängen Atemzugvolumen (TV) und mittlerer Atemwegsdruck (MAP) ganz wesentlich von der Höhe des Gasflußangebots ab. Im rechts dargestellten Beispiel ist der Fluß zu niedrig, der angewählte Inspirationsdruck wird erst spät erreicht, Mitteldruck und Atemzugvolumen sind niedrig

7.3.3 Intermittierend-mandatorische Ventilation (IMV)

Eine dem Neugeborenen besonders angepaßte Ventilationsform: Beatmung mit niedriger Frequenz, wobei das Kind zwischen den einzelnen Respiratorzyklen spontan atmen kann. Die Technik kann mit CPAP oder PEEP kombiniert werden. Der Spontanatmungsanteil läßt sich allmählich steigern, so daß eine schonende Entwöhnung vom Beatmungsgerät möglich ist. Niederfrequente Beatmung ohne IMV ist wegen des hohen Pneumothoraxrisikos heute weitgehend verlassen. Kontrollierte Beatmung garantiert das Atemminutenvolumen, IMV erfordert Eigenatmung des Kindes.

7.3.4 Synchronisierte/assistierende Beatmung

Die Respiratorfrequenz wird der Eigenatmung des Neugeborenen angepaßt und ein Gegenatmen des Kindes verhindert. Dies wird ermöglicht durch:

- Manuelle Einstellung, wobei die Eigenatemfrequenz durch kurzes Umschalten auf CPAP oder Beutelbeatmung ermittelt wird, meist dem Gestationsalter umgekehrt proportional ist und beim Frühgeborenen zwischen 50 und 90/min liegt [28]. Je kürzer die am Gerät eingestellte Inspirationszeit, desto höher ist die Spontanatemfrequenz des Kindes [72].
- Assistierende Beatmungsgeräte, die den inspiratorischen Triggerimpuls des Kindes zum Auslösen eines Atemhubs verwenden (nicht bei allen Neugeborenenrespiratoren möglich).

Synchronisierte Beatmung verkürzt die Beatmungsdauer (EB Ia) [8, 12, 29], senkt die Notwendigkeit von Sedierung und Relaxierung (s. S. 141) ebenso wie das Risiko von interstitiellem Emphysem und Pneumothorax [28]. Synchronisierte intermittierend-mandatorische Ventilation (SIMV) bedeutet, daß die Rhythmik des Beatmungsgeräts sich an die Spontanatmung des Kindes anpaßt, so daß ein endinspiratorisch-mandatorischer Atemzug vermieden wird. Assistierende Beatmung ist das überlegene Verfahren zur Entwöhnung von Frühgeborenen über 27 Gestationswochen (EB Ib) [11].

7.3.5 Hochfrequenzbeatmung (HFPPV)

Bei höheren Frequenzen muß eine der pulmonalen Zeitkonstante entsprechende Ausatemzeit gewährleistet sein, um unbeabsichtigten alveolären PEEP („gas trapping") zu verhindern [65]. Die minimal erforderliche Exspirationszeit beträgt beim Frühgeborenen mit Atemnotsyndrom 0,25 s, beim reifen Kind mit Mekoniumaspiration 0,5 s. Abbildung 7-1 gibt die Zeitkonstante zur Berechnung der minimalen Ausatemzeit in Abhängigkeit von Compliance und Resistance wieder. Bei einer Frequenz von 60–180/min wird die Eigenatmung des Kindes meist reflektorisch ausgeschaltet. Die Methode erlaubt eine Ventilation mit niedrigem Atemwegsmitteldruck [22] und verbessert die Oxygenierung durch vermehrte molekulare Gasdiffusion [75]. Sie wird insbesondere bei der persistierenden pulmonalen Hypertension (PPHN) und u.U. beim Atemnotsyndrom von Kindern <1000 g eingesetzt, wenn diese schwere Oxygenierungsstörungen haben oder gegen den Respirator atmen. Die ursprüngliche Hoffnung, mit der Hochfrequenzbeatmung die Entstehung einer bronchopulmonalen Dysplasie (s. S. 189) verhindern zu können, wurde durch kontrollierte Studien nicht bestätigt, jedoch ist bei einer Beatmungsfrequenz von 60/min die Pneumothoraxrate geringer als bei 40/min (EB Ib) [56, 59].

7.3.6 Hochfrequenzoszillation (HFOV)

Ein sehr kleines Atemzugvolumen (kleiner als der anatomische Totraum) wird durch eine oszillierende Kolbenpumpe oder eine schwingende Membran mit Frequenzen von 4–40 Hz (240 bis 2400/min) appliziert. Zwischen hoher Molekulargeschwindigkeit im Zentrum der Luftwege (Axialdispersion aufgrund asymmetrischer Geschwindigkeitsprofile) und einer vermehrten Molekulardiffusion am Rande (Radialdiffusion) besteht eine komplizierte Interaktion (Taylor-Dispersion), die einen Teil der HFOV-Wirkung erklärt [75]. HFOV ist beim interstitiellen Lungenemphysem sinnvoll. Bei schwerem Lungenversagen ist der Einsatz der HFOV möglicherweise lebensrettend, wenn der Mitteldruck hoch genug ist, um die Lunge zu öffnen [26, 33]. Da mehrere randomisierte Studien und Metaanalysen keine Überlegenheit gegenüber konventioneller Beatmung zeigten (EB Ia) [36, 37, 9], verwenden wir sie bei Frühgeborenen nicht als Routinemethode.

Steuerung der HFOV s. Tabelle 7-6, S. 140.

7.3.7 NO-Beatmung

Inhalatives Stickstoffmonoxid (NO) wird zur Senkung des Druckes im Pulmonalkreislauf bei der PPHN eingesetzt [42, 61]. Stickstoffmonoxid wird physiologischerweise in den Endothelzellen der

Gefäße synthetisiert und diffundiert von dort aus zur benachbarten glatten Muskelzelle. Dort aktiviert NO die Guanylatcyclase, steigert die Synthese von cGMP und bewirkt eine Relaxierung der glatten Muskelzelle mit dem Ergebnis einer Vasodilation [35, 57, 58]. Indikationen zur Therapie mit iNO sind beim reifen und beinahe reifen (Gestationsalter >34 Wochen) Neugeborenen alle Erkrankungen, die zu einer pulmonalen Hypertension mit Rechts-links-Shunts auf Ductusebene bzw. über das Foramen ovale führen. Die Wirksamkeit ist in einer Reihe von randomisierten Studien belegt, so daß bei gegebener Verfügbarkeit von NO die Therapie mit Prostacyclin und Tolazolin als nichtselektiven Vasodilatatoren in den Hintergrund rückt (EB Ia) [15, 40, 43, 53, 61]. Eine Ausnahme stellt die Gruppe der Neugeborenen mit Zwerchfellhernie dar [53]. Bei Frühgeborenen zeigen die bisher veröffentlichten Studien und die Metaanalyse keinen positiven Effekt von NO auf Mortalität und Entwicklung einer chronischen Lungenerkrankung [39, 44, 25, 69].

7.4 Handbeatmung – Maskenbeatmung

Die Notfallbeatmung mit Beutel und Maske muß in jedem Kreißsaal und an jedem Intensivpflegeplatz jederzeit möglich sein. Vor ihrem Beginn müssen die Atemwege freigemacht werden (s. Reanimation, S. 31). Wir verwenden ausschließlich den Laerdal-Baby-Resu-Beutel mit Sicherheitsventil (Abb. 2-3, S. 35), PEEP-Ventil, Reservoirbeutel (ermöglicht hohe Sauerstoffkonzentration) und Manometer, welches über ein T-Stück am Konnektor angeschlossen wird. Die weiche Silikonmaske dichtet gut ab und hat einen niedrigen Totraum. Das Sicherheitsventil des Laerdal-Beutels verhindert unbeabsichtigte hohe Spitzendrücke. Bei entfalteter Lunge soll der Beutel mit den Fingern (Faustregel: 1 Finger pro kg Körpergewicht) komprimiert werden, nicht mit der Faust! Thoraxexkursionen beachten!

■ **Indikation.** Kreißsaalerstversorgung, kurzfristig erforderliche Reanimation, Verschlechterung am Respirator, insbesondere bei Verdacht auf Gerätefehlfunktion, nach Absaugen, bei Surfactantsubstitution und zum Auffinden der optimalen Beatmungsform bei schwieriger Respiratorsteuerung.

- **Kontraindikation zur Maskenbeatmung.** Mekoniumaspiration, Bauchwanddefekte (Omphalozele, Gastroschisis), Verdacht auf Zwerchfellhernie (eingesunkenes Abdomen, Herztöne rechts), Ösophagusatresie, interstitielles Lungenemphysem, Pneumothorax.

7.5 Endotracheale Intubation

Die Intubation sollten alle Ärzte einer Neugeborenenintensivstation sicher beherrschen. Dies kann auf Stationen mit großer Personalfluktuation zum Problem werden. Endotrachealtuben sollten nicht unnötig gewechselt werden: Der Zustand des Kindes kann sich durch die Umintubation dramatisch verschlechtern, das Risiko einer subglottischen Stenose steigt mit jeder erneuten Intubation [64]. Intubationen sollten sorgfältig vorbereitet und in Ruhe durchgeführt werden. Bei großen oder unruhigen Neugeborenen kann die Intubation durch Prämediaktion mit einem kurzwirkenden Barbiturat [52] oder mit Fentanyl [7] leichter und weniger traumatisch gemacht werden. Cave: Akute Thoraxrigidität! Keinesfalls darf bei einem ateminsuffizienten Frühgeborenen <1500 g ein Anfänger unter Zeitdruck „üben". Fehlversuche rechtzeitig abbrechen und das Neugeborene durch erneute Sauerstoffmaskenbeatmung oxygenieren! Intubation unter Monitorüberwachung (transkutane Gasanalyse) ermöglicht eine bessere klinische Überwachung (bei Bradykardie sofort abbrechen).

7.5.1 Vorbereitung

Assistenzperson zur Hilfestellung, Absprache der einzelnen Schritte, Tür schließen, Wärmelampe einschalten, Funktionskontrolle der Absaugung, pharyngeales Absaugen, Entleerung des Magens, kurze Sauerstoffmaskenbeatmung. Vollständiges Instrumentarium bereithalten:

▶ Laryngoskop Wis-Foregger mit 18-mm-Griff,
▶ Ersatzbatterien,
▶ gerade Spatel Größe 0 und 1 (Lichtkontrolle!),

- Säuglings-Magill-Zange,
- Vygon-Tuben 2,0/2,5/3,0/3,5 mm mit Adaptern,
- 2 Einmalabsaugkatheter mit Sekretfänger, Charr 8,
- Laerdal-Beatmungsbeutel mit Sauerstoffanschluß,
- Beatmungsmasken Größe 0 und 1,
- Stethoskop,
- Pflaster, Sicherheitsnadel zum Fixieren.

7.5.2 Orotracheale Intubation

Schultern durch zusammengefaltete Windel leicht erhöhen. Kopf in Mittelstellung in mäßig starker Deflexion. Laryngoskop mit Daumen, Zeige- und Mittelfinger der linken Hand greifen und mit dem 4. und 5. Finger das Kinn umfassen. Dadurch wird der Kopf fixiert und der Kieferwinkel leicht angehoben. Einführung des Spatels über den rechten Mundwinkel und Abdrängung der Zunge nach links. Zahnleiste nicht verletzen! Spatel vorschieben, bis Epiglottis ins Gesichtsfeld tritt. Die Spatelspitze kann entweder über die Epiglottis oder in die Valleculae epiglotticae geführt werden. Druck mit dem kleinen Finger der linken Hand von außen auf den Larynx, so daß das Aufrichten des Kehlkopfeingangs durch die Spatelspitze unterstützt wird. Die Epiglottis befindet sich im Gesichtsfeld. Nach dorsal ist die Stimmritze sichtbar (Abb. 7.4). Vorschieben des Tubus in den Kehlkopfeingang. Bei Engstellen der Stimmbänder tritt hierbei gelegentlich ein Hindernis auf.

7.5.3 Nasotracheale Intubation

Lagerung wie bei orotrachealer Intubation. Der (angefeuchtete) Tubus wird am Unterrand des Nasengangs vorgeschoben (oben sind die Nasenmuscheln!). Bei sehr engem Nasengang (insbesondere bei Kindern <1000 g) läßt er sich einfacher über einen vorher eingeführten 6-Charr-Absaugkatheter vorschieben. Behinderungen im Verlauf des Nasengangs lassen sich meist durch leichte Drehbewegungen überwinden. Das weitere Vorgehen entspricht der orotrachealen Intubation. Ist der Tubus im Pharynx sichtbar, wird seine

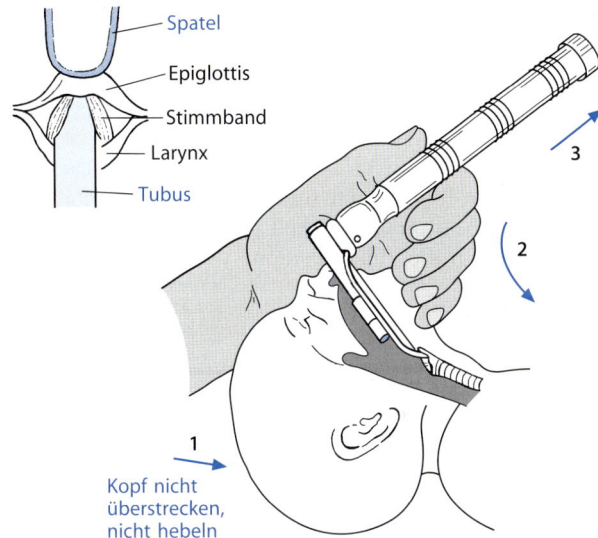

Abb. 7-4. Lagerung, Laryngoskopführung und Einblicksfeld bei Intubation

Spitze unter laryngoskopischer Sicht mit einer Säuglings-Magill-Zange gefaßt und in den Tracheaeingang geführt (Uvula nicht verletzen!). Vorteil der nasotrachealen Intubation: stabilere Fixierung (besonders wichtig auf Transport), bessere orale und pharyngeale Hygiene.

7.5.4 Lokalisationskontrolle

Inspektion: Thoraxbewegungen symmetrisch? Auskultation: Gleichmäßige Belüftung beider Lungen? Spiegelprobe: Exspiratorischer Beschlag am Tubusende bei Spontanatmung? Palpation: Die Position ist korrekt, wenn die Tubusspitze (bei der Intubation) mit dem kleinen Finger in der Fossa jugularis suprasternal tastbar ist. Röntgenkontrolle (obligat nach jeder Intubation): Korrekte Position zwischen den Medialenden der Claviculae (in der Mitte zwischen Stimmbändern und Carina). Die mittlere Entfernung Larynx–

Carina beträgt beim reifen Neugeborenen 5,7 cm. Wichtig: Kopf und Schultern während der Röntgenaufnahme in mittlerer Position halten. Die Tubusspitze wandert bis zu 2,8 cm nach oben, wenn der Kopf von der vollständig gebeugten zur vollständig dorsal flektierten Position bewegt wird, und bis zu 1,2 cm nach oben bei Drehung des Kopfs nach der Seite [20]. Tubusposition am Naseneingang zum Zeitpunkt der Röntgenaufnahme auf dem Röntgenbild notieren.

Auf dem Beatmungsprotokoll sollte vermerkt werden: wievielter Tubus, Tubusgröße, Tubusposition.

7.5.5 Tubusfixierung

Sicherung des Tubus gegen unbeabsichtigtes Tieferrutschen durch eine seitlich (am Rande des Lumens, sonst Probleme beim Absaugen) durch den Tubus gesteckte, horizontal fixierte Sicherheitsnadel 5 mm vor dem Naseneingang (Position s. Tabelle 7-3). Fixierung durch eingeschnittenes Heftpflaster: Ganzen Streifen vom Nasenrücken bis Glabella, halben Heftpflasterstreifen (max. 5 mm breit) nach einmaliger Umrundung des Tubus auf die (entfettete) Wangenhaut kleben.

Tabelle 7-3. Größe und Position des Nasotrachealtubus

Gewicht [g]	Körperlänge [cm]	Tubuslänge bis zur Nadel [cm]	Tubusgröße [mm]
500	33	7,0	2,0
750	35	7,5	(2,0)–2,5
1000	37	8,0	2,5
1250	39	8,5	2,5
1500	41	9,0	2,5
1750	43	9,5	3,0
2000	45	10,0	3,0
2500	48	10,5	3,0
3000	50	11,0	3,0–(3,5)
3500	52	11,0	3,5
4000	54	11,5	3,5
>4000	>54	12,0	3,5

7.6 Steuerung der Beatmung

7.6.1 Initiale Respiratoreinstellung

Tabelle 7-4. Schematisierte *initiale* Respiratoreinstellung für typische neonatale Beatmungssituationen. Muß nach Begleitumständen (z.B. Emphysem), Auskultationsbefund (sofort) und Blutgasanalyse (nach 20 min) modifiziert werden. *Faustregel:* P_{insp} so hoch, daß sich der Thorax hebt und mit dem Stethoskop ein respiratorisches Atemgeräusch zu hören ist. Frequenz etwas über der Spontanatemfrequenz. Flow so hoch, daß P_{insp} nach $^1/_3$ bis $^1/_2$ Inspirationszeit erreicht wird (ist vom Gerätetyp abhängig)

Krankheitsbild und angenommenes Gewicht	F_iO_2	Flow [l/min]	P_{insp} [cm H_2O]	PEEP [cm H_2O]	MAP [cm H_2O]	Frequenz [min^{-1}]	Insp. Zeit [s]
Zentrale Apnoen 1000 g	0,21	5	12	2	4	30	0,2
Atemnotsyndrom 1500 g	0,90	6	25	4	12	50	0,3
Pneumothorax 2000 g	0,50	6	14	0	4	80	0,2
Herzinsuffizienz 3000 g	0,40	10	14	0	4	40	0,3
Mekoniumaspiration/ PPHN 3500 g	1,0	15	30	2	14	60	0,3

7.6.2 Akute Verschlechterung am Respirator

- Beatmungsgerät dekonnektieren und Beatmung mit Beutel und F_iO_2 1,0; dabei
- Auskultation: kommt Luft an? Exspiration aus Tubus? Seitengleiche Belüftung? Rasselgeräusche? Sekret?
- Vor deutlicher Erhöhung der Beatmungsparameter oder Sedierung folgende Ursachen ausschließen:
  1. Fehlfunktion des Respirators → anderes Gerät einsetzen (s. S. 162).
  2. Lunge voller Sekret → absaugen, evtl. spülen (s. S. 154).
  3. Tubus verstopft → absaugen, evtl. umintubieren (s. S. 148).
  4. Tubusfehllage → zurückziehen oder korrekte Reintubation (s. S. 149).
  5. Pneumothorax → je nach Zustand sofortige entlastende Probepunktion oder Drainage, Kontrolle mit Kaltlichtlampe, Röntgenthorax (s. S. 184).
  6. Hypotension → Plasmainfusion, Katecholamine.

7.6.3 Änderung von Beatmungsparametern und deren Auswirkung

■ **Prinzip.** Jede Veränderung dokumentieren und durch Blutgasanalyse innerhalb von 20 min kontrollieren. Stets nur einen Parameter ändern.

■ **Zeitgesteuerte Respiratoren.** Inspirationsdruck (Pinsp) jeweils um 2 cm H_2O heben oder senken, PEEP anfangs gewöhnlich 3 cm H_2O, Änderungen um 1–2 cm H_2O, Frequenz in Stufen zu 5/min senken oder steigern.

■ **Volumengesteuerte Respiratoren.** Sie werden bei Neugeborenen kaum noch verwendet. Bei der Berechnung des Atemzugvolumens muß das Tubusleck berücksichtigt werden.

Inspirationsdruck (Pinsp oder PIP; „peak inspiratory pressure")

- **Wirkung.** Erhöhung bewirkt Anheben des MAP (mittlerer Atemwegsdruck), damit Verbesserung der Oxygenierung. Erhöhung der alveolären Ventilation über eine Erhöhung des Atemzugvolumens, damit Erniedrigung des PCO_2.

- **Gefahr.** Barotrauma/Volutrauma! Deshalb Pinsp stets so hoch wie nötig und so niedrig wie möglich halten, sonst Gefahr der pulmonalen Schädigung (s. S. 184, 192).

PEEP („positive end-expiratory pressure")

- **Wirkung.** Erhöhung bewirkt Anstieg des MAP, dadurch verbesserte Oxygenierung. Die Erhöhung des PEEP ist die effektivste Art, den MAP zu erhöhen: adäquater PEEP verhindert den Alveolarkollaps, verbessert das Ventilations-Perfusions-Verhältnis und fördert die Ausschüttung von Surfactant.

- **Gefahr.** Bei erhöhtem PEEP steigt die Gefahr der Lungenüberblähung, des interstitiellen Emphysems und des Pneumothorax. Behinderung des venösen Rückstroms.

! Merke: Erhöhung des PEEP ohne Erhöhung des Inspirationsdrucks vermindert die inspiratorisch-exspiratorische Druckdifferenz, die der entscheidende Parameter für das Atemminutenvolumen und damit für die alveoläre Ventilation ist: Dies kann zum PCO_2-Anstieg führen.

MAP („mean airway pressure"; mittlerer Atemwegsdruck)

- **Bedeutung.** Korreliert direkt mit der Sauerstoffaufnahme: Höherer MAP bedeutet verbesserte Oxygenierung.

- **Ausnahme.** Bei interstitiellem Lungenemphysem kann eine bessere Oxygenierung durch Erniedrigung des MAP erreicht werden.

- **Gefahr.** Hoher MAP bewirkt hohen intrathorakalen Druck, Herzbelastung, Erhöhung des zentralen Venendrucks und damit des Hirnvenendrucks: erhöhte Hirnblutungsgefahr (s. S. 392).

F_iO_2 („fraction of inspired oxygen"; O_2-Konzentration im Atemgas)

- **Wirkung.** Erhöhung bewirkt Anstieg des PaO_2.

- **Gefahr.** Hohe O_2-Konzentrationen in der Lunge (F_iO_2 über 0,6) führen zunächst zu reversiblen, spätestens nach ca. 3 Tagen zu chronischen Lungenschäden: Gefahr der BPD steigt. Jede unkontrollierte O_2-Zufuhr birgt das Risiko der Retinopathie in sich (s. S. 110)!

Inspirationszeit (T_{insp})

- **Wirkung.** Verlängerung bewirkt MAP-Anstieg, daher verbesserte Oxygenierung.

- **Verkürzung.** MAP sinkt; soll MAP gleich gehalten werden, so sind höherer Druck und höherer Flow erforderlich.

- **Gefahr.** Je länger T_{insp}, desto eher Überblähung.

! **Merke:** Je länger die Inspirationszeit, um so niedriger kann der Flow gehalten werden; je kürzer die Inspirationszeit, um so höherer Flow ist notwendig.

Beatmungsfrequenz (f)

- **Wirkung.** Erhöhung bewirkt Anstieg des Atemminutenvolumens. Dies bedeutet eine vermehrte alveoläre Ventilation; als Folge sinkt der PCO_2. Umgekehrt steigt bei verminderter Frequenz der PCO_2 an, bis die durch den erhöhten PCO_2 stimulierte Eigenatmung des Kindes einen weiteren Anstieg bremst.

- **Gefahr.** Hohe Frequenz kann zu niedrigem PCO_2 führen; PCO_2 unter 35–30 mmHg drosselt die Hirndurchblutung. Höhere Beatmungsfrequenzen (>60/min) können auch bei Reduktion des I : E-Verhältnisses zur Alveolenüberblähung führen („inadvertent PEEP", [65]). Aufgrund der notwendigerweise kürzeren Inspirationszeit bei höherer Frequenz muß ein höherer Flow eingesetzt werden: Dies führt zu einer Zunahme der intrapulmonalen Scherkräfte.

Merke: Bei einer Atemfrequenz über 60/min muß die Exspirationszeit relativ länger werden als die Inspirationszeit, da sonst die Gefahr der Lungenüberblähung zunimmt.

Flow (Gasfluß/min)

■ **Wirkung.** Der Flow bestimmt die Geschwindigkeit des Druckanstiegs während der Inspiration. Erhöhter Flow führt über Erhöhung des MAP zu besserer Oxygenierung.

■ **Gefahr.** Erhöhung des Flows: Vermehrung der Scherkräfte innerhalb der Atemwege. Daher erhöhtes Risiko von interstitiellem Lungenemphysem, Pneumothorax und BPD. Bei sehr hohem Flow kommt es zu Verwirbelungen im Konnektor und daher zur Verminderung des Atemzugvolumens.

7.6.4 Verbesserung der Oxygenierung

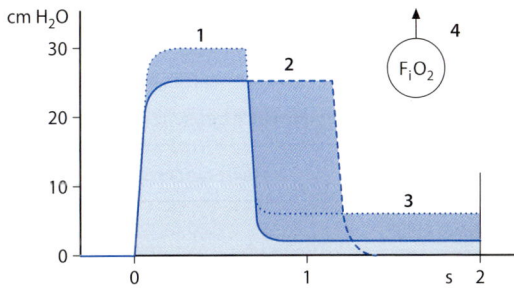

Abb. 7-5. Möglichkeiten zur Verbesserung der Oxygenierung. 1 Erhöhung des Inspirationsdrucks, 2 Prolongierung der Inspirationsdauer, 3 Erhöhung des PEEP, 1–3 erhöhen den MAP, 4 Erhöhung der Sauerstoffkonzentration

7.6.5 Steuerung der Beatmung

Tabelle 7-5. Steuerung der Beatmung. Zur Vereinfachung ohne Berücksichtigung von Störungen im Säure-Basen-Haushalt, die in der Praxis meist parallel zu den respiratorischen Veränderungen stattfinden

Blutgasveränderung	Möglichkeit der Korrektur
1. Hyperkapnie: PCO_2 zu hoch	Gasfluß↑
	Frequenz↑
	Inspirationsdruck↑
	Atemzugvolumen oder AMV↑
	ggf. Totraum↓
2. Hypokapnie: PCO_2 zu niedrig	Gasfluß↓
	Frequenz↓
	Inspirationsdruck↓
	Atemzugvolumen oder AMV↓
3. Hyperoxämie: P_aO_2 zu hoch	F_iO_2↓
	PEEP↓
	Inspirationsdruck↓
4. Hypoxämie: P_aO_2 zu niedrig	F_iO_2↑
	PEEP↑
	Inspirationsdruck↑
	Inspirationszeit↑
5. Respiratorische Globalinsuffizienz: PCO_2 zu hoch und P_aO_2 zu niedrig	Inspirationsdruck↑
	Frequenz↑
	Inspirationszeit↑
	Atemzugvolumen oder AMV↑
6. CPAP-Toxizität: PCO_2 zu hoch und P_aO_2 normal oder hoch	PEEP↓

Tabelle 7-6. Steuerung der Hochfrequenz-Oszillationsbeatmung (HFOV)

Problem	Parameteränderung
Hypoxie	MAP↑
	FiO2↑
	I-Zeit↑
	Flow↑
Hyperkapnie	Amplitude
	Frequenz↑

7.6.6 Sedierung, Analgesie, Relaxierung

Künstliche Beatmung ist nicht gleichbedeutend mit Schmerz. Die der Ateminsuffizienz zugrundeliegende Erkrankung kann jedoch so schmerzhaft sein, daß eine analgetische Behandlung indiziert ist [1, 2]. Bei kurzfristigem Schmerz (Punktion, Verbandswechsel) hat perlinguale Sukrose eine gute analgetische Wirkung [41, 68]. Bei unangenehmen Prozeduren kann eine Sedierung nötig werden [55], wobei stets sorgfältiges Abwägen des Risikos nötig ist. Zentral wirksame Substanzen sind bei Neugeborenen nur nach strenger Indikation und unter größter Zurückhaltung einzusetzen [3]. Sie können Histaminausschüttung auslösen und Atemstörungen bewirken oder weiter verstärken. Ihre Wirkung auf pulmonalen Gefäßwiderstand, Thermoregulation und Darmmotilität (Ileusgefahr!) ist kaum vorauszusehen. In Abhängigkeit von der funktionellen Reife des Kindes kommt es zudem leicht zu toxischer Akkumulation.

Sedativa

- Midazolam (Dormicum) ED 100 µg/kg, Erhalt 50 µg/kg/h.
- Diazepam (Diazemuls) ED 0,2 mg/kg i.v., bis 3mal tägl. (rascher Wirkungseintritt).
- Phenobarbital (Luminal) SD 15–20 mg/kg, Erhalt 3–5 mg/kg/24 h (langsam wirkend, Gefahr der Akkumulation, proapoptotische Wirkung).
- Chloralhydrat ED 25–50 mg/kg oral oder rektal (einmalige Gabe).

■ **Indikation.** Starke Unruhezustände, die das Leben des Kindes bedrohen und sich durch Lagerung, Ernährung, optimale Pflegetemperatur und Beatmungstechnik nicht beeinflussen lassen, z.B. Ankämpfen gegen den Respirator, Opiatentzugssyndrom, Unterstützung der Relaxierung.

Ein täglicher Auslaßversuch der Sedierung reduziert beim Erwachsenen die Dauer der Respiratorabhängigkeit [45].

Analgetika

- Pethidin (Dolantin) ED 0,5–1 mg/kg i.v., bis 3mal tägl.
- Morphinsulfat ED 150 µg/kg in 2 h i.v. Erhalt 10 µg/kg/h.
- Fentanyl ED 3 µg/kg i.v. Erhalt 1 µg/kg/h (nur bei Beatmeten).

■ **Indikation.** Deutlich erkennbare Schmerzen, z.B. postoperativ, Peritonitis. Kurzfristige schmerzhafte Eingriffe. Präfinale Zustände, sofern nicht ohnehin CO_2-Narkose besteht.

Merke: Phenobarbital ist *kein* Schmerzmittel.

Relaxierung

Sie ist ebenso wie die Sedierung während der Beatmung von Neugeborenen meist entbehrlich, sofern Schmerz- und Krankheitszustände kausal bekämpft werden, das Prinzip des Minimal handling (s. S. 17) beachtet, nach der optimalen Beatmungsfrequenz (synchronisierte Beatmung, s. S. 128) gesucht und das Kind nach Überwinden seiner Ateminsuffizienz frühzeitig extubiert wird. Nur wenn es nicht anders gelingt, ein Ankämpfen des Kindes gegen den Respirator zu verhindern, besteht wegen der Pneumothoraxgefahr eine Indikation zur medikamentösen Ruhigstellung [30].

- Pancuronium ED 40 µg/kg, Wiederholung nach Bedarf.
- Vekuronium, Sättigungsdosis 0,1 mg/kg, Erhalt 0,05 mg/kg/h.

■ **Indikation.** Gefahr des Air leaks, z.B. interstitielles Emphysem/drohender Pneumothorax, Notwendigkeit prolongierter Inspiration bei großen und sehr unruhigen Kindern.

- Blase in regelmäßigen Abständen exprimieren.
- Sorgfältige Kreislaufüberwachung (Gefahr von Hypotension und persistierender pulmonaler Hypertension).

7.7 Beatmung nach Surfactantsubstitution

Die optimale Beatmungsstrategie nach Surfactantbehandlung ist unbekannt, kontrollierte Studien gibt es bislang nicht. Beim Frühgeborenen mit Atemnotsyndrom sind innerhalb von Minuten nach Substitution von natürlichem Surfactant folgende Veränderungen zu erwarten:

- Reduktion des Rechts-links-Shunts,
- Anstieg von Atemzugvolumen und funktioneller Residualkapazität,
- Anstieg der Compliance,
- Abfall der Resistance,
- Verlängerung der Zeitkonstante,
- große Variabilität der Reaktion [63].

Bei den meisten Kindern muß deshalb die Einstellung des Beatmungsgerätes entsprechend den Blutgasen relativ rasch adjustiert werden. Kontinuierliche Beobachtung des Kindes (Hautfarbe, Thoraxexkursionen, Atemgeräusch) und kontinuierliche transkutane Registrierung von PO_2 und PCO_2 sind unabdingbar. Wir passen den Respirator nach den in Tabelle 7-7 aufgeführten Prinzipien an.

Wegen der Gefahr von Überblähung („inadvertent PEEP") vermeiden wir nach Surfactant lange Inspirationszeiten und hohe Beatmungsfrequenzen. Röntgenthoraxkontrolle 1 h nach (erster) Surfactantsubstitution.

Tabelle 7-7. Steuerung der Beatmung nach Surfactantsubstitution: Arzt bleibt am Inkubator bis die Beatmungseinstellungen korrigiert und die transkutanen Blutgaswerte stabil sind

	Veränderte Größe		Orientierung an
Zunächst:	F_iO_2	↓	$tcPO_2/P_aO_2$
	Exsp.-Zeit	↑	} Thoraxbewegungen
	Insp.-Zeit	↓	
Danach:	Insp. Druck	↓	PCO_2, Röntgenbild
	Frequenz	↓	wenn > 60/min
	PEEP	↓	wenn > 4 cm H_2O

7.8 Entwöhnung

Die Entwöhnung vom Beatmungsgerät sollte zum frühestmöglichen Zeitpunkt erwogen werden, z.B. wenn das Neugeborene

- mit einer F_iO_2 <0,5 auskommt,
- bei guter Blutgasanalyse gegen den Respirator atmet,
- das Absaugen ohne Beeinträchtigung seines Allgemeinzustands verträgt.

Entwöhnung stufenweise durchführen, immer nur einen Beatmungsparameter verändern, kontinuierlicher transkutaner PO_2 und PCO_2 oder Blutgasanalyse innerhalb von 20 min. nach jeder Veränderung. Frequenz senken und Übergang auf CPAP [16]. Bei IMV-Atmung und CPAP nach jedem Absaugen wegen Gefahr von Atelektasen und Erschöpfung kurz mit dem Beutel beatmen (s. S. 154). Das Akzeptieren von PCO_2-Werten 45–55 mmHg verkürzt im Vergleich zu 35–45 mmHg die benötigte Beatmungsdauer [47]. Die Entwöhnung über nasalen CPAP ist häufiger [11], die über trachealen CPAP seltener (EB Ib) [70] erfolgreich als die direkte Extubation zur Spontanatmung. In Bauchlage ist die Oxygenierung besser als in Rückenlage [49].

Die im folgenden beschriebenen *Entwöhnungsformen* haben sich bei uns bewährt.

Kind >1500 g, Atemnotsyndrom, F_iO_2 >0,6

- Zunächst P_{insp} ↓, minimal 12 cm H_2O (Atelektasengefahr),
- danach F_iO_2 ↓ bis ca. 0,4,
- danach Inspirationszeit ↓,
- danach Frequenz ↓,
- über IMV → nasalen CPAP.

Frühgeborenes >27 Wochen mit assistierter Beatmung

- Keine Frequenzänderung,
- P_{insp} ↓ in Stufen zu 2 cm H_2O, minimal 12 cm H_2O,
- Inspirationszeit ↓, minimal 0,2 s,
- nach Extubation Nasen-CPAP.

Frühgeborenes <1500 g, F_iO_2 <0,4

- SIMV-Frequenz nicht <5–10 min (Tubuswiderstand!),
- kein trachealer CPAP,
- Extubation → Beginn Nasen-CPAP,
- intermittierendes Öffnen des Exspirationsschenkels.

Persistierende pulmonale Hypertension

- P_{insp} ↓, wenn F_iO_2 <0,6,
- PCO_2 langsam bis 35 mmHg steigen lassen.

Bronchopulmonale Dysplasie, F_iO_2 <0,6

- P_{insp} ↓, minimal 20 cm H_2O,
- danach Frequenz ↓,
- PCO_2 bis 70 mmHg akzeptieren, sofern pH kompensiert,
- kein trachealer CPAP,
- Sauerstoff über pränasale Sonde bis F_iO_2 0,6.

7.9 Extubation

- Zum frühestmöglichen Zeitpunkt: Reduktion von Beatmungskomplikationen und BPD.
- Bei Frühgeborenen unter 1500 g, bei denen der Tubus einen erheblichen Totraum darstellen kann, schon während intermittierend-mandatorischer Ventilation (s. S. 127) ggf. Koffein/Theophyllin ansetzen [21].
- Günstigen Zeitpunkt für die Extubation wählen; möglichst nicht kurz vor Schichtwechsel, Absprache mit Schwester.
- Unmittelbar vor Extubation: Magen mit Sonde entleeren, orales und tracheales Absaugen.

Vorsichtige Ventilation mit Beatmungsbeutel, die während des Zurückziehens des Tubus fortgesetzt wird. Am besten wird eine Atelektase vermieden, wenn der gelockerte Tubus durch einen Beatmungsstoß mit dem Beatmungsbeutel „herausgeblasen" wird.

- Unmittelbar nach Extubation: Bauchlagerung, Lungenauskultation.
- Nach 15 min: Blutgasanalyse.
- Bei Stridor: Decortin 2 mg/kg i.v. alle 6 h für die nächsten 24 h [13, 14, 17].
- Nahrungspause je nach klinischer Situation.

7.10 Beatmungskomplikationen

Künstliche Beatmung, insbesondere die über eine kurze Reanimation hinaus durchgeführte Langzeitbeatmung, ist von einer Fülle von akut oder chronisch verlaufenden Komplikationen begleitet, die zu Tod oder lebenslanger Behinderung führen können. Künstliche Beatmung darf deshalb nur auf einer Intensivbehandlungsstation durchgeführt werden, auf der rund um die Uhr genügend erfahrene Ärzte und Schwestern anwesend sind, die die im folgenden aufgelisteten Komplikationen beherrschen können.

7.10.1 Hypoxie

■ **Ursachen.** Da beim beatmeten Neugeborenen die Atemfunktion meist hochgradig gestört ist, kann ein Sauerstoffmangel sehr schnell eintreten, z.B. bei Hypoventilation, zu geringem Atemwegsdruck, Pneumothorax, ungenügender Überwachung während des Absaugens, Tubusobstruktion, Dekonnektion, technischem Defekt des Respirators, fehlkalibrierter Transoxode, Blutdruckabfall, schwerer Anämie usw.

■ **Folgen.** Hypoxisch-ischämische Läsion von Gehirn, Niere, Darm etc. (s. Postasphyxiesequenz, 2.4, s. S. 28).

7.10.2 Hyperoxie

■ **Ursachen.** Unüberwachte Erhöhung der F_iO_2 beim Absaugen, bei Beutelbeatmung etc. Zu seltene arterielle Blutgasanalyse, unterlassene transkutane PO_2-Überwachung, kritikloses Vertrauen in Pulsoximeter.

■ **Folgen.** Bronchopulmonale Dysplasie (O_2-Toxizität und Barotrauma potenzieren sich, s. S. 191), Netzhautschädigung (s. Retinopathie, S. 110).

7.10.3 Hypokapnie

■ **Ursachen.** Hyperventilation, Atemwegsdruck oder Frequenz zu hoch, Fehleinschätzung einer zentralen als pulmonale Atemstörung (häufig während des postnatalen Transportes), protrahierte Handbeatmung, fehlkalibrierte Transkapnode, zu seltene Blutgasanalyse. Auf manchen Neugeborenenintensivstationen wird gegenüber einem erniedrigten PCO_2 weniger sensibel oder langsamer reagiert als gegenüber einem erhöhten.

■ **Folgen.** Tetanie, Krampfanfälle (neuromuskuläre Erregbarkeit s. S. 362), zerebrale Minderperfusion mit ihren Folgen (s. hypoxisch-ischämische Hirnschädigung, S. 396).

7.10.4 Hyperkapnie

■ **Ursachen.** Hypoventilation, Atemwegsdruck oder Frequenz zu niedrig.

■ **Folgen.** Aufgrund fehlender Autoregulation der zerebralen Durchblutung erhöht sich das Risiko von intraventrikulärer Blutung (s. S. 392), insbesondere bei sehr unreifen Frühgeborenen in den ersten Lebenstagen.

7.10.5 Tubusobstruktion

Kann durch Abknicken oder Verstopfung eintreten.

■ **Symptome.** Akuter Verfall, Zyanose, Gegenatmung. Thoraxexkursionen nicht synchron mit dem Respirator. Starke jugulare und thorakale Einziehungen. Auskultatorisch kein Atemgeräusch.

▶ Negative Spiegelprobe: Ein vor den geöffneten Tubus gehaltener Spiegel beschlägt exspiratorisch nicht.
▶ Beim sofort durchzuführenden Versuch des Absaugens kann kein Sekret gewonnen werden.
▶ Absaugkatheter passiert den Tubus nicht.

■ **Therapie.** Tubus entfernen, Kind mit Maskenbeatmung und Sauerstoff sich erholen lassen, danach Reintubation.

■ **Prophylaxe.** Bei Beatmung mit richtig angewärmtem und angefeuchtetem Atemgas sowie regelmäßiger Trachealtoilette (s. S. 154) kommt es praktisch nicht zu Tubusverstopfungen!

7.10.6 Tubusdislokation

Dekonnektion und Dislokation des Endotrachealtubus sind wahrscheinlich die häufigsten Beatmungskomplikationen. Sie sollten durch den Leckalarm des Respiratormonitors sofort erkannt werden. Ansonsten kommt es zu folgenden Symptomen:

- akute Verschlechterung,
- Thoraxexkursionen nicht respiratorsynchron,
- Atemgeräusch ist abgeschwächt (dieses Symptom ist bei sehr kleinen Frühgeborenen nicht verläßlich).

■ **Dislokation in den Hypopharynx.** Atemgas bläst inspiratorisch aus dem Mund. Auskultation: quietschend-grobblasiges Atemgeräusch, besonders über dem Hals auskultierbar.

■ **Dislokation in den Ösophagus.** Geblähtes Abdomen, Atemgeräusch über dem Magen auskultierbar, negative Spiegelprobe.

■ **Dislokation in einen Hauptbronchus.** Atemgeräusch einseitig abgeschwächt (nicht verläßlich). Diese Komplikation führt besonders leicht zum Pneumothorax. Sie kann durch die auf S. 134 beschriebene Fixierung mit einer Sicherheitsnadel praktisch vollständig vermieden werden.

■ **Behandlung.** Bei Verdacht direkte Laryngoskopie; ggf. sofortige Reintubation.

■ **Prophylaxe.** Gute Fixierung des Nasotrachealtubus (mit Sicherheitsnadel). Tubus muß vor der Intubation abgemessen sein. Röntgenkontrolle nach jeder Intubation.

7.10.7 Druckschädigung

Durch den Tubus oder dessen Fixierung kommt es zu Nekrosen v.a. an der Nase: erweitertes Nasenloch, Septumdeviation, Vestibulumstenose, gespaltene Nase. Am Larynx: Stimmbandschädigung, heisere Sprache, subglottische Stenose. Am Gaumen: Gaumengrube oder Gaumenspalte. Die Schwere der Läsionen ist der Dauer der Intubation direkt proportional [64]. Die Deformierungen haben im allgemeinen eine erstaunlich gute Rückbildungstendenz.

Prophylaxe

- Aufhängung des Schlauchsystems, so daß an der Nase keine Hebelwirkung durch dessen Gewicht entstehen kann,
- drehbarer Tubuskonnektor bzw. -adapter,
- bei jeder Reintubation: Wechsel ins andere Nasenloch.

Subglottische Granulome und Stenosen können nach langer Beatmungsdauer, häufigem Tubuswechsel oder Verwendung eines zu großen Tubus entstehen [50]. Auch unsanfte Flexion und Extension des Halses (Röntgenaufnahme!) kann durch Bewegung des Tubusendes in der Trachea [20] eine Mukosaschädigung verursachen. Wir wechseln Endotrachealtuben nicht routinemäßig. Auch bei Langzeitbeatmung über viele Wochen führen wir keine Tracheotomie durch: Die Prognose eines tracheotomierten Säuglings ist ernst. In manchen Fällen von subglottischen Granulomen ermöglicht endoskopische Laserung eine Extubation.

7.10.8 Nosokomiale Infektionen

Auch wenn die hygienischen Voraussetzungen beachtet sind, wird unter Dauerbeatmung der Endotrachealtubus oft von Keimen besiedelt. Ggf. mikrobiologische Untersuchung des Trachealaspirates. Nosokomiale Infektionen sind auf S. 502 dargestellt.

7.10.9 Extraalveoläre Gasansammlungen

Sie kommen spontan bei etwa 1% aller Neugeborenen und als Beatmungskomplikation grundsätzlich bei jeder Form von mechanischer Atemhilfe gehäuft vor.

Pathogenese s. 8.5. Oft löst ein Pneumothorax eine intraventrikuläre Blutung aus [38] (s. S. 392). Folgende Beatmungssituationen führen besonders leicht zu extraalveolären Gasansammlungen:

- prolongierte Inspiration,
- Hyperventilation mit hohem Inspirationsdruck,
- hoher PEEP oder CPAP,
- Reanimation in akuter Situation mit forcierter Beutelbeatmung,
- ungenügende Sedierung eines Neugeborenen, das stark gegen den Respirator atmet,
- fehlerhafte Absaugtechnik (s. S. 154),
- Mekoniumaspiration (s. S. 179),
- hypoplastische Lunge (z.B. Potter-Sequenz, Zwerchfellhernie).

7.10.10 Nekrotisierende Tracheobronchitis

Schwere Schädigung des Trachealgewebes, v.a. nach Hochfrequenzjetbeatmung, bei ungenügender Atemgasanfeuchtung, möglicherweise auch nach Tracheaverletzung durch Endoskopie oder andere Manipulation [48]. Tiefe Nekrosen, zirkuläre narbige Strikturen, diffuse Stenosierung von Trachea und Bronchien. Symptome: schwerer in- und exspiratorischer Stridor, meist erst einige Wochen nach der Geburt durch Trachealstriktur. Überblähung („trapped air"). Diagnose durch Tracheographie oder Endoskopie.

7.10.11 Bronchopulmonale Dysplasie (s. 8.6)

Neben der Sauerstofftoxizität spielen Scherkräfte, Volu- und Barotrauma und Infektionen eine wichtige Rolle bei der Entstehung der BPD. Das Krankheitsbild ist auf S. 189 dargestellt.

7.11 Pflege des beatmeten Neugeborenen

Der Beginn einer künstlichen Beatmung stellt fast nie die Lösung eines klinischen Problems dar, bedeutet aber immer den Anfang einer ganzen Reihe neuer Probleme. Jedes künstlich beatmete Neugeborene muß kontinuierlich überwacht werden und benötigt permanent

- eine Pflegekraft, die nach Möglichkeit kein anderes Kind gleichzeitig zu betreuen hat;
- einen Vitalfunktionsmonitor zumindest für die Herz- und Atemtätigkeit sowie für transkutane Gasanalyse;
- einen Respiratormonitor für die technischen Funktionen des Beatmungsgeräts;
- einen Verordnungsbogen, auf dem alle ärztlichen Verordnungen vermerkt und nach Durchführung von der Schwester gegengezeichnet werden;
- eine 24-h-Kurve, auf der alle diagnostischen und therapeutischen Daten sowie Änderungen des klinischen Zustands dokumentiert werden;
- ein Beatmungsprotokoll, das alle Blutgasanalysen, Respiratoreinstellungen und ihre Veränderung, die Werte der transkutanen PO_2- und PCO_2-Messung sowie ggf. die Lungenfunktionsmessungen enthält.

7.11.1 Überwachung

Bei Bedarf, meist zweistündlich, durch die Schwester:

- Hautfarbe,
- periphere Durchblutung,
- Körpertemperatur,
- Herzfrequenz (Bradykardie beim Absaugen?),
- Atemfrequenz, Retraktionen,
- Beobachtung der Thoraxexkursionen (synchron mit Respirator?)
- Lungenauskultation (Atemgeräusch, Tubuslage, Flowrate, PEEP-Effektivität, Pneumothorax),
- Blutdruck,
- Aktivität,
- Spontanmotorik,
- Einstellung des Beatmungsgeräts (s. S. 135).

*Mindestens 12stündlich allgemeine Untersuchung durch den **Arzt**:*

- Lungenauskultation,
- Herzauskultation (ggf. Beatmungsgerät oder CPAP kurz dekonnektieren),
- Abdomenauskultation,
- Lebergröße,
- Abdomenpalpation,
- Femoralispulse,
- Fontanelle,
- Hautturgor (Schleimhäute!),
- Mikrozirkulation (Rekapillarisierungszeit!),
- Einstellung des Beatmungsgerätes (s. S. 135).

Nach klinischer Indikation:

- Thoraxröntgenaufnahme,
- Lungenfunktionsmessung,
- Schädelsonographie,
- Echokardiographie,
- Einstellung des Beatmungsgerätes (s. S. 135).

7.11.2 Absaugen des Trachealtubus

Häufigkeit

Nach klinischem Bedarf (Sekretmenge, Auskultationsbefund). Beim Atemnotsyndrom ist in den ersten 24 h meist nur sehr wenig Sekret vorhanden (Surfactantmangel), bei Langzeitbeatmeten wird durch häufiges Absaugen die Sekretmenge vermehrt und gelegentlich ein Bronchospasmus ausgelöst. Das Absaugen beeinträchtigt die zerebrale Oxygenierung, das zerebrale Blutvolumen steigt in Abhängigkeit vom PCO_2 und unabhängig vom PO_2 an [66].

Routinemäßiges 2stündliches Absaugen ist verlassen, die Frequenz der Trachealtoilette wird bei den Visiten individuell festgelegt, die Luftwege werden von der Schwester 1- bis 2stündlich mit dem Stethoskop kontrolliert.

Voraussetzungen und Überwachung

Schonendes Absaugen erfolgt durch 2 Schwestern und wird kontrolliert durch laufende Transoxodenkontrolle. Aufgabenverteilung: Eine Schwester saugt ab, die andere beatmet mit dem Beutel und beobachtet das Kind sorgfältig.

Praktische Durchführung

1. Steriles Vorgehen.
2. Vor Absaugvorgang beidseitige Lungenauskultation.
3. Absaugpumpe einstellen (Sog auf 200 cm H_2O begrenzen).
4. Absaugkatheter (Tabelle 7-8) mit Fingerschloß an Pumpe anschließen.
5. Ventilation: 5–10 Atemzüge mit Laerdal-Beutel (Manometerdruckkontrolle), bei sehr labilem Kind ggf. mit erhöhtem Sauerstoff.
6. Kopf auf eine Seite lagern (gegenseitiger Hauptbronchus wird gestreckt).
7. Instillation von 0,5–1,0 ml vorgewärmter 0,9%iger NaCl-Lösung in den Trachealtubus.
8. Handventilation für 15–30 s mit unveränderter Sauerstoffkonzentration (oder an das Beatmungsgerät anschließen).
9. Abgemessenen sterilen Katheter bis zur vorher angezeichneten Markierung (entsprechend Tubusspitze) ohne Sog in den Tubus einführen, dann Katheter mit eingeschaltetem Unterdruck unter drehender Bewegung zurückziehen (Tubus auswischen). Der Absaugvorgang sollte nicht länger als 10 s dauern und ist beim

Tabelle 7-8. Größe des Absaugkatheters. Der Absaugkatheter darf das Lumen des Trachealtubus nicht verschließen: Atelektasengefahr

Trachealtubus Ø [mm] (Portex blue line oder Vygon nasal)	Absaugkatheter [Charrière] (Argyle mit abgerundeter Spitze und seitlichem Auge)
2,5	5
3	6
3,5	8
Orales Absaugen	8

Auftreten einer Bradykardie oder eines Transoxodenabfalls sofort abzubrechen. Transkutane PO_2-Registrierung beachten; bei schonendem und raschem Absaugen darf es nicht zu einer Hypoxämie kommen.
10. Erneute Handventilation für 1 min.
11. Kopf nach der Gegenseite lagern, Instillation von NaCl wiederholen.
12. Gegenseite absaugen wie unter 8.–10. beschrieben.
13. Respirator wieder anschließen und Einstellung überprüfen. Es folgt vorsichtiges Absaugen von Nase und Rachen (Vorsicht beim Absaugen von Magen und Pharynx, insbesondere bei postasphyktischem Zustand: Vagusreiz, Gefahr von Herzstillstand).
14. Erneute Lungenauskultation (Tubusposition unverändert? Atelektase?).

7.11.3 Anwärmen, Anfeuchtung und Vernebelung des Atemgases

Eine routinemäßige Vernebelung im Atemgas ist nicht erforderlich; sie steigert eher die Gefahr der pulmonalen Infektion (ein Ultraschallvernebler versprüht nach wenigen Stunden Gebrauch massenhaft Pseudomonaskeime). Die durch den Tubus ausgefallene Anfeuchtungsfunktion der Nase muß jedoch ersetzt werden, da sonst eine Lähmung der Ziliarepithelien im Bronchialbaum erfolgt. Das Atemgas wird am besten durch einen beheizten Verdunster angefeuchtet, die Luftfeuchtigkeit im Atemgas sollte mindestens 90% betragen (physiologisch bei Nasenatmung: 95%). Zu starke Befeuchtung oder Erwärmung führt insbesondere bei langem Schlauchsystem zu Wasserkondensation im Respiratorschlauch: Regelmäßige Kontrollen sind erforderlich wegen der Gefahr von Überwässerung, Aspiration oder Drucktrennung im Schlauchsystem.

Atemgas sollte stets angewärmt sein, dadurch erhöht sich die Wasserdampfsättigung, und der Lähmung des Ziliarepithels der Bronchien wird vorgebeugt. Neugeborene und Säuglinge haben unter Langzeitbeatmung einen erheblichen Wasser- und Kalorienverlust. Die auftretenden Verluste werden voll kompensiert, wenn ein Inspirationsgas mit der Temperatur 32–33 °C und der relativen

Feuchtigkeit von 85% appliziert wird. Gastemperaturen müssen kontinuierlich überprüft werden, bei einem Defekt besteht die Gefahr der Überhitzung.

Bei nicht erwärmtem Verdunster ist die Wasserdampfsättigung gering; es besteht eine erhebliche Gefahr der Tubusobstruktion.

7.11.4 Physiotherapie

Physiotherapie ist eine eingreifende Maßnahme, die jedoch, von geübter Hand durchgeführt, Bronchialsekret wirksam entfernen kann. Der Wert beim künstlich beatmeten Neugeborenen ist umstritten [73], Verbesserung und Verschlechterung der Oxygenierung und das Auslösen von Ischämie [32] und Blutung im Gehirn sind möglich [60]. Nach Abschluß der Beatmung kann eine routinemäßige Physiotherapie und Lagerungsbehandlung das Entstehung von Atelektasen möglicherweise verhindern [24]. Wir führen sie – zurückhaltend – jenseits der ersten Lebenstage durch bei

- ▶ bronchopulmonaler Dysplasie,
- ▶ Aspirationspneumonie,
- ▶ Dystelektase und Atelektase,
- ▶ Extubation nach Langzeitbeatmung.

Beim Atemnotsyndrom und persistierender pulmonaler Hypertension widerspricht die Physiotherapie dem Prinzip des Minimal handling (s. S. 17) und ist deshalb kontraindiziert.

■ **Medikation.** Bronchusdilatatoren werden im frühen Säuglingsalter selten verwendet, da die Funktion der β-Rezeptoren noch nicht ausgereift ist. Eine Sekretolyse kann versucht werden mit Ambroxol, welches die mukoziliäre Clearance erhöht.

■ **Perkussion.** Klopfmassage mit Fingern, kleinem Becher oder Sauger, wodurch Sekret in der Peripherie gelockert wird. Muß insbesondere bei der bronchopulmonalen Dysplasie mit Vorsicht durchgeführt werden, da eine Osteopenie und damit die Gefahr von Rippenfrakturen bestehen kann.

- **Vibration.** Am besten mit gepolsterter elektrischer Zahnbürste. Thorax beidseits vibrieren, rotierende Bewegungen von der Lungenperipherie hiluswärts unter Ausübung eines leichten Drucks während der Exspiration. Eine besondere Lokalisation der Physiotherapie (Atelektase etc.) muß mit Schwester und Physiotherapeutin anhand des Röntgenbildes besprochen werden.

Nach Perkussion oder Vibration sollte schonendes Absaugen des Trachealtubus erfolgen (s. S. 154). Beim extubierten Kind oropharyngeales Absaugen nach Hustenreiz.

Merke: Physiotherapie ist eine eingreifende Maßnahme, die durch ärztliche Verordnung an- bzw. abgesetzt werden muß.

7.11.5 Lagerungsbehandlung

Generell sollten ateminsuffiziente Neugeborene mit leicht erhöhtem Oberkörper gepflegt werden, damit die Schwerkraft die Lungenentfaltung unterstützt. Gegenüber der Rückenlage sind in der Bauchlage Compliance und Oxygenierung verbessert [46]. Hochlagerung des Gesäßes („Nest") vermindert das Atemzugvolumen und erhöht die Atemarbeit. Während Langzeitbeatmung sollte routinemäßig Lagewechsel alle 2 h erfolgen:

▶ Rückenlage mit kleiner Schulterrolle,
▶ Seitlagerung rechts,
▶ Bauchlage flach,
▶ Seitlagerung links.

Bei Atelektasen Lagerung je nach Lokalisation (s. Tabelle 7-12). Prinzip: atelektatische Lungenabschnitte hoch-, emphysematöse Abschnitte tieflagern. Versagt hierbei die Lagerungsbehandlung, so sollte nach 48 h gezielt intratracheal abgesaugt und eine Bronchuslavage versucht werden.

Tabelle 7.12. Lagerungsbehandlung bei Atelektasen

Atelektasenlokalisation	Lagerung
Oberlappen	
Apikale Segmente	Steile Hochlagerung, fast Sitzen
Anteriore Segmente	Flache Rückenlage
Posteriore Segmente rechts	Bauchlage, rechte Schulter hoch
Posteriore Segmente links	Sitzen, linke Schulter hoch
Mittellappen rechts	Kopf tief, linke Seite
Lingula links	Kopf tief, rechte Seite
Unterlappen	
Anteriore Segmente	Rückenlage, Kopf tief
Laterale Segmente rechts	Linke Seite, Kopf tief
Laterale Segmente links	Rechte Seite, Kopf tief
Posteriore Segmente	Bauchlage, Kopf tief
Superiore Segmente	Flache Bauchlage

7.12 Hygienische Voraussetzungen

7.12.1 Infektionsverhütung

Das Risiko einer nosokomialen Infektion ist während der künstlichen Beatmung besonders hoch. Fast ausschließlicher Übertragungsweg sind die Hände des Personals. Geeignete Maßnahmen zur Infektionsverhütung sind:

- Regelmäßige Hand- und Unterarmdesinfektion.
- Peinlich steriles Absaugen! Tubuskonnektor, Absaugkatheter etc. nur mit sterilem Handschuh berühren.
- Regelmäßiger Wechsel und Desinfektion von Geräten und Schlauchsystemen.
- Bakteriologisches Screening des Kindes bei Aufnahme sowie Überwachung der Bakterienflora durch Abstriche aus Trachealtubus und Inkubatorwasser. Das Wachstum von Trachealtubuskeimen (häufig Pseudomonas) allein ist keine Indikation zur antibiotischen Behandlung, ermöglicht aber im Falle einer klinisch manifesten Infektion eine gezielte Therapie.

- Motivation und Schulung des Personals der Intensivstation und Auffinden von Schwachstellen durch speziell ausgebildete Hygienefachschwester. Mindestens einmal jährlich gründliches, unangemeldetes Untersuchen der gesamten Station durch das Hygieneinstitut.

Verboten: Das Tragen von Ringen, Uhren oder Armbändern sowie die Benutzung von Nagellack.

7.12.2 Hautdesinfektion des Neugeborenen

- Bei Blutentnahme Desinfektion mit Alkoholtupfern, Einwirkzeit mindestens 30 s.
- Bei Eingriffen (Lumbalpunktion, Hantieren an zentralen Kathetern, Entnahme von Blutkulturen) Desinfektion mit Alkohol (Einwirkungszeit 2 min). Jodhaltige Desinfektionsmittel dürfen nicht verwendet werden: Gefahr der Hypothyreose durch Jodresorption bei unreifer Schilddrüsenfunktion [23]. Bei sehr unreifen Frühgeborenen besteht die Gefahr von Hautnekrosen, wenn größere Mengen von Desinfektionsmitteln auf der Haut verdampfen.

7.12.3 Stethoskope

Jedes Kind hat sein eigenes Stethoskop, das am Pflegeplatz hängenbleibt und täglich desinfiziert wird.

7.13 Technische Voraussetzungen

7.13.1 Beatmungsschlauchmontage

Schlauchsysteme und Befeuchter sind der „schwache Punkt" in der Neugeborenenbeatmung. Häufig ist die Befeuchterleistung zu niedrig (Sekretstau, verminderte Zilienaktivität, Infektionsgefahr) oder zu hoch (Kondenswasser, Überhydrierung des Kindes, Aspirationsgefahr). Von jedem auf der Intensivstation verwendeten Schlauchsystem müssen jederzeit mindestens 2 Exemplare funktionsbereit und desinfiziert bereitliegen:

▶ Respiratorschlauchsystem mit beheizbarem Befeuchter, Thermofühler und Meßleitung für proximalen Druck (Abb. 7-6),
▶ CPAP-System mit beheizbarem Befeuchter, Wasserschloß und Meßleitung für proximalen Druck (s. Abb. 7-2).

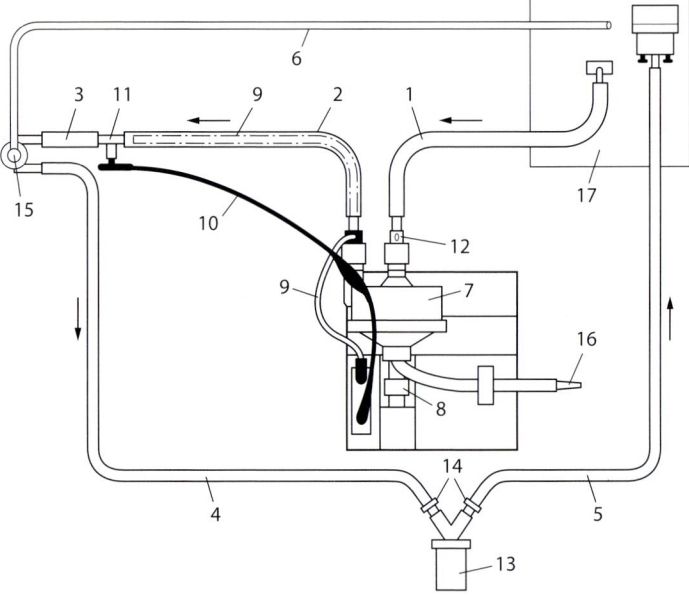

Abb. 7-6. Schematischer Aufbau eines Befeuchtersystems mit beheizten Beatmungsschläuchen (Bear VH 820). 1 Silikonschlauch 10 x 2,5, 2 Silikonschlauch 10 x 2,5, 3 Silikonschlauch 10 x 2,5, 4 Silikonschlauch 10 x 2,5, 5 Silikonschlauch 10 x 2,5, 6 Silikonschlauch 5 x 1,5, 7 Wasserkammer, 8 Heizelement, 9 Schlauchheizung, 10 Dualtemperatursonde, 11 Adapter für Temperaturfühler (außerhalb des Inkubators anbringen), 12 Schlauchansatzstück, 13 Wasserfalle, 14 Schlauchadapter, 15 4-Wege-Konnektor, 16 Aqua-dest.-Zufuhr, 17 Respirator. Wichtig: Temperaturfühler außerhalb des Inkubators, Wasserfalle am tiefsten Punkt

7.13 Technische Voraussetzungen

Es empfiehlt sich, auch bei unterschiedlichen Respiratoren mit dem gleichen Befeuchterschlauchsystem zu arbeiten, um Reservelager-, Montage- und Bedienungsfehler gering zu halten. Das auf unserer Station verwendete Schlauchsystem Bear VH 820 (Abb. 7-6) hat folgende Vorteile:

- leistungsfähiger Befeuchter (100% Feuchtigkeit) mit minimaler Compliance;
- stabile, wählbare Heizleistung, die Temperatur wird an 2 Punkten des Systems gemessen und digital angezeigt;
- nur 12(!) Konnektionsstellen, geringe Verwechselbarkeit;
- konstante Schlauchlänge an allen Plätzen (Betten und Inkubatoren) gewährleistet identische Compliance aller Systeme;
- beheizter Draht im Inspirationsschenkel vermindert Kondenswasser und Gefahr der Wasseraspiration;
- günstige Kosten.

Merke: Der Thermofühler des Schlauchsystems muß außerhalb des Inkubators angebracht sein, sonst wird möglicherweise kalt beatmet! Niemals ohne Gasfluß „vorwärmen": Überhitzungsgefahr!

7.13.2 Respiratorprobelauf

Mindestens 1mal wöchentlich über einen Zeitraum von 5 min durchzuführen, sonst vor jeder Inbetriebnahme. Am besten mit Modellunge, Volumen 10–20 ml. Zu überprüfen:

- Wandanschlüsse.
- Schlauchsystem vollständig?
- Wann desinfiziert?
- Zusatzventile korrekt?
- PEEP- oder IMV-System richtig montiert?
- Kontroll- und Alarmfunktion: Respiratormonitor? Gasmischer arbeitet präzise? Kontrollmanometer geeicht?

Grundeinstellung eines einsatzbereiten Neugeborenenrespirators

- Frequenz 50/min,
- Druck 20/3 cm H_2O,
- Inspirationszeit 0,3 s,
- I : E-Verhältnis 1:3,
- F_iO_2 0,6.

7.13.3 Erkennen technischer Fehler

Prinzip

Bei technischen Problemen niemals versuchen, einen defekten oder ungenügend arbeitenden Respirator zu reparieren, während ein Kind damit beatmet wird! Neues Gerät einsetzen, Kind stabilisieren, dann defektes Gerät überprüfen.

Bei Zeitsteuerung

- Nichterreichen des angewählten Inspirationsdrucks trotz genügendem Flow : Leck. Dieses befindet sich häufig im Bereich des Anfeuchters, der Dichtungsringe oder der Wasserabscheider.
- Plötzlich auftretender hoher Druck, der exspiratorisch nicht abfällt: Ausatemventil verschmutzt oder verklemmt.

Bei CPAP und PEEP

Der am Manometer abgelesene Exspirationsdruck weicht grob von der Höhe der Wassersäule am Wasserschloß ab: Flow ist zu niedrig oder zu hoch: Der Schlauch ist abgeknickt.

Gerätesicherheit

Für jedes Beatmungsgerät muß ein Gerätebuch geführt werden, in dem Bedienungsanleitung sowie Protokolle über Schulungen,

Modifikationen und auftretende Defekte gesammelt sind. Für jeden Mitarbeiter muß ein Schulungsnachweis für alle Beatmungsgeräte der Station vorliegen (Medizinproduktegesetz, s. S. 525).

7.13.4 Geräteausfall

Besonders häufig und schwerwiegend ist der Ausfall von

- Laryngoskop (Batterie leer, Glühbirne gelockert),
- Respirator (Netz- oder O_2-Ausfall, Gerätedefekt),
- Schlauchsystem (Dekonnektion, Leck, Heizungsausfall),
- Blutgasanalysengerät (Fehlkalibration, Verstopfung),
- Absaugpumpe (Venturi fehleingestellt, Schlauchleck),
- Inkubatorheizung (fehleingestellt, Alarm ausgeschaltet).

Der Ausfall lebenswichtiger Geräte kann zu hypoxischen Folgezuständen führen (Asphyxiesequenz s. S. 28, hypoxisch-ischämische Hirnschädigung s. S. 396). Regelmäßige Funktionskontrollen gemäß Medizinproduktegesetz durchführen. Außerdem sollte an jedem Intensivpflegeplatz in Reserve bereitgehalten werden:

- Sauerstoffflasche mit Flowmeter und Leitung,
- Beatmungsbeutel mit Maske,
- Endotrachealtubus mit korrekter Größe für das Kind,
- Ersatzlaryngoskop mit Spatel Größe 0 und 1,
- Einmalabsauggerät mit Schleimfalle.

7.14 Respiratoren und ihre Bedienung

Beatmungsgeräte sind etwas verbesserte Luftpumpen. Sie blasen ihrem Steuerprinzip entsprechend inspiratorisch in den Patienten, die Exspiration erfolgt aufgrund der Retraktionskraft der Lunge. Die meisten Geräte sind heute Konstantflowgeneratoren und arbeiten zeitgesteuert, d.h. die Inspiration endet nach der eingestellten Zeitdauer unabhängig vom dann erreichten Volumen oder Druck (welcher jedoch bei allen Geräten begrenzt werden kann).

Um Beatmungsgeräte zu wertvollen Werkzeugen der Therapie zu machen, müssen Ärzte und Schwestern ihre technischen Eigenschaften kennen und ihre Bedienung perfekt beherrschen. Bedienungsanleitungen müssen für das ganze Team einfach und schnell zugänglich sein. Ein Neugeborenenrespirator sollte eine kleine innere Compliance (unter 1 ml/cm H_2O) haben und es erlauben, bei möglichst einfacher Bedienung folgende Parameter unabhängig voneinander zu regeln:

▶ Arbeitsmodus: IPPV/IMV/SIMV/CPAP,
▶ Beatmungsfrequenz 1–120/min,
▶ Inspirations-Exspirations-Verhältnis 4:1 bis 1:4,
▶ Gasfluß 3–20 l/min,
▶ Inspirationsdruck 10–50 cm H_2O,
▶ Exspirationsdruck 0–10 cm H_2O,
▶ F_iO_2 0,21–1,0,
▶ Heizleistung des Befeuchters.

Es kommt dabei nicht so sehr auf den Typ des Respirators als auf den *Übungsstand des Personals* an. Innerhalb einer Station sollte eine Vereinheitlichung des Geräteparks angestrebt werden, um den Übungsstand hoch und die Gefahr von Bedienungsfehlern gering zu halten.

Literatur

1. American Academy of Pediatrics and Canadian Paediatric Society (2000) Prevention and management of pain and stress in the neonate. Pediatrics 105:454–461
2. Anand KJS, McIntosh N, Lagercrantz H, Pelausa E, Young TE, Vasa R. (1999) Analgesia and sedation in preterm neonates who require ventilatory support – results from the NOPAIN trial. Arch Pediatr Adolesc Med 153:331–338
3. Arnold JH, Truog RD (1992) Sedation in neonatal and pediatric intensive care. J Intensive Care Med 7:244–260
4. Balsan MJ, Jones JG, Watchko JF, Guthrie RD (1990) Measurements of pulmonary mechanics prior to the elective extubation of neonates. Pediatr Pulmonol 9:238–243
5. Bancalari E (1986) Inadvertent positive end expiratory pressure during mechanical ventilation. J Pediatr 108:567–569

6. Barefield ES, Karle VA, Phillips JB 3rd et al. (1996) Inhaled nitric oxide in term infants with hypoxemic respiratory failure. J Pediatr 129:279–286
7. Barrington KJ, Byrne PJ (1998) Premedication for neonatal intubation. Am J Perinatol 15:213–216
8. Bernstein G, Mannino FL, Heldt GP, Callahan JD, Bull DH et al. (1996) Randomized multicenter trial comparing synchronized and conventional intermittent mandatory ventilation in neonates. J Pediatr 128:453–463
9. Bhuta T, Henderson-Smart DJ (2000) Rescue high frequency oscillatory ventilation vs. conventional ventilation for pulmonary dysfunction in preterm infants. Cochrane Database Syst Rev CD000438
10. Bose C, Wood B, Bose G, Doulou D, Friedman M (1990) Pulmonary function following positive pressure ventilation initiated immediately after birth in infants with respiratory distress syndrome. Pediatr Pulmonol 9:244–250
11. Chan V, Greenough A (1993) Randomised controlled trial of weaning by patient triggered ventilation or conventional ventilation. Eur J Pediatr 152:51–54
12. Chen JY, Ling UP, Chen JH (1997) Comparison of synchronized and conventional intermittent mandatory ventilation in neonates. Acta Paediatr Jpn 39:578–583
13. Courtney SE, Weber KE, Gumo SS, Spohn WA, Bender CV, Malin SW (1989) Randomized trial of dexamethasone for prevention of laryngeal edema following extubation. Pediatr Res 25:34 A
14. Couser RJ, Ferrara TB, Falde B, Johnson K, Schilling CG, Hoekstra RE (1992) Effectiveness of dexamethasone in preventing extubation failure in preterm infants at increased risk for airway edema. J Pediatr 121:591–596
15. Davidson D, Barefield ES, Kattwinkel J et al. (1998) Inhaled nitric oxide for the early treatment of persistent pulmonary hypertension of the term newborn: a randomized, double- masked, placebo-controlled, dose-response, multicenter study. The I-NO/PPHN Study Group. Pediatrics 101:325–334
16. Davis PG, Henderson Smart DJ (2000) Extubation from low-rate intermittent positive airways pressure vs. extubation after a trial of endotracheal continuous positive airways pressure in intubated preterm infants. Cochrane Database Syst Rev CD001078
17. Davis PG, Henderson Smart DJ (2000) Intravenous dexamethasone for extubation of newborn infants. Cochrane Database Syst Rev CD000308
18. Davis PG, Henderson Smart DJ (2000) Nasal continuous positive airways pressure immediately after extubation for preventing morbidity in preterm infants. Cochrane Database Syst Rev CD000143
19. Day RW, Lynch JM, White KS et al. (1996) Acute response to inhaled nitric oxide in newborns with respiratory failure and pulmonary hypertension. Pediatrics 98:698–705
20. Donn SM, Kuhns LR (1980) Mechanism of endotracheal tube movement with change of head position in the neonate. Pediatr Radiol 9:37–40
21. Durand DJ, Goodman A, Ray P, Ballard RA, Clyman RI (1987) Theophylline treatment in the extubation of infants weighting less than 1250 grams: a controlled trial. Pediatrics 80:684–688
22. Eyal FG, Arad ID, Goddr K, Robinson MJ (1984) High frequency positive-pressure ventilation in neonates. Crit Care Med 12:793–797
23. Fisher DA, Klein AH (1981) Thyroid development and disorders of thyroid function in the newborn. N Engl J Med 304:702–712

24. Flenady VJ, Gray PH (2000) Chest physiotherapy for preventing morbidity in babies being extubated from mechanical ventilation. Cochrane Database Syst Rev CD000283
25. Franco-Belgium Collaborative NO Trial Group (1999) Early compared with delayed inhaled nitric oxide in moderately hypoxaemic neonates with respiratory failure: a randomised controlled trial. Lancet 354:1066–1071
26. Gerstmann DR, Minton SD, Stoddard RA et al. (1996) The Provo multicenter early high-frequency oscillatory ventilation trial: improved pulmonary and clinical outcome in respiratory distress syndrome. Pediatrics 98:1044–1057
27. Gittermann MK, Fusch C, Gittermann AR, Regazzoni BM, Moessinger AC (1997) Early nasal continuous positive airway pressure treatment reduces the need for intubation in very low birth weight infants. Eur J Pediatr 156:384–388
28. Greenough A, Greenall F, Gamsu H (1987) Synchronous respiration: which ventilator rate is best? Acta Paediatr Scand 76:713–718
29. Greenough A, Milner AD, Dimitriou G (2000) Synchronized mechanical ventilation for respiratory support in newborn infants. Cochrane Database Syst Rev CD000456
30. Greenough A, Wood S, Morley CJ, Davis JA (1984) Pancuronium prevents pneumothoraces in ventilated premature babies who actively expire against positive pressure ventilation. Lancet I:1–4
31. Gregory GA, Kitterman JA, Phibbs RH, Tooley WH, Hamilton WK (1971) Treatment of the idiopathic respiratory distress syndrome with continuous positive airway pressure. N Engl J Med 284:1333–1340
32. Harding JE, Miles FK, Becroft DM, Allen BC, Knight DB (1998) Chest physiotherapy may be associated with brain damage in extremely premature infants. J Pediatr 132:440–444
33. Henderson Smart DJ, Bhuta T, Cools F, Offringa M (2000) Elective high frequency oscillatory ventilation vs. conventional ventilation for acute pulmonary dysfunction in preterm infants. Cochrane Database Syst Rev CD000104
34. Henderson Smart DJ, Subramanian P, Davis PG (2000) Continuous positive airway pressure vs. theophylline for apnea in preterm infants. Cochrane Database Syst Rev CD001072
35. Hibbs JB, Taintor RR, Vavrin Z (1987) Macrophage cytotoxicity: role for L-arginine deiminase and imino nitrogen oxidation to nitrite. Science 235: 73–476
36. HIFI Study Group (1989) High-frequency oscillatory ventilation compared with conventional mechanical ventilation in the treatment of respiratory failure in preterm infants. N Engl J Med 320:88–93
37. HIFO Study Group (1993) Randomized study of high-frequency oscillatory ventilation in infants with severe respiratory distress syndrome. J Pediatr 122:609–619
38. Hill A, Perlman JM, Volpe JJ (1982) Relationship of pneumothorax to occurrence of intraventricular hemorrhage in the premature newborn. Pediatrics 69:144–149
39. Hoehn T, Krause MF, Bührer C (2000) Inhaled nitric oxide in premature infants – a meta-analysis. J Perinat Med 28:7–13

40. Hoffman GM, Ross GA, Day SE et al. (1997) Inhaled nitric oxide reduces the utilization of extracorporeal membrane oxygenation in persistent pulmonary hypertension of the newborn. Crit Care Med 25:352–359
41. Johnston CC, Stremler R, Horton L, Friedman A (1999) Effect of repeated doses of sucrose during heel stick procedure in preterm neonates. Biol Neonate 75:160–166
42. Kinsella JP, Neish SR, Shaffer E et al. (1992) Low-dose inhalation nitric oxide in persistent pulmonary hypertension of the newborn. Lancet 340:819–820
43. Kinsella JP, Truog WE, Walsh WF et al. (1997) Randomized, multicenter trial of inhaled nitric oxide and high-frequency oscillatory ventilation in severe, persistent pulmonary hypertension of the newborn. J Pediatr 131:55–62
44. Kinsella JP, Walsh FW, Bose CL et al. (1999) Inhaled nitric oxide in premature neonates with severe hypoxaemic respiratory failure: a randomised controlled trial. Lancet 354:1061–1065
45. Kress JP, Pohlman AS, O'Connor MF, Hall JB (2000) Daily interruption of sedative infusions in critically ill patients undergoing mechanical ventilation. N Engl J Med 342:1471–1477
46. Long T, Soderstrom E (1995) A critical appraisal of positioning infants in the neonatal intensive care unit. Phys Occ Ther Ped 15:17–31
47. Mariani G, Cifuentes J, Carlo WA (1999) Randomized trial of permissive hypercapnia in preterm infants. Pediatrics 104:1082–1088
48. Mimouni F, Ballard JL, Ballard ET, Cotton RT (1986) Necrotizing tracheobronchitis: case report. Pediatrics 77:366–368
49. Mizuno K, Aizawa M, (1999) Effects of body position on blood gases and lung mechanics of infants with chronic lung disease during tube feeding. Pediatr Int 41:609–614
50. Morrissey MSC, Bailey CM (1990) Diagnosis and management of subglottic stenosis after neonatal ventilation. Arch Dis Child 65:1103–1104
51. Muramatsu K, Yukitaku K, Oda T (1992) Variability of respiratory system compliance in mechanically ventilated infants. Pediatr Pumonol 12:140–145
52. Naulaers G, Deloof E, Vanhole C, Kola E, Devlieger H (1997) Use of methohexital for elective intubation in neonates. Arch Dis Child 77:F61–64
53. Neonatal Inhaled Nitric Oxide Study Group (NINOS) (1997) Inhaled nitric oxide and hypoxic respiratory failure in infants with congenital diaphragmatic hernia. Pediatrics 99:838–45
54. Neonatal Inhaled Nitric Oxide Study Group (NINOS) (1997) Inhaled nitric oxide in full-term and nearly full-term infants with hypoxic respiratory failure. N Engl J Med 336:597–604
55. Ng E, Taddio A, Ohlsson A (2000) Intravenous midazolam infusion for sedation of infants in the neonatal intensive care unit. Cochrane Database Syst Rev CD002052
56. OCTAVE Study Group (1991) Multicentre randomized controlled trial of high against low frequency positive pressure ventilation. Arch Dis Child 66:770–775
57. Palmer RMJ, Ferrige AG, Moncada S (1987) Nitric oxide release accounts for the biological activity of endothelium-derived relaxing factor. Nature 327:524–526

58. Palmer RMJ, Rees DD, Ashton DS et al. (1988) L-arginine is the physiological precursor for the formation of nitric oxide in endothelium dependent relaxation. Biochem Biophys Res Comm 153:1251–1256
59. Pohlandt F, Saule H, Schröder H et al. (1992) Decreased incidence of extraalveolar air-leakage or death prior to air-leakage in high vs. low rate positive pressure ventilation: results of a randomised seven-centre trial on preterm infants. Eur J Pediatr 151:904–909
60. Raval D, Yeh TF, Mora A, Cuevas D, Pyati S, Pildes RS (1987) Chest physiotherapy in preterm infants with RDS in the first 24 hours of life. J Perinatol 7:301–304
61. Roberts JD Jr, Fineman JR, Morin FC 3rd et al. (1997) Inhaled nitric oxide and persistent pulmonary hypertension of the newborn. The Inhaled Nitric Oxide Study Group. N Engl J Med 336:605–610
62. Roberts JD, Polaner DM, Lang P et al. (1992) Inhaled nitric oxide in persistent pulmonary hypertension of the newborn. Lancet 340:818–819
63. Segerer H, Stevens P, Schadow B et al. (1991) Surfactant substitution in ventilated very low birth weight infants. Factors related to response types. Pediatr Res 30:591–596
64. Sherman JM, Lowitt S, Stephenson C, Ironson G (1986) Factors influencing acquired subglottic stenosis in infants. J Pediatr 109:322–327
65. Simbruner G (1986) Inadvertent positive end-expiratory pressure in mechanically ventilated newborn infants: detection and effect on lung mechanics and gas exchange. J Pediatr 108:589–595
66. Skov L, Ryching J, Pryds O, Greisen G (1992) Changes in cerebral oxygenation and cerebral blood volume during endotracheal suctioning in ventilated neonates. Acta Paediatr 81:389–393
67. So BH, Tamura M, Mishina J, Watanabe T, Kamoshita S (1995) Application of nasal continuous positive airway pressure to early extubation in very low birthweight infants. Arch Dis Child 72:F191–193
68. Stevens B, Ohlsson A (2000) Sucrose for analgesia in newborn infants undergoing painful procedures. Cochrane Database Syst Rev CD001069
69. Subhedar NV, Ryan SW, Shaw NJ. (1997) Open randomised controlled trial of inhaled nitric oxide and early dexamethasone in high risk preterm infants. Arch Dis Child 77:F185–190
70. Tapia J, Bancalari A, Gonzalez A, Mercado M (1995) Does continuous positive airway pressure (CPAP) during weaning from intermittent mandatory ventilation in very low birthweight infants have risks or benefits? A controlled trial. Pediatr Pulmonol 19:269–279
71. Tarnow-Mordi WO, Wilkie RA (1994) Static respiratory compliance in the newborn. I. A clinical and prognostic index for mechanically ventilated infants. Arch Dis Child 70:F11–F15
72. Upton CJ, Milner AD, Stokes GM (1990) The effect of changes in inspiratory time on neonatal triggered ventilation. Eur J Pediatr 149:648–650
73. Vickers A, Ohlsson A, Lacy JB, Horsley A (2000) Massage for promoting growth and development of preterm and/or low birth weight infants. Cochrane Database Syst Rev CD000390
74. Wessel DL, Adatia I, Van Marter LJ et al. (1997) Improved oxygenation in a randomized trial of inhaled nitric oxide for persistent pulmonary hypertension of the newborn. Pediatrics 100:E7
75. Wetzel RC, Gioia FR (1987) High frequency ventilation. Ped Clin North Am 34:15–38

8 Pulmonale Erkrankungen

M. Obladen

8.1 Differentialdiagnose

Die meisten pulmonalen Erkrankungen des Neugeborenen (s. auch S. 103) gehen mit Atemnot einher:

- Tachypnoe über 60/min (Aufrechterhaltung eines normalen Atemzeitvolumens trotz hohen Atemwegwiderstands),
- sternale Einziehungen (vermehrte Retraktionskraft der Lunge durch erhöhte Oberflächenspannung bei noch weichem Thoraxskelett),
- exspiratorisches Stöhnen (verbesserter Gasaustausch durch Hinauszögern des alveolären Kollapses),
- Nasenflügeln (Einsatz der auxiliären Atemmuskulatur).

Bei der Beurteilung von Atemnot muß das Vigilanzstadium des Kindes berücksichtigt werden: Kräftiges Schreien kann eine Dyspnoe (auch mit Zyanose) vortäuschen. Bei Lungenerkrankungen steigt das Ausmaß der Atemnot mit der Schwere des pulmonalen Prozesses. Jedoch sind Atemstörungen keinesfalls spezifisch für pulmonale Erkrankungen: Zentrale Atemstörungen (s. S. 387) gehen mit Apnoe oder schwachem Atemantrieb einher. Bei kardialen Erkrankungen (s. S. 206) besteht dagegen meist eine Tachypnoe ohne Dyspnoe, das Kind ist ruhig aber nicht somnolent. Bei metabolischen (s. S. 419) und septischen (s. S. 494) Erkrankungen besteht meist eine Tachypnoe, gelegentlich auch eine Neigung zu Apnoe, jedoch meist keine sternale Retraktion.

8 Pulmonale Erkrankungen

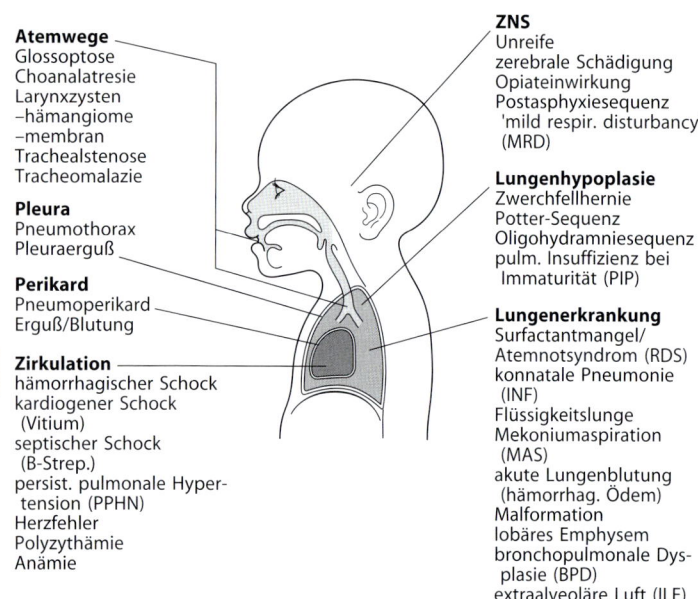

Atemwege
Glossoptose
Choanalatresie
Larynxzysten
–hämangiome
–membran
Tracheostenose
Tracheomalazie

Pleura
Pneumothorax
Pleuraerguß

Perikard
Pneumoperikard
Erguß/Blutung

Zirkulation
hämorrhagischer Schock
kardiogener Schock
 (Vitium)
septischer Schock
 (B-Strep.)
persist. pulmonale Hypertension (PPHN)
Herzfehler
Polyzythämie
Anämie

ZNS
Unreife
zerebrale Schädigung
Opiateinwirkung
Postasphyxiesequenz
'mild respir. disturbancy'
 (MRD)

Lungenhypoplasie
Zwerchfellhernie
Potter-Sequenz
Oligohydramniesequenz
pulm. Insuffizienz bei
 Immaturität (PIP)

Lungenerkrankung
Surfactantmangel/
Atemnotsyndrom (RDS)
konnatale Pneumonie
 (INF)
Flüssigkeitslunge
Mekoniumaspiration
 (MAS)
akute Lungenblutung
 (hämorrhag. Ödem)
Malformation
lobäres Emphysem
bronchopulmonale Dysplasie (BPD)
extraveoläre Luft (ILE)

Abb. 8-1. Ursachen von Atemnot beim Neugeborenen

Einige mit Atemnot einhergehende Lungenkrankheiten sind in Abb. 8-1 aufgelistet. Früher wurden alle diese Krankheiten „Atemnotsyndrom" genannt, eine Bezeichnung, die heute nur noch auf den Surfactantmangel angewendet wird. Eine eindeutige diagnostische Klassifizierung für die wichtigsten akuten Lungenkrankheiten des Neugeborenen liegt seit 1981 vor [53] und hat epidemiologische Studien und internationale Vergleiche ermöglicht (Tabelle 8-1).

Tabelle 8-1. Klassifikation akuter neonataler Lungenkrankheiten [53, 77]. Gemeinsame Symptomatik: Tachypnoe, exspiratorisches Stöhnen, inspiratorische Einziehungen

	Postasphyxiesyndrom	Flüssigkeitslunge	Mekoniumaspirationssyndrom	Persistierende pulmonale Hypertension	Atemnotsyndrom	Immature Lunge	Konnatale Pneumonie
Deutsche Bezeichnung							
Internat. Kürzel	MRD		MAS	PPHN	RDS	PIP	INF
Englische Bezeichnung	„mild respiratory disturbancy"	„pulmonary maladaptation"	„meconium aspiration syndrome"	„persistent pulmonary hypertension"	„respiratory distress syndrome"	„pulmonary insufficiency of prematurity"	„pulmonary infection"
Gestationsalter	Alle	Alle	≥ 39 SSW	39–40 SSW	< 35 SSW	≤ 28 SSW	Alle
Geburtsanamnese	Leichte Asphyxie	Oft Sectio (Flüssigkeit!)	Intrauterine Asphyxie	Schwere Asphyxie	Oft Sectio, oft Schock	Nicht typisch	Vorzeitiger Blasensprung
Röntgenbefund	Normal	Reduz. Transparenz oder Aerobronchogramm	Massive fleckige bilaterale Infiltrate	Nicht typisch	Retikulogranuläre Zeichn., Aerobronchogramm	Normal oder leichte Verschattung	Nicht typisch, normal bis massiv infiltriert
Klinischer Befund	Nach wenigen Std. unauffällig	Keine Infektion	Grünes Fruchtwasser, verfärbte Haut	Rechts-links-Shunt	Keine Infektion, Symptome in ersten Lebensstunden	Keine Infektion, kein RDS	Pos. Kultur, Linksverschiebung, CRP > 1 mg/dl
O$_2$-Bedarf	–	±	++	++	++	+	±
24-h-Trend[a]	>	>	≤	≤	<	<	Variabel
Prognose	Gut	Gut	Ernst	Ernst	Gut	Schlecht	Gut

[a] > Schwere der Krankheit nimmt ab, < nimmt zu

8.2 Atemnotsyndrom (Surfactantmangel)

8.2.1 Epidemiologie und Pathophysiologie

Die Häufigkeit des Atemnotsyndroms hat mit der antenatalen Lungenreife-Induktion (Bethamethason) abgenommen, jedoch ist die Krankheit bei Frühgeborenen <28 SSW immer noch eine wichtige Todesursache.

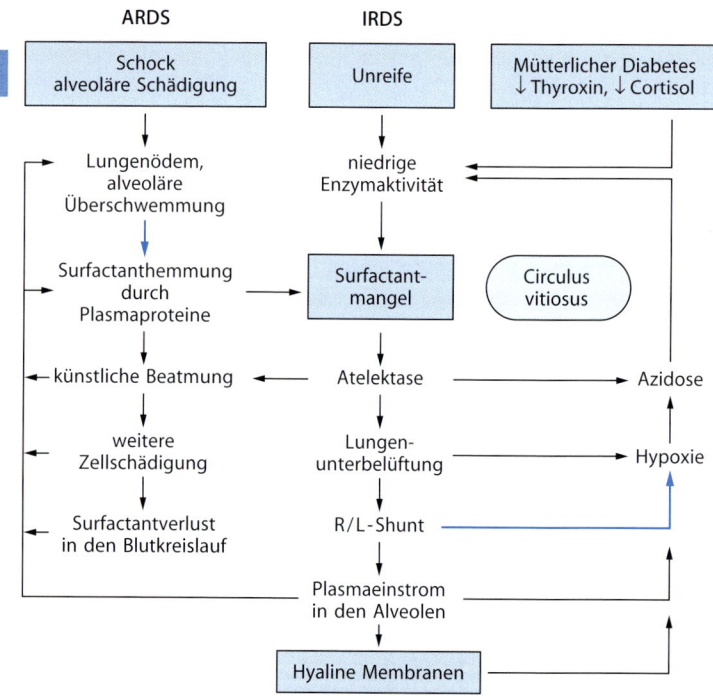

Abb. 8-2. Atemnotsyndrom – Pathogenese und Faktoren, die den Verlauf beeinflussen können. Links adulter, rechts immaturer Pathogeneseweg, die beide beim Neugeborenen vorkommen (R/L-Shunt = Rechts-links-Shunt)

8.2 Atemnotsyndrom (Surfactantmangel)

Pathogenese und Prädisposition

Der pulmonale Surfactant senkt die Oberflächenspannung an der Luft-Wasser-Grenzschicht und wirkt dadurch dem exspiratorischen Alveolenkollaps entgegen. Sein Fehlen bedeutet verminderte alveoläre Stabilität und ist der entscheidende Faktor in der Pathogenese des Atemnotsyndroms. Außer einer quantitativen Verminderung der Surfactanthauptkomponente Dipalmitoyl-Phosphatidylcholin (Lecithin) ist das Atemnotsyndrom durch ein vollständiges Fehlen der Nebenkomponente Phosphatidylglycerol und durch das Fehlen spezifischer Apoproteine charakterisiert.

Neben der Enzymreifung, die erst ab 35 Schwangerschaftswochen vollständig ist, gibt es pränatale Faktoren, die das Entstehen der Krankheit begünstigen oder hemmen (s. Abb. 8-2).

Die Lungenreifung ist retardiert bei Kindern diabetischer Mütter und bei schwerer Erythroblastose. Sie ist beschleunigt bei chronischem fetalen Streß durch vorzeitigen Blasensprung, Amnioninfektion oder Tokolyse [65], wobei diese Faktoren möglicherweise nur bei weiblichen Feten die Lungenreifung akzelerieren [84].

Pathophysiologie

- Herabgesetzte Lungencompliance,
- eingeschränkte alveoläre Ventilation (Mikroatelektasen),
- verminderte funktionelle Residualkapazität [16],
- vermehrter intrapulmonaler Shunt,
- kardialer Rechts-links-Shunt (Foramen ovale, Ductus arteriosus),
- verminderte pulmonale Kapillarperfusion.

Diese Veränderungen führen zu einer Reduktion der Sauerstoffaufnahme und zur Entwicklung eines erhöhten alveolär-arteriellen Gradienten für Sauerstoff ($AaDO_2$) und Kohlendioxid. Azidose und Hypoxie verschlechtern die Bedingungen für die Phospholipidneusynthese und fixieren einen Circulus vitiosus der Pathogenese. Hyaline Membranen entwickeln sich erst im Gefolge von pulmonaler Hypoperfusion und vermehrter Gefäßpermeabilität als Schockäquivalente.

8.2.2 Klinik: Symptomatik und Diagnostik

Die Symptome treten unmittelbar postnatal oder innerhalb der ersten 6 Lebensstunden auf:

- Tachypnoe >60/min,
- Nasenflügeln
- sternale und interkostale Einziehungen,
- exspiratorisches Stöhnen,
- abgeschwächtes Atemgeräusch,
- blaßgraues Hautkolorit,
- Zyanose (eher ein Zeichen für insuffiziente Behandlung!).

Höhepunkt ohne Surfactansubstitution am 2.–3. Lebenstag, danach allmähliche Besserung. Für Diagnose und Verlaufsbeurteilung ist die Blutgasanalyse unverzichtbar (s. S. 98). Die Diagnose wird durch das Röntgenbild gesichert. Differentialdiagnose s. S. 171.

Röntgenologische Stadieneinteilung [39]

I. Feingranuläres Lungenmuster.
II. I + über die Herzkonturen hinausreichendes Aerobronchogramm.
III. II + Unschärfe oder partielle Auslöschung der Herz- und Zwerchfellkonturen.
IV. „Weiße Lunge".

Die röntgenologische Klassifizierung ist in den ersten 6 Lebensstunden wegen noch vorhandener Lungenflüssigkeit und nach Surfactantsubstitution unsicher.

- Die Thoraxröntgenaufnahme ist bei allen atemgestörten Neugeborenen unverzichtbar.
- Bei einem reifen Neugeborenen ist ein Atemnotsyndrom extrem selten und sollte eine Ausschlußdiagnose sein (Ausnahme: Fethopathia diabetica, s. S. 415).
- Eine Sepsis mit Streptokokken der Gruppe B kann bei Früh- und Neugeborenen das Atemnotsyndrom in Klinik- und Röntgenzeichen simulieren!

8.2.3 Symptomatische Therapie

(Nur stichwortartig, auf die Behandlung dieses Krankheitsbildes beziehen sich mehrere Kapitel dieses Buches.)

1. „Minimal handling" (s. S. 17): Möglichst geringe Belästigung des Kindes mit Atemnot! Jede Anstrengung und jeder Versuch zu schreien kann den Rechts-links-Shunt vergrößern und die Atmung zur Dekompensation bringen. Vor allem müssen die „Aufnahmeroutinen" der Intensivstation (Wiegen, Messen, Untersuchung, Röntgen, Abstriche, Blutentnahmen, Arterienpunktion usw.) vorsichtig und mit Gefühl für den Zustand des Kindes durchgeführt werden. Als einzige Notfalldiagnostik bestimmen wir sofort auf der Station Blutgase, Hämatokrit und Dextrostix aus einer kapillaren Blutprobe. Meist hat alles weitere Zeit! Da beim Atemnotsyndrom die pulmonale Sekretion eingeschränkt ist, genügt es während der ersten 24 h meist, den Endotrachealtubus in 4- bis 6stündigen Abständen abzusaugen (s. S. 154). Während der ersten 3 h nach Surfactantsubstitution sollte der Tubus nur bei klinischer Notwendigkeit abgesaugt werden.
2. Sorgfältige *Beobachtung,* regelmäßige Auskultation, Blutdruckkontrolle zunächst stündlich (Normbereich einhalten, ggf. Plasma- oder Bluttransfusion).
3. Regelmäßige *Temperaturkontrolle* von Kind, Inkubator und Atemgas (dokumentieren!): Thermoneutralbereich einhalten (Sauerstoffersparnis, s. S. 41).
4. *Blutgasanalyse:* Transoxode (besser: Kombisonde) *sofort* anlegen, so daß Auswirkungen der Erstversorgung erkannt werden. Arterienpunktion (s. S. 94) zur Verifizierung der transkutanen Messung. Die regelmäßige Blutgasanalyse ist obligat zur Beurteilung von

▶ Respiratoreinstellung,
▶ benötigter F_iO_2 (Ziel: P_aO_2 40–70 mmHg).

5. *Sauerstoffzufuhr* (s. 6.6) über Kopfbox (bei leichtem Atemnotsyndrom oder großem Kind), Nasen-CPAP oder Respirator. Vorsichtige Reduktion, sobald P_aO_2 >70 mmHg: Gefahr von plötzlicher Zyanose durch pulmonale Vasokonstriktion und Rechts-links-Shunt.
6. *Nasen-CPAP* (s. S. 124), sobald Sauerstoffbedarf oder wenn das Kind starke Einziehungen hat. Frühzeitiger CPAP konserviert Surfactant, vermeidet Respiratorbedürftigkeit sowie pulmonale Komplikationen und verbessert die Gesamtprognose [6].
7. *Künstliche Beatmung* (s. S. 123), sobald F_iO_2-Bedarf >0,6 oder PCO_2 >50–60 mmHg (je nach Begleitumständen, insbesondere bei Prädisposition für intraventrikuläre Blutung). Initiale Respiratoreinstellung s. S. 135, Beatmung nach Surfactantsubstitution s. S. 143, Entwöhnung s. S. 145.
8. *Antibiotikabehandlung,* wenn eine Infektion (besonders B-Streptokokken) nicht ausgeschlossen werden kann. Wir behandeln derzeit mit Ampicillin und Gentamycin, brechen diese Behandlung jedoch ab, wenn im initialen Ohrabstrich bzw. in der Blutkultur nichts gewachsen ist.
9. *Eiweißsubstitution:* 0,5–1,0 g/kgKG pro 24 h in 4 Gaben von Humanalbumin 20%, da die Ausbildung der hyalinen Membranen einen Eiweißverlust mit sich bringt.
10. Sorgfältige *Flüssigkeitsbilanz* (s. S. 349) zur Vermeidung von Ductus arteriosus persistens bzw. prärenalem Nierenversagen. Meist ist in den ersten 24 Lebensstunden eine Flüssigkeitszufuhr von 80 ml/kg adäquat.
11. *Pufferung:* Äußerste Zurückhaltung (**Cave:** zerebrale Blutung), nur bei schwerer metabolischer Azidose. Optimale Temperatur, gute Oxygenierung, richtige Beatmung, konsequente Schocktherapie und frühzeitige Transfusion machen die Verwendung von Pufferlösung beim Atemnotsyndrom weitgehend entbehrlich.
12. *Ductus arteriosus Botalli:* Komplikation des Atemnotsyndroms insbesondere bei sehr kleinen Frühgeborenen unter 1500 g. Verdacht bei erneuter Verschlechterung nach initialer Stabilisierung, bei atypischem biphasischem Atemnotsyndromverlauf, bei dem eine Entwöhnung vom Respirator nicht innerhalb von 2 Tagen möglich ist. Symptome und Behandlung s. S. 234.

13. *Laborkontrollen:*
    - Blutglukose 3mal tgl. + Dextrostix 3mal tgl.,
    - venöser Hämatokrit 1mal tgl.,
    - Elektrolyte 1mal tgl.,
    - Gesamteiweiß 1mal tgl.,
    - Blutbild 1mal tgl. (Anämie, Infektionszeichen),

8.2.4 Kausale Therapie: Surfactantsubstitution

Surfactantersatzpräparate werden aus Lungen von Rindern (Survanta, Alveofact) oder Schweinen (Curosurf) hergestellt. Die Wirksamkeit der Substitution von natürlichen Surfactants [38, 93, 95], in geringerem Maße auch von künstlichen [2, 41, 42, 58, 41, 42, 94] zur Therapie des Atemnotsyndroms ist durch zahlreiche kontrollierte Studien belegt [EB I a, 94]. In der Regel wird das Präparat innerhalb weniger Minuten über einen im Trachealtubus liegenden Absaugkatheter in die Atemwege instilliert.

Dabei sind folgende *Wirkungen* gesichert:

- Die Sterblichkeit des Atemnotsyndroms nimmt ab.
- Frühgeborene mit Atemnotsyndrom überleben häufiger ohne BPD.
- Ein Pneumothorax tritt seltener auf.

Nebenwirkungen der Surfactanttherapie sind:

- Obstruktion von Tubus oder Beatmungsschlauch,
- transienter Blutdruckabfall,
- EEG-Depression [51],
- Schwankungen der zerebralen Blutflußgeschwindigkeit,
- akute Lungenblutungen (möglicherweise Folgen eines Links-rechts-Shunt durch den Ductus Botalli [85]).

Indikation zur Surfactantbehandlung:

- Therapeutisch, wenn das Atemnotsyndrom gesichert ist [46, 77].
- Prophylaktisch bei Frühgeborenen <30 Wochen (EB Ia) [62, 69, 80, 13, 97]. Bei schwer atemgestörten Frühgeborenen <28 SSW geben wir Surfactant bereits im Kreißsaal, ohne das Röntgenbild abzuwarten.

Nach einmaliger Surfactantsubstitution gibt es 3 unterschiedliche, typische *Reaktionsweisen:*

- Rasche und anhaltende Besserung der Oxygenierung,
- Rückfall nach 6–18 h,
- Resistenz, d.h. keine wesentliche Besserung.

Die Art der Reaktion hängt mehr von der Art der Lungenkrankheit als von der Unreife des Surfactantsystems ab [88]. Viele neonatale Atemstörungen sind nicht durch Surfactantmangel verursacht (s. Abb. 8-1). Während die Verbesserung der Oxygenierung nach natürlichen Surfactants meist innerhalb weniger Minuten eintritt, ist eine Wirkung der synthetischen Surfactants erst nach 6–24 h zu erwarten (EB Ib) [64, 99]. Zusätzlich zur Induktion durch pränatale Steroidgabe und zur postnatalen Surfactantsubstitution vermag die orale Zufuhr von Inositol als Substrat die endogene Surfactantproduktion zu stimulieren, ist aber möglicherweise mit einer erhöhten Rate von Retinopathie verbunden (EB Ib) [47].

Folgende *Besonderheiten* sind bei der Surfactanttherapie zu beachten:

- Initialdosis bei natürlichem Surfactant meist 100 mg/kg.
- Bis zu dreimalige Wiederholung nach jeweils 6–12 h, wenn der O_2-Bedarf wieder deutlich [93] ansteigt.
- Frühzeitige (präventive) Therapie ist wirksamer als späte, da die Bildung ausgedehnter hyaliner Membranen die Entfaltung der Lunge hemmt (EB Ia) [13, 97]. Dabei wird vor der Surfactantsubstitution die volle Ausprägung des Atemnotsyndroms nicht abgewartet, wohl aber die korrekte Tubuslage röntgenologisch verifiziert.
- Unterschiedliche natürliche Surfactants haben unterschiedliche Wirkungen [15].
- Beatmung nach Surfactantsubstitution s. S. 143.

Merke: Surfactantsubstitution ersetzt das fehlende oberflächenaktive System der Lunge, nicht aber Erfahrung mit der künstlichen Beatmung!

8.2.5 Prävention und Prognose

Die Prophylaxe durch zweimalige Gabe von Dexa- oder Betamethason an die Schwangere 24–72 h vor der Geburt wirkt durch vorzeitige Enzyminduktion. Sie ist ab 24 SSW effektiv [31, 61, 65], mindert Häufigkeit und Schweregrad von Atemnotsyndrom und periventrikulärer Leukomalazien [10, 36]. Multiple antenatale Steroidzyklen verschlechtern die Langzeitprognose des Kindes [8]. Schonende Geburtsleitung bei Frühgeborenen (u.U. elektive Sectio) mit primärer Reanimation durch den Neonatologen verhindert die Geburtsasphyxie und verkleinert das Atemnotsyndromrisiko.

Prognose

Beim Atemnotsyndrom haben heute auch Frühgeborene von 27 bis 30 SSW eine Überlebenschance über 80%, allerdings bestehen bei über 20% der Überlebenden Langzeitprobleme (bronchopulmonale Dysplasie, periventrikuläre Leukomalazie), wobei nicht die Lungenunreife, sondern die zur Frühgeburt führende inflammatorische Reaktion ursächlich ist (s. S. 397).

8.3 Mekoniumaspirationssyndrom (MAS)

Häufigkeit

Bis zu 1% aller Neugeborenen. Betroffen sind überwiegend hypotrophe und postmature Neugeborene (respiratorische Plazentainsuffizienz). Häufige Warnhinweise:

▶ fetale Gefährdung (Bradykardie, silentes CTG, vermindertes Östriol),
▶ prolongierte, komplizierte Geburt,
▶ mekoniumhaltiges Fruchtwasser (kommt bei 10–20% aller Geburten vor [11, 86].

Pathophysiologie

Eine fetale Hypoxie führt zu einer mesenterialen Vasokonstriktion und verursacht eine Darmischämie. Ihr folgt eine transitorische Periode mit Hyperperistaltik, welche in Verbindung mit einer Atonie des Analsphinkters die Entleerung von Mekonium zur Folge hat. Mit den ersten Atemzügen werden die Mekoniumpartikel bis in die Bronchiolen inspiriert. Es entstehen subsegmentale Atelektasen und Bezirke mit Obstruktionsemphysem sowie eine chemische Pneumonitis. Diese Veränderungen haben einen vermehrten intrapulmonalen Shunt, eine reduzierte Diffusionskapazität, eine erhöhte Resistance und eine leicht herabgesetzte Lungencompliance zur Folge.

Klinik

Haut bei Geburt mit Mekonium bedeckt, Haut, Fingernägel und Nabelschnur grünlich-gelb verfärbt. Schwere Atemdepression, Schnappatmung, Bradykardie, Hypotonie, Schocksymptome. Asphyxia livida oder pallida.

Bei einsetzender Spontanatmung: grobe Rasselgeräusche, Tachypnoe, Dyspnoe, interkostale Einziehungen, exspiratorisches Stöhnen, Giemen, Zyanose. Die schwere Asphyxie kann zu einer Störung der kardiovaskulären Adaptation mit Rechts-links-Shunt, persistierender pulmonaler Hypertension, Kardiomegalie (Herzinsuffizienz: Hypoxie, Cor pulmonale) und peripherer Hypoperfusion (Zentralisation) führen.

Radiologie

Symmetrisch verteilte, ziemlich dichte, fleckige, z.T. noduläre Lungeninfiltrate. Lungenüberblähung, abgeflachte Zwerchfelle, gelegentlich kleinere Pleuraergußbildung oder Pneumothorax.

Verlauf

Innerhalb von 7–10 Tagen oft Rekonvaleszenz, deutliche Besserung meist nach 24–72 h. Sterblichkeit unter 10% [53]. In schweren Fällen Übergang in PPHN (s. S. 239) oder Tod in den ersten 24 h. Bei Überleben protrahierter Verlauf.

Prävention

Rasche Beendigung der Geburt bei persistierender fetaler Hypoxie! Der Abgang von mekoniumhaltigem Fruchtwasser muß als Alarmsymptom verstanden werden. Bei dick-grünem, nicht aber bei nur grünlich gefärbtem Fruchtwasser muß alles darangesetzt werden, möglichst viel Mekonium *vor* dem ersten Atemzug aus den oberen Luftwegen zu entfernen [86, 43]! Dazu müssen die Bemühungen von geburtshilflichem und neonatologischem Team aufeinander abgestimmt werden [109]. Kreißsaalreanimation bei Mekoniumaspiration s. S. 32.

Symptomatische Therapie

1. Die *Beatmung* kann bei der Mekoniumaspiration sehr schwierig sein. Initiale Respiratoreinstellung s. S. 135. Meist sind hohe Inspirationsdrücke und ein niedriger PEEP erforderlich. Es muß die Frequenz gefunden werden, bei der das Kind nicht gegen den Respirator kämpft (synchronisierte Beatmung s. S. 128). Bei schwerer Ateminsuffizienz Hochfrequenzoszillation einsetzen s. S. 129.
2. Ein *Pneumothorax* muß frühzeitig erkannt und drainiert werden (s. S. 184).
3. Aktive und gründliche Physiotherapie (kontraindiziert bei Pneumothorax und PPHN!) und Lagerungsbehandlung (s. S. 157). Häufiges tracheales Absaugen, ggf. nach Instillation von 0,9%iger NaCl-Lösung, ggf. Surfactantlavage [96].
4. Antibiotika wegen der stets resultierenden sekundären bakteriellen Pneumonie.

5. *Medikamentöse Zusatzbehandlung* ist häufig erforderlich, z.B. Sedierung oder Relaxierung (s. S. 141). Wenn bei persistierender pulmonaler Hypertension infolge Mekoniumaspirationssyndrom eine ausreichende Oxygenierung (s. S. 104) nicht gelingt, verwenden wir zunächst Prostacyclin [34], bei Nichtansprechen ist ein Versuch mit Tolazolin zur Senkung des Lungengefäßwiderstands gerechtfertigt (s. S. 245). Kortikosteroide sind bei Mekoniumaspiration erfolglos.
6. *NO-Inhalation* ist beim MAS nicht immer wirksam [71, 21] ein Behandlungsversuch ist jedoch gerechtfertigt [63, 87, 54, 29, 71].

8.4 Flüssigkeitslunge

Definition

Transitorische Tachypnoe/pulmonale Maladaption verursacht durch verzögerte Flüssigkeitsresorption. Häufigkeit 1%, gute Prognose.

Pathogenese und Prädisposition

Die fetale Lunge ist mit 40 ml/kgKG einer surfactant- und fruchtwasserhaltigen Flüssigkeit gefüllt, welche bei den intrauterinen Atemexkursionen bewegt wird. Eine „Fruchtwasseraspiration" kann es also nicht geben. Diese Flüssigkeit wird jeweils zur Hälfte bei der Geburt ausgepreßt bzw. über die pulmonalen Lymphwege abtransportiert. Bei rascher Geburt oder erhöhtem hydrostatischen Druck (Plethora) kann der Resorptionsmechanismus gestört sein oder protrahiert verlaufen, was zu erhöhtem Flüssigkeitsgehalt zunächst des Alveolarraumes, später des Interstitiums führt. Prädisponiert sind Neugeborene nach

- Kaiserschnitt,
- Beckenendlage,
- Geburtsasphyxie,
- exzessiver Flüssigkeitszufuhr bei der Mutter.

Symptome

- Tachypnoe, meist kurz nach Geburt einsetzend,
- Nasenflügelatmung,
- sternale Einziehungen,
- Stöhnen,
- Zyanose/Sauerstoffbedarf.

Die Symptome sind innerhalb von 24 h rückläufig.

Diagnostik

Die Diagnose „pulmonale Maladaptation" muß oft retrospektiv gestellt werden, da Klinik und Röntgenbefund (s. Tabelle 8-2) anfangs oft schwer von Atemnotsyndrom (s. S. 174) oder B-Streptokokken-Pneumonie (s. S. 492) abzugrenzen sind. Erst Normalisierung von Klinik und Röntgenbild im Alter von 24 h klärt die Diagnose.

Symptomatische Therapie

- Inkubatorpflege, Sauerstoff angewärmt und angefeuchtet, evtl. O_2-Kopfbox.
- Überwachung durch $tcPO_2$-Messung und Arterienpunktion.
- Antibiotika (da Pneumonie nicht auszuschließen).
- Bei starker Unruhe vorsichtige Sedierung.

8.5 Pneumothorax

Häufigkeit

Spontan 1–2%, unter CPAP- oder PEEP-Beatmung 5–20% [22].

Merke: Jeder Pneumothorax sollte zum Anlaß genommen werden, Beatmungs- und Absaugeregime kritisch zu überprüfen!

Prädisposition

- CPAP bzw. PEEP,
- kontrollierte Beatmung,
- unsachgemäße Reanimation,
- schlechte Absaugtechnik,
- zu kurze Exspirationszeit,
- Atemnotsyndrom,
- Mekoniumaspirationssyndrom,
- Streptokokkenpneumonie,
- kongenitale Zwerchfellhernie (kontralateral),
- Lungenhypoplasie,
- interstitielles Lungenemphysem.

Pathogenese

Bei exzessivem intraalveolärem Druck kommt es leicht zur Alveolarüberblähung und -ruptur. Luft entweicht entlang der perivaskulären Gefäßscheiden in das Interstitium *(interstitielles Emphysem)*, wobei innerhalb des Lungenparenchyms umschriebene Luftdepots *(Pseudozysten)* entstehen können. Bei Fortbestehen des Alveolarlecks breitet sich die Luft entlang den Peribronchial- und Vaskulärscheiden des Interstitiums über die Pleura visceralis bis zum Mediastinum aus *(Pneumomediastinum)*. Pleura visceralis und mediastinalis neigen zur Ruptur, so daß Luft in den Pleuraraum vordringen kann. Auch die Entwicklung eines zervikalen Emphysems ist möglich. Unilaterales oder bilaterales Auftreten ist möglich, die rechte Seite wird bevorzugt. Entweicht Luft entlang der großen Gefäße in den Retroperitonealraum, so kann sich ein *Pneumoperitoneum* entwickeln (Differentialdiagnose gastrointestinale Perforation). Gelangt Luft über die perikardiale Umschlagfalte in den Herzbeutel, so entsteht ein *Pneumoperikard*. Selten ist die *Luftembolie* durch Übertritt von Luft in Kapillaren, Lungenvenen oder über Lymphgefäße.

Klinik

- Plötzlich einsetzende Atemnot,
- Zyanose,
- Entwicklung von Schocksymptomen,
- asymmetrische Thoraxexkursionen,
- gelegentlich Hautemphysem,
- Bradykardie, Asystolie (Pneumoperikard).
- Häufig Abnahme der Herz- und Atemfrequenz, Abfall des Blutdrucks und Verminderung der Blutdruckamplitude.
- Rasche Entwicklung einer respiratorischen Azidose. Bei kontinuierlicher Registrierung des Sauerstoffkardiorespirogramms können abrupte Veränderungen der transthorakalen Impedanz und plötzliches Absinken des tcPO$_2$ einen Pneumothorax anzeigen.

Außer zu akuter Verschlechterung von Ventilation und Zirkulation führt der Pneumothorax zu erheblicher zerebraler Gefährdung: Durch den abrupten Anstieg von Venendruck und zerebralem Blutfluß kann es zu intrazerebraler Blutung kommen [52].

Diagnostik

- Im Zweifelsfall Tubusobstruktion durch sofortige Spiegelprobe ausschließen.
- Auskultation: fehlendes oder abgeschwächtes Atemgeräusch. Bei kleinen Frühgeborenen kann ein lebensbedrohlicher Spannungspneumothorax überhört werden! Verlagerung der Herztöne (bei linksseitigem Pneumothorax).
- Thorakale Diaphanoskopie: Aufleuchten über dem betroffenen Hemithorax; Kaltlichtquelle mit Ansatz von 5 mm Durchmesser.
- Probepunktion (gleichzeitig Notfalltherapie durch Druckentlastung, s. S. 187).
- Auf Röntgen nur warten, sofern Situation nicht bedrohlich.

Röntgenbefund

Mantel- oder Spannungspneumothorax: Die Lunge ist auf der involvierten Seite kollabiert und von der lateralen Thoraxwand abgedrängt. Im Regelfall begrenzt der Pneumothorax den lateralen Lungenrand, jedoch können sich auch Luftdepots in Interlobärfissuren und basal finden. Abflachung des Diaphragmas, Erweiterung der Zwischenrippenräume, Vorwölbung der Pleura parietalis. Bei exzessiver Ausprägung besteht eine Mediastinalherniation mit Verdrängung des Gefäßbands und des Herzens auf die kontralaterale Seite.
Differentialdiagnose: Lobäremphysem, große Lungenzyste.

Prävention

▶ Surfactantsubstitution bei Atemnotsyndrom (s. S. 177),
▶ Sedieren/Relaxieren bei starkem Gegenatmen (s. S. 141),
▶ Verzicht auf niedrige Beatmungsfrequenz und prolongierte Inspiration (s. S. 126),
▶ HFOV bei prädisponierenden Erkrankungen.

Therapie

■ **Interstitielles Emphysem/Pneumomediastinum.** Keine aktive Intervention. Unter Beatmung nach Möglichkeit Reduktion des PEEP, des inspiratorischen Spitzendrucks oder einer verlängerten Inspirationszeit. Gegenatmen vermeiden, ggf. sedieren. Bei einseitigem Befund Lagerung auf die betroffene Seite. Oszillationsbeatmung (HFOV) kann indiziert sein (s. S. 129).

- **Kleiner Pneumothorax mit geringfügiger Atemstörung.** Sedierung, sorgfältige Beobachtung, engmaschige Blutgaskontrollen. Schreien und jegliche unnötige Manipulation vermeiden. Die Resorption eines Pneumothorax kann erheblich durch erhöhte Gabe von Sauerstoff (F_iO_2) gesteigert werden. Diese Maßnahme ist jedoch nicht ungefährlich wegen einer möglichen Hyperoxie mit dem Risiko der Retinopathie; Überwachung mit Kombisonde.

- **Spannungspneumothorax (lebensbedrohlicher Notfall!).** Der Behandlungserfolg hängt von einer umgehenden Diagnose und einer koordinierten Teamarbeit ab: *Probepunktion* mit 5-ml-Spritze und mit Butterfly 19 G, durchgeführt im 2.–3. Interkostalraum in der Medioklavikularlinie. Ende des Butterflyschlauchs unter Wasser halten (z.B. Spritzen): Luftblase bestätigt die Diagnose. Luft mit Spritze nicht vollständig abziehen, da Rückverlagerung der Lunge möglich. Bei der anschließenden Pleurapunktion mittels Trokarkatheter kann es dann zur Verletzung der Pleura visceralis kommen! Nach der Probepunktion stabilisiert sich der Zustand des Kindes meist rasch, und der Pleurakatheter kann nun in Ruhe und unter sterilen Bedingungen gelegt werden.

Pneumothoraxbesteck

- 1 Einmalskalpell Nr. 15 (Feather Industries),
- 1 schmale anatomische Pinzette, Länge 13 cm,
- 1 schmale chirurgische Pinzette, Länge 13 cm,
- 1 schmale gebogene Schere (spitz-stumpf), Länge 12 cm,
- 2 Schlauchklemmen, Länge 14 cm,
- 1 Augennadelhalter (Boynton), Länge 12,5 cm,
- Nahtmaterial (Mersilene 3–0),
- 2 Vygon-Trokarkatheter Charr 8, Charr 10,
- 1 Dreiwegehahn Luer,
- 1 Drainageschlauch mit Luer-Adapter,
- 4 eingeschnittene Tupfer 5 × 5 cm,
- 1 Tegaderm-Klebefolie,
- Lokalanästhetikum (Scandicain 1%).

Technik der Pleuradrainage

Kind immobilisieren. Arme hochgeschlagen fixieren. Desinfektion, Abdeckung mit sterilem Lochtuch. Punktionsstelle: 4.–5. *Interkostalraum* in der vorderen Axillarlinie, da sich hier in Rückenlage die meiste Luft ansammelt. Bei anteriorem Pneumothorax wird der Zugang im 2.–3. Interkostalraum in der Medioklavikularlinie wegen der größeren Effektivität bevorzugt. Lokalanästhesie mit maximal 0,4 ml/kg Scandicain 1%. Anlegen einer 4 mm langen Inzision am Oberrand der den Interkostalraum nach unten begrenzenden Rippe. Drainagekatheter (Vygon-Trokarkatheter Charr 10) etwa 2 cm vor der Spitze fassen und unter Abstützen der Hand in den Interkostalraum eingehen (**Cave:** Organverletzungen bei ruckartigem Durchstoßen der Interkostalmuskulatur).

Unmittelbar nach Eintritt in den Thoraxraum Trokar entfernen. Katheter flach hinter der Thoraxwand in Richtung auf das Sternoclaviculargelenk vorschieben. Anschluß an Dauerdrainage über Dreiwegehahn. Sicherung des Katheters durch Hautnaht, röntgenologische Positionskontrolle. Über ein Wassermanometer sollte eine Feinregulierung des Drainagesogs möglich sein. Einstellung zunächst –20 cm H_2O.

Besteht kein großes Leck in der Lunge, so ist eine Bülau-Drainage mit Unterdruck –3 bis –5 cm H_2O zur Entfaltung der Lunge ausreichend und führt zu einem geringeren Eiweißverlust durch Transsudation.

Blutkoagel, eiweißreiches Pleurasekret und pleurale Verklebungen können trotz korrekter Position zu einer Verlegung führen. Erneute Akkumulation des Pneumothorax möglich! Gegebenenfalls ist eine 2. Drainage erforderlich.

Bei Spontanatmung kann mit einer Verklebung der Alveolarruptur nach 24 h gerechnet werden, bei kontrollierter Beatmung oft erst nach Tagen. Die Pleuradrainage kann entfernt werden, wenn nach 6stündigem Abklemmen des Katheters röntgenologisch eine volle Lungenentfaltung gesichert ist.

Komplikationen

- Subkutane Position,
- posteriore Position (häufig ineffektiv bei anteriorem Pneumothorax),
- Perforation (Lungen, Diaphragma, Mediastinum, Ösophagus, Leber, Pharynx, Perikard) insbesondere bei Verwendung von Mathys-Kathetern [70].
- Möglicherweise ist bei Verwendung von Pigtail-Kathetern die Komplikationsrate geringer (EB III) [110, 87].

Pneumoperikarddrainage

Subxiphoidaler Zugang, rasche Desinfektion des Epigastriums, Punktion mit Abbocath 26 G.

Im Winkel zwischen Processus xiphoideus und rechtem sternalen Rippenansatz wird unter dem Sternum mit Zielrichtung auf die linke Schulter eingegangen. Nachdem der Mandrin entfernt ist, kann der Katheter allein um einen weiteren Zentimeter vorgeführt werden. Erfolgreiche Perikardpunktion ist an der sofortigen Besserung von Bradykardie und Schocksymptomatik, Rosigwerden des Kindes und Verschwinden der Niedervoltage auf dem Bildschirm des Monitors erkennbar. Röntgenologische Positionskontrolle. Es empfiehlt sich, die Pneumoperikarddrainage unter Beatmung für die folgenden Tage liegen zu lassen. Ihre Entfernung ist nach vorheriger Abklemmung (Röntgenaufnahme) möglich. Drainagesog –5 cm H_2O.

8.6 Bronchopulmonale Dysplasie (BPD)

Definition

Dieses schwere Krankheitsbild, erstmals beschrieben 1967 [76] und heute jeder Neugeborenenintensivstation geläufig, ist der Preis, der für die immer besser gewordene Überlebensrate sehr kleiner Frühgeborener bezahlt wird. Man versteht darunter meist eine chronische Atemwegserkrankung mit typischen Röntgenzeichen und Abhängigkeit von Sauerstoff und/oder künstlicher Beatmung über den 28. Lebenstag [6, 7]. Unter Berücksichtigung des Unreifegrades hat jedoch die Definition von Shennan et al. [90] einen höheren Voraussagewert, die von einer O_2-Abhängigkeit mit 36 Wochen postmenstruellem Alter ausgeht.

Häufigkeit

15% der Kinder mit Atemnotsyndrom, die länger als 3 Tage künstlich beatmet werden, mit je nach Klinik stark unterschiedlicher Häufigkeit [6, 103]. Eine Respiratorabhängigkeit über 28 Tage besteht bei 68% der Kinder mit einem Geburtsgewicht von 500–750 g, bei 29% von 751–1000 g und bei 4% der Kinder mit einem Geburtsgewicht von 1001–1500 g [40].

Pathogenese und Prädisposition

Die „klassische" BPD entsteht durch Zusammenwirken von funktioneller und struktureller Unreife der Lunge, Barotrauma und Sauerstofftoxizität (s. S. 109). Möglicherweise erklärt die Verminderung der Antioxidanzienenzymsysteme die erhöhte Sauerstoffempfindlichkeit des Frühgeborenen. Weitere prädisponierende Faktoren sind

- Gestationsalter <28 Wochen,
- Ateminsuffizienz mit künstlicher Beatmung,
- Baro- bzw. Volutrauma, insbesondere interstitielles Emphysem und Pneumothorax,
- persistierender Ductus Botalli [20],
- parenterale Fettzufuhr [48],
- familiäre Asthmabelastung [12],
- genetische Risiken: alle Kinder mit BPD sind HLA-A2-positiv [25],
- Surfactantnonresponder.

Die „neue" BPD entsteht durch eine gestörte Ausdifferenzierung der Lunge [59], bei der Infektionen, besonders mit Ureaplasma urealyticum [57, 78], und inflammatorische Zytokine die Hauptrolle spielen [82, 112]. Sie kann auch bei Frühgeborenen auftreten, die unmittelbar nach Geburt kaum pulmonale Probleme haben [23].

Pathophysiologie

Im Frühstadium entwickeln sich exsudative Reaktionen mit Lungenödem, gemischt mit den Veränderungen des Atemnotsyndroms. Später reparativ-proliferative Veränderungen der Alveolen, Alveolargänge, Septen und Bronchiolen. Die proliferativen Veränderungen sind um so stärker, je länger die BPD überlebt wird. Die Lungenbelüftung ist zunächst vermindert (erhöhter Atemwegswiderstand), die Atemarbeit gesteigert, die Compliance sinkt. Im Heilungsstadium steigt zunächst die Compliance wieder an, der Atemwegswiderstand sinkt erst später [72]. Bronchiale Hyperreagibilität kann bei der BPD bereits in der Neonatalperiode zur Bronchuskonstriktion führen [100]. Immer findet sich ein erhöhter Lungengefäßwiderstand, der durch Hypoxie noch weiter ansteigt und zum Cor pulmonale führen kann [1].

Symptome und Diagnose

- Protrahierte Beatmungs- und Sauerstoffabhängigkeit,
- chronische Hyperkapnie,
- Dyspnoe, Einziehungen, mittelblasige Rasselgeräusche,
- vermehrte Schleimproduktion,
- Anfälle von Bronchospasmus,
- pulmonale Infekte, Bronchiolitis, Atelektasen,
- Cor pulmonale, Herzinsuffizienz,
- Rachitis, Rippenfrakturen,
- gehäuft plötzlicher Kindstod,
- beeinträchtigte Entwicklung.

In den ersten Lebenswochen ist die Diagnose schwierig, da die beginnende BPD klinisch und röntgenologisch nicht vom Atemnotsyndrom und seinen Heilungsstadien zu unterscheiden sein kann.

Schweregrade

Beatmungsbedürftigkeit [92] und Röntgenbild [114] erlauben schon am Ende der ersten Lebenswoche, die Entwicklung einer BPD vorherzusagen.

Klinische, röntgenologische und histologische Schweregrade der bronchopulmonalen Dysplasie stimmen häufig nicht miteinander überein, so daß das Nationale Gesundheitsinstitut der USA je ein Punkteschema für die klinische und die röntgenologische Klassifikation vorgeschlagen hat [101]. Diese Punkteeinteilungen sind in Tabelle 8-2 wiedergegeben; nach den klinischen Zeichen kann ein Kind maximal 15, nach dem Röntgenbefund maximal 10 Punkte bekommen, wobei zur Einschätzung des BPD-Schweregrads die Punkte aus beiden Schemata zu addieren sind.

Prävention

- ▶ Frühzeitiger Einsatz von Nasen-CPAP statt Beatmung,
- ▶ frühe Surfactantsubstitution bei Atemnotsyndrom,
- ▶ schonende Beatmung unter Vermeidung hoher Spitzendrücke (>30 cm H_2O), hoher Frequenzen und hoher Gasflüsse,
- ▶ frühzeitige und konsequente Entwöhnung vom Respirator, jenseits der ersten Lebenswoche auch unter Akzeptanz einer Hyperkapnie,
- ▶ Vermeidung bzw. frühzeitiger Verschluß eines hämodynamisch wirksamen Ductus Botalli (s. S. 237),
- ▶ Vitamin A [83] 5000 IE 3mal/Woche i.m. (EB Ia) [102, 89, 28]. Wir setzen diese Prophylaxe bei allen sehr untergewichtigen Frühgeborenen ein, die am 3. Lebenstag noch Atemstörungen (Atemhilfe oder O_2) haben.
- ▶ Die früher vorgeschlagene Prophylaxe mit Vitamin E ist unwirksam [105] und mit schweren Nebenwirkungen belastet.
- ▶ Die präventive Wirksamkeit inhalativer Glukokortikoide [26] und verzögerter postnataler Natriumzufuhr [50] ist noch nicht in größeren Studien gesichert.

8.6 Bronchopulmonale Dysplasie (BPD)

Tabelle 8-2. Einteilung der bronchopulmonalen Dysplasie nach Schweregraden [101]

NIH – Klinische Klassifikation der BPD

Punkte (0–15)	0 Normal	1 Leicht	2 Mittel	3 Schwer
Atemfrequenz/min	< 40	40–60	61–80	> 80
Dyspnoe (Einziehungen)	0	Leicht	Mittel	Schwer
F_iO_2 (für P_aO_2 50–70 mm Hg)	21	22–30	31–50	> 50
PCO_2 mm Hg	< 45	46–55	56–70	> 70
Wachstum g/Tag	> 25	15–24	5–14	< 5

Ist das Kind künstlich beatmet, so wird ein klinischer Gesamtscore von 15 Punkten gegeben.

Röntgenologische Klassifikation der BPD [33]

Punkte (0–10)	0	1	2
Kardiovaskuläre Anomalien	Keine	Kardiomegalie	Erhebliche Kardiomegalie
Überblähung (= Summe vordere + hintere Rippen über rechter Zwerchfellkuppel)	< 14	$14^1/_2$–16	> 16
Emphysem	Keine fokale Überblähung	Verstreute kleine Überblähungsbezirke	Eine oder mehrere große Blasen
Fibrose/interstitielle Anomalien	Keine	Einzelne Streifen, vermehrte Dichte	Viele Streifen, dicke Bänder
Gesamteindruck	Keine Veränderungen	Leichte Veränderungen	Schwere Veränderungen

Therapie

Die Behandlung der bronchopulmonalen Dysplasie ist mühevoll und langwierig. Sie erfordert von Ärzten und Schwestern Geduld und in besonderem Maß die Fähigkeit, auf die Eltern der chronisch schwerkranken Kinder einzugehen. Dabei hat es sich bewährt, Kind und Eltern feste Bezugspersonen aus dem ärztlichen und pflegerischen Team der Intensivstation für Pflege und Gespräche zuzuordnen. Ventilation und Entwöhnung von Kindern mit bronchopulmonaler Dysplasie können enorm schwierig sein. Feste Regeln gibt es nicht, u.U. muß man zahlreiche Beatmungstechniken immer wieder „ausprobieren". Wir versuchen, hohe Drücke und prolongierte Inspiration zu vermeiden, um die immer bestehende Überblähung nicht zu verschlimmern. Wenn die Entwöhnung vom Beatmungsgerät gelungen und der errechnete Termin überschritten ist, sollte die Möglichkeit häuslicher Pflege abgeklärt werden (auch wenn das Kind noch Sauerstoff benötigt), da Kinder mit BPD zu Hause rascher und besser rehabilitiert werden können als im Krankenhaus. Folgende Maßnahmen werden (in starker Abhängigkeit vom Einzelfall) zur Behandlung der BPD eingesetzt:

1. *Sauerstoff:* Adäquate Oxygenierung ist für Heilung und Wachstum unverzichtbar. Hypoxische Phasen, wie sie insbesondere im Schlaf auftreten können, lösen Bronchospasmus [100] und Anstieg des pulmonalen Gefäßwiderstands [1] aus. Während beim spontan atmenden Kind mit BPD bei normalem pH eine erhebliche Hyperkapnie akzeptiert werden kann, muß der P_aO_2 unbedingt über 50 mmHg gehalten werden! Die Applikation von O_2 über eine Kopfbox ist bei dem immer aktiver werdenden Kind nicht praktikabel. Bewährt hat sich die Zufuhr von (angewärmtem und angefeuchtetem) Sauerstoff mit niedrigem Fluß über einen direkt vor der Nase liegenden Schlauch, der nicht in die Nasenlöcher hineinreicht. Die Überwachung der Oxygenierung mittels transkutaner PO_2-Messung ist bei der BPD unzuverlässig (s. S. 107), die Pulsoximetrie ist das Verfahren der Wahl.

8.6 Bronchopulmonale Dysplasie (BPD)

2. *Ernährung:* Ausreichende Kalorienzufuhr ist für Wachstum und Heilung erforderlich, wegen der erhöhten Atemarbeit meist 130–140 kcal/kg/Tag. Dies ist meist nur mit Spezialdiäten zu erreichen, denn ein Kind mit BPD benötigt auch:
3. *Flüssigkeitsrestriktion* auf 120 ml/kg/24 h.
4. *Diuretikatherapie* verbessert die Lungenfunktion (EB Ia) [60, 17] und senkt die Sterblichkeitsrate, hat aber bei Langzeittherapie erhebliche Nebenwirkungen: Osteopenie [3], Nephrokalzinose [56], Ototoxizität [30]. Jenseits der ersten Lebenswochen können Diuretika auch inhalativ verabreicht werden [18]. Wir setzen eine Kombination von niedrig dosiertem Hydrochlorothiazid und Spironolacton unter sorgfältiger Überwachung der Elektrolyte in Serum und Urin ein [17], ggf. muß eine enterale Elektrolytsubstitution erfolgen.
5. *Bronchodilatatoren:* Isoproterenol, Methylxanthine, Salbutamol [108] und Terbutalin haben bei der bronchopulmonalen Dysplasie eine gewisse Wirksamkeit. Wir verwenden Theophyllin (maximal 5 mg/kg/Tag) zur Senkung des Atemwiderstandes; Spiegelbestimmung! Bei Obstruktion kann die Inhalationstherapie mit Salbutamol oder Ipratropiumbromid hilfreich sein.
6. *Physiotherapie* (s. S. 156) ist bei der bronchopulmonalen Dysplasie eine wichtige Behandlungsmaßnahme. Sie muß vorsichtig durchgeführt werden, da wegen der meist vorhandenen Frühgeborenenosteopenie die Gefahr von Rippenfrakturen besteht und da sie hypoxische Hirnschädigung auslösen oder verschlimmern kann [49, 37]. Eine niedrigdosierte systemische Bronchosekretolyse (Ambroxol) kann die Physiotherapie unterstützen [106]. Dagegen hat intratracheales N-Actylcystein keine günstige Wirkung, sondern verschlechtert den Atemwegswiderstand und begünstigt zyanotische Anfälle [14].
7. *Antibiotika:* Sofortige und ausreichende Behandlung pulmonaler Infektionen (regelmäßige Kontrolle von Leukozyten, Differentialblutbild und CRP), jedoch keine Dauerprophylaxe. Beim Nachweis von Ureaplasma urealyticum: Eventuell hilft eine 14tägige Behandlung mit Erythromycin (EB III) [104].
8. *Digitalisierung* kann bei bestimmten Formen der Herzinsuffizienz angezeigt sein (s. S. 228), ist aber beim Cor pulmonale unwirksam.

9. *Dexamethason* hat sich in mehreren kontrollierten Studien an langzeitbeatmeten Frühgeborenen als wirksam erwiesen (EB Ib) [5, 32, 27], die erforderliche Beatmungsdauer (nicht jedoch die BPD-Inzidenz) zu senken. Startdosis 0,6 mg/kg/Tag, Reduktion auf 0,4 bzw. 0,2 mg/kg/Tag nach jeweils 2 Tagen, Extubation meist am 2.–3. Behandlungstag möglich, Behandlungsdauer insgesamt 7 Tage. Bei unbeatmeten Kindern ist es nicht indiziert. Wegen seiner schweren Nebenwirkungen (Blutdruckanstieg, gastrointestinale Blutung [73, 79], Zerebralparese [111, 91], diabetische Stoffwechsellage, negative Stickstoffbilanz, Hemmung der hypophysären und adrenalen Hormonproduktion, verminderte Infektabwehr, Myokardhypertrophie [35, 107]) sollte es trotz pulmonaler Wirksamkeit [4] in den ersten 2 Lebenswochen nicht eingesetzt werden [45, 44, 81].
10. *Transfusionen* von Erythrozytenkonzentrat können erforderlich sein wegen der normochromen, hyporegenerativen Anämie, die die BPD oft begleitet (diagnostischer Blutverlust, mangelhafte Erythropoietinproduktion), um die bestehende Hypoxieneigung nicht noch durch einen Mangel an Sauerstoffträgern zu verschlimmern [24]. Hb zwischen 11 und 14 g/dl halten.
11. *Endoskopie* der Luftwege und ggf. Laserung von Granulomen sollte bei Kindern erwogen werden, bei denen innerhalb von 14 Tagen die Entwöhnung vom Beatmungsgerät nicht gelungen ist.
12. Durch *Tracheakollaps* verursachte Anfälle von Atemnot können möglicherweise mit einer Aortopexie gebessert werden [67].

Prognose

Sterblichkeit der BPD 5–10%, wobei die meisten Todesfälle jenseits der Neonatalperiode vorkommen. Häusliches Monitoring (s. S. 89) ist zu erwägen. Die Prognose des Einzelfalls läßt sich schwer abschätzen. Wir haben Kinder gesehen, deren BPD nach mehrmonatiger künstlicher Beatmung mit hohen Sauerstoffkonzentrationen noch ausheilte. Bronchiale Hyperreagibilität und eine Disposition zum Asthma bronchiale bestehen bis ins Erwachsenenalter [75]. Im Vergleich zu Frühgeborenen, die ein Atemnotsyndrom komplikationslos überstanden haben, sind Wachstum und Motorik sowie geistige Entwicklung von Kindern mit BPD oft über das 2. Lebensjahr hinaus verzögert [68].

8.7 Lobäres Emphysem

Überblähung eines oder mehrerer Lungenlappen durch Ventilverschluß (Störung im Aufbau der Bronchialwand, Schleimhautfalten, eingedicktes Sekret, Kompression durch abnorme Gefäße, Zysten usw.). Die Luft kann zwar eingeatmet werden, entweicht jedoch nicht ausreichend. Es entwickelt sich eine Dyspnoe mit erschwertem Exspirium und interkostalen Einziehungen. Beginn der Symptomatik in der 2.–4. Lebenswoche, seltener schon in den ersten Lebenstagen. Die betroffenen Lungensegmente, am häufigsten der linke Oberlappen und der rechte Unterlappen, blähen sich zunehmend auf und komprimieren sowohl die angrenzenden Lungensegmente als auch die Lunge der Gegenseite. Zwerchfelltiefstand, Mediastinalverlagerung, Erweiterung der Interkostalräume sind die Folge.

Die Sicherung der Diagnose gelingt röntgenologisch durch Nachweis des stark überblähten Lungenabschnitts. Bei Schwierigkeiten der differentialdiagnostischen Abgrenzung ist eine Angiographie angezeigt. Auszuschließen sind Bronchusobstruktionen durch Aspiration und Kompression (Zysten, Geschwülste, Gefäßfehlbildungen) sowie Fehlbildungen der Lunge. Unter Umständen gelingt die Differenzierung mit der Computertomographie [66a]. Bisweilen muß auch ein nach künstlicher Beatmung „erworbenes" lobäres Empyhsem chirurgisch entfernt werden, wenn isolierte überblähte Bezirke die übrige Lunge komprimieren.

Literatur

1. Abman SH, Wolfe RR, Accurso FJ, Koops BL, Bowman M, Wiggins JW (1985) Pulmonary vascular response to oxygen in infants with severe bronchopulmonary dysplasia. Pediatrics 75:80–87
2. Ainsworth SB, Beresford MW, Milligan DW, Shaw NJ, Matthews JN, Fenton AC, Ward Platt MP (2000) Pumactant and poractant alfa for treatment of respiratory distress syndrome in neonates born at 25–29 weeks' gestation: a randomised trial. Lancet. 355:1387–1392
3. Albersheim SG, Solimano AJ, Sharma AK, Smyth JA, Rothschild A, Wood BJ, Sheps SB (1989) Randomized, double-blind, controlled trial of long-term diuretic therapy for broncho-pulmonary dysplasia. J Pediatr 115: 615–620
4. Arias Camison JM, Lau J, Cole CH, Frantz ID (1999) 3rd Meta analysis of dexamethasone therapy started in the first 15 days of life for prevention of chronic lung disease in premature infants. Pediatr Pulmonol 28:167–174
5. Avery GB, Fletcher AB, Kaplan M, Brudno DS (1985) Controlled trial of dexamethasone in respirator-dependent infants with bronchopulmonary dysplasia. Pediatrics 75:106–111
6. Avery ME, Tooley WH, Keller JB et al. (1987) Is chronic lung disease in low birth weight infants preventable? A survey of eight centers. Pediatrics 79:16–30
7. Bancalari E, Abdenour GE, Feller R, Gannon J (1979) Bronchopulmonary dysplasia: clinical presentation. J Pediatr 95:819–823
8. Banks BA, Cnaan A, Morgan MA, Parer JT, Merrill JD, Ballard PL, Ballard RA (1999) Multiple courses of antenatal corticosteroids and outcome of premature neonates. North American Thyrotropin-Releasing Hormone Study Group. Am J Obstet Gynecol 181:709–717
9. Barrington KJ, Finer NN (2000) Inhaled nitric oxide for respiratory failure in preterm infants. Cochrane Database Syst Rev CD000509
10. Baud O, Foix L'Helias L, Kaminski M et al. (1999) Antenatal glucocorticoid treatment and cystic periventricular leukomalacia in very premature infants. N Engl J Med 341:1190–1196
11. Bent RC, Wiswell TE, Chang A (1992) Removing meconium from infant tracheae. What works best? Am J Dis Child 146:1085–1089
12. Bertrand J, Riley SP, Popkin J et al. (1985) The long-term pulmonary sequelae of prematurity: the rate of familial airway hyperreactivity and the respiratory distress syndrome. N Engl J Med 312:742–745
13. Bevilacqua G, Parmigiani S, Robertson B (1996) Prophylaxis of respiratory distress syndrome by treatment with modified porcine surfactant at birth: a multicentre prospective randomized trial. J Perinat Med 24:1–12
14. Bibi H, Seifert B, Oulette M, Belik J (1992) Intratracheal N-acetylcysteine use in infants with chronic lung disease. Acta Paediatr Scand 81:335–339
15. Bloom BT, Kattwinkel J, Hall RT et al. (1997) Comparison of Infasurf (calf lung surfactant extract) to Survanta (Beractant) in the treatment and prevention of respiratory distress syndrome. Pediatrics 100:31–38
16. Bose C, Wood M, Bose G, Donlon D, Friedman M (1990) Pulmonary function following positive pressure ventilation initiated immediately after birth in infants with respiratory distress syndrome. Pediatr Pulmonol 9:244–250

17. Brion LP, Primhak RA (2000) Intravenous or enteral loop diuretics for preterm infants with (or developing) chronic lung disease. Cochrane Database Syst Rev CD001453
18. Brion LP, Primhak RA, Yong W (2000) Aerosolized diuretics for preterm infants with (or developing) chronic lung disease. Cochrane Database Syst Rev CD001694
19. Brion LP, Primhak RA, Ambrosio Perez I (2000) Diuretics acting on the distal renal tubule for preterm infants with (or developing) chronic lung disease. Cochrane Database Syst Rev CD001817
20. Brown ER (1979) Increased risk of bronchopulmonary dysplasia in infants with patent ductus arteriosus. J Pediatr 95:865-866
21. Bührer C, Merker G, Falke KJ, Versmold H, Obladen M (1995) Dose response to inhaled nitric oxide in acute hypoxemic respiratory failure of newborn infants. Pediatr Pulmonol 19:291–298
22. Chan V, Greenough A, Gamsu HR (1992) Neonatal complications of extreme prematurity in mechanically ventilated infants. Eur J Pediatr 151:693–696
23. Charafeddine L, D'Angio CT, Phelps DL (1999) Atypical chronic lung disease patterns in neonates. Pediatrics 103:759–765
24. Christensen RD, Hunter DD, Goodell H, Rothstein G (1992) Evaluation of the mechanism causing anemia in infants with bronchopulmonary dysplasia. J Pediatr 120:593–598
25. Clark DA, Pincus LG, Oliphant M et al (1982) HLA-A2 and chronic lung disease in neonates. JAMA 248:1868
26. Cole CH, Colton T, Shah BL, Abbasi S, MacKinnon BL, Demissie S, Frantz ID 3rd (2000) Early inhaled glucocorticoid therapy to prevent bronchopulmonary dysplasia N Engl J Med 340:1005–1010
27. Collaborative Dexamethasone Trial Group (1991) Dexamethasone therapy in neonatal chronic lung disease: an international placebo-controlled trial. Pediatrics 88: 421–427
28. Darlow BA, Graham PJ (2000) Vitamin A supplementation for preventing morbidity and mortality in very low birthweight infants. Cochrane Database Syst Rev CD000501
29. Day RW, Lynch JM, White KS, Ward RM (1996) Acute response to inhaled nitric oxide in newborns with respiratory failure and pulmonary hypertension. Pediatrics 98:698–705
30. De Vito JM et al. (1983) Furosemide-associated ototoxicity. Clin Pharm 2:507–508
31. Doyle LW, Kitchen WH, Ford GW, Rickards AL, Lissendew JV, Ryan MM (1986) Effects of antenatal steroid therapy on mortality and morbidity in very low birth weight infants. J Pediatr 108:287–292
32. Durand M, Sardesai S, McEvoy C (1995) Effects of early dexamethasone therapy on pulmonary mechanics and chronic lung disease in very low birth weight infants: a randomized, controlled trial Pediatrics 95: 584–590
33. Edwards DK, Colby TY, Northway WH (1979) Radiographic-pathologic correlation in bronchopulmonary dysplasia. J Pediatr 95:834-836
34. Eronen M, Pohjavuori M, Andersson S, Pesonen E, Raivio KO (1997) Prostacyclin treatment for persistent pulmonary hypertension of the newborn. Pediatr Cardiol 18:3–7

35. Evans N (1994) Cardiovascular effects of dexamethasone in the preterm infant. Arch Dis Child 70:F25–F30
36. Fanaroff AA, Hack M (1999) Periventricular leukomalacia prospects for prevention. N Engl J Med 14 341:1229–1231
37. Flenady VJ, Gray PH (2000) Chest physiotherapy for preventing morbidity in babies being extubated from mechanical ventilation. Cochrane Database Syst Rev CD000283
38. Fujiwara T, Chida S, Watabe Y, Maeta H, Morita T, Abe T (1980) Artificial surfactant therapy in hyaline membrane disease. Lancet I:55-59
39. Giedion A, Haeflinger H, Dangel P (1973) Acute pulmonary x-ray changes in hyaline membrane disease treated with artificial ventilation and positive endexpiratory pressure. Pediatric Radiol 1:145
40. Hack H, Horbar JD, Malloy MH, Tyson JE, Wright E, Wright L (1991) Very low birth weight outcomes of the National Institute of Child Health and human development neonatal network. Pediatrics 87:587–597
41. Halliday HL (1995) Overview of clinical trials comparing natural and synthetic surfactants. Biol Neonate 67 (Suppl 1):32–47
42. Halliday HL (1996) Natural vs. synthetic surfactants in neonatal respiratory distress syndrome. Drugs 51:226–237
43. Halliday HL (2000) Endotracheal intubation at birth for preventing morbidity and mortality in vigorous, meconium-stained infants born at term. Cochrane Database Syst Rev CD000500
44. Halliday HL, Ehrenkranz RA (2000) Delayed (>3 weeks) postnatal corticosteroids for chronic lung disease in preterm infants. Cochrane Database Syst Rev CD001145
45. Halliday HL, Ehrenkranz RA (2000) Early postnatal (<96 hours) corticosteroids for preventing chronic lung disease in preterm infants. Cochrane Database Syst Rev CD001146
46. Halliday HL, Tarnow-Mordi WO, Corcoran JD, Patterson CC (1993) Multicentre randomised trial comparing high and low dose surfactant regimes for the treatment of respiratory distress syndrome (the Curosurf 4 trial). Arch Dis Child 69:276–280
47. Hallman M, Bry K, Hoppu K, Lappi M, Pohjavuori M (1992) Inositol supplementation in premature infants with respiratory distress syndrome. N Engl J Med 326:1233–1239
48. Hammerman C, Aramburo MJ (1988) Decreased lipid intake reduces morbidity in sick premature neonates. J Pediatr 113:1083–1088
49. Harding JE, Miles FK, Becroft DM, Allen BC, Knight DB (1998) Chest physiotherapy may be associated with brain damage in extremely premature infants. J Pediatr 132:440–444
50. Hartnoll G, Betremieux P, Modi N (2000) Randomised controlled trial of postnatal sodium supplementation on body composition in 25 to 30 week gestational age infants. Arch Dis Child 82:F24–F28
51. Hellström-Westas L, Bell AH, Skov L, Greisen G, Svenningsen NW (1992) Cerebroelectrical depression following surfactant treatment in preterm neonates. Pediatrics 89:643–647
52. Hill A, Perlman JM, Volpe JJ (1982) Relationship of pneumothorax to occurrence of intraventricular hemorrhage in the premature newborn. Pediatrics 69:144–149

53. Hjalmarson O (1981) Epidemiology and classification of acute neonatal respiratory disorders. A prospective study. Acta Paediatr Scand 70: 773–783
54. Hoffman GM, Ross GA, Day SE, Rice TB, Nelin LD (1997) Inhaled nitric oxide reduces the utilization of extracorporeal membrane oxygenation in persistent pulmonary hypertension of the newborn. Crit Care Med 25:352–359
55. Howlett A, Ohlsson A (2000) Inositol for respiratory distress syndrome in preterm infants. Cochrane Database Syst Rev CD000366
56. Hufnagle KG, Khan SN, Penn D et al. (1982) Renal calcifications: a complication of long-term furosemide therapy in preterm infants. Pediatrics 70:360–363
57. Izraeli S, Samra Z, Sirota L, Merlob P, Davidson (1991) Genital mycoplasmas in preterm infants: prevalence and clinical significance. Eur J Pediatr 150:804–807
58. Jobe AH (2000) Which surfactant for treatment of respiratory-distress syndrome. Lancet 355:1380–1381
59. Jobe AJ (1999) The new BPD: an arrest of lung development. Pediatr Res 46:641–643
60. Kao LC, Warburton D, Cheng MH, Cedeno C, Platzker ACG, Keens TG (1984) Effect of oral diuretics on pulmonary mechanics in infants with chronic bronchopulmonary dysplasia: results of a double-blind crossover sequential trial. Pediatrics 74:37–44
61. Kattner E, Metze B, Waiß E, Obladen M (1992) Accelerated lung maturation following maternal steroid treatment in infants born before 30 weeks gestation. J Perinat Med 20:449–457
62. Kendig JW, Notter RH, Cox C et al. (1991) A comparison of surfactant as immediate prophylaxis and as rescue therapy in newborns of less than 30 weeks gestation. N Engl J Med 324:865–871
63. Kinsella JP, Truog WE, Walsh WF et al. (1997) Randomized, multicenter trial of inhaled nitric oxide and high-frequency oscillatory ventilation in severe, persistent pulmonary hypertension of the newborn. J Pediatr 131:55–62
64. Kukkonen AK, Virtanen M, Järvenpää AL, Pokela ML, Ikonen S, Fellmann V (2000) Randomized trial comparing natural and synthetic surfactant: increased infection rate after natural surfactant? Acta Padiatr 89:556–561
65. Kwong MS, Egan EA (1986) Reduced incidence of hyaline membrane disease in extremely premature infants following delay of delivery in mothers with premature labor: use of Ritodrine and Betamethasone. Pediatrics 78:767–774
66. Mammel MC, Green TP, Johnson DE, Thompson TR (1983) Controlled trial of dexamethasone therapy in infants with bronchopulmonary dysplasia. Lancet I:1356–1358
66a. Markowitz RI, Mercurio MR, Vahjen GA, Gross I, Touloukian RJ (1989) Congenital lobar emphysema: The role of CT and V/Q scan. Clin Pediatr 28:19–23
67. McCoy KS, Bagwell E, Wagner M, Sallent J, O'Keefe M, Kosch PC (1992) Spirometric and endoscopic evaluation of airway collapse in infants with bronchopulmonary dysplasia. Pediatr Pulmonol 14:23–27

68. Meisels SJ, Plunkett JW, Roloff DW, Pasick PL, Stiefel GS (1986) Growth and development of preterm infants with respiratory distress syndrome and bronchopulmonary dysplasia. Pediatrics 77:345–352
69. Merritt TA, Hallman M, Berry C et al. (1991) Randomized, placebo-controlled trial of human surfactant given at birth vs. rescue administration in very-low-birthweight infants with lung immaturity. Pediatrics 118: 581–594
70. Meyer E, Obladen M (1986) Unbeabsichtigte Pericardpunktion mit einem Mathys-Katheter. Pädiatr Prax 33:121–123
71. Milner AD (1994) Nitric oxide. Eur J Pediatr 153:7–11
72. Monin P, Vert P (1987) The management of bronchopulmonary dysplasia. Clin Perinatol 14:531–549
73. Ng PC, Brownlee KG, Dear PRF (1991) Gastroduodenal perforation in preterm babies treated with dexamethasone for bronchopulmonary dysplasia. Arch Dis Child 66:1164–1166
74. Nishibayashi SW, Andrassy RJ, Wolley MM (1981) Congenital cystic adenomatoid malformation: a 30 year experience. J Pediatr Surg 16: 704–706
75. Northway WH, Moss RB, Carlisle et al. (1990) Late pulmonary sequelae of bronchopulmonary dysplasia. N Engl J Med 323:1793–1799
76. Northway WH, Rosan RC, Porter DY (1967) Pulmonary disease following respirator therapy of hyaline membrane disease: bronchopulmonary dysplasia. N Engl J Med 276:357–368
77. Obladen M, Maier RF (1993) Respiratory disorders of the neonate. Current Opinion in Pediatrics 5:156–161
78. Ollikainen J, Hiekkaniemi H, Korppi M, Sarkkinen H, Heinonen K (1993) Ureaplasma urealyticum infection associated with acute respiratory insufficiency and death in premature infants. J Pediatr 122:756–760
79. O'Neil EA, Chwals WJ, O'Shea MD, Turner CS (1991) Dexamethasone treatment during ventilator dependency: possiblel life threatening gastrointestinal complication. Arch Dis Child 67:10–11
80. OSIRIS Collaborative Group (open study of infants at high risk of or with respiratory insufficiency – the role of surfactant) (1991) Early vs. delayed neonatal administration of a synthetic surfactant – the judgement of OSIRIS. Lancet 340:1363–1369
81. Papile LA, Tyson JE, Stoll BJ et al. (1998) Multicenter trial of two dexamethasone regimens in ventilator dependent premature infants. N Engl J Med 338:1112–1118
82. Patterson AM, Taciak V, Lovchik J, Fox RE, Campbell AB, Viscardi RM (1998) Ureaplasma urealyticum respiratory tract colonization is associated with an increase in interleukin 1 beta and tumor necrosis factor alpha relative to interleukin 6 in tracheal aspirates of preterm infants. Pediatr Infect Dis J 17:321–328
83. Pearson E, Bose C, Snidow T, Ransom L, Young T, Bose G, Stiles A (1992) Trial of vitamin A supplementation in very low birthweight infants at risk for bronchopulmonary dysplasia. J Pediatr 121:420–427
84. Perelman RH, Palta M, Kirby R, Farrell PM (1986) Discordance between male and female deaths due to the respiratory distress syndrome. Pediatrics 78:238–244
85. Raju TN, Langenberg P (1993) Pulmonary hemorrhage and exogenous surfactant therapy: A metaanalysis. Pediatrics 123:603–610

86. Rey M, Bührer C, Obladen M (1992) (Dick-)Grünes Fruchtwasser und das Mekoniumaspirationssyndrom. Anmerkungen zur Pathophysiologie und zum Management. Perinat Med 4:17–20
87. Roberts JD Jr, Fineman JR, Morin FC 3rd et al. (1997) Inhaled nitric oxide and persistent pulmonary hypertension of the newborn. The Inhaled Nitric Oxide Study Group. N Engl J Med 336:605–10
88. Segerer H, Stevens P, Schadow B et al. (1991) Surfactant substitution in ventilated very-low-birthweight infants: Factors related to response types. Pediatr Res 30:591–596
89. Shenai JP (1999) Vitamin A supplementation in very low birth weight neonates: rationale and evidence. Pediatrics 104:1369–1374
90. Shennan AT, Dunn MS, Ohlsson A, Lennox K, Hoskins EM (1988) Abnormal pulmonary outcomes in premature infants: Prediction from oxygen requirement in the neonatal period. Pediatrics 82:527–532
91. Shinwell ES, Karplus M, Zmora E (1999) Early postnatal dexamethasone therapy is associated with increased risk for cerebral palsy. 14th International Workshop on Surfactant Replacement, Skagen 23.–25. 6. 1999
92. Sinkin RA, Cox C, Phelps DL (1990) Predicting risk for bronchopulmonary dysplasia: Selection criteria for clinical trials. Pediatrics 86:728–736
93. Soll RF (2000) Multiple vs. single dose natural surfactant extract for severe neonatal respiratory distress syndrome. Cochrane Database Syst Rev CD000141
94. Soll RF (2000) Natural surfactant extract vs. synthetic surfactant for neonatal respiratory distress syndrome. Cochrane Database Syst Rev CD000144
95. Soll RF (2000) Prophylactic natural surfactant extract for preventing morbidity and mortality in preterm infants. Cochrane Database Syst Rev CD000511
96. Soll RF, Dargaville P (2000) Surfactant for meconium aspiration syndrome in full term infants. Cochrane Database Syst Rev CD002054
97. Soll RF, Morley CJ (2000) Prophylactic vs. selective use of surfactant for preventing morbidity and mortality in preterm infants. Cochrane Database Syst Rev CD000510
98. Speer CP, Robertson B, Curstedt T et al. (1992) Randomized European multicenter trial of surfactant replacement therapy for severe neonatal respiratory distress syndrome: Single vs. multiple doses of Curosurf. Pediatrics 89:13–20
99. Speer CH, Robertson B, Halliday HL (2000) Randomized trial comparing natural and synthetic surfactant: increased infection rate after natural surfactant? Acta Paediatr 89:510–512
100. Teaque WG, Heldt GP, Tooley WH (1986) Hypoxia causes bronchoconstriction in infants with chronic lung disease. Pediatric Res 20:443
101. Toce SS, Farell PM, Leavitt LA, Samuels DP, Edwards DK (1984) Clinical and roentgenographic scoring systems for assessing bronchopulmonary dysplasia. Am J Dis Child 138:581–585
102. Tyson JE, Wright LL, Oh W et al. (1999) Vitamin A supplementation for extremely-low-birth-weight infants. National Institute of Child Health and Human Development Neonatal Research Network. N Engl J Med 340:1962–1968

103. Van Marter L, Pagano M, Allred EN, Leviton A, Kuban KCK (1992) Rate of bronchopulmonary dysplasia as a function of neonatal intensive care practices. J Pediatr 120:938–946
104. Waites KB, Crouse DT, Cassell GH (1992) Antibiotic susceptibilities and therapeutic options for ureaplasma urealyticum infections in neonates. Pediatr Infect Dis J 11:23–29
105. Watts JL, Milner R, Zipurski A et al. (1991) Failure of supplementation with Vitamin E to prevent bronchopulmonary dysplasia in infants <1500 g birth weight. Eur Respir J 4:188–190
106. Wauer RR, Schmalisch G, Bohme B, Arand J, Lehmann D (1992) Randomized double blind trial of Ambroxol for the treatment of respiratory distress syndrome. Eur J Pediatr 151:357–363
107. Werner JC, Sicard RE, Hansen TWR, Solomon E, Cowett RM, Oh W (1992) Hypertrophic cardiomyopathy associated with dexamethasone therapy for bronchopulmonary disease. J Pediatr 120:286–291
108. Wilkie RA, Bryan MH (1987) Effect of bronchodilators on airway resistance in ventilator-dependent neonates with chronic lung disease. J Pediatr 111:278–282
109. Wiswell TE, Tuggle JM, Turner BS (1990) Meconium aspiration syndrome: Have we made a difference? Pediatrics 85:715–721
110. Wood B, Dubik M (1995) A new device for pleural drainage in newborn infants. Pediatrics 96:955–956
111. Yeh TF, Lin YJ, Huang CC et al. (1998) Early dexamethasone therapy in preterm infants: a follow-up study. Pediatrics 101:E7
112. Yoon BH, Romero R, Jun JK, Park KH, Park JD, Ghezzi F, Kim BI (1997) Amniotic fluid cytokines (interleukin-6, tumor necrosis factor-alpha, interleukin-1 beta, and interleukin-8) and the risk for the development of bronchopulmonary dysplasia. Am J Obstet Gynecol 177:825–830
113. Yost CC, Soll RF (2000) Early vs. delayed selective surfactant treatment for neonatal respiratory distress syndrome. Cochrane Database Syst Rev CD001456
114. Yüksel B, Greenough A, Karani J (1993) Prediction of chronic lung disease from the chest radiograph appearance at seven days of age. Acta Paediatr 82:944–947

9 Kardiale Erkrankungen

G. Bein

In der postnatalen Phase ist der Kreislauf erheblichen Umstellungsvorgängen unterworfen. Dadurch werden z.B. einige in utero gut tolerierte angeborene Herzfehler unmittelbar post natum symptomatisch. Bedeutsam ist hierbei außerdem, daß das Herz des Neugeborenen schon physiologischerweise auf der Ebene eines hohen enddiastolischen Füllungsvolumens arbeitet, die myokardiale Katecholaminkonzentration in den ersten Lebenstagen besonders niedrig [31] und die Utilisation langkettiger Fettsäuren gegenüber dem Erwachsenen eingeschränkt [24] ist.

Es ist deshalb nicht verwunderlich, daß gerade bei Neugeborenen Herzerkrankungen eine vitale Bedrohung darstellen können. So haben 6–20% der Todesfälle im ersten Lebensmonat Herzerkrankungen zur Ursache [13, 43]. Etwa 10% der angeborenen Herzfehler sind sog. kritische, d.h. für das Neugeborene und den ganz jungen Säugling vital bedrohliche Vitien. Als kardiale Grunderkrankung lebensbedrohlicher Situationen kommen folgende Ursachen in Frage:

- angeborene Herzfehler,
- myokardiale Erkrankungen
- Karditis,
- Kardiomyopathien,
- Herzrhythmusstörungen.

9.1 Symptomatik

Herzgeräusche sind bei Neugeborenen als Hinweis auf einen Herzfehler uncharakteristisch und unzuverlässig. Hier stehen vielmehr 2 Symptome ganz im Vordergrund: die Zyanose und/oder die Herzinsuffizienz, die bis zum kardiogenen Schock führen kann. Rhythmusstörungen können das Symptom einer anderen kardialen oder metabolischen Grunderkrankung sein, aber auch als selbständiges Krankheitsbild imponieren, so z.B. die meisten supraventrikulären paroxysmalen Tachykardien des Neugeborenen [20].

9.2 Diagnostik

Beim Verdacht auf eine Herzerkrankung empfiehlt sich der im folgenden beschriebene Untersuchungsablauf.

9.2.1 Anamnese und klinische Untersuchung

■ **Anamnese.** Trinkverhalten, Gewichtsverlauf, Erbrechen, Herzfehler in der Familie, Ergebnis der fetalen Sonographie.

■ **Inspektion.** Zyanose (generalisiert, dissoziiert, nur Akrozyanose?). Dys- und Tachypnoe? Blässe? Schwitzen? Ödeme? Stridor? Weitere Fehlbildungen? Präkordiale Pulsation?

■ **Palpation.** Pulse an allen Extremitäten und am Hals palpieren. Beurteilung der präkordialen Aktivität. Präkordiales Schwirren? Beurteilung der Leber- und Milzgröße (s. Tabelle 9-1). Ödeme? Blutdruckmessungen an Armen und Beinen.

■ **Auskultation.** Außer dem Herzen und der Lunge sollten unbedingt auch das Abdomen und der Schädel abgehört werden (a.v.-Fisteln?). Lungenödem?

■ **Elektrokardiogramm.** Neben den 6 Extremitäten- und den 6 üblichen Brustwandableitungen sind auch weitere rechtspräkor-

Tabelle 9-1. Differentialdiagnostische Überlegungen beim Symptom „Hepatosplenomegalie"

Ursache	Wichtigste Untersuchungen
Morbus haemolyticus	Labor (s. S. 461)
Sepsis	s. S. 494 (septischer Schock)
Stoffwechselkrankheit	s. S. 419
Arteriovenöse Fisteln	Exakte Auskultation (vor allem auch Abdomen und Schädel)
Fetopathia diabetica	Anamnese; Echokardiogramm (s. S. 416)
Hypothyreose	Klinik, Labor
Herzinsuffizienz	Klinik, Echokardiogramm, Rö.-Thorax

diale Ableitungen (V_{3r}, V_{4r}, V_{6r}) zu empfehlen. Beurteilt werden v.a. der Herzrhythmus, die Herzfrequenz, das Vorliegen von Hypertrophiezeichen oder von Hinweisen auf Myokardschädigung bzw. Elektrolytstörungen.

■ **Thoraxröntgen.** Wichtigste Beurteilungskriterien sind: Herzlage, -größe, -form, Lungendurchblutung, Thymusschatten, Lage der Oberbauchorgane, Wirbelsäulen- oder Rippenveränderungen. Bei Stridor sind eine gezielte Tracheadarstellung und eine Kontrastierung des Ösophagus hilfreich.

■ **Echokardiographie.** Sie hat die kardiologische Diagnostik besonders auch bei Neugeborenen revolutioniert. Vor allem mit der zweidimensionalen Schnittbildtechnik läßt sich die kardiale Anatomie gut darstellen; allerdings ist gerade bei komplexen Vitien oder bei Lageanomalien viel Erfahrung erforderlich. Die Dopplertechnik und die farbkodierte Flußdarstellung erweitern die diagnostischen Möglichkeiten noch erheblich. Die Echokardiographie erlaubt, praktisch alle für das Neugeborenenalter relevanten Herzfehler rasch, sicher und für den Patienten nicht oder kaum belästigend zu diagnostizieren. Genauso wichtig wie die Diagnose eines Herzfehlers ist auch dessen Ausschluß, da die klinischen Befunde oft eine breite Differentialdiagnose eröffnen (s. Tabellen 9-1 und 9-2).

Tabelle 9-2. Differentialdiagnostische Überlegungen beim Symptom „Zyanose"

Ursache	Wichtigste Untersuchungen
Kardial	Echokardiogramm
Respiratorisch	Rö.-Thorax
Methämoglobinämie	Blutgasanalyse (P_aO_2 normal): Met-Hb-Bestimmung
Polyglobulie	Blutbild, Hämatokrit
Periphere Zyanose bei sept. Schock	Blutbild, Thrombozyten, CRP, Blut-, Liquor- und Urinkultur, Abstriche
PPHNS (s. 9.10)	Echokardiographie (vor allem Kontrastmittelgabe und Farbdopplertechnik), Tolazolin-Test

■ **Hyperoxietest.** Bei respiratorisch bedingter Zyanose steigt nach 10minütiger Gabe von 100% Sauerstoff der arterielle PO_2 deutlich an, während er sich bei einer kardialen Mischzyanose nicht oder kaum ändert; Werte unter 35 mmHg nach Sauerstoffgabe sprechen mit größter Wahrscheinlichkeit für einen Herzfehler. Besteht die Möglichkeit zur Echokardiographie, sollte auf den Hyperoxietest verzichtet werden: Er ist nicht ganz zuverlässig; ferner bringt das erhöhte O_2-Angebot den u.U. lebenswichtigen Ductus Botalli zur Kontraktion oder es eröffnet die pulmonale Peripherie so stark, daß eine Herzinsuffizienz auftritt.

■ **Herzkatheteruntersuchung und Angiokardiographie.** Vor allem in den ersten Lebenswochen birgt die invasive Diagnostik erhebliche Risiken in sich. Daraus folgt: Die Herzkatheteruntersuchung darf nur bei *strengster Indikation* vorgenommen werden. Zuvor muß mit der Echokardiographie die Fragestellung so weit geklärt sein, daß die Katheteruntersuchung möglichst kurz gehalten werden kann. Unserer Ansicht nach darf die Katheteruntersuchung bei Neugeborenen nur durchgeführt werden,

▶ wenn anderweitig die Operationsindikation nicht zu klären bzw. das operative Vorgehen nicht zu planen ist. In etwa 50% der ent-

sprechenden Situationen sind heute diese Fragen mit der Echokardiographie zu beantworten.
▶ Wenn katheterinterventionelle Optionen bestehen.

Tabelle 9-3. Häufigkeit der im 1. Lebensmonat kritischen Herzfehler im Vergleich zur allgemeinen Verteilung in % (ohne PDA des Frühgeborenen)

Herzfehler	1. Lebensmonat[a]	Verteilung allgemein
Linksherzobstruktion	47	12
d-Transposition der großen Arterien	32	5
Rechtsherzobstruktion	18	20
Totale Lungenvenenfehlmündung	1,5	15
übrige	1,5	
VSD	–	28
PDA	–	10
ASD II	–	10
Gesamt	100	100

[a] Eigene Zahlen

9.3 Angeborene Herzfehler

Tabelle 9-3 zeigt, daß sich das Spektrum der im ersten Lebensmonat relevanten Herzfehler deutlich von der allgemeinen Verteilung angeborener Vitien unterscheidet. So spielt der häufigste angeborene Herzfehler, der isolierte Ventrikelseptumdefekt, für das Neugeborenenalter praktisch keine Rolle, da selbst bei großem Defekt ein wirksamer Shunt erst nach Abfall des Pulmonalgefäßwiderstands zustande kommen kann, d.h. in der Regel nach der ersten Lebenswoche.

Die für das Neugeborenenalter wichtigsten Vitien und deren Differentialdiagnose sind in Tabelle 9-4 zusammengefaßt. Im folgenden soll nur auf diese Herzfehler kurz eingegangen werden.

9 Kardiale Erkrankungen

Tabelle 9-4. Übersicht über diagnostische Möglichkeiten beim Neugeborenen mit Verdacht auf einen angeborenen Herzfehler. (HLHS hypoplastisches Linksherzsyndrom, ISTA Isthmusstenose der Aorta, RVH rechtsventrikuläre Hypertrophie, LVH linksventrikuläre Hypertrophie, TGA Transposition der großen Arterien)

Diagnose	Klinische Befunde				Echokardiogramm	EKG	Röntgen
	Zyanose	Pulse	Herzinsuffizienz	Auskultation			
TGA	Ja	Ø	Ab 2.–3. Tag	Ø	+++	Ø	(+)
HLHS	(Ja)	Schwach	Ja	Ø	+++	(RVH)	+ (Kardiomegalie)
ISTA	Nein	Arm/Bein Differenz	Ja	Ø	+++	(RVH/LVH)	+ (Kardiomegalie)
Aortenstenose	Nein	Ø	Ja	+	+++	(RVH/LVH)	+ (Kardiomegalie)
Pulmonalatresie ohne VSD	Ja	Ø	Ja	+	+++	(RVH/LVA)	+ (Kardiomegalie) leere Lunge
Fallot	Ja	Ø	Nein	++	+++	+ (RVH)	+ Lungendurchblutung vermindert
Komplette Lungenvenenfehlmündung	Leicht	Ø	(Ja)	Ø	+++	+ (RVH)	+ (Kardiomegalie) Lungendurchblutung vermehrt
Gefäßringe	Nein	Ø	Nein	Ø	++	Ø	++ Breischluck

Ø = ohne Aussagekraft bzw. fehlt; (+) = geringe Aussagekraft; + = mäßige Aussagekraft bzw. vorhanden; ++ = deutliche Aussagekraft; +++ = sichere Diagnose möglich.

9.3.1 d-Transposition der großen Arterien (d-TGA)

■ **Definition und Pathophysiologie.** Transposition der großen Arterien bedeutet, daß Aorta und Pulmonalarterie aus den ihnen normalerweise nicht zugehörigen Ventrikeln entspringen: rechter Ventrikel–Aorta, linker Ventrikel–Pulmonalarterie (ventrikuloarterielle Diskordanz). Die Aorta steht meist rechts vor der Pulmonalarterie (dextro-Transposition; d-TGA), die großen Gefäße überkreuzen sich nicht (Abb. 9-1). Die beiden Kreisläufe sind also nicht hintereinandergeschaltet, sie verlaufen vielmehr getrennt nebeneinander. Intrauterin wirkt sich die TGA nicht aus. Während extrakardiale Fehlbildungen selten mit einer TGA kombiniert sind, werden weitere kardiale Anomalien relativ häufig gefunden, z.B. in 40% ein Ventrikelseptumdefekt [30]. Diese Kinder werden meist etwas später symptomatisch, wobei weniger die Zyanose als vielmehr die Herzinsuffizienz im Vordergrund steht.

■ **Klinik.** Bei den Kindern tritt meist am 3.–4. Lebenstag eine rasche Verschlechterung mit zunehmender Zyanose, deutlicher Dyspnoe und bald auch mit Herzinsuffizienz und metabolischer Azidose auf, wenn sich der Ductus Botalli und das Foramen ovale verschließen.

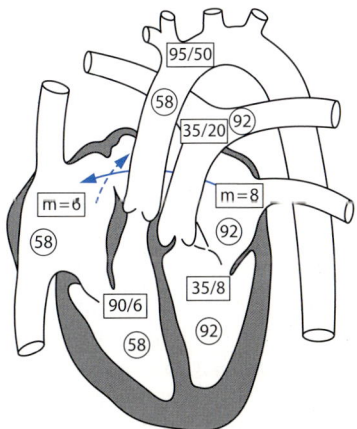

Abb. 9-1. Transposition der großen Arterien. Sauerstoffsättigungswerte (%, Kreise) und Blutdrücke (mmHg, Kästen). Der Blutaustausch zwischen den beiden Kreisläufen findet – unzureichend – durch das Foramen ovale statt. Die Aortenklappe liegt rechts von der Pulmonalklappe (dextro: d-TGA)

■ **Diagnostik.** Klinisch bietet das Neugeborene mit einer d-TGA zunächst außer der Zyanose wenig Symptome. Ein Herzgeräusch fehlt oder ist uncharakteristisch. Das EKG ist meist altersgemäß, das Röntgenbild kann ein eiförmiges Herz und ein schmales Gefäßband bei vermehrter Lungendurchblutung zeigen; nicht selten aber liegt auch der Röntgenbefund zunächst im Normbereich. Je weniger ein zyanotisches Neugeborenes klinisch, elektrokardiographisch und röntgenologisch auffällt, um so wahrscheinlicher liegt eine d-TGA vor.

Diagnostisch entscheidend ist die Echokardiographie: Hier erkennt man in der parasternalen Längsachse den parallelen Verlauf der beiden großen Arterien. Die dorsal aus dem linken Ventrikel entspringende Pulmonalarterie läßt sich an der Aufzweigung kurz oberhalb der Klappenebene identifizieren, während die aus dem rechten Ventrikel entspringende Aorta in weitem Bogen nach kranial zieht (apikaler und subxiphoidaler Vierkammerblick). In der parasternalen kurzen Achse stellen sich beide Gefäße als Kreise dar.

■ **Weiteres Vorgehen.** Bei Verdacht, spätestens aber bei gesicherter Diagnose ist sofort eine Prostaglandin-E_1-Therapie zu beginnen. Als operative Therapie der Wahl wird heute die anatomische Korrektur (arterielle Switch-Operation) in der 1. oder 2. Lebenswoche angestrebt, solange die linksventrikuläre Muskelmasse noch groß ist [18]. Inwieweit zuvor noch eine Ballonatrioseptostomie durchgeführt werden soll oder ob das Offenhalten des Ductus arteriosus durch Prostaglandin-E_1-Infusionen (s. 9.8) ausreicht, hängt von der individuellen O_2-Sättigung ab.

Begleitende Herzfehler machen u.U. eine Modifikation des geschilderten Vorgehens notwendig.

9.3.2 Herzfehler mit Linksherzobstruktion

In unserer Klinik stellen diese Herzfehler die größte Gruppe kritischer Vitien des Neugeborenen dar (s. Tabelle 9-3). Bei den Fehlbildungen handelt es sich v.a. um kritische Aortenisthmusstenosen, um Aortenstenosen und um das hypoplastische Linksherzsyndrom. Gemeinsames Symptom dieser Herzfehler ist häufig das Bild des

Schocks, so daß nicht selten zunächst an eine Sepsis gedacht wird. Immer wieder beobachtet man Kinder, die mehrere Tage vollkommen unauffällig waren, bis sie ganz plötzlich in den kardiogenen Schock gleiten.

Aortenisthmusstenose (ISTA)

Je nach der Beziehung der Stenose zur Ductusmündung werden 3 Arten unterschieden (Abb. 9-2):

▶ *Präduktale Stenose:* Häufig verbunden mit einer Hypoplasie des Aortenbogens, wodurch die Korrektur erschwert wird. Die Blutversorgung der Aorta descendens erfolgt über den Ductus Botalli. Fetal bildet sich praktisch kein Kollateralkreislauf aus. Daher führt der Verschluß des Ductus Botalli zu einer abrupten Minderdurchblutung der gesamten Aorta descendens mit dem klinischen Bild der Herzinsuffizienz und des Nierenversagens. Dieses Ereignis tritt in der Regel in der Neugeborenenperiode auf, weshalb die präduktale Isthmusstenose früher auch als infantile Form der Coarctatio aortae bezeichnet wurde.

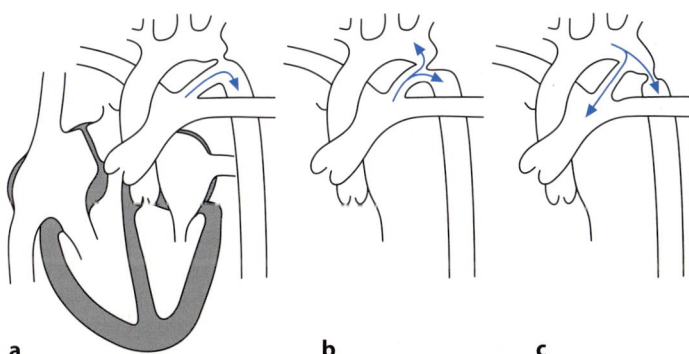

Abb. 9-2a–c. Formen der Aortenisthmusstenose (ISTA). **a** präduktale Form, **b** juxtaduktale Form, **c** postduktale Form. Prostaglandin E_1 ist ggf. bei der präduktalen und bei der juxtaduktalen ISTA indiziert

- *Juxtaduktale Stenose:* Bei der Übergangsform liegt die Einengung direkt gegenüber der Ductusmündung. Klinisch gleicht sie am ehesten der präduktalen Aortenisthmusstenose.
- **Postduktale Stenose:** Hier bilden sich schon intrauterin Kollateralen zur Aorta descendens aus. Der Ductusverschluß wird deshalb in der Regel recht gut toleriert, die Neugeborenen sind meist asymptomatisch; gelegentlich bessert sich der Zustand des Kindes auch, da dann der Links-rechts-Shunt auf Pulmonalebene unterbunden ist. Allerdings sind auch bei der postduktalen Aortenisthmusstenose kritische Situationen zu beobachten, zumal Übergangsformen zwischen prä- und postduktaler Koarktation gar nicht so selten auftreten.

Bei allen Aortenisthmusstenosen ist mit kardialen (z.B. VSD, Aortenstenose) und extrakardialen (XO Syndrom) Begleitfehlbildungen zu rechnen.

- **Klinisches Bild.** Die kritische Aortenisthmusstenose äußert sich mit einer oft abrupt auftretenden Herzinsuffizienz bis zum Vollbild des kardiogenen Schocks. Dann sind weder an der oberen noch an der unteren Extremität Pulse zu tasten, der Blutdruck ist kaum oder nicht meßbar. Erst nach Rekompensation ist das typische Bild der Aortenisthmusstenose mit Blutdruckdifferenz zu erwarten. Öffnet sich der Ductus Botalli bei der präduktalen Form wieder, sind selbstverständlich die Femoralispulse palpabel! Eine dissoziierte Zyanose (SO_2 am rechten Arm höher als am Bein) kann bestehen. Der Auskultationsbefund ist uncharakteristisch. Im EKG läßt sich oft eine rechtsventrikuläre Hypertrophie ablesen. Röntgenologisch stellen sich das Herz als sehr groß und die Lungengefäßzeichnung als betont dar. Bei der Echokardiographie ist der linke Ventrikel meist stark erweitert mit nur geringer Kontraktionsbewegung. Im Stadium der schweren Herzinsuffizienz kann auch das Bewegungsspiel der Aorten- und der Mitralklappe eingeschränkt sein. Von suprasternal läßt sich die Isthmusstenose oft gut darstellen.

- **Diagnostik.** Wiederholte Blutdruckmessung an allen 4 Extremitäten (rechter Arm wegen Ductus!). Der Blutdruckgradient gibt Hinweis auf eine ISTA. Sinkt der Gradient, so kann dies durch verschlechterte linksventrikuläre Funktion verursacht sein. Auch die Pulsoximetrie an allen 4 Extremitäten hilft, eine ISTA zu erkennen. Erhöhte Nieren- bzw. Leberwerte zeigen die Organminderperfusion an.

■ **Weiteres Vorgehen.** Die massive Herzinsuffizienz macht eine sofortige Rekompensation (s. 9.6.2) erforderlich. Vor allem bei der präduktalen Isthmusstenose mit Niereninsuffizienz hat sich die Infusion von Prostaglandin E_1 bewährt (siehe dort). Ist die Rekompensation erreicht, sind in der Regel die Herzkatheteruntersuchung und Angiokardiographie indiziert.

Die kritische Aortenisthmusstenose stellt eine absolute Interventionsindikation dar, auch wenn bei einem so frühzeitigen Eingriff das Risiko einer Restenosierung mit 8–39% höher liegt als bei einer später durchgeführten Intervention. Je nach zugrundeliegender Anatomie ist eine palliative oder kurative Ballondilatation oder ein operatives Vorgehen einzusetzen.

Kritische Aortenstenose

Sie ist seltener als die kritische Aortenisthmusstenose; hinsichtlich des klinischen Bildes ähneln sich die beiden Erkrankungen. Im EKG kann eine linksventrikuläre Hypertrophie, aber auch eine rechtsventrikuläre oder eine biventrikuläre erkennbar sein. Die Echokardiographie führt zur Diagnose, wobei v.a. die wichtige Aussage über die Größe bzw. Weite des Aortenklappenrings getroffen werden kann. Die kritische valvuläre Aortenstenose stellt eine wirkliche Notfallsituation dar. Es besteht eine Indikation für Kommissurotomie oder Ballondilatation [21, 53, 6, 44]. Bei beiden Methoden bleibt eine Reststenose übrig, gar nicht so selten entwickelt sich eine Klappeninsuffizienz [22]. Ist der Aortenklappenring selbst sehr eng, sind die operativen Möglichkeiten in den ersten Lebenswochen und -monaten außerordentlich eingeschränkt; evtl. muß sogar auf eine Norwood-Operation mit dem Ziel einer späteren „Fontanisierung" ausgewichen werden.

Hypoplastisches Linksherzsyndrom (HLHS)

Das Syndrom des hypoplastischen linken Herzens ist gekennzeichnet durch die Kombination einer Mitralstenose/-atresie und einer Aortenstenose/-atresie bei Hypoplasie der Aorta ascendens bis zum Aortenbogen bzw. bis zur Ductusmündung bei oft ausgeprägter Unterentwicklung des linken Ventrikels. Bei zusätzlichem Ventrikelseptumdefekt kann der linke Ventrikel auch annähernd normal groß sein! Die Blutversorgung des großen Kreislaufs erfolgt bei atretischer Aortenklappe ausschließlich, bei stark stenotischer fast ausschließlich über den Ductus Botalli, so daß sich dessen Verschluß tödlich auswirkt. Aber auch bei Persistenz des Ductus arteriosus ist die Prognose infaust, v.a. deswegen, weil die Koronarien retrograd mit Mischblut unter verringertem Druck (Druckabfall in der stenotischen Aorta ascendens) versorgt werden.

- **Klinik.** Meist tritt in der ersten Lebenswoche eine rasche Verschlechterung des Allgemeinzustands mit dem klinischen Bild der Herzinsuffizienz ein. Häufig wird der Zustand zunächst als septischer Schock fehlgedeutet.

- **Diagnostik.** Zyanose und Vollbild der globalen Herzinsuffizienz. Die Pulse fehlen oder sind abgeschwächt palpabel, dementsprechend ist der Blutdruck erniedrigt oder nicht meßbar. Ein Herzgeräusch fehlt oft. Das EKG läßt meist eine rechtsventrikuläre Hypertrophie mit Repolarisationsstörungen erkennen. Röntgenologisch imponiert eine massive Kardiomegalie mit Lungenstauung. Entscheidend ist die Echokardiographie. Sie erlaubt eine exakte anatomische Diagnose mit Größenbeurteilung der linken Kammer und der Aorta sowie eine Beurteilung der Klappenfunktion. Wie bei vielen anderen Fehlbildungen ist heute eine pränatale Diagnose im fetalen Ultraschall möglich.

- **Weiteres Vorgehen.** Ohne Operation ist die Prognose infaust. Die dreischrittige Norwood-Operation als erster Schritt mit dem Endziel einer univentrikulären Korrektur (Fontanoperation) ist heute eine therapeutische Option, die zahlreichen Kindern mittelfristig eine gute Lebensqualität erlaubt. Die Alternative im Sinne einer

Herztransplantation ist durch den Mangel an Spenderherzen limitiert. Die Langzeitergebnisse beider Verfahren sind noch unbefriedigend [4a, 28, 7, 52], so daß im Einzelfall unter Einbeziehung der anatomischen und sozialen Situation die beste Entscheidung mit den Eltern erarbeitet werden muß [38]. Wenn eine chirurgische Intervention angestrebt wird, sollte eine frühzeitige Prostaglandinzufuhr begonnen werden.

9.3.3 Herzfehler mit Rechtsherzobstruktion

Unter die Gruppe kritischer Herzfehler fallen dabei in erster Linie Pulmonalatresien mit und ohne Ventrikelseptumdefekt, kritische Pulmonalstenosen, extreme Formen der Fallot-Tetralogie, gelegentlich die Trikuspidalatresie und die Ebstein-Anomalie. Die Mehrzahl der Patienten mit Fallot-Tetralogie und der Patienten mit den genannten Trikuspidalfehlern zeigt jedoch zunächst kein bedrohliches Krankheitsbild. Entscheidend ist das Ausmaß der Lungenminderperfusion, die v.a. bei Ductusverschluß bedrohlich werden kann.

■ **Klinisches Bild.** Im Vordergrund steht die Zyanose. Der Auskultationsbefund ist nicht richtungsweisend. Röntgenologisch ist die Lunge strahlentransparent. Bei der extremen Fallot-Tetralogie bzw. bei der Pulmonalatresie mit Ventrikelseptumdefekt ist das Herz nicht vergrößert, bei der Pulmonalatresie ohne Ventrikelseptumdefekt und bei der Ebstein-Anomalie ist es allerdings oft sehr groß (rechter Vorhof stark prominent). Das EKG kann bei der Trikuspidalatresie recht hilfreich sein (Linkstyp, P pulmonale oder cardiale, Linkshypertrophie), bei der Fallot-Tetralogie kann es eine über das altersphysiologische Maß hinausgehende Rechtshypertrophie zeigen, bei der Pulmonalatresie ohne Ventrikelseptumdefekt eine Rechtshypertrophie, eine biventrikuläre, seltener eine linksventrikuläre Hypertrophie. Entscheidend für die Differentialdiagnose ist wiederum die 2D-Echokardiographie mit Farbdopplertechnik.

■ **Weiteres Vorgehen.** Die Lungenperfusion sollte akut durch Prostaglandin-E-Infusion verbessert werden. Unter Offenhalten des

Ductus arteriosus kann die Herzkatheteruntersuchung sicherer durchgeführt werden. Unter Umständen kommen interventionelle Verfahren in Betracht: so die Perforation der atretischen und Ballondilatation der stenotischen Klappe; Ductus-Stenting [45]. Dadurch muß eine operative Palliation, z.B. eine Blalock-Taussig-Anastomose (zwischen Subklavia und A. pulmonalis) oder eine rechtsventrikuläre Ausflußbahnerweiterung seltener eingesetzt werden.

9.3.4 Weitere kritische Herzfehler

Totale Lungenvenenfehlmündung

Man unterscheidet 4 Formen:

- suprakardiale Mündung (45%),
- intrakardiale Mündung (26%),
- infrakardiale Mündung (24%),
- Mischform (5%).

■ **Klinik.** Führendes Symptom ist die Herzinsuffizienz, die Zyanose ist in der Regel nicht sehr ausgeprägt. Bei einer zusätzlichen Pulmonalvenenobstruktion kann die Dyspnoe auf dem Boden einer Lungenstauung ganz im Vordergrund stehen. Im Neugeborenenalter ist die Auskultation uncharakteristisch. Die rechtsventrikuläre präkordiale Aktivität ist betont. Im EKG herrscht eine Rechtshypertrophie vor. Das Röntgenbild kann sehr variabel sein und eine Pneumonie vortäuschen. Die sonst für die suprakardiale Mündung als typisch bezeichnete Schneemannfigur des Herzens ist beim Neugeborenen praktisch nie zu finden. Die Echokardiographie ist für die Abklärung außerordentlich hilfreich, die exakte Diagnose aber fast immer nur durch die Herzkatheteruntersuchung mit Angiokardiographie zu erbringen.

Gefäßringe

Ein doppelter Aortenbogen oder eine aus der rechten Pulmonalarterie abgehende linke Pulmonalarterie können, wenn auch selten, beim Neugeborenen eine bedrohliche Trachealkompression hervorrufen.

- **Klinik.** Das Leitsymptom ist der vorwiegend inspiratorische Stridor, der u.U. zur Notintubation zwingt. Das Ösophagogramm zeigt beim Arcus aortae duplex typische Kompressionsmuster der Speiseröhre.

Wenn auch echokardiographisch die Gefäßfehlbildung oft erkannt werden kann, so ist zur exakten Operationsplanung eine Angiographie unumgänglich. Eine Tracheoskopie ist unnötig. Bei bedrohlicher Symptomatik ist rasch zu operieren, v.a. wenn eine Intubation notwendig war. Die Trachealwand wird dann nämlich zwischen dem pulsierenden Gefäß und dem liegenden Tubus rhythmisch komprimiert und ischämisch geschädigt. Nach der Operation besteht die Symptomatik zunächst praktisch immer weiter, da die Trachealknorpel an der betreffenden Stelle unterentwickelt sind. Die Intubation kann noch für mehrere Wochen erforderlich sein!

Periphere arteriovenöse Fisteln

Große arteriovenöse Fisteln führen zur Herzinsuffizienz. Ist für eine Herzinsuffizienz keine direkte kardiale Ursache (Herzfehler, Rhythmusstörungen, Myokarditis) zu finden, so ist unbedingt an eine periphere arteriovenöse Kurzschlußverbindung zu denken. Auffallend dabei ist ein Pulsus celer et altus. Eine sorgfältige Auskultation besonders des Schädels und des Abdomens ist richtungsweisend. Sonographie und Angiographie (evtl. MRT) sind indiziert.

9.4 Myokarderkrankungen

Myokarditis

Sie hat in der Neugeborenenperiode einen ausgesprochenen Häufigkeitsgipfel. In der Regel ist sie infektös bedingt (Coxsackievirus der Gruppe B, Echo, Influenza, Röteln, Varicella, EBV und andere).

Myokardiopathien

Sie können als myokardiale Begleit- oder Folgeerkrankungen eines Grundleidens (z.B. Glykogenose Typ II, mitochondriale Stoffwechseldefekte) oder isoliert als idiopathische Form auftreten. Für die Neugeborenenperiode von Bedeutung ist fast nur die Endomyokardfibroelastose, eine narbige Verdickung des Endokards mit Bindegewebsausläufern ins Myokard. Bei diesem „inneren Panzerherzen" sind Kontraktion und Dehnung der Ventrikel – in der Regel ist das linke Herz befallen – eingeschränkt.

■ **Klinik.** Die Myokarderkrankungen manifestieren sich mit den Zeichen der Herzinsuffizienz. Elektrokardiographisch finden sich praktisch immer Repolarisationsstörungen, PQ-Veränderungen und Rhythmusstörungen, bei der Endokardfibroelastose in der Regel ausgeprägte Linksherzhypertrophiezeichen. Im Thoraxröntgenbild ist das Herz groß, eine pulmonalvenöse Stauung kann sich abzeichnen. Das Echokardiogramm demonstriert eindrucksvoll die Funktionseinschränkung des Herzens, meist des linken Ventrikels. Die Unterscheidung zwischen einer Myokarditis und einer dilatativen Myokardiopathie ist zunächst oft nicht möglich. Laborparameter können, müssen aber nicht weiterhelfen: Kreatinkinase, deren myokardspezifisches Isoenzym (CKMB), Troponin und Virusserologie. Die Übergänge sind oft auch gleitend. So werden heute viele Formen der Endokardfibroelastose als Endzustand einer intrauterin abgelaufenen Karditis angesehen.

■ **Weiteres Vorgehen.** Eine invasive Diagnostik ist bei der Myokarditis kontraindiziert; auch bei der Endokardfibroelastose ist sie der

Echokardiographie nicht überlegen. Die Prognose der bereits im Neugeborenenalter manifesten Endokardfibroelastose ist selbst bei intensiver Therapie der Herzinsuffizienz schlecht.

9.5 Herzrhythmusstörungen

9.5.1 Klinik

Herzrhythmusstörungen fallen häufig schon vor der Geburt bei der Kardiotokographie oder Sonographie, nach der Geburt bei der Pulspalpation, der Auskultation oder der Monitorüberwachung auf. Das aussagekräftigste, meist eine exakte Zuordnung erlaubende Diagnostikum ist das EKG. Gelegentlich ist ein Langzeit-EKG für die Therapieplanung und -überwachung hilfreich. Die Mehrzahl der Herzrhythmusstörungen ist auch bei Neugeborenen harmlos, v.a. wenn sie nicht Symptom kardialer Grunderkrankungen sind. Zu den harmlosen Rhythmusstörungen zählen Extrasystolen. Bei Neugeborenen sind sie meist supraventrikulären Ursprungs. Bei intraventrikulärer Leitungsverzögerung können sie schenkelblockartig deformiert sein und ventrikuläre Extrasystolen vortäuschen. Oft wird die Erregung im AV-Knoten blockiert, so daß im EKG nur die Vorhoferregung in Form einer deformierten P-Welle zu erkennen ist, der QRS-Komplex jedoch ausfällt. Treten derartige blockierte Extrasystolen gehäuft auf, resultiert eine Bradykardie.

Im Tiefschlaf kann eine Sinusbradykardie in einen wandernden Schrittmacher oder eine einfache AV-Interferenz übergehen, zwei ebenfalls in der Regel belanglose Arrhythmien. Auch *AV-Blockierungen* 1. und 2. Grades sind zunächst nicht bedrohlich. Sie bedürfen aber der genauen Überwachung; sie können z.B. auch Hinweis auf eine Myokarditis, eine Elektrolytentgleisung (Hyperkaliämie) oder eine Digitalisüberdosierung sein. AV-Blockierungen zwingen zur Dosisreduktion bzw. zur Digitalispause.

Der AV-Block 3. Grades wird als idiopathische Rhythmusstörung von den Neugeborenen meist gut toleriert; die Ventrikelfrequenz liegt in diesem Alter dann um 60–80/min [20]. Als Ursache der „idiopathischen" Form findet sich oft ein Lupus erythematodes der Mutter. Tritt der AV-Block 3. Grades aber als Begleiterscheinung eines Herzfehlers, einer Myokarditis, einer Digitalismedikation oder Hypoxie auf, so stellt er eine vitale Bedrohung dar. Die Ventrikelfrequenzen können dann weit unter 60/min abfallen.

Bei der *Asystolie* wird entweder kein Reiz mehr im Sinusknoten gebildet, oder die Reizleitung ist total blockiert, ohne daß Ersatzrhythmen einspringen. Beim *Kammerflattern* (Frequenz 200–300/min) und v.a. beim *Kammerflimmern* (Frequenz >350/min) ist keine effektive Ventrikelkontraktion mehr möglich. Funktionell entspricht die Situation einer Asystolie.

Vorhofflattern und *-flimmern* werden so lange gut toleriert, wie die Ventrikelfrequenz infolge einer partiellen AV-Blockierung annähernd im Normbereich liegt. Ist der Blockierungsgrad geringer, d.h. die Ventrikelfrequenz zu hoch, so droht eine Herzinsuffizienz. Eine Elektrokonversion ist indiziert (1–4 Ws/kg = Joule/kg), danach eine Therapie mit Digoxin und/oder einem Betarezeptorenblocker [20]; evtl. muß auch Amiodaron eingesetzt werden.

Während Vorhofflattern und -flimmern bei Neugeborenen ausgesprochen selten sind, begegnet man gerade im 1. Lebensmonat relativ häufig der *supraventrikulären paroxysmalen Tachykardie*. Die Herzfrequenz schwankt dabei zwischen 250 und 350/min, im EKG sind meist schmale QRS-Komplexe erkennbar. Intraventrikuläre Leitungsverzögerungen führen aber u.U. zur QRS-Verbreiterung und zur Fehldiagnose „ventrikuläre Tachykardie". Als idiopathische Rhythmusstörung ist die Langzeitprognose gut, als Begleitsymptom einer Myokarditis oft problematisch. Persistiert eine supraventrikuläre paroxysmale Tachykardie über mehrere Stunden, so führt sie wegen der mangelnden diastolischen Erholungspause zur bedrohlichen Herzinsuffizienz.

9.5.2 Therapie

Es sollen nur die für die Neugeborenenperiode wichtigsten therapeutischen Grundlagen geschildert werden.

Therapie des arrhythmiebedingten Kreislaufzusammenbruchs (Morgagni-Adams-Stokes Anfall)

Ein rasches Handeln ist hier unumgänglich:

- extrathorakale Herzmassage (s. Abb. 2-3, S. 35),
- Intubation und Beatmung,
- Azidoseausgleich.

Zunächst muß unabhängig von der Grundkrankheit oder der zugrundeliegenden Rhythmusstörung reanimiert werden!

Der Weg zur gezielten antiarrhythmischen Therapie führt über die elektrokardiographische Differentialdiagnose. Dabei sind zu unterscheiden:

Bradykarde Formen:
- AV-Bock 3. Grades mit inadäquatem Ersatzrhythmus,
- Sinusstillstand mit inadäquatem Ersatzrhythmus,
- sinuatrialer Block 3. Grades mit inadäquatem Ersatzrhythmus.

Tachykarde Formen:
- Kammerflattern,
- Kammerflimmern,
- Mischformen.

Tabelle 9-5. Therapie des Morgagni-Adams-Stokes-Anfalls

Bradykarde Form	Tachykarde Form
Adrenalin intratracheal [39] 0,01–0,03 mg, evtl. die gleiche Dosis intrakardial Orciprenalin wie Adrenalin Atropin 0,01 mg/kg i.v. Ca-Glukonat 10%, 1–2 ml/kg i.v. oder intrakardial Transvenöser Schrittmacher	Lidocain i.v. 1–2 mg/kg, kann nach 10 min wiederholt werden. Dauerinfusion 1–2 mg/kg/h Elektrische Defibrillation mit 1–4 Ws/kg

Merke: Die extrathorakale Herzmassage muß so lange fortgesetzt werden, bis die gezielte Therapie Erfolg zeigt.

Therapie der supraventrikulären paroxysmalen Tachykardie

1. *Vagusreiz:*
   - einseitiger Carotissinusdruck,
   - Eisbeutel aufs Gesicht,
   - Spateldruck auf den Zungengrund.

2. *Medikamentös:*
   Die Therapie der Wahl zur Unterbrechung einer paroxysmalen supraventrikulären Tachykardie stellt heute die Adenosingabe dar [8, 32]. Das Medikament wird im Bolus in einer Dosis von 30–250 µg/kg i.v. injiziert. Da Adenosin nur sehr kurz wirkt (Halbwertszeit 10 s), ist die Kombination bzw. die Fortführung der Therapie mit anderen Medikamenten – z.B. Propafenon (Dosis i.v. 1 mg/kg, Tagesdosis oral um 10 mg/kg) oder Propranolol [32] (i.v.-Dosis 0,01–0,1 mg/kg; orale Tagesdosis 2–5 mg/kg) erforderlich. Amiodaron ist zwar ein sehr wirksames Medikament, wegen der langen Halbwertszeit und der damit verbundenen schweren Steuerbarkeit sowie der zahlreichen Nebenwirkungen verwenden wir es jedoch nur beim Versagen der o.g. Medikamente. Verapamil ist zur Anfallsunterbrechung einer paroxysmalen Tachykardie im Neugeborenenalter wegen der Gefahr der Herzinsuffizienz bzw. des Herzstillstandes obsolet.

Stellt sich nach der Unterbrechung der Tachykardie ein Sinusrhythmus ein, so handelt es sich am wahrscheinlichsten um die idiopathische Form des supraventrikulären paroxysmalen Tachykardie. Bestehen danach aber weitere Rhythmusstörungen, so liegt der dringende Verdacht auf eine myokardiale Grunderkrankung nahe.

9.6 Herzinsuffizienz

9.6.1 Klinik und Diagnostik

Klinische Symptome sind Trinkunlust, Trinkschwäche mit Dys-, Tachypnoe und Schwitzen. Dennoch u.U. Gewichtszunahme durch Wasserretention. Während eine Hepatomegalie sehr früh zu finden ist, werden Gesichts- oder prätibiale Ödeme erst später sicht- und fühlbar. Die Haut ist oft fahl-blaß bis livide und kühl, der Puls beschleunigt und weich. Über dem Herzen ist gelegentlich ein Galopprhythmus, bei pulmonaler Stauung über der Lunge Rasseln auskultierbar. Theoretisch läßt sich zwar eine Links- von einer Rechtsherzinsuffizienz trennen. Bei Neugeborenen ist die Herzinsuffizienz aber fast immer rechtskardial oder global.

Die Herzinsuffizienz ist eine klinische Diagnose. Das Echokardiogramm kann zusätzlich Informationen über die Kontraktilität, das Röntgenbild über die Herzgröße und eine eventuelle Lungenstauung geben. Das EKG ist bei der Beurteilung der Herzinsuffizienz nicht hilfreich.

9.6.2 Therapie

Bei der Herzinsuffizienz ist das Myokard nicht mehr in der Lage, den gestellten Anforderungen zu genügen. Daraus ergeben sich für die Therapie der Herzinsuffizienz 2 Forderungen:

▶ Verbesserung der kardialen Leistung,
▶ Verminderung der Leistungsanforderung an das Herz.

Die Verbesserung der kardialen Leistung zeigt sich nicht nur im Anstieg des systolischen Blutdrucks. Vielmehr sollte eine Erhöhung des HZV das Ziel sein. Vor- und Nachlastsenkung und positiv inotrope Substanzen sollten gemeinsam eingesetzt werden.

Diuretika

Diuretika unterstützen die positiv inotrope Therapie. Sie senken durch Verringerung der zirkulierenden Blutmenge die Vorlast des Herzens, reduzieren dadurch eine überhöhte enddiastolische myokardiale Dehnung und können damit den Dehnungsgrad nach dem Frank-Starling-Gesetz optimieren.

Bewährt hat sich v.a. das schnell wirksame Furosemid in einer Einzeldosis von 0,5–5 mg/kg, wobei die Tagesdosis bis 10 mg/kg gesteigert werden kann. Wegen der Albuminbindung von Furosemid muß eine gleichzeitig bestehende Hyperbilirubinämie berücksichtigt werden.

Die hohen Kaliumverluste unter Furosemid können durch gleichzeitige Gabe von Spironolacton verhindert werden. Dosis:

▶ Beginn mit 5 mg/kg/Tag i.v. oder oral,
▶ Erhaltungsdosis 3 mg/kg/Tag i.v. oder oral.

Spironolacton hat neben der diuretischen, kaliumsparenden Wirkung auch einen nachgewiesenen positiv inotropen Effekt auf das Myokard. Gerade bei Neugeborenen kann die Kombination von Furosemid und Spironolacton schwere Elektrolytverschiebungen hervorrufen. Eine genaue Elektrolytüberwachung ist unumgänglich. Bei Langzeitbehandlung ist Hydrochlorothiazid dem Furosemid vorzuziehen.

Katecholamine

Die größte praktische Bedeutung haben heute Dopamin und Dobutamin; Suprarenin ist etwas in den Hintergrund getreten. Über die unterschiedliche Wirkungsweise der wichtigsten Katecholamine informiert Tabelle 9-6.

Dopamin besitzt bei niedriger Dosierung (2–5 µg/kg/min) einen direkt nierenstimulierenden Effekt, bei höherer Dosis dagegen führt die α-Rezeptoren-Wirkung zur Vasokonstriktion, damit zur Drosselung der Nierendurchblutung und konsekutiv auch zur Drosselung

Tabelle 9-6. Wirkungsweise einiger Katecholamine

	α-Rezeptoren; Vasokonstriktion	β_1-Rezeptoren; positive Inotropie	β_2-Rezeptoren; Vasodilatation	Direkte renale Wirkung
Dopamin	++	++	(+)	+++
Dobutamin	−	+++	+	−
Orciprenalin	−	+	++	−
Adrenalin	++	+	++	−

der Nierenfunktion [47]. Dopamin wird daher niedrig dosiert zur Verbesserung der renalen Leistung, höher dosiert (4–10 µg/kg/min) zum Anheben des Blutdrucks benutzt. Meist erfolgt eine Kombination mit Dobutamin (2–10 µg/kg/min), das eine direkte positiv inotrope Wirkung auf das Myokard besitzt, ohne die Herzfrequenz und den peripheren Gefäßwiderstand nennenswert zu heben; der Systemwiderstand sinkt sogar etwas ab.

Bei Versagen dieser Therapie sollte Adrenalin in einer Dosis zwischen 0,01 und 0,03 mg/kg i.v. als Reanimationsdosis versucht werden (ggf. Dauerinfusion 0,05–1,0 µg/kg/min).

Digitalis

In den letzten Jahren wurden Stimmen laut, die vor einer kritiklosen Digitalisgabe warnen. Vor allem bei Frühgeborenen spricht die Nutzen-Risiko-Analyse *gegen* die Gabe von Digitalis. Die Digitalisrezeptoren sind beim Neugeborenen noch nicht ausgereift [29], so daß keine wesentliche positiv inotrope Wirkung zu erwarten ist. Wohl aber ist die breite Palette der Nebenwirkungen möglich. Daher sollte bei Frühgeborenen unbedingt auf andere inotrope Mittel ausgewichen werden. Bei reifen Neugeborenen oder etwas älteren Frühgeborenen (ab 36. SSW bzw. der 3.–4. Lebenswoche) hat Digitalis nach wie vor einen Platz in der Therapie der Herzinsuffizienz.

Wegen der verglichen mit Digitoxin kürzeren Halbwertszeit wird in der Pädiatrie überwiegend Digoxin angewendet, z.B. *β*-Azetyl-

Digoxin oder β-Methyl-Digoxin. Beide werden normalerweise zu etwa 90% enteral resorbiert. Bei der Herzinsuffizienz ist die Resorption jedoch wegen der gastrointestinalen Stauung unzuverlässig, so daß in der Akutphase die i.v.-Gabe notwendig wird.

Digoxin wird über die Niere ausgeschieden; renale Insuffizienzen oder die renale Unreife der Neugeborenen zwingen deshalb zur Dosisreduktion, verglichen mit den Verhältnissen bei älteren Säuglingen. Bekanntlich ist die therapeutische Breite aller Digitalisglykoside gering. Unwirksame und toxische Dosen liegen eng beieinander. Die Spiegelbestimmung ist obligat: Der Digitalisspiegel im Serum, 8–12 h nach der letzten Gabe bestimmt, sollte zwischen 1,5 und 2,0 ng/ml liegen. Bei Konzentrationen über 3,5 ng/ml ist mit Nebenwirkungen zu rechnen. Die klinische Beobachtung hinsichtlich der Wirksamkeit – Rückgang der Herzinsuffizienzsymptomatik – und der Überdosierungszeichen ist außerordentlich wichtig.

Als Zeichen der *Überdosierung* gelten: Übelkeit, Erbrechen, AV-Überleitungsstörungen, Extrasystolen. Einfache Repolarisationsstörungen im EKG allein sind kein Überdosierungshinweis. Es ist empfehlenswert, vor Therapiebeginn ein EKG anzufertigen, um einen individuellen Ausgangswert für die PQ-Zeit zu bekommen.

Tabelle 9-7. Digoxindosierung (µg/kg) bei intravenöser Gabe

	Sättigungsdosis verteilt auf 3 Dosen in 24 h	Erhaltungsdosis pro Tag
Frühgeborene	20	5
Reifgeborene	30	5–10
Säuglinge	40	10

Die in Tabelle 9-7 wiedergegebenen Dosierungsempfehlungen können nur eine grobe Richtlinie darstellen. Im Einzelfall muß die Dosis nach oben oder unten (besonders bei Niereninsuffizienz) variiert werden.

Situationen, in denen das Myokard besonders empfindlich gegenüber Digitalispräparaten ist, sind zu beachten:

- Myokarditis,
- unmittelbar nach Herzoperationen,
- Hypoxie,
- Elektrolytstörungen, v.a. Hypokaliämie,
- Frühgeborene,
- Niereninsuffizienz (Digoxin wird über die Niere eliminiert).

Phosphodiesterase-II-Hemmer

Hier hat sich v.a. Enoximon bewährt. Die i.v.-Dosis beträgt 0,5 mg/kg; eine Wiederholung 4- bis 8mal pro Tag ist möglich. Eine Alternative stellt die i.v.-Dauerinfusion von 2,5–10,0 µg/kg/min. dar. Zu berücksichtigen sind jedoch die arrhythmogene Nebenwirkung des Medikamentes und die Tatsache, daß die inotrope Wirkung nach einigen Tagen nachläßt.

Medikamente zur Senkung der Nachlast

- ACE-Hemmer, z. B. Captopril (Dosierung s. Tabelle 24-4).
- Hydralazin: Beginn mit 0,2–0,5 mg/kg/Tag in 3 Dosen, Maximaldosis 7 mg/kg/Tag! Der Effekt sollte möglichst direkt überprüft werden (evtl. während der Herzkatheteruntersuchung oder einer echokardiographischen Überprüfung). Dosisbegrenzende Nebenwirkungen sind v.a. Tachykardie und arterielle Hypotonie [3, 5].
- Orciprenalin: Mit seiner b_2-Stimulation führt Orciprenalin zur peripheren Vasodilatation. Dosierung 0,1–1,0 µg/kg/min i.v.

Eine besondere therapeutische Aufgabe kann beim Vorliegen einer *Linksherzinsuffizienz* mit Lungenödem bestehen. Die wichtigsten Sofortmaßnahmen in dieser Situation sind:

- Diuretika (Furosemid bis 10 mg/kg/Tag),
- Sedierung (evtl. Morphin: 0,05 mg/kg i.m. oder i.v. als ED),
- Schräglagerung,
- Sauerstoffangebot erhöhen (Vorsicht bei Links-rechts-Shunt-Vitien, der Shunt kann ansteigen),

- Beatmung mit PEEP, mindestens 3 cm H_2O,
- positiv inotrope Substanzen; diese sind aber bei Abflußbehinderungen ins linke Herz (Pulmonalvenenstenosen, Mitralstenose, Cor triatriatum) kontraindiziert.

Verminderung der Anforderung an das Herz

Allgemeine pflegerische Maßnahmen und Medikamente können die Leistungsanforderung an das Herz senken.

Allgemeine Pflegemaßnahmen

- Schräglagerung.
- Häufige, kleine Mahlzeiten, um eine Magenüberfüllung und einen Zwerchfellhochstand zu verhindern.
- Sondieren der Nahrung, um die Trinkarbeit abzunehmen.
- Flüssigkeitsreduktion auf ca. 100 ml/kg pro Tag.
- Überprüfen der Flüssigkeitsbilanz, am einfachsten durch zweimaliges Wiegen am Tag.
- Bei Unruhe Sedierung, z.B. mit Phenobarbital; Atosil sollte wegen seiner gering negativ inotropen Wirkung vermieden werden.
- Bei erheblicher Dyspnoe maschinelle Beatmung, um die Atemarbeit abzunehmen.
- Azidoseausgleich; Azidose kann eine Vasokonstriktion im kleinen Kreislauf hervorrufen. Sie verschlechtert außerdem die Wirkung vieler Medikamente, z.B. die der Katecholamine.
- Ausgleich einer Anämie: Der Sauerstoffbedarf ist bei der Herzinsuffizienz erhöht; daher sollte der Hämoglobinwert bei Neugeborenen mit Herzinsuffizienz nicht unter 14 g/dl absinken.
- Sauerstoffgabe: Sie kann von Nutzen sein, wenn pulmonale Diffusionsstörungen vorliegen. Auch ist eine Senkung des pulmonalen Gefäßwiderstands zu erwarten.

Beseitigung der Grundkrankheit

Bei der Mehrzahl kritischer angeborener Herzfehler ist heutzutage auch im Neugeborenenalter eine operative Korrektur oder Palliation möglich.

9.7 Zyanotisch-dyspnoische Krisen

Sie treten durch eine abrupte Zunahme der infundibulären Pulmonalstenose bei Vitien aus dem Formenkreis der Fallot-Tetralogie auf. In der Neugeborenenperiode sind diese Krisen ausgesprochen selten. Sie äußern sich in schwerer Dyspnoe, Unruhe und einer Zunahme der Zyanose. Das durch die Pulmonalstenose hervorgerufene Herzgeräusch wird dabei leiser; es kann sogar vollkommen verschwinden.

Akutbehandlung

- Manuelle Bauchpresse (Knie des Kindes gegen die Brust drücken: Erhöhung des Systemwiderstandes).
- Erhöhung des Sauerstoffangebots bis auf 100%.
- Sedieren und Lyse des „Infundibularspasmus". Wir haben gute Erfahrungen mit Pethidin (Dolantin; 1 mg/kg i.m. oder langsam i.v.) gemacht.

Bei bereits bewußtlosen Patienten sollte das bewußtseinsbeeinträchtigende Morphinderivat dagegen vermieden werden; hier bieten sich negativ inotrope Substanzen an, z.B. Propranolol in einer Dosis von 0,01–0,1 mg/kg langsam i.v., Blutdruck-, Puls- und EKG-Kontrollen sind dabei unbedingt erforderlich. Das Wiederauftreten bzw. das Lauterwerden des Pulmonalstenosegeräusches zeigt das Ende der Attacke an.

Dauerprophylaxe bei zyanotisch-dyspnoischen Anfällen: Propranolol in einer Tagesdosis von 3–5 mg/kg oral.

Merke: Katecholamine sind hier meist kontraindiziert.

9.8 Ductusabhängige Vitien

Bei einigen angeborenen Herzfehlern ist die Persistenz des Ductus arteriosus lebensrettend. Es können dabei 4 Formenkreise unterschieden werden:

1. Der Ductus arteriosus ist notwendig zur Aufrechterhaltung des Systemkreislaufs
   - bei Aortenatresie oder kritischer Aortenstenose,
   - bei präduktaler Aortenisthmusstenose,
   - beim unterbrochenen Aortenbogen.
2. Der Ductus arteriosus ist notwendig zur Aufrechterhaltung der Lungendurchblutung
   - bei Pulmonalatresie mit oder ohne Ventrikelseptumdefekt,
   - bei kritischer Pulmonalstenose,
   - bei schwerer Ebstein-Anomalie,
   - bei manchen Formen der Trikuspidalatresie.
3. Manchmal verschlechtert sich bei unvollständig eröffnetem Pulmonalgefäßbett die klinische Situation des Neugeborenen, wenn sich der Ductus verschließt, z.B. unmittelbar nach Operation einer Pulmonalatresie.
4. Bei der Transposition der großen Arterien sollte der Ductus arteriosus bis zur Switch-Operation offengehalten werden.

Prostaglandine der Gruppe E [33, 48] haben zum Wiedereröffnen bzw. zum Offenhalten des Ductus eine entscheidende Bedeutung gewonnen. Eine Therapie über mehrere Wochen ist wegen vielfältiger Nebenwirkungen [33] zu vermeiden. Als Präparat steht für Neugeborene Prostaglandin-E_1 (Alprostadil) als Minprog Päd. zur Verfügung. Ein „Ductusstenting" (Offenhalten mit einem Drahtgeflecht) stellt bei längerer Ductusabhängigkeit eine eventuelle therapeutische Option dar [45].

Akute Nebenwirkungen der Prostaglandin-E-Therapie

- Vasodilatation in der Haut mit Ödembildung,
- Herzrhythmusstörungen,

- Blutdruckabfall durch Vasodilatation
- zentralnervöse Erscheinungen (16%) mit Krampfbereitschaft, Lethargie und Temperaturerhöhungen,
- respiratorische Insuffizienz (12%) mit Hypoventilation bis zur Apnoe,
- verzögerte Wundheilung [15],
- Durchfall,
- Blutungsneigung.

Die Indikation zur Prostaglandin-E-Gabe muß v.a. bei pränatal diagnostizierten ductusabhängigen Vitien früh gestellt werden, bevor der Ductus sich verschließt und Schock bzw. Zyanose eintreten.

Wegen der zahlreichen Nebenwirkungen sollten vor Prostaglandin-E_1-Therapiebeginn überprüft werden:

- Herzfrequenz,
- Pulsfrequenz,
- Blutdruck an Armen und Beinen,
- Blutgase,
- Rektaltemperatur,
- Blutbild einschließlich Thrombozyten,
- Elektrolyte, Blutzucker, Kreatinin und Transaminasen.

Prostaglandin E_1 kann über einen Nabelarterienkatheter direkt an die Ductus-arteriosus-Mündung gegeben werden. Die i.v.-Gabe über periphere Venen ist aber ohne weiteres möglich und wirksam. Wegen der diffizilen Dosierung ist jedoch ein gesonderter Zugang zu empfehlen.

Dosierung: Beginn mit 0,05 µg/kg/min; dabei ist bei Bedarf eine Steigerung bis 0,2 µg/kg/min möglich. Bei Therapieerfolg (pO_2 um 40 mmHg) ist eine Dosisreduktion in Halbierungsschritten u.U. bis 0,002 µg/kg/min anzustreben. Wegen der zahlreichen dosisabhängigen Nebenwirkungen sollte das Prinzip lauten: An der Wirkung „austitrieren".

Merke: Wegen der Gefahr der Apnoe muß Intubationsbereitschaft bestehen. Die Therapie soll immer auf der Intensivstation begonnen, möglichst dort auch weitergeführt werden. Kontrollen unter der Therapie (möglichst kontinuierlich):

- Atemfrequenz,
- Pulsfrequenz,
- EKG,
- Blutdruck,
- transkutaner Sauerstoffpartialdruck bzw. Sauerstoffsättigung,
- Rektaltemperatur.

Klinische Zeichen des PG-E_1-Effekts

- Bei ductusabhängiger Lungendurchblutung:
  Anstieg der O_2-Sättigung; Wirkungsmaximum evtl. erst nach 30 min.
- Bei ductusabhängiger Systemdurchblutung:
  bessere Pulsqualität, Anstieg des Blutdrucks, Besserung der Nierenfunktion. Der Effekt tritt später ein als bei der ductusabhängigen Lungendurchblutung; Wirkungsmaximum manchmal erst nach 2–3 h.
- Prostaglandin E_1 wirkt v.a. in den ersten Lebenstagen zuverlässig. Es sind jedoch auch bei älteren Neugeborenen Wirkungen zu erwarten, zeigt doch der spontane Ductusverschluß die Reagibilität des Ductus bzw. die noch funktionellen Verschlußmechanismen an.

9.9 Persistierender Ductus arteriosus (PDA) des Frühgeborenen

Der PDA des Frühgeborenen hat mit der verbesserten Überlebenschance sehr kleiner Frühgeborener immer größere klinische Bedeutung gewonnen.

Je unreifer ein Neugeborenes ist, um so unreifer ist auch die Muskulatur des Ductus arteriosus. Sie reagiert schwächer auf die postnatalen Kontraktionsreize. Deshalb bleibt der Ductus arteriosus beim Frühgeborenen länger offen als beim Reifgeborenen.

Das Herz des Neugeborenen, v.a. auch das des Frühgeborenen, arbeitet auf einem höheren Niveau enddiastolischer Füllung. Eine geringe zusätzliche Volumenüberlastung kann die myokardiale Leistung nach dem Frank-Starling-Gesetz in den absteigenden Schenkel der Kurve verschieben. Klinisch entwickelt sich eine Herzinsuffizienz. Eine zusätzliche Volumenbelastung des Herzens tritt auf, wenn beim PDA der Lungengefäßwiderstand am 3.–6. Lebenstag absinkt und sich ein Links-rechts-Shunt über die aortopulmonale Kommunikation entwickelt. Eine der Gefahren des PDA ist die (diastolische) Minderperfusion der Organe (besonders Mesenterial- und Zerebraldurchblutung). Nicht immer führt der genannte Verlauf zur Symptomatik. Nur der symptomatische PDA bedarf beim Frühgeborenen der Therapie.

Bei jedem Frühgeborenen vor der 32. SSW muß an die Möglichkeit der Entwicklung eines symptomatischen Ductus arteriosus gedacht werden. Tabelle 9-8 gibt einen Überblick über die diagnostischen Möglichkeiten.

Tabelle 9-8. Persistierender Ductus arteriosus (PDA) beim Frühgeborenen

Klinische Verdachtsmomente	Verschlechterung der respiratorischen Situation (Wiederbeatmung, Erhöhung der Beatmungsparameter, Erstbeatmung am 2.–5. Lebenstag, gelegentlich auch später)
Herzgeräusch	Mehrmals täglich kontrollieren Meist systolisch, seltener kontinuierlich, gelegentlich fehlend
Puls	Mehrmals täglich kontrollieren Pulsus celer et altus, oft bis in die Vola manus tastbar, Tachykardie
Hepatomegalie	Mehrmals täglich kontrollieren
Rö.-Thorax	Oft Kardiomegalie mit vermehrter Lungengefäßzeichnung, gelegentlich Lungenödem. Da aber oft eine pulmonale Grundkrankheit vorliegt, ist die Interpretation schwierig
Echokardiogramm	Duktusnachweis (v.a. in Doppler-Technik); Ausschluß eines duktusabhängigen Vitiums. Messung des diastolischen Blutflusses in den Ästen der A. pulmonalis; Doppler-Messung der Blutflußgeschwindigkeit in A. cerebri anterior, A. coeliaca oder A. renalis
EKG	Kein charakteristischer Befund
Herzkatheter	In der Regel kontraindiziert

Das wichtigste diagnostische Verfahren ist die Echokardiographie. Das Verhältnis der Durchmesser linker Vorhof/Aorta ist unzuverlässig, abhängig vom Flüssigkeitsangebot an das Frühgeborene und eigentlich nur im positiven Fall, d.h. bei einem Wert über 1,3, zu verwerten. Außerordentlich wichtig ist neben der Diagnose eines PDA der sichere Ausschluß ductusabhängiger Vitien (s. 9.8).

Die Indikation zum Ductusverschluß nach Sicherung der Diagnose und nach Ausschluß PDA-abhängiger Vitien beim *symptomatischen* PDA gegeben.

Ein PDA des Frühgeborenen gilt als symptomatisch, wenn:

▶ das Frühgeborene trotz der üblichen (s. unten) Maßnahmen über den 2. Lebenstag hinaus beatmet werden muß,
▶ sich die Beatmungsparameter wieder verschlechtern,
▶ ein Frühgeborenes (wieder) beatmet werden muß,
▶ eine Herzinsuffizienz auftritt,
▶ ein diastolischer Flußverlust im Mesenterial- bzw. Cerebralbereich dopplersonographisch zu fassen ist (Abb. 9-3).

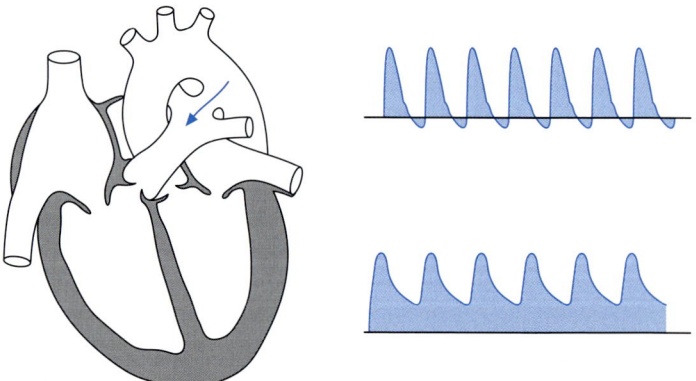

Abb. 9-3. Persistierender Ductus arteriosus (PDA). Dopplersonographisch registrierter Blutfluß in der A. cerebri anterior vor *(oben)* und nach *(unten)* Ductusverschluß mit Indometacin

9.9 Persistierender Ductus arteriosus (PDA) des Frühgeborenen

Gar nicht so selten gelingt es, mit einer unspezifischen Therapie den Ductus arteriosus beim Frühgeborenen zum Verschluß zu bringen:

- Flüssigkeitsrestriktion (bei normalem Serumkreatinin); Vorsicht: Eine Minderperfusion parenchymatöser Organe kann zu PVL, Niereninsuffizienz und/oder NEC führen.
  <1000 g → 100 ml/kg/Tag,
  1001–1500 g → 80 ml/kg/Tag,
  >1500 g → 60 ml/kg/Tag.
  Bei Ödemen kann die Zufuhr noch weiter reduziert werden.
- Indikation zur Behandlung mit Furosemid (ED 1 mg/kg) nur in Ausnahmefällen, da dieses Diuretikum die Prostaglandinsynthese steigern kann [25].
- Verbesserung der Oxygenierung (Hypoxie steigert die Prostaglandinproduktion).
- Eventuell Bluttransfusionen bei Hämatokritwerten unter 45%.

Wird damit in 1–2 Tagen keine eindeutige Besserung erzielt, muß der Ductus arteriosus anderweitig verschlossen werden. Dazu bieten sich 2 Möglichkeiten an:

1. Gabe von Prostaglandinsynthesehemmern: Hier wird häufig anstelle von Indometacin mehr und mehr Ibuprofen [12, 37, 50] empfohlen, da die Nebenwirkungshäufigkeit des letzteren niedriger liegt als bei Indometacin bei offensichtlich gleich guter Wirksamkeit.
2. Operativer Verschluß.

Medikamentöse Therapie des PDA: Indometacintherapie

Obwohl, wie erwähnt, in der neueren Literatur Ibuprofen [12, 37, 50] gegenüber Indometacin überlegen ist, wird hier auf Indometacin eingegangen, da Ibuprofen i.v. noch nicht erhältlich ist. Früher oder sehr früher Einsatz von Indometacin senkt die Hirnblutungsrate (EB Ia) [16, 17, 10] und wirkt sich günstig auf die spätere mentale Leistungsfähigkeit aus [35].

Kontraindikationen

- Ductusabhängiges Vitium,
- Niereninsuffizienz mit Serumkreatinin >1,5 mg/dl (s. S. 329),
- Thrombozytopenie unter 60 000/mm^3,
- nekrotisierende Enterokolitis,
- Hyperbilirubinämie an der Austauschgrenze.

Nebenwirkungen

Als besondere Nebenwirkungen der Indometacingabe sind zu erwähnen:

- transiente Niereninsuffizienz,
- Thrombozytenaggregationshemmung,
- kompetitive Verdrängungen aus der Albuminbindung,
- intestinale Probleme, nekrotisierende Enterokolitis,
- diastolische myokardiale Dysfunktion [2].

Dosierung

3mal 0,2 mg/kg i.m. (oder als i.v.-Infusion während 30 min) im Abstand von jeweils 12 h. Der unmittelbar vor der nächsten Gabe bestimmte Serumtalspiegel sollte dabei 0,7–1 µg/ml betragen.

Da der Ductusverschluß zunächst immer funktionell ist, öffnet er sich gar nicht so selten wieder, wenn der Reiz zur Kontraktion nachläßt. Daher Erhaltungstherapie über 3–5 Tage [26]. Sie ist aber nur durchführbar, wenn Serumbestimmungen des Indometacinspiegels möglich sind und die Nierenfunktion nicht eingeschränkt ist. Keine Flüssigkeitsrestriktion während Indometacinbehandlung!

Erhaltungsdosis: 0,1 mg/kg/24 h als 30-min-Kurzinfusion im Abstand von je 24 h.

Therapieerfolg

Die *Erfolgsrate* (ca. 70%) ist abhängig vom Gestations- und Lebensalter. Jenseits der 4. Lebenswoche nimmt die Erfolgsquote rapide ab [1].

Als Zeichen des Therapieerfolgs sind zu werten:

▶ Besserung der Beatmungsparameter,
▶ Verschwinden des Ductusgeräusches,
▶ Normalisierung der Pulsqualität,
▶ Verschwinden des Links-rechts-Shunts auf Ductusebene (Dopplerechokardiographie) und Normalisierung des dopplersonographischen Flußprofils in peripheren Arterien,
▶ Besserung des Röntgenbefunds.

Verschließt sich der PDA innerhalb von 24 h nach Therapiebeginn nicht oder eröffnet er sich wieder, so ist möglichst umgehend eine chirurgische Intervention (Ductusligatur) anzustreben, am besten direkt auf der Intensivstation.

9.10 Persistierende pulmonale Hypertension des Neugeborenen (PPHN)

Pathophysiologie

Normalerweise sinkt der pulmonale Gefäßwiderstand postnatal sehr rasch ab. Die fetalen Kreislaufkurzschlüsse – offener Ductus Botalli, offenes Foramen ovale und Ductus venosus Arantii – schließen sich (das Foramen allerdings oft nur funktionell). Unterbleibt dieser kardiopulmonale Adaptationsprozeß, resultiert das Krankheitsbild der persistierenden fetalen Kreislaufverhältnisse bzw. der persistierenden pulmonalen Hypertension des Neugeborenen: Der pulmonalarterielle Druck und Widerstand bleiben in der Regel hoch, über das Foramen ovale und den Ductus arteriosus mischt sich venöses Blut dem arteriellen bei. Über verschiedene Triggermechanismen kann eine Vasokonstriktion im kleinen Kreislauf ausgelöst werden, die ihrerseits in einen Circulus vitiosus ein-

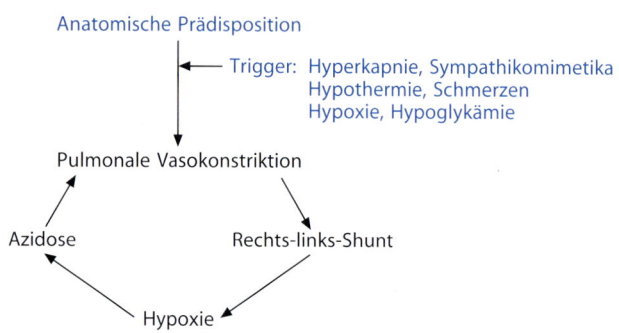

Abb. 9-4. Pathogenese der persistierenden pulmonalen Hypertension (PPHN)

mündet (s. Abb. 9-4). Das Blut der Aorta ascendens und der Aortenbogengefäße ist dabei mäßig, das der Aorta descendens deutlich untersättigt. Klinisch kann eine dissoziierte Zyanose (untere Körperhälfte) resultieren.

Die PPHN ist ein uneinheitliches Krankheitsbild [34]. Man kann 2 Formen unterscheiden:

1. Primäre oder idiopathische Form,
2. sekundäre oder symptomatische Form.

Bei der *sekundären Form* sind verschiedene Auslösefaktoren bekannt [46]:

- Asphyxie/Hypoxie (v.a. ante partum und sub partu),
- Mekoniumaspiration,
- Atemnotsyndrom,
- Hypoglykämie,
- Polyzythämie,
- Hydrops fetalis,
- schwere Infektionen (z.B. Frühform der Streptokokken-B-Sepsis),
- Lungenhypoplasie,
- Zwerchfellhernie (s. S. 268).

9.10 Persistierende pulmonale Hypertension des Neugeborenen (PPHN)

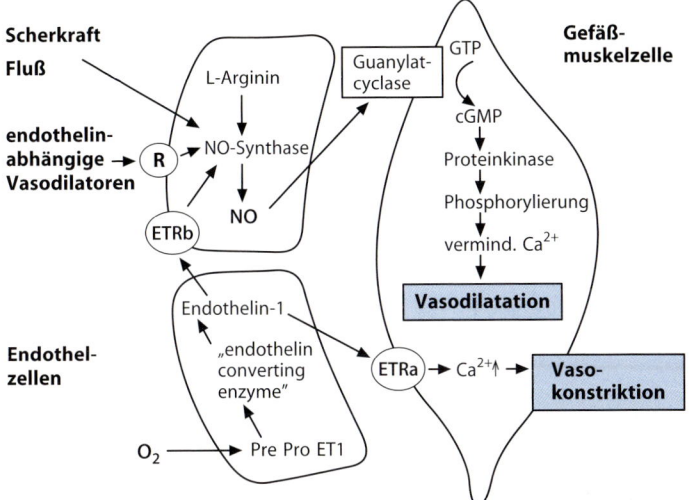

Abb. 9-5. Regulation des pulmonalen Gefäßtonus. (Modifiziert nach [14])

Ursächlich werden angeschuldigt [27, 34]:

▶ Unterentwicklung der Lungen,
▶ In-utero-Fehlentwicklung pulmonalarterieller Gefäße,
▶ gesteigerte Bildung von Endothelin oder verminderte Produktion von NO in den Endothelzellen (Abb. 9-5),
▶ Fehlanpassung pulmonaler Arterien nach der Geburt.

Solange die kardiale Leistung nicht beeinträchtigt ist, spricht man von *einfacher* PPHN, bei zusätzlichem myokardialem Versagen von einer *komplizierten* bzw. *komplexen* Form.

Klinik

Erstaunlicherweise sind v.a. reife Neugeborene betroffen, wohl weil bei ihnen im Gegensatz zu Frühgeborenen die pulmonale Gefäßmuskulatur besser entwickelt ist. Unmittelbar postnatal oder in den ersten Lebensstunden zeigen die Kinder eine erhebliche Zyanose und eine Tachypnoe. Einziehungen und Stöhnen sind dagegen nur gering ausgeprägt [46]. Gar nicht so selten sind systolische Herzgeräusche wahrnehmbar. Bei der einfachen PPHN sind Blutdruck und Pulsqualität normal. Mit dieser Symptomatik kann es einen zyanotischen Herzfehler vortäuschen, z.B. eine komplette Transposition der großen Arterien. Geht das Bild in die Form der komplexen PPHN über, ist die Verwechslungsgefahr mit angeborenen Vitien noch größer.

Während die Prognose der einfachen Form in der Regel gut bis befriedigend ist, endet die komplexe Form nicht selten tödlich (15–20% Letalität [34, 46]).

Diagnostisches Vorgehen

Differentialdiagnostisch abzugrenzen sind vor allem:

▶ akute pulmonale Erkrankungen (s. S. 170),
▶ Herzfehler,
▶ Methämoglobinämie,
▶ Sepsis,
▶ ZNS-Erkrankungen.

Transkutane PO_2-Messung bzw. Sauerstoffsättigungsbestimmungen am rechten Arm und Bein; bei einem Rechts-links-Shunt über den Ductus arteriosus ist der Wert am Bein niedriger als am Arm.
Im folgenden sind die wichtigsten diagnostischen Schritte aufgeführt [34].

Röntgenbild

Bei der einfachen PPHN ist das Herz normal groß, die Lungengefäßzeichnung ist normal bis vermindert. Bei einer pulmonalen Grunderkrankung, z.B. einer Mekoniumaspiration, oder bei myokardialen Komplikationen finden sich entsprechende röntgenologische Veränderungen.

Echokardiographie

Ihr kommt eine Schlüsselstellung zur Abgrenzung kardialer Fehlbildungen zu. Praktisch alle zyanotischen Vitien und auch schwere Aortenisthmusstenosen bzw. der unterbrochene Aortenbogen sind echokardiographisch zu erkennen.

Das Echokardiogramm kann zusätzlich mittelbare und unmittelbare Hinweise auf das Vorliegen einer PPHN geben: rechter Ventrikel groß, Kontraktilität evtl. eingeschränkt. Pulmonalarterie weit, Vorhofseptum nach links konvex vorgewölbt. Rechts-links-Shunt auf Ductus- und Vorhofebene, der v.a. im farbkodierten Dopplerechokardiogramm gut darstellbar ist. Mit der Echokardiographie lassen sich auch Rückschlüsse auf die Höhe des pulmonalarteriellen Drucks ziehen: Da meist eine Trikuspidalinsuffizienz vorliegt, läßt sich über die Geschwindigkeit des Insuffizienzstromes der rechtsventrikuläre Druck leicht berechnen.

Sonogramm

Ein normales Sonogramm schließt eine pulmonale Hypertension nicht aus. Außerdem variieren die echokardiographischen Befunde zeitlich sehr stark.

Andere Methoden

Weitere Untersuchungsmethoden (EKG, Blutbild, Blutgasanalyse) spielen in der Diagnostik nur eine untergeordnete Rolle:

- **Herzkatheteruntersuchung und Angiokardiographie.** Sie sind wegen ihrer hohen Letalität bei der PPHN kontraindiziert!

- **Tolazolintest.** Tolazolin ist ein α-Rezeptoren-Blocker. Es erweitert die Arterien nicht nur im kleinen, sondern auch im großen Kreislauf.

Kontraindikationen:
- arterieller Blutdruck unter 60 mmHg systolisch: Gefahr zunehmender arterieller Hypotonie;
- paO_2-Werte über 60 mmHg im Hyperoxietest;
- Herzinsuffizienz, v.a. bei gleichzeitiger Katecholamintherapie.

Durchführung:
1 mg/kg der unverdünnten Tolazolinlösung werden in 30 s als Bolus in eine Vene der oberen Körperhälfte injiziert. Dieser Injektionsort ist deswegen ausschlaggebend, weil bei einer Injektion in das Abstromgebiet der V. cava inferior die Testdosis, größtenteils dem fetalen Blutstrom über das Foramen ovale folgend, direkt in den großen und nicht in den kleinen Kreislauf gelangen würde. Der Test ist positiv bei einem pO_2-Anstieg >15 mmHg an der unteren Extremität. Während des Tests sind laufende Blutdruckkontrollen unumgänglich.

Therapie (s. auch S. 272)

Es gibt keine durch kontrollierte Studien in ihrer Wirksamkeit bewiesene Therapie [51]. Um so wichtiger ist die *Prophylaxe*. Da die PPHN oft als Komplikation einer anderen respiratorischen Erkrankung zu werten ist, ist die Optimierung der Primärbeatmung außerordentlich wichtig. Jede unnötige Irritation ist zu vermeiden!

Bei der PPHN wird die Hyperventilation versucht [46]. Der pCO_2 sollte dabei um 30–35 mmHg liegen, beim pO_2 sind Werte von 90–100 mmHg anzustreben. Um diese Ziele zu erreichen, ist u.U. eine Sedierung des Kindes notwendig.

Azidoseausgleich, ggf. Alkalisierung pH >7,40 mit Natriumbikarbonat oder Tris-Puffer, und Normalisierung des Blutvolumens sind unbedingt erforderlich [27].

In der medikamentösen Therapie steht heute die Inhalation von NO an erster Stelle (s. Kap. 7.3.7; EB Ib; [9, 11, 19, 40, 41, 42, 46, 47]). Die Dosisempfehlungen schwanken zwischen 10 und 40 PPM. Die Therapie läßt sich relativ leicht steuern, die Nebenwirkungen sind gering; die Möglichkeit der Bildung von NO_2 und Methämoglobin muß jedoch beachtet werden.

Ist eine NO-Inhalation nicht möglich, muß möglicherweise auf Tolazolin zurückgegriffen werden. Dabei gelten die Kontraindikationen des Tolazolintestes. Dosierung 0,5–2,0(–10,0) mg/kg/h).

Tolazolintherapie

Erst wenn mit der Respirationstherapie keine entscheidende Besserung erreicht wird, sollte die Tolazolintherapie eingesetzt werden. Dabei gelten die Kontraindikationen des Tolazolintests (s. S. 244).

Dosierung: 0,5–2,0(–10,0) mg/kg/h [11].
Wichtigste Kontrolluntersuchungen:
▶ Blutdruck,
▶ Blutgase; dabei ist eine laufende transkutane Kontrolle des PO_2-Werts an der unteren Extremität außerordentlich wertvoll.
Komplikationen:
▶ Blutdruckabfall: Therapie mit Volumensubstitution, nicht mit Sympathikomimetika (Vasokonstriktion auch der Lungengefäße),
▶ Oligurie,
▶ gastrointestinale Blutungen durch histaminartige Wirkung von Tolazolin.

Bei der komplexen Form der PPHN ist die Prognose bedenklich, besonders wenn die Hypoxie länger als 1 Woche besteht [46].

In Einzelfällen, bei denen trotz Maximaltherapie die Letalität mit über 80% eingeschätzt wird (z.B. aus der alveoloarteriellen Sauerstoffdifferenz), ist der Einsatz der extrakorporalen Membranoxygenisierung (ECMO, s. S. 272) zu diskutieren [4, 49].

Eine neue interessante Therapieoption stellt die intravenöse oder inhalative Gabe von Prostazyklinen dar.

Literatur

1. Achanti B, Yeh TF, Pildes RS (1986) Indomethacin therapy in infants with advanced postnatal age and patent ductus arteriosus. Clin Invest Med 9:250–253

2. Appleton RS, Graham TP Jr, Cotton RB, Moreau GA, Boucek RJ Jr (1988) Decreased early diastolic function after indomethacin administration in premature infants. J Pediatr 112:447–451
3. Artman M, Graham TP Jr (1987) Guidelines for vasodilator therapy of congestive heart failure in infants and children. Am Heart J 113:994–1005
4. Bancalari E, Sinclair JC (1992) Mechanical ventilation. In: Sinclair JC, Bracken MB (eds) Effective care of the newborn infant. Oxford Univ Press, Oxford, pp 214–215
4a. Baum M, Chinnock R, Ashwal S, Peverini R, Trimm F, Baley L (1993) Growth and neurodevelopmental outcome of infants undergoing heart transplantation. Heart Lung Transplant 12:S211–S217
5. Beekman RH, Rocchini AP, Dick IM, Crowley DC, Rosenthal A (1984) Vasodilator therapy in children: Acute and chronic effects in children with left ventricular dysfunction or mitral regurgitation. Pediatrics 73:43–51
6. Borghi A, Agnoletti G, Valsecchi O, Carminati M (1999) Aortic balloon dilatation for congenital aortic stenosis: report of 90 cases (1986–98). Heart 82:e10
7. Brackley KJ, Kilby MD, Wright JG et al. (2000) Outcome after prenatal diagnosis of hypoplastic left-heart syndrom: a case series. Lancet 356: 1143–1147
8. Camm AJ, Garratt CJ (1991) Adenosin and supraventricular tachycardia. New Engl J Med 325:1621–1627
9. Clark RH, Kueser TJ, Walker MW et al. (2000) Low-dose nitric oxide therapy for persistent pulmonanary hypertension of the newborn IV. New Engl J Med 342:469–474
10. Clyman RI (1996) Recommendations for the postnatal use of indomethacin: An analysis of four treatment strategies. J Pediatr 128:601–607
11. Davidson D, Barefield ES, Kattwinkel J, Dudell G, Damask M, Straube R, Rhines J, Chang CT(1998) Inhaled nitric oxide for the treatment of persistent pulmonary hypertension of the term newborn: a randomized double-masked, placebo-controlled, dose-response, multicenter study. Pediatrics 101:325–34
12. De Carolis MP, Ramaguoli C, Polilmeni V et al. (2000) Prophylactic ibuprofen therapy of patent ductus arteriosus in preterm infants. Eur J Pediatr 159:364–368
13. Esscher E, Michaelsson M, Smedy B (1975) Cardiovascular malformation in infant death. Br Heart J 37:824–829
14. Fineman JR, Soifer SJ, Heymann MA (1995) Regulation of pulmonary vascular tone in the perinatal period. Annu Rev Physiol 57:115–134
15. Fleming WH, Sarafian LB, Kobayashi RH (1984) Prostaglandin E1 therapy; is it associated with a higher incidence of wound infection in the cyanotic neonate? Chest 85:241–243
16. Fowlie PW (1996) Prophylactic indomethacin: systematic review and meta-analysis. Arch Dis Child 74:F81–F87
17. Fowlie PW (1997) Intravenous indomethacin for preventing mortality and morbidity in very low birth weight infants. Cochrane Database Syst Rev CD000174
18. Freedom RM, Smallhorn JF, Trusler JA (1992) Transposition of the great arteries. In: Freedom RM, Benson LN, Smallhorn JF (eds) Neonatal heart disease. Springer, Berlin Heidelberg New York Tokyo, pp 179–212

19. Frostell CG, Fratacci MD, Wain JC, Jones R, Zapol WM (1991) Inhaled nitric oxide: A selective pulmonary vasodilator reversing hypoxic pulmonary vasoconstriction. Circulation 83:2083–2047
20. Garson A Jr (1984) Arrhythmias in pediatric patients. Med Clin North Am 68:1187–1195
21. Gatzoulis MA, Rigby ML, Shinebourne EA, Redington AN (1995) Contemporary results of balloon valvuloplasty and surgical valvotomy for congenital aortic stenosis. Arch Dis Child 73:66–69
22. Gildein HP, Kleinert S, Weintraub RG, Wilkinson JL, Karl TR, Mee RB (1996) Surgical commissurotomy of the aortic valve: outcome of open valvotomy in neonates with critical aortic stenosis. Am Heart J 131:754–759
23. Gillette PC, Ross BA, Fyfe DA, Dudeles D, Zeigler V, Harold M (1988) Neonatal cardiac arrhythmias and their potential role in sudden infant death syndrome. Clin Perinat 15:699–712
24. Gingell RL (1992) Developmental biology of mammalian myocardium. In: Freedom RM, Benson LN, Smallhorn JF (eds) Neonatal heart disease. Springer, Berlin Heidelberg New York Tokyo, pp 35–44
25. Green TP, Thompson TR, Johnson DE, Lock JE (1983) Furosemide promotes patent ductus arteriosus in premature infants with the respiratory distress syndrome. New Engl J Med 308:743–748
26. Hammerman C, Aramburo MJ (1990) Prolonged indomethacin therapy for the prevention of recurrence of patent ductus arteriosus. J Pediatr 117:771–776
27. Hammerman C, Yousefzadeh D, Choi J-H, Bui K-C (1989) Persistent pulmonary hypertension of the newborn. Clin Perinatol 16:137–156
28. Jenkins PC, Flanagan MF, Jenkins KJ et al. (2000) Survival analysis and risk factors for mortality in transplantation and stage surgery for hypoplastic left heart syndrome. J Am Coll Cardiol 36:1178–1185
29. Kelley JG (1986) Digoxin receptors in the neonate. In: Doyle EF, Engle MA, Gersony WM, Rashkind WJ, Talner NS (eds) Pediatric cardiology. Springer, Berlin Heidelberg New York Tokyo, pp 1233 ff
30. Kidd BSL (1978) Complete transposition of the great arteries. In: Keith JD, Rowe RJ, Vlad P (eds) Heart disease in infancy and childhood, 3rd edn. Macmillan, New York, p 628
31. Klopfenstein HS, Rudolph AM (1978) Postnatal changes in the circulation and response to volume overload in sheep. Circ Res 42:839–845
32. Krogmann ON, Rammos S, Heusch A, Bourgeois M (1992) Rhythmusstörungen im Kindesalter. Monatsschr Kinderheilkd 140:F83–F97
33. Lewis AB, Freed MD, Heymann MA, Roehl SL, Kensey RC (1981) Side effects of therapy with prostaglandin E1 in infants with critical congenital heart disease. Circulation 64:893–898
34. Long WA (1990) Persistent pulmonary hypertension of the newborn syndrome (PPHNS). In: Long WA (ed) Fetal and neonatal cardiology. Saunders, Philadelphia, pp 627–655
35. Ment LR, Westerveld M, Makuch R, Vohr B, Allan WC (1998) Cognitive outcome at 41/2 years of very low birth weight infants enrolled in the multicenter indomethacin intraventricular hemorrhage prevention trial. Pediatrics 102:150–160
36. Ment LR, Vohr B, Allan W et al. (2000) Outcome of children in the indometacin intraventricular hemorrhage prevention trial. Pediatrics 105:485–491

37. Mosca F, Bray M, Lattanzio M, Fumagalli M, Tosetto C (1997) Comparative evaluation of the effects of indomethacin und ibuprofen on cerebral perfusion and ibuprofen on cerebral perfusion and oxygenation in preterm infants with patent ductus arteriosus. J Pediatr 131:549–554
38. Osiovich H, Phillipos E, Byrne P, Robertson M (2000) Hypoplastic left heart syndrome: „to treat or not to treat". J Perinatol 20:363–365
39. Quinton DN, O'Byrne G, Aitkenhead AR (1987) Comparison of endotracheal and peripheral intravenous adrenalin in cardiac arrest. Lancet I:828–829
40. Roberts JD, Polaner DM, Lang P, Zapol WM (1992) Inhaled nitric oxide in persistent pulmonary hypertension of the newborn. Lancet 340:818–819
41. Roberts, JDJ et al. (for the INHALED Nitric Oxide Study Group) (1997) Inhaled nitric oxide and persistent pulmonary hypertension of the newborn. New Engl J Med 336:605–610
42. Rossaint R, Falke KJ, López F, Slama K, Pison U, Zapol WM (1993) Inhaled nitric oxide for the adult respiratory distress syndrome. New Engl J Med 328:399–405
43. Samánek M, Goetzová J, Benesova D (1986) Causes of death in neonates with a heart malformation. Int J Cardiol 11:63–74
44. Schneider M, Kampmann C, Schulze-Neick I, Hausdorf G, Lange PE (1993) Antegrade Ballonvalvuloplastie einer kritischen Aortenstenose bei einem 1820 g schweren Säugling. Z Kardiol 82:131–134
45. Schneider M, Zartner P, Sideropoulos A, Konertz W, Hansdorf G (1998) Stent implantation of the arterial duct in newborns with duct-dependent circulation. Eur Heart J 19:1401–1409
46. Stahlman MT (1987) Persistent pulmonary hypertension of the newborn. In: Avery GB (ed) Neonatology, 3rd edn. Lippincott, Philadelphia, pp 422–424
47. Steinhoff HH (1987) Einfluß von Dopamin und Dobutamin auf die Nierenfunktion. Krankenhausarzt 60:362–365
48. Thanapoulos BD, Andreon A, Frunos C (1987) Prostaglandin E2 administration in infants with ductus-dependent cyanotic heart disease. J Pediatr 146:279–282
49. Toomasian JM, Snedecor SM, Cornell RG, Cilley RE, Bartlett RH (1988) National experience with extracorporal membrane oxygenation for newborn respiratory failure. Am Soc Artif Intern Organ Trans 34:140–147
50. Van Overmeire B, Smets K, Lecoutere D, Van de Broek H, Weyler J, Degroote K, Langhendries JP (2000) A comparison of ibuprofen and indomethacin for closure of patent ductus arteriosus. New Engl J Med 343:674–681
51. Walsh-Sukys M (1993) Persistent pulmonary hypertension of the newborn: The black box revisited. Clin Perinat 20:127–143
52. Wernovsky G, Stiles KM, Gauvreau K et al. (2000) Cognitive development after the Fontan operation. Circulation 102:883–889
53. Zeevi B, Keane JF, Castaneda AR, Perry SB, Lock JE (1989) Neonatal critical valvar aortic stenosis. A comparison of surgical and balloon dilatation therapy. Circulation 80:831–839

10 Chirurgische Probleme beim Neugeborenen

J. Waldschmidt

10.1 Präoperative Überlegungen

Die Prognose eines operierten Neugeborenen hängt entscheidend von der perioperativen Versorgung ab. Diese hat den speziellen Bedürfnissen der unreifen und mangelentwickelten Neugeborenen Rechnung zu tragen, wofür Spürsinn, Gefühl, großes Geschick und Sorgfalt sowie umfassende Kenntnisse über die Krankheitsbilder erforderlich sind. Zu beachten sind:

- Die Dynamik und spezifische Problematik der meist angeborenen Erkrankungen mit den bereits pränatal eingetretenen Sekundärschäden: Lungenhypoplasie bei Zwerchfelldefekten, Darmnekrose bei Gastroschisis, Nierenatrophie bei langbestehendem intrauterinem Harnaufstau, Hirnatrophie bei Liquorzirkulationsstörungen, Nebenniereninsuffizienz bei beiderseitiger Markblutung usw.
- Die Unreife der vitalen Funktionen.
- Die intrauterine Mangelentwicklung.
- Die Komplexität der Fehlbildungen (Mehrfachatresien, kloakale Fehlbildungen, kaudales Regressionssyndrom, Atresie des Duodenums mit Pancreas anulare und Malrotation).
- Die hohe Inzidenz (50%) von Zweit- und Drittfehlbildungen, häufig im Rahmen chromosomaler Störungen.
- Die Vielfalt von Zweit- bzw. Folgeerkrankungen wie Atemnotsyndrom, PPHNS, Aspiration, Amnioninfektion, Sepsis, Hirnblutung usw.

Eine besondere Herausforderung stellt das Management bei bereits pränatal bekannten, vital gefährdenden Fehlbildungen dar:

- Schwangerschaftsabbruch indiziert?
- Vorzeitige Entbindung zur Minderung der Sekundärschäden bei Liquorzirkulationsstörung, Strangulation durch Gastroschisis oder fetale Peritonitis, Darmschädigung bei Atresie, Lungenhypoplasie bei Zwerchfelldefekt und Chylo- bzw. Serothorax?
- Schnittentbindung?
- Pränatale Entlastung durch Punktion?
- Chirurgische Eingriffe am Fetus?
- Transport der Mutter in ein Perinatalzentrum?

10.2 Operationsvorbereitung

Die Vorbereitung eines Neugeborenen zur Operation hat mit großer Umsicht zu erfolgen und ist auf das Notwendigste zu beschränken, insbesondere dann, wenn wegen einer intestinalen Strangulation oder einer Perforationsperitonitis rasches Handeln erforderlich ist. Besondere Maßnahmen sind bei den Zwerchfelldefekten zu treffen (s. S. 270).

Die Vorbereitung umfaßt die im folgenden beschriebenen Schritte.

Diagnostik des Grundleidens

■ **Sonographie.** Bei großem Abdomen zum Nachweis von Aszites bzw. anderen Flüssigkeiten, raumfordernden Geschwülsten und Zysten, Hydronephrose, Megavesica, evtl. eines Zwerchfelltiefstandes, Pleuraerguß.

■ **Röntgen.** Thorax- und Abdomenübersicht, ggf. Zusatzaufnahmen:

- in Rückenlage seitlich bei Verdacht auf gastrointestinale Perforation,

- Abdomen *hängend* bei Ileusverdacht,
- Wangensteen-Rees bei Analatresie (kopfhängend seitlich, Analregion markiert),
- Ausscheidungsurogramm mit Frühaufnahme,
- Magen-Darm-Passage (Isovist) bei Verdacht auf Volvulus,
- Kontrasteinlauf (Isovist, evtl. Omnipaque 1:1 verdünnt) bei tiefem Ileus zum Ausschluß einer Perforation,
- zur Sicherung eines Volvulus,
- zur Klassifizierung einer Malrotation.

Diagnostik der Begleiterkrankungen

Abhängig vom klinischen Befund Konsil mit Kardiologen, Neurologen und Genetiker. Eventuell Schädelsonographie, Echokardiographie, EKG, Skelettröntgen, Nierensonographie.

Untersuchung für die Narkose und perioperative Betreuung

Angaben über Gewicht, Größe, Gestationsalter, Apgarwerte, mütterliche Erkrankungen und transplazentare Einflüsse durch Alkohol, Nikotin, Medikamente oder Drogen.
Labor: HK, Thrombo, Na, K, Ca, Gesamteiweiß, BZ, BGA, Blutgruppe. Gerinnung, Kreatinin, Serumosmolalität, evtl. Blutentnahme für Kreuzprobe [13].

Pflegerische Vorbereitungen

- Wärmeschutz durch Inkubator, Wärmestrahler, Wärmematratzen, Hitzeschild, Folie.
- Lagerung: Bei Zwerchfelldefekten auf die betroffene Seite, bei Bauchwanddefekten auf die rechte Seite, bei Ösophagusatresien auf die linke Seite oder den Bauch, bei Ileus auf die linke Seite oder den Rücken.
- Magenablaufsonde: Dekompression des Magen-Darm-Trakts mit weitlumiger groß- und mehrlöchriger Sonde, Dauersog zur Ver-

hütung der Aspiration, Beseitigung des Zwerchfellhochstands bei Ileus, Kontrolle der Rückflußmengen. Regelmäßige Kontrolle der Sondenlage durch Insufflation von 3–5 ml Luft und anschließende Aspiration.
- Bei Schluckstörungen durch Ösophagusatresie, Gaumenspalte oder Gaumensegelparese: Dauersog mit Replogle-Sonde.
- Darmentleerung: nur durch Darmrohr bzw. Auslösen des Analreflexes. Kein Einlauf.
- Aufzeichnung von Magenrückfluß, Mekoniumentleerung, Harnmenge, Körpertemperatur, Puls, RR, Atmung.

Medikamentöse Vorbereitung

- Vitamin K_1: 0,5–1 mg i.m. [17].
- Volumensubstitution (10–15 ml/kg) Plasma oder 20–30 ml einer isotonen Elektrolytlösung [6, 14], Ery-Konzentrat bei Neugeborenen am 1. Lebenstag bei Hb-Werten unter 14 g/dl.
- Eventuell behutsamer Azidoseausgleich (Vorsicht, da meist respiratorisch bedingt).
- Im Einzelfall Digitalisierung, Antibiotikagabe.

Beatmung

Übliche Indikationen s. 7.1.4. Bei Zwerchfelldefekten frühzeitige Intubation, Relaxation und Beatmung mit niedrigen Drücken bei hoher Frequenz, F_iO_2 1,0, keine Maskenbeatmung [14] (s. S. 270).

Spezielle Maßnahmen

Siehe bei den einzelnen Erkrankungen.

Elterngespräch

Erläuterung der erforderlichen und beabsichtigten Maßnahmen, besondere Berücksichtigung der Anlage von Stomata (Gastrostomie, Anus praeter, Ernährungsstoma), der Einführung von Sonden und Drainagen. Darlegung der postoperativen Probleme bezüglich parenteraler Ernährung, zentralvenösen Katheters, Nahrungsaufbaus, Nachbeatmung, evtl. Bougierungsmaßnahmen, Pflege von intestinalen Schienen, Urogenitalsplints und anderer Sonden. Operations- und Narkoseeinwilligung nach Erklärung der möglichen Komplikationen.

10.3 Narkose

Nahrungskarenz und Prämedikation sind von untergeordneter Bedeutung. Entscheidender sind Wärmeschutz, Volumensubstitution, Freihalten der Atemwege und sorgfältige Dekompression des Magen-Darm-Kanals durch eine weitlumige Ablaufsonde. Auf Sedativa, Analgetika und Atropingaben soll präoperativ verzichtet werden [5, 6, 14].

Bei präoperativer Beatmung ist frühzeitig zu sedieren (z.B. Fentanyl 0,001 mg/kg) und evtl. zu relaxieren (s. S. 142), um die Beatmungsdrücke niedrig halten zu können. Die Durchführung der Narkose erfolgt überwiegend mit Inhalationsnarkotika. Bei voraussehbarer postoperativer Beatmung (Unreife, Zwerchfell-, Bauchwanddefekt) ist eine Fentanyl-Lachgas-O_2-Narkose mit Relaxation vorteilhafter. Besonders zu berücksichtigen sind Ikterus bei Leberinsuffizienz, Sepsis, Herzinsuffizienz, Niereninsuffizienz, Gerinnungsstörungen und die drohende Refetalisierung der pulmonalen Zirkulation bei Azidose und inadäquater Beatmung (PPHN).

Intubation nasotracheal mit nicht geblockten Tuben. Ein zentralvenöser Zugang ist im allgemeinen nicht erforderlich. Zwei sichere periphere Venenzugänge, von denen einer im sichtbaren Bereich (Kopfvene, nach kranial gelagerte Handrückenvene) liegen muß. Eventuell Kanülierung der A. radialis. Bei voraussichtlich längerfristiger parenteraler Ernährung (Gastroschisis, Kurzdarm, chronische intestinale Pseudoobstruktion, totale Aganglionose) zentraler

Venenkatheter. Wir bevorzugen die perkutane Punktion der V. jugularis interna oder V. subclavia und die Vv. sectio der V. brachialis oder der V. saphena mit langstreckiger Untertunnelung der Haut. Noch schonender ist ein perkutan durch die V. basilaris eingeführter Silastic-Katheter nach Shaw (s. Abb. 4-1). Alle Techniken können in Lokalanästhesie durchgeführt werden.

10.4 Intraoperative Überwachung [2, 4, 8]

- EKG-Monitor,
- Pulsoximetrie,
- transkutaner PO_2,
- transkutaner PCO_2,
- F_iO_2,
- endexspiratorisches CO_2,
- präkordiales oder ösophageales Stethoskop,
- arterieller Blutdruck,
- rektale Temperatursonde,
- HK, Blutgasanalyse,
- evtl. Pulmonalarteriendruck,
- Ca, Na, K im Serum,
- Serumosmolarität.

Infusionen

■ **Perioperative Infusionstherapie.** Siehe parenterale Ernährung 4.4. Bei septischen Krankheitsbildern (z.B. NEC) verzichten wir zunächst auf die parenterale Lipidzufuhr. Zusätzliche Verluste durch Ablaufsonden, Drainagen und Verluste in den „dritten Raum" müssen berücksichtigt werden [5, 6, 11].

■ **Intraoperative Basisinfusion.** Natriumreiche (70 mmol/l), kaliumfreie 5%ige Glukoselösungen verwenden, 3–8 ml/kg/h, bei Oligurie bzw. Anurie auf 2–4 ml/kg/h reduzieren, evtl. zusätzlich Plasmalösung.

■ **Postoperative Infusion.** Postoperativ werden die Stoffwechselregulationen durch das Postaggressionssyndrom geprägt, welches bei Frühgeborenen noch stärker zur Auswirkung kommt. In der Akutphase (Dauer 24–36 postoperativ) ist die Gefahr der Imbalance besonders groß. Auf eine parenterale Ernährung muß verzichtet werden, jede Zufuhr von höherprozentiger Glukose (BZ max. 150 mg/dl), Fett und Aminosäuren ist zu unterlassen, eine Orientierung an der Kalorienzufuhr ist fehlerhaft.

In der Übergangsphase des Postaggressionsstoffwechsels ist Insulin wieder stimulierbar, die antiinsulinären Hormone sind noch hoch (Dauer 2–5 Tage). Mit der stufenweisen Fett- und Aminosäure- sowie Glukosezufuhr kann bei fortlaufender Kontrolle der Triglycerid- und Blutzuckerspiegel begonnen werden.

In der dritten Phase, der anabolen Reparationsphase, ist die volle Energiezufuhr unter Einhaltung der Richtlinien zur parenteralen Ernährung anzustreben (s. S. 73). Sie ist jedoch bei fortbestehender Katabolie (Sepsis, Schock, Reoperationen) zu modifizieren [1, 2, 6]. Als praktischer Leitfaden hat sich die Empfehlung durchgesetzt: Solange bei einer Glukosezufuhr von rund 5 g/kg/24 h (100 ml Glukose 5%/kg/Tag) der Blutzucker über 150–200 mg/dl liegt, sollte eine parenterale Ernährung postoperativ nicht erfolgen.

■ **Indikation zur intra- und postoperativen Gabe von Erythrozytenkonzentrat und Plasma.** Blutgaben sind in der Neugeborenenchirurgie vielfach nicht notwendig (Ösophagusatresie, Zwerchfellhernie, Darmatresie, Rektumatresie, Anlage eines Enterostomas oder einer Kolostomie, Ductusligatur, Trachealchirurgie, Harnableitung usw.). Eine Herabsetzung der Blutviskosität durch Plasmagaben ist sogar erwünscht. Doch sollte bei jeder chirurgischen Maßnahme am Neugeborenen die Blutgruppe bekannt sein und gekreuztes Blut zur Verfügung stehen, ausgenommen bei den dringlich zu versorgenden intestinalen Strangulationen (Volvulus). Intraoperative Blutverluste, die durch eine Transfusion ersetzt werden müssen, sind zu erwarten bei:

▶ Omphalozele, Gastroschisis,
▶ Blasenekstrophie,
▶ vesicointestinaler Fissur,

- Morbus Hirschsprung,
- nekrotisierender Enterokolitis,
- Peritonitis,
- Operationen an Leber, Milz, Pankreas, Nieren,
- Myelomeningozele,
- Lungenresektion,
- Herzoperation,
- Zweitoperationen,
- Rückverlagerung eines Anus praeter.

Als initiale Gabe, mit der bereits beim Hautschnitt zu beginnen ist, sind 8–10 ml/kg/h Erythrozytenkonzentrat bis zum voraussehbaren Operationsende anzusetzen. Bei arterieller Hypotension, Tachy-, bzw. sogar Bradykardie ist die Erythrozyten-Gabe, den geschätzten Blutverlusten angepaßt, sofort durch zusätzliche Einzelportionen zu erhöhen. Bei Verzicht auf Blutgaben gelten gleiche Richtlinien für die Plasmazufuhr (10 ml/kg/h Operationsdauer). Postoperativ ist in den ersten 12 h nach dem Eingriff im allgemeinen mit weiteren Kolloidverlusten durch Exsudation in die Körperhöhlen bzw. mit Verlusten über Drainagen zu rechnen, insgesamt ca. 10–15 ml/kg. Sie sollten, verteilt auf 3 Einzelportionen, 1 h, 5 h und 10 h nach Hautverschluß ersetzt werden. Meßbare weitere Blut- bzw. Plasmaverluste (Thoraxsaugdrainage, Bauchdrainage) sind wiederum unter täglicher Kontrolle von Hb, Elektrolyten und Gesamteiweiß im Serum zusätzlich auszugleichen.

10.5 Postoperative Pflege

Sonden

Sie haben sehr unterschiedliche Funktionen und müssen entsprechend geformt sein.

Ablaufsonden (Abb. 10-1)

Zur Dekompression des Magens und Darms.

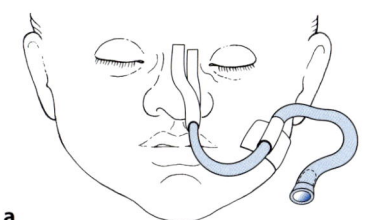

Haut mit Benzin entfetten. Fixomullstreifen an der Wange mit Steg (sog. Aquädukttechnik)

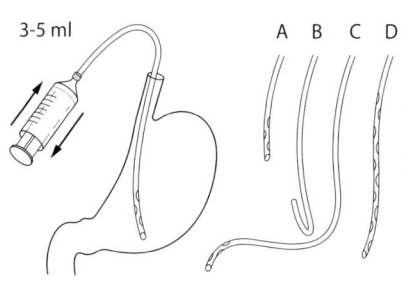

Aspiration der Probenflüssigkeit nicht möglich:

A- Sonde liegt nicht tief genug
B- Sonde knickt ab
C- Sonde liegt zu tief
D- zu viele Öffnungen, Mageninhalt tritt in die Speiseröhre über und wird aspiriert

Korrektur sofort nötig!

Abb. 10-1a, b. Fixation (a) und Kontrolle (b) der Lage von Magenablaufsonden zur Dekompression des Magen-Darm-Kanals

▶ Verhütung bzw. Beseitigung eines Zwerchfellhochstands,
▶ Verhinderung des Erbrechens,
▶ Verhütung einer Aspirationspneumonie,
▶ Kontrolle der Rückflußmengen und Elektrolytverluste,
▶ Behandlung der Magen- und Darmatonie,
▶ Verhütung von Anastomosenrupturen.

Ablaufsonden müssen weitlumig und mit mehreren großen Öffnungen am Sondenende versehen sein. Zum Heben haben sie lang zu sein und möglichst immer eine Flüssigkeitssäule zu enthalten. Da diese wegen der Luftblasen immer wieder abreißt, muß die Dekompression und Entleerung des Magens durch stündliches Absaugen oder durch einen intermittierenden Dauersog gewährleistet sein. Bei Lageveränderungen drohen Aspirationspneumonie, Anastomosenruptur und Fortbestehen der Darmatonie. Ablaufsonden dürfen wegen ihrer Länge und Weitlumigkeit nicht der Nahrungszufuhr dienen!

Ernährungssonden

Ernährungssonden sind kurz und englumig. Sie dürfen keine Nahrungsmittelreste enthalten, da diese Bakteriennährböden darstellen. Nach jeder Nahrungsgabe ist daher mit 0,5 ml steriler 0,9%-NaCl-Lösung oder Luft nachzuspülen, oder die Nahrungszufuhr ist mit Perfusor kontinuierlich zu gestalten. Täglicher Wechsel ist wünschenswert. Nur eine Öffnung an der Sondenspitze, damit bei Fehllage Nahrung nicht in Trachea, Pharynx oder Speiseröhre fließt. Ist eine längerfristige Anwendung vorhersehbar, dann ist ein Gastrostoma oder ein Jejunostoma anzulegen.

Schienungssonden

Darmschiene: weiche Sonden mit zahlreichen seitlichen Öffnungen. Sie dienen meist gleichzeitig zur Dekompression und zur Schienung von Anastomosen an Duodenum und Dünndarm, ferner als Schiene bei ausgeprägten postoperativen Verwachsungen im Abdomen mit rezidivierenden Abknickungen des Darms. Darmschienen bleiben 2–3 Wochen liegen und dürfen in ihrer Lage nicht verändert werden. Daher sind sie zur besseren Pflege und lagekonstanten Fixation besser durch ein Gastrostoma ein- und zu einem Appendikostoma herauszuführen.

Speiseröhrenschienen können ohne Operation endoskopisch zur Bauchdecke herausgeführt werden (perkutane endoskopische Gastrostomie).

Eine Ureterschiene (versenkter Splint) wird am Faden ohne Ende eingeführt.

Die Pflege der Schienen beschränkt sich auf die regelmäßige Säuberung und Desinfektion der Ein- und Austrittstelle sowie die Kontrolle der Fixationsnaht.

Künstliche Stomata (Abb. 10-2)

Ösophagostoma

Im allgemeinen überflüssig. Speichelabsaugung bei Ösophagusokklusion kann durch Replogle-Doppelsonde ebenso erreicht werden.

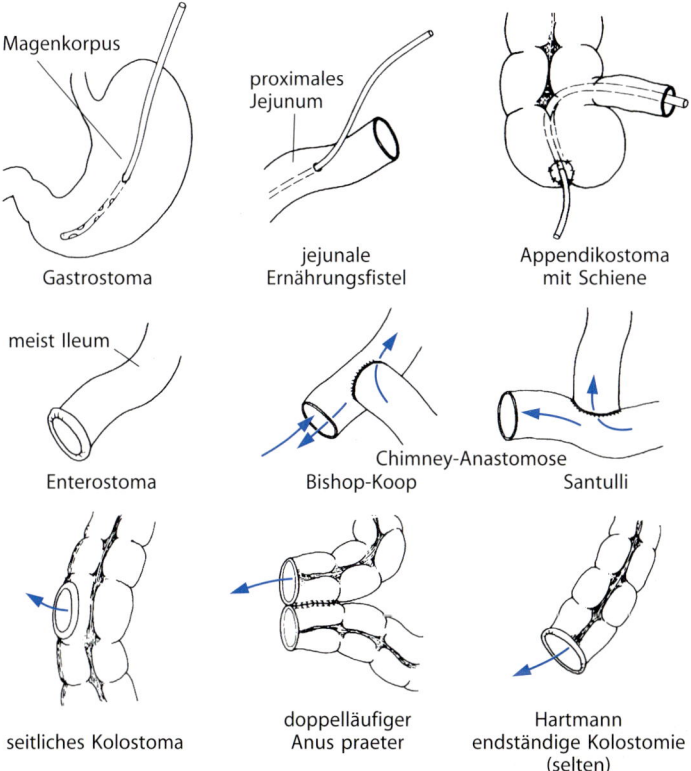

Abb. 10-2. Schematische Darstellung der häufigsten in der Kinderchirurgie gebräuchlichen intestinalen Stomata

Gastrostoma

Indiziert bei langstreckiger Ösophagusatresie, bei langfristiger enteraler Ernährung unter Umgehung der Speiseröhre (besser ist ein Jejunostoma) und gelegentlich zur effektiveren Dekompression des Digestionstrakts bei Gastroschisis und Omphalozelen.

Nach 4–5 Tagen kann ein Gastrostoma problemlos ausgewechselt werden. Der Verschluß erfolgt spontan innerhalb von 24 h nach Entfernen einer solchen Sonde.

Enterostoma

Dünndarmöffnungen werden endständig oder schornsteinförmig (sog. „Chimney-Anastomose") angelegt. Indikationen sind der Mekoniumileus bei Mukoviszidose und die Anastomosensicherung bei schwerer nekrotisierender Enterokolitis (NEC) oder schwierig zu anastomosierenden Darmatresien.

Sie sollten – wenn immer möglich – schon wegen der großen Flüssigkeits- und Elektrolytverluste und der sehr schwierigen Pflege vermieden werden. Durch die fermenthaltigen Ingesta wird periorifiziell die Haut auch bei bester Pflege (Stomaadhäsivplatte) sehr geschädigt. Ein baldiger Verschluß ist daher anzustreben. Bei der „Chimney-Anastomose" tritt häufig ein spontaner Verschluß ein, so daß Zweitoperationen überflüssig werden.

Kolostoma

Am besten bekannt sind die endständigen und doppelläufigen okkludierenden Kunstafter. Sie werden am Sigma beim Morbus Hirschsprung und am Querkolon bei Rektumatresie angelegt, wenn die primäre Endversorgung wegen Unreife oder anderer Erkrankungen dem Neugeborenen nicht zugemutet werden darf. Beim doppelläufigen Anus praeter wird auch die Hinterwand des Dickdarms über dem Bauchdeckenniveau durch Anbringen eines Silastikstegs vorgelagert. Dadurch ist eine sichere Ableitung des Kots bei absoluter Ausschaltung des distalen Dickdarms (Fisteln zum

Harntrakt bei Rektumatresie) gewährleistet. Dieser abführende „Schenkel" des Kolons ist durch Spülung mit physiologischer Kochsalzlösung regelmäßig zu säubern, um einem Blindsacksyndrom vorzubeugen.

Gelegentlich kann man sich auf die Anlage von seitlichen Kolostomien beschränken, so zur Entlastung bei schwerer NEC oder Hirschsprung-Kolitis. Von Vorteil ist der spontane Verschluß nach einigen Wochen. Eine operative Rückverlagerung ist bei seitlicher Kolostomie daher meist nicht nötig.

Die Pflege eines Anus praeter (Dickdarmkunstafter) ist leicht. In den ersten postoperativen Tagen ist lediglich dafür zu sorgen, daß die Öffnung nicht verkrustet, was durch Betupfen der Schleimhaut mit 0,9% NaCl in 3- bis 4stündigen Abständen erreicht wird. Bei einem proximalen Kolostoma (Zökostomie, Appendikostomie) können aber gleiche Probleme wie bei einer Ileostomie auftreten.

Wundversorgung

Im allgemeinen bei Neugeborenen problemlos, da Sekundärheilungen selten sind. Desinfektion bei Frühgeborenen nur mit jodfreien Präparaten. Anderenfalls sind T_3-, T_4- und TSH-Bestimmungen nach 3, 7 und ca. 20 Tagen zum Nachweis einer behandlungsbedürftigen Hypothyreose erforderlich. Bei flächenhaften Wunden (unvollständiger Hautverschluß bei Bauchwanddefekten, Sekundärheilungen, Wunddehiszenz, Aplasia cutis congenita), Wundhöhlen und Fistelgängen ist die Lokalbehandlung mit hypertonen Lösungen (10% NaCl oder 40% Glukose, schmerzhaft!) oder Oxoferin, evtl. auch mit Debrisorbplomben oder -granulat vorzuziehen.

Auf jede lokale Anwendung von Antibiotika, gleichgültig in welcher Applikationsform, kann und muß wegen Gefahr von Keimselektion und Soorbesiedelung verzichtet werden.

Drainagen

Drainagen sind in der Neugeborenenchirurgie nur selten erforderlich. Wir unterscheiden Saugdrainagen, Sperrdrainagen und Spüldrainagen.

Saugdrainagen

Sie sind bei intrapleuralen Eingriffen nicht zu vermeiden. Bei Ductusligatur oder extrapleuraler Versorgung einer Ösophagusatresie ist eine solche aber überflüssig. Die Bedeutung bei der Zwerchfellhernie wird unterschiedlich bewertet, wir verzichten auf sie aus Sicherheitsgründen jedoch nicht. Der Sog soll so niedrig wie möglich sein und 12 cm H_2O nur in Ausnahmefällen übersteigen. Die Liegedauer ist so kurz wie möglich. Nach 24 h erster Abklemmversuch, 4 h später röntgen und ggf. entfernen. Nur bei stärkerer Sekretion, nach Blutung oder bei intrapleuralen Eiterungen wird diese Zeit überschritten und dann individuell verlängert.

Sperrdrainagen (Abb. 10-3)

Sie dienen dem Sekretabfluß und bleiben liegen, um einen Kanal offen zu halten, über den evtl. ein instrumenteller Zugang zu einem unsicheren Operationsgebiet wieder ermöglicht wird.

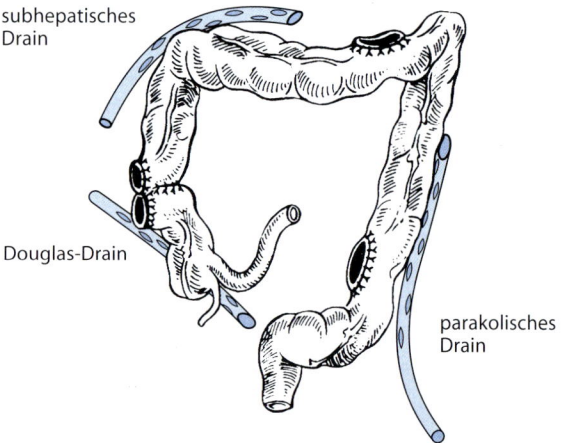

Abb. 10-3. Wichtigste Positionen der sog. Sperrdrainagen

Sie werden gezielt an die Anastomose gelegt sowie bei Eingriffen am Pankreas und an den Gallenwegen verwendet. Eine Spülung ist nicht sinnvoll. Ihre Lichtung verstopft meist schon nach einem Tag. Werden die Drainagen dann nach 4–5 Tagen entfernt, kann der Kanal jedoch zur Sondierung und zur Spülung genutzt werden.

Spüldrainagen

Wird von vornherein eine Spülung geplant, z.B. bei fortgeschrittener Peritonitis oder Pankreatitis, dann verwenden wir mehrere Drainageschläuche. Vier dicke, mit zahlreichen kleinen Öffnungen versehene Drainagen werden rechts subhepatisch, links subphrenisch, rechts zum Douglas-Raum und links parasigmoidal gelegt und haben den Sekret- und Flüssigkeitsabfluß zu gewährleisten. Die Zufuhr der Spülflüssigkeit erfolgt über einen weiteren, im Epigastrium eingeführten, dünnen Schlauch. Peritonealspülungen über mehrere Tage (so bei kotiger Peritonitis) können bei Anwendung von Dialysierflüssigkeit gleichzeitig die Peritonealdialyse bei Anurie ermöglichen.

Stuhlgang

Die Darmtätigkeit setzt bei gesunder Darmwand immer spontan ein. Auf Purgativa und „Peristaltika" sollte bei Neugeborenen daher grundsätzlich verzichtet werden, zumal deren Nebenwirkungen unkontrollierbar sind.

Auch Einläufe sind überflüssig. Allenfalls eine vorsichtige Sondierung des Anus mit einem dicken Darmrohr oder dem kleinen Finger (ausschließlich des Operateurs) ist erlaubt. Voraussetzungen für das Wiedereinsetzen der Darmperistaltik ist allerdings eine vollständige Dekompression des Magens und des ganzen Darms. Diese muß daher unbedingt bei jeder anhaltenden Atonie herbeigeführt werden, u.U. sogar durch eine Relaparotomie zur manuellen Dekompression und Einlage einer Darmschiene. Ausgenommen ist die chronische Atonie bei schwerer Darmwandschädigung durch Strangulation bei einer Gastroschisis, bei der die Darmperistaltik mitunter erst nach 3–4 Wochen spontan wieder einsetzt. Voraussetzung ist auch hier die gute intestinale Dekompression und kalorisch ausreichende parenterale Ernährung. Letztlich liegen auch den Maßnahmen zur Behandlung der chronischen intestinalen Pseudoobstruktion diese Überlegungen zugrunde.

Postoperativer Nahrungsaufbau

Er ist individuell zu gestalten. Leitsatz ist: Wenn der Magenrückfluß nicht mehr grün gefärbt ist und die Rückflußmengen 2 ml/kg/h unterschreiten, dann kann mit der Ernährung begonnen werden. Das gelingt bei intrathorakalen und retroperitonealen Eingriffen meist nach 24 h, bei Dickdarmresektionen nach 2–3 Tagen, bei Dünndarmresektionen nach 4–5 Tagen postoperativ. Länger dauert es bei Neugeborenen mit Gastroschisis, Kurzdarmsyndrom, funktioneller Pseudoobstruktion und nekrotisierender Enterokolitis.

Enteraler Nahrungsaufbau: Beginn mit täglich 12mal 1 ml Tee/kgKG, bei guter Verträglichkeit nach 4–6 Mahlzeiten Verdoppelung und zusätzlich Muttermilch oder Semielementardiät (z.B. Alfaré), zunächst 10%, dann Steigerung der Konzentrationen auf 13,6% und schließlich auf 15%. Bei Kurzdarm, NEC, Gastroschisis Beginn mit einer 5- oder 7,5%igen Alfaré-Konzentration.

Im Einzelfall ist ein individuell modifiziertes Vorgehen mit Zusammensetzung aus Einzelbausteinen notwendig. Die alte Regel – zuerst die Kotentleerung, dann der Nahrungsbeginn – hat ihre Berechtigung verloren. Richtlinie ist die Verträglichkeit des Nahrungsangebots, meßbar an der gastrischen Retention.

Literatur

1. Ahnefeld FD, Altemeyer KH, Fösel T, Kraus GB, Rügheimer E (1989) Anästhesie bei Früh- und Neugeborenen, Springer, Berlin Heidelberg New York Tokio
2. Binda RE, Mestad PH (1993) Anesthetic Considerations. In: Ashcraft KW, Holder TM (eds) Pediatric surgery, 2nd edn. Saunders, Philadelphia, pp 42–49
3. Congenital Diaphragmatic Hernia Study Group (1999) Does extracorporeal membrane oxygenation improve survival in neonates with congenital diaphragmatic hernia? J Pediatr Surg 34:720–724, discussion 724–725

4. Eichhorn JH (1989) Prevention of intraoperative anesthesia accidents and related severe injury through safety monitoring. Anesthesiology 70: 575–577
5. Gregory GA (1994) Pediatric Anesthesia. Churchill Livingstone, New York, pp 83–145
6. Jöhr M (1998) Kinderanästhesie. Gustav Fischer, pp 37–54
7. Kays-DW, Langham MR Jr. Ledbetter DJ, Talbert JL(1999) Detrimental effects of standard medical therapy in congenital diaphragmatic hernia. Ann Surg 230:340–348; discussion 348–351
8. Lago P, Benini F (1998) Randomised controlled trial of low fentanyl infusion in preterm infants with hyaline membrane disease. Arch Dis Child 79:F194–F197
9. Lloyd-Thomas AR (1990) Pain management in paediatric patients. Br J Anaesth 64:85–104
10. Moyer V, Moya F, Tibboel R, Losty P, Nagaya M, Lally KP (2000) Late vs. early surgical correction for congenital diaphragmatic hernia in newborn infants. Cochrane Database Syst Rev CD001695
11. Pohlandt F (1987) Empfehlungen zur parenteralen Infusions- und Ernährungstherapie im Kindesalter. Deutsche Arbeitsgemeinschaft für künstliche Ernährung (DAKE) und Österreichische Arbeitsgemeinschaft für künstliche Ernährung (AKE). Pädiatr Prax 25:59–63
12. Puri P, Sweed Y (1996) Preoperative assessement. In: Puri P (ed) Newborn surgery. Butterworth Heinemann, Cambridge, pp 41–54
13. Roizen MF (1989) Preoperative laboratory testing – what is necessary? International Anesthesia Research Society Review Course Lectures, pp 29–35
14. Schwarz U (1999) Intraoperative Flüssigkeitstherapie bei Säuglingen und Kleinkindern. Anästhesist 48:41–50
15. Somaschini M, Locatelli G, Salvoni L, Bellan C, Colombo A (1999) Impact of new treatments for respiratory failure on outcome of infants with congenital diaphragmatic hernia. Eur J Pediatr 158:780–784
16. Tannuri U, Rodrigues CJ, Maksoud Filho JG, Santos MM, Tannuri AC, Rodrigues AJ Jr (1998) The effects of prenatal intraamniotic surfactant or dexamethasone administration on lung development are comparable to changes induced by tracheal ligation in an animal model of congenital diaphragmatic hernia: studies of lung glycogen content, elastic fiber density, and collagen content. J Pediatr Surg 33:1776–1783
17. Warde D (1996) Anaesthesia. In: Puri P (ed) Newborn surgery. Butterworth Heinemann, Cambridge, pp 52–61
18. Weber TR, Kountzman B, Dillon PA, Silen ML (1998) Improved survival in congenital diaphragmatic hernia with evolving therapeutic strategies. Arch Surg 133:498–502; discussion 502–503

11 Fehlbildungen und Erkrankungen des Digestionstrakts

J. Waldschmidt

11.1 Zwerchfelldefekt

Defekt im Zwerchfell mit Verlagerung von Bauchorganen in die Thoraxhöhle, zu 80% linksseitig. Inzidenz 1:3000. Beim Prolaps fehlt ein Bruchsack, bei der Hernie bilden Pleura und Peritoneum einen nachgiebigen Bruchsack. Verlagert sind Dünn- und Dickdarm, Magen, linker Leberlappen und Milz, seltener auch Niere und Nebenniere, bei rechtsseitigen Defekten Leber und Dickdarm.

Die Prognose ist entscheidend abhängig vom Grad der Entwicklungsstörung der Lunge und von den Begleitfehlbildungen (ca. 50%) an Herz, ZNS, Aortenbogen, weniger von den intraabdominellen Anomalien (Malrotation, Darmatresie) und einer Lungensequestration. Am schwerwiegendsten sind die Veränderungen bei der pleuroperitonealen Lücke und bei der Bochdalek-Hernie (Abb. 11-1).

Die Prognose ist ferner abhängig von einer optimalen Versorgung der Kinder mit dem bereits pränatal beginnenden Management. Dieses umfaßt eine umfassende pränatale Diagnostik, die Entbindung in einem Perinatalzentrum und die unmittelbar postnatal beginnende intensivmedizinische Betreuung durch den Neonatologen.

11.1.1 Krankheitsbild

Schwere kardiorespiratorische Störungen infolge der Lungenhypoplasie, der Herzverlagerung und der bereits bestehenden bzw. drohenden persistierenden pulmonalen Hypertension (PPHN, s. S. 239).

11 Fehlbildungen und Erkrankungen des Digestionstrakts

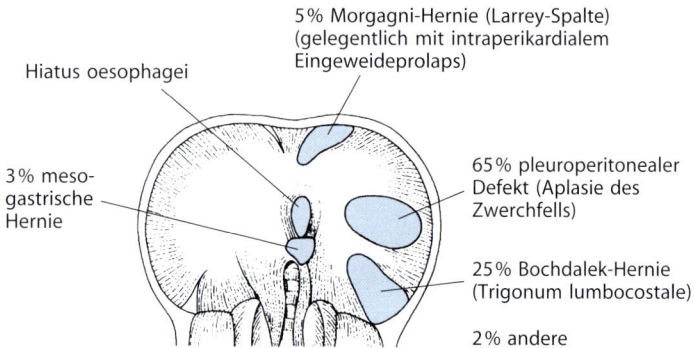

Abb. 11-1. Häufigkeitsverteilung und Lokalisation der kongenitalen Zwerchfelldefekte

Symptomatik

▶ Atemnot bei paradoxer Atmung (Abb. 11-2),
▶ Zyanose, beginnend wenige Minuten nach der Geburt, zunehmend mit jedem Atemzug durch die Blähung des Darms,
▶ Schocksymptome,
▶ Verlagerung des Herzens,
▶ eingesunkenes Abdomen,
▶ einseitig fehlendes Atemgeräusch, Tympanie, Dämpfung,
▶ einseitige Atemexkursion,
▶ evtl. Darmgeräusche im Thorax, später auch Ileussymptomatik.

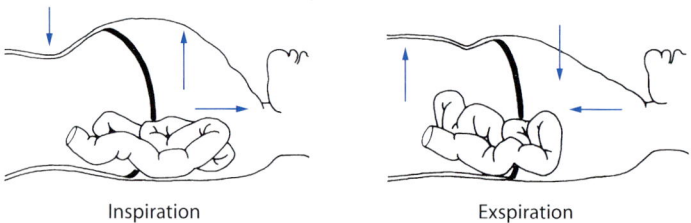

Abb. 11-2. Paradoxe Atmung. Bauchdecke und Brustkorb bewegen sich gegensinnig. Bei Inspiration werden Leber, Darm und Milz in den Thorax gesaugt, bei Exspiration in die Bauchhöhle gedrückt

Unmittelbar zum Tode führend ist der nicht erkannte Spannungspneumothorax auf der Gegenseite.

Nach Breaux et al. [4] sind 3 Verlaufsformen zu unterscheiden:

Gruppe A: Die Kinder sind symptomlos bzw. symptomarm oder sind durch konventionelle therapeutische Maßnahmen zu stabilisieren (P_aO_2 >60, PCO_2 <40 mmHg). Die Operation erfolgt nach ausreichender Stabilisierung (mindestens 12 h) am 1. oder 2. Lebenstag.

Gruppe B: Die Oxygenierung gelingt nicht ausreichend, eine Hyperkapnie besteht aber nicht (P_aO_2 <60, PCO_2 <40 mmHg). Die Stabilisierung muß durch eine maximale intensivmedizinische Therapie erreicht werden. Gelingt das nicht, dann ist zu operieren oder präoperativ ECMO zu erwägen.

Gruppe C: Die Kinder können nicht ausreichend oxygeniert werden, die Hyperkapnie ist nicht zu beeinflussen (P_aO_2 <60, PCO_2 >40 mmHg). Gelingt dies durch Maximaltherapie dennoch, dann Vorgehen wie bei Gruppe B. Ist die Stabilisierung trotz Maximaltherapie nicht zu erzielen, dann ist präoperativ ECMO angezeigt, bei negativen ECMO-Kriterien die Operation zu erwägen.

11.1.2 Diagnostik

Pränatal: fetale Sonographie (Organscreening 21.–23. SSW). Bei ausgeprägter Lungenhypoplasie (Lungen/Kopf Ratio LHR <1,0) ist die Prognose schlecht.

Postnatal: Röntgenthoraxaufnahme.

■ **Differentialdiagnose.** Abzugrenzen sind Pleuraerguß, Chylothorax, Pneumothorax, Zysten, Lungensequester, kongenitale Geschwülste, Lungengangrän, zystisch-adenoide Lungenmalformation.

Differenzierungshilfen: Transillumination, Sonographie, Röntgenthorax, bei den Kindern der Gruppe B und C evtl. Angiographie und Kontrasteinlauf mit wasserlöslichem Kontrastmittel.

11.1.3 Behandlung

■ **Pränatal.** Intrauterine Therapieansätze wie Ligatur der Trachea, intraamniotische Installation von Surfactant und Dexamethason sind experimentell [43]. Die Wirksamkeit einer pränatalen Lungenreife-Induktion am Termin wird derzeit in einer Multicenterstudie geprüft.

■ **Geburt.** In einem Perinatalzentrum; in Absprache mit den Eltern ist ab 35. SSW die Geburt vorzugsweise in einem Perinatalzentrum mit der Möglichkeit der ECMO-Behandlung anzustreben [47].
Eine geplante Sectio nahe am Termin hat organisatorisch Vorteile, um die bestmögliche Versorgung des Kindes in den ersten Lebensstunden sicherzustellen. Ob das Kind von einem spontanen Geburtsverlauf profitiert, kann z.Z. nicht entschieden werden.

■ **Postnatal.** Im Kreißsaal:

▶ bei Ateminsuffizienz primäre Intubation, keine Maskenbeatmung,
▶ Magensonde mit Sog (Replogle-Schlürfsonde),
▶ vollständiges Monitoring (NAK, prä- und postduktale arterielle Sättigung, Blutdruck),
▶ *cave:* Pneumothorax!

■ **Operation.** Alle Studien, die Teilaspekte der Behandlung pulmonaler Hypertonie und Lungenhypoplasie bei Zwerchfellhernie untersuchen, sind aufgrund von kleinen Patientenzahlen, langen Untersuchungsperioden, retrospektiven Erhebungen und der großen Variabilität des Krankheitsbildes sehr kritisch zu diskutieren.
Obgleich die Metaanalyse keine Vor- oder Nachteile für die Operation innerhalb der ersten 24 h bzw. nach einer Stabilisierungsphase >24 h beweisen konnte [22], wird heute in den meisten Zentren der Enterothorax erst nach „Stabilisierung" chirurgisch beseitigt (EB Ib) [20].
Mit dem Ziel „Stabilisierung" (ausreichende Oxygenierung mit möglichst niedrigem p_{insp} und möglichst niedrigem F_iO_2 bei arterieller Normotonie ohne Katecholamine) werden in den letzten

Jahren folgende Behandlungsmethoden untersucht, diskutiert und darunter Überlebensraten bis 90% berichtet:

- konventionelle Beatmung (PPV) mit F_iO_2 1,0 initial, 1,0 p_{insp} nach Thoraxexkursion wählen (**cave:** Pneumothorax!),
- Vermeidung von Hyperventilation, eher höhere PCO_2-Werte akzeptieren [17],
- Katecholamine bei arterieller Hypotonie (Herzechokardiographie!),
- Alkalisierung, Tolazolin, Prostazyklin fraglich,
- HFVO, NO [25], Surfactant, wenn keine ausreichende Oxygenierung [37],
- ECMO [9], insbesondere, wenn eine anhaltende Hyoxämie von einer unbeeinflußbaren Hyperkapnie begleitet wird und ein Barotrauma vorliegt; ansonsten gelten die üblichen Kriterien für ECMO (Mortalitätsrisiko >80%) und die üblichen Kontraindikationen.
- Sedierung, Analgesie, Relaxierung (nach klinischem Bedarf bei ruhiger Umgebung und gedämpftem Licht).

11.1.4 Indikation zur Operation

Die Indikation zur Operation ist bei Vorliegen eines Zwerchfelldefektes sehr differenziert zu stellen: keine Notfalloperation!

Gruppe A

Ein Kind mit ausreichendem Lungenparenchym, das keine PPHN entwickelt, kann in der Regel mit konventioneller Beatmung gut ventiliert und oxygeniert werden. Nach einer relativ kurzen Stabilisierungszeit von 12–24 h kann der Zwerchfelldefekt operativ beseitigt werden.

Ein Kind mit ausreichendem Lungenparenchym, das eine PPHN entwickelt, braucht in der Regel eine Stabilisierungszeit von einigen Tagen. In dieser Zeit muß versucht werden, die PPHN erfolgreich zu behandeln (s. S. 244). Die erfolgreiche Unterbrechung der PPHN zeigt sich durch die „Honeymoonphase". Kann diese über 4–6 h aufrechterhalten werden, so wird das Kind operiert.

Gruppe B

Ein Kind mit ausreichendem Lungenparenchym und PPHN, das eine „Honeymoonphase" hatte, dann aber keine präduktalen PO_2-Werte von über 100 mmHg mehr erreicht, sollte einem Zentrum der ECMO-Behandlung zugeführt werden. Es kann dann während oder nach ECMO operiert werden.

Gruppe C

Wenn eine ausreichende Beatmung trotz maximaler therapeutischer Bemühungen nicht gelingt, ist die Entscheidung besonders schwierig. Die Lungenhypoplasie dieser Kinder ist mit dem Leben nicht vereinbar. Entscheidet man sich trotzdem zur ECMO-Therapie, dann hängt das weitere Vorgehen von dem Ergebnis der Entwöhnung von ECMO ab. Es ist unwahrscheinlich, daß ein Kind nach guter Erstversorgung im Kreißsaal und maximaler konventioneller Therapie, das nie eine ausreichende Oxygenierung erreicht hat, eine operative Versorgung des Zwerchfelldefekts überlebt.

11.1.5 ECMO-Einstiegskriterien für Kinder mit Zwerchfelldefekt

Die Indikation zu ECMO ist gegeben, wenn das Mortalitätsrisiko mehr als 80% beträgt:

- Oxygenierungsindex (OI) über 40 über mehr als 2 h,
- P_aO_2 unter 50 mmHg über mehr als 2 h,
- akute Verschlechterung P_aO_2 <40 mmHg, pH <7,2,
- Laktat >15 mmol/l.

Ausschlusskriterien sind:

- intrakranielle Blutungen Grad II und mehr,
- Unreife <34 SSW, Körpergewicht <2000 g

11.2 Ösophagusatresie

Angeborener Verschluß der Speiseröhre mit oder ohne Fistelgang zur Trachea durch Störung der tracheoösophagealen Septierung. Inzidenz 1:3000 bis 1:4000, ein Drittel sind Frühgeborene. Familiäre Häufungen kommen vor.

In ca. 90% der Fälle bestehen Fistelgänge zwischen Trachea und Speiseröhre, fast immer zum distalen Ösophagusblindsack. Es werden verschiedene Typen unterschieden. Nach der Einteilung von Vogt ist Typ IIIb am häufigsten (Abb. 11-3).

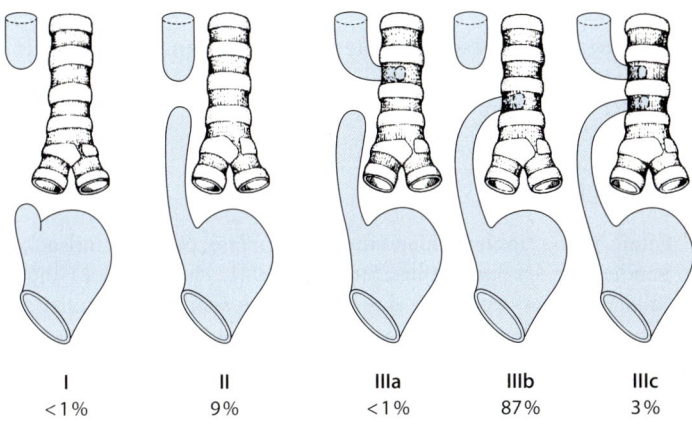

| I | II | IIIa | IIIb | IIIc |
| <1% | 9% | <1% | 87% | 3% |

Abb. 11-3. Häufigkeitsverteilung und Formen der Ösophagusatresien

Frühsymptome

- Mütterliches Hydramnion,
- Ösophagus im Kreißsaal nicht sondierbar (s. S. 36),
- verstärkter Speichelfluß,
- Ansammlung von schaumigem Fruchtwasser im Nasen-Rachen-Raum,
- Husten und Niesen.

Spätsymptome

- Nahrungsmittelaspiration mit Erstickungsanfällen,
- Pneumonie.

Bei 30% der Kinder bestehen weitere Fehlbildungen (Vitium cordis, Atemwege, Magen-Darm-Kanal, Urogenitalsystem, Wirbelsäule, VACTERL-Assoziation [12]).

11.2.1 Diagnostik

- Fetale Sonographie: Fehlen einer Magenblase, oberer Blindsack.
- Sondierung der Speiseröhre: Stop nach 10–12 cm distal der Gingivaleiste. Zu verwenden ist eine steife, dicke, sich nicht aufrollende Sonde. Jedes Neugeborene ist im Kreißsaal so zu sondieren.
- Probe nach Elefant: Insufflation von Luft in den oberen Blindsack. Diese entweicht gurgelnd durch die Nase und ist am Jugulum und zwischen den Schulterblättern zu hören (cave: Aspirationsgefahr!).
- Röntgen: Einführen einer röntgendichten, starren Sonde (10 Charr), Insufflation von 10 ml Luft oder Instillation von 0,5 ml eines nichtionischen, wasserlöslichen Kontrastmittels, Röntgenaufnahme. Stets müssen Thorax und Abdomen abgebildet werden, damit evtl. vorhandene Zweitatresien im Abdomen erfaßt werden. Bei einer unteren Fistel (Typ IIIb und IIIc) ist Luft im Magen. Auf seitlichen Aufnahmen bildet sich der obere Blindsack noch deutlicher ab.
- Echokardiographie zum Ausschluß eines Herzfehlers und einer rechts deszendierenden Aorta.

- **Differentialdiagnose.** Bei nicht sondierbarer Speiseröhre ist die Diagnose leicht. Abzugrenzen sind andere Ursachen einer Schluckstörung: funktionelle Störungen bei ZNS-Erkrankungen, Membranstenosen, intramurale Stenose, Strikturen und Einengung des Ösophagus durch vaskuläre Ringbildungen (stets verbunden mit inspiratorischem Stridor), Zysten und Duplikaturen.

11.2.2 Behandlung

Vorbereitung zum Transport

- Erhöhter Oberkörper (45°) bei Linksseiten- oder Bauchlage, um den Magensaftreflux zu verhüten,
- Speichel mit Replogle-Schlürfsonde fortlaufend absaugen,
- Speichelsekretion durch einmalige Gabe von 0,02 mg/kg Atropin vor dem Transport hemmen (cave: Tachykardie, Hyperthermie, Eindickung des Bronchialsekrets).

Operation

Ziel der chirurgischen Maßnahmen sind der Fistelverschluß und die primäre End-zu-End-Anastomose der Speiseröhre in den ersten Lebensstunden durch rechtsseitige Thorakotomie, möglichst extrapleural, ohne Saugdrainage und ohne Gastrotomie. Ernährungssonde über die Anastomose in den Magen. Hierüber Beginn des Nahrungsaufbaus nach 36 h mit Teegaben. Am 10. postoperativen Tag Röntgenbreischluck und ggf. Bougierung der Anastomose.

Bei langstreckiger Atresie Anlage einer Ernährungsfistel am Magen und Längsbougierung des Ösophagus. Die Aspiration wird durch fortlaufendes Absaugen des Speichels aus dem oberen Blindsack mit der doppellumigen Replogle-Sonde vermieden.

Bei starker Unreife und Bestehen weiterer Fehlbildungen kleinstmöglicher Eingriff, Verzicht auf die Thorakotomie, Anlage einer Gastrostomie zur Ernährung in Verbindung mit der intraabdominellen Ösophagusblockade [10, 23, 40].

Postoperative Komplikationen

Früh: Pneumonie, Atelektase, Anastomoseninsuffizienz, Pneumothorax, Serothorax, Mediastinitis.

Spät: Rezidivfistel, Ösophagusstriktur, Trachealdivertikel, Trachealgranulome, Tracheomalazie, Motilitätsstörungen der Speiseröhre mit Aspirationen, Brachyösophagus mit Chalasie und gastroösophagealem Reflux.

Letalität der Ösophagusatresie nach Risikogruppe [40]:

Gruppe A	(reif, sonst gesund)	0,4%
Gruppe B	(Gewicht 1800–3000 g)	7,4%
Gruppe C	(<1800 g, weitere Anomalie, Aspirationspneumonie)	29,4%

11.3 Bauchwanddefekte

11.3.1 Omphalozele

Hemmungsfehlbildung der Bauchdecke mit Lage des Darms in der Nabelschnur infolge unvollständiger Rückbildung des physiologischen Nabelschnurbruchs (Beginn in der 10. SSW). Bei frühzeitiger Störung der Retraktion auch Prolaps der Leber und weitere Fehlbildungen. Inzidenz: 1:3000 bis 1:4000, 10% sind Frühgeborene.

Krankheitsbild

Es besteht eine Bauchwandhernie, Bruchpforte ist der Nabelring, Bruchsack sind die Nabelschnurhäute. Im Bruchsack befinden sich Dünn- und Dickdarm, Anteile der Leber, seltener auch andere Baucheingeweide (Abb. 11-4). Ein Vorfall der Leber bedeutet eine ungünstige Prognose, da bei 40–50% der Kinder eine sehr frühe Störung der embryonalen Entwicklung mit weiteren schweren Fehl-

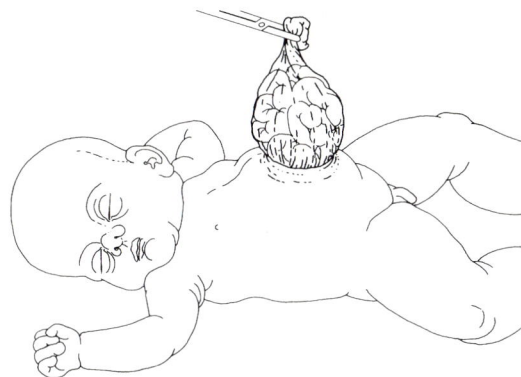

Abb. 11-4. Omphalozele. Der Bruchsack besteht aus den Nabelschnurhäuten

bildungen vorliegt (Herz, Urogenitalsystem, Zentralnervensystem, Gastrointestinaltrakt, Zwerchfell, Skelettsystem). Zu beachten sind Trisomien, das Exomphalos-Makroglossie-Gigantismus-Syndrom und Kombinationen mit anderen Entwicklungsstörungen der Bauchdecke (Blasenekstrophie, vesikointestinale Fissur, Ectopia cordis).

Pränatale Diagnostik

Diagnostik in der Frühschwangerschaft durch fetale Sonographie (ab 12. SSW) möglich: Durchführung einer elektiven Sectio.

Behandlung

Baldiger operativer Bauchdeckenverschluß. Durch sorgfältige Vorbereitung müssen Auskühlung und Schock verhütet werden.

Präoperative Maßnahmen

- Körper in sterilen Plastikbeutel einpacken, Wärmeschutz! Rechtsseitenlagerung wegen Prolaps der Leber mit Abknicken der V. cava inferior (Low-output-Syndrom, kardiogener Schock),
- Magenablaufsonde,
- Ausschluß weiterer Fehlbildungen.

Operation

Kleine Omphalozelen können durch Twisten der Nabelschnur reponiert und durch Ligatur an der Basis versorgt werden. Bei großen Omphalozelen ist eine Bauchhöhlenerweiterungsplastik erforderlich. Diese Bauchhöhlenerweiterung erfolgt durch Bilden einer Tasche aus Silastic oder lyophilisierter Dura, welche kuppelförmig in die Bauchdecke eingenäht werden. Die Implantate werden mit mobilisierter Haut gedeckt. Eine Silastictasche muß allerdings schrittweise verkleinert und am 12.–14. Lebenstag nach endgültigem Bauchdeckenverschluß wieder entfernt werden.

Postoperative Betreuung

Postoperativ kann eine Beatmung erforderlich werden, wenn trotz Bauchhöhlenerweiterungsplastik ein Zwerchfellhochstand besteht. Eine metabolische Azidose kann auf Kompression der V. cava inferior infolge des erhöhten intraabdominellen Drucks hinweisen.

11.3.2 Gastroschisis

Paraumbilikaler Defekt der Bauchwand rechts, seltener links neben der normal inserierenden Nabelschnur durch vaskulären Insult bei vorzeitigem Verschluß der rechten A. vitellina. Inzidenz 1:8000 bis 1:10 000, Mädchen häufiger betroffen als Knaben, zwei Drittel sind Frühgeborene.

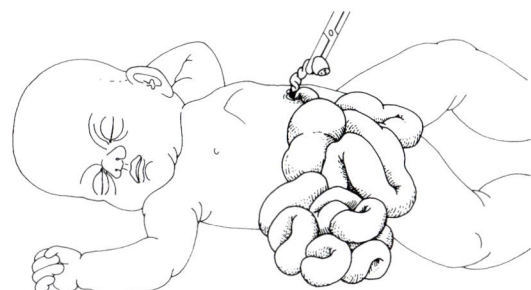

Abb. 11-5. Paraumbilikaler Bauchwanddefekt, sog. Gastroschisis. Die Bruchpforte liegt in der Regel rechts neben dem Nabel und ist meist nicht sehr groß. Ein schützender Bruchsack besteht nicht. Der prolabierte Darm ist stranguliert und durch eine abakterielle Peritonitis verdickt

Krankheitsbild

Der Defekt ist in der Regel klein, ein Bruchsack fehlt. Die prolabierten Darmschlingen sind oft stranguliert, ödematös verquollen und durch eine fibrinöse Peritonitis zu einem Konvolut verbacken (Abb. 11-5). Es prolabieren Dünn- und Dickdarm, meist mit Duodenum, Magen, Harnblase, beim Mädchen auch das innere Genitale. Weitere Fehlbildungen sind selten (10%). Sie beschränken sich auf den Darm: Stenosen, Atresien, Aganglionose und Kurzdarm als Folgen der hochgradigen Strangulation durch die enge Bruchpforte. Der prolabierte Darm ist zudem meist torquiert und infolge einer chemischen Peritonitis schwer geschädigt.

Differentialdiagnose

Abzugrenzen sind frühembryonal rupturierte Omphalozelen (Bruchpforte ist der Nabelring), vesikointestinale Fissuren, persistierende Allantoisblase und Blasenekstrophie.

Die Gastroschisis wird bereits durch die fetale Sonographie erfaßt und ist durch das Fehlen des Bruchsacks und durch die schweren Veränderungen der wandverdickten Darmschlingen gekennzeichnet. Beim pränatalen Nachweis der Gastroschisis ist die

Entbindung durch Sectio, bei erreichter Lungenreife 4–6 Wochen vor dem errechneten Termin, angezeigt, ggf. noch früher, wenn das fetale Sonogramm eine Zunahme der Schäden am prolabierten Darm zeigt.

Behandlung

Operation so bald wie möglich. Wichtig ist die sachgemäße Erstversorgung im Kreißsaal, die wie bei der Omphalozele zu erfolgen hat. Besonders zu beachten ist die Torsion des Darms, welche noch vor dem Abdecken mit sterilen Tüchern beseitigt werden muß. Entscheidende Maßnahme ist die Erweiterung der Bruchpforte, damit die Strangulation behoben wird. Sie hat ggf. schon im Kreißsaal zu erfolgen, anschließend dann operative Bauchdeckenerweiterungsplastik wie bei Omphalozele.

Prognose

Stark getrübt durch die Folgeschäden am Darm infolge der intrauterinen Strangulation. Letalität 20%.

11.4 Ileus (Abb. 11-6)

11.4.1 Funktioneller Ileus

Die Hälfte aller Darmobstruktionen ist funktionell. In der Regel liegt ein hypomotiler Ileus durch eine gestörte Peristaltik vor. Hier

Abb. 11-6. Typische Röntgenbilder des Abdomens (im Hängen) beim Neugeborenenileus. Bei den hohen Atresien *(1–3)* ist das Abdomen klein, tailliert, die Zwerchfelle stehen tief, das Herz ist tropfenförmig. Beim tiefen Ileus *(5, 6)* ist das Abdomen stark vergrößert, die Zwerchfelle stehen hoch, das Herz liegt quer. Atelektasen und Pneumonien sind häufig. Im Abdomen ist das Gas inhomogen verteilt und bildet Hauben mit Flüssigkeitsspiegeln in den stehenden Schlingen. Beim Milchpfropfsyndrom *(9)* und Mekoniumileus *(6)* ist der rechte Unterbauch verschattet (positives Neuhauser-Zeichen). Beim Volvulus *(8)* zeigt die Kontrastdarstellung das typische Schnabelphänomen

11.4 Ileus

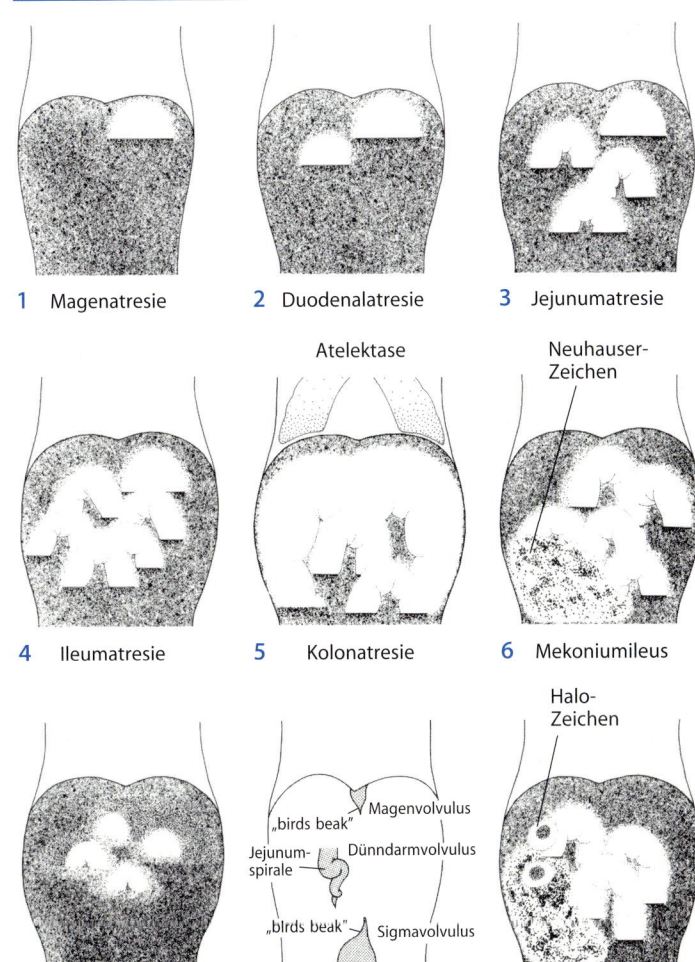

Abb. 11-6

ist zwischen den akuten, passageren und chronischen Verläufen sowie zwischen den primären (idiopathischen) und sekundären (symptomatischen) Formen zu unterscheiden. Als Sammelbegriff hat sich die Bezeichnung „intestinale Pseudoobstruktion" durchgesetzt. Beim Neugeborenen treffen wir folgende Formen an:

Symptomatische intestinale Pseudoobstruktion

Passagerer funktioneller Ileus. Folge oder Begleiterscheinung verschiedener Grunderkrankungen, nach deren Behandlung der Ileus abklingt:

- mesenteriale Hypoperfusion, insbesondere bei Frühgeborenen durch diagnostische Blutentnahmen, Hypovolämie, „steal-syndrome" bei kardiovaskulären Shunts (Ductus arteriosus),
- Peritonitis,
- nach Bauchoperation,
- Sepsis,
- NEC,
- bakterielle Enteritis (Pseudomonas, Staphylococcus aureus, Streptokokken),
- Überdehnung des Darms durch Beatmung,
- Mesenterialinfarkt,
- Nebennierenblutung,
- Nierenvenenthrombose,
- extraperitoneale Infektionen (Pneumonie, Omphalitis),
- diaplazentare Pharmakawirkung (Heroin, Hypermagnesiämie, Phenothiazine, Antidepressiva, Ganglienblocker),
- endokrine Erkrankungen (Hypothyreose, Diabetes mellitus, Hypoparathyreoidismus, Nebenniereninsuffizienz),
- neurologische Störungen und spinale Erkrankungen,
- Medikamente, z.B. Morphin, Theophyllin.

Primäre (idiopathische) intestinale Pseudoobstruktion [30, 45]

Irreversible, therapeutisch nicht zu beeinflussende Motilitätsstörung des Darms.

Krankheitsbild

Beginn der Symptomatik in der 1. Lebenswoche: fehlender Mekoniumabgang, abdominelle Distension, galliges Erbrechen, Hypo- bis Aperistaltik. Kein Nachweis eines mechanischen Hindernisses. Eine Röntgenaufnahme des Abdomens zeigt die extrem distendierten, gasgefüllten Darmschlingen. Die Erkrankung wird rezessiv vererbt. Die Prognose ist trotz jeglicher therapeutischer Bemühung infaust.

11.4.2 Mechanischer Ileus

Behinderung der Darmpassage durch Obturation, Obstruktion oder Strangulation.

Leitsymptome: Galliges Erbrechen, abdominelle Distension und fehlender bzw. verzögerter Mekoniumabgang.

Bei jedem Neugeborenen mit Ileussymptomatik sind vorrangig 4 Fragen zu klären:

1. *Liegt überhaupt ein Ileus vor?*
   Er kann durch Aszites und andere Flüssigkeitsansammlungen, intraabdominelle Geschwülste und Zysten, Organvergrößerungen und extraabdominelle Erkrankungen (Pneumonie, Lungenemphysem, intrakranielle Blutungen, Sepsis, Herzinsuffizienz, Hypothyreose) vorgetäuscht werden.
2. *Besteht ein mechanischer oder funktioneller Ileus?*
   Initial meist leicht zu unterscheiden. Beim funktionellen Ileus fehlen Darmgeräusche, beim mechanischen Ileus steht die Hyperperistaltik mit Stenosegeräuschen im Vordergrund. Im Röntgenbild werden neben den Flüssigkeitsspiegeln stehende Schlingen sichtbar. Im fortgeschrittenen Stadium ist die Abgrenzung klinisch oft nicht mehr möglich.

3. *Liegt eine Strangulation vor?*
   Diese für die Prognose wichtigste Frage hat schon der Erstuntersucher zu klären, da bei der Strangulation immer eine Ischämie des Darms vorliegt und schon nach wenigen Stunden die Gangrän mit Durchwanderungsperitonitis eintritt. Jede Verzögerung durch diagnostische Maßnahmen ist bei einer Strangulation lebensgefährlich.
4. *Liegt ein Dünn- oder Dickdarmileus vor?*
   Beim hohen Ileus setzt das Erbrechen frühzeitig und vehement ein. Die Distension ist auf den Oberbauch beschränkt. Beim tiefen Ileus beherrscht die Bauchdistension das Bild, Mekonium wird nicht entleert, das Erbrechen setzt erst nach 8–10 h (Dünndarmverschluß) bzw. nach einem oder mehreren Tagen (Dickdarmverschluß) ein.

11.4.3 Strangulationsileus

Darmverschluß mit Ischämie des Darms infolge Mitbeteiligung des Mesenteriums. Es drohen Gangrän (6 h) und Durchwanderungsperitonitis (8–12 h). Größte Eile ist geboten, um den letalen Verlauf zu verhindern. Ursachen sind ein Volvulus, innere und äußere Hernien, ligamentäre Strangulationen, seltener auch eine Invagination, die gelegentlich schon pränatal eintreten kann (Abb. 11-7). Es bestehen heftige, plötzlich einsetzende Bauchschmerzen und nichtgalliges, sog. reflektorisches Erbrechen. Die Neugeborenen sind marmoriert, zentralisiert und verfallen sehr schnell. Das Abdomen ist anfangs nicht distendiert, die Bauchdecke noch eindrückbar, im Bereich der torquierten Darmschlinge aber heftig druckschmerzhaft.

Am schwerwiegendsten ist der intestinale Volvulus, weil stets der gesamte Dünndarm torquiert und damit ischämisch ist.

Intestinaler Volvulus

Torsion des Dünndarms um die Mesenterialwurzel mit drohender Gangrän des gesamten Intestinums. Der Verlauf ist deletär, wenn

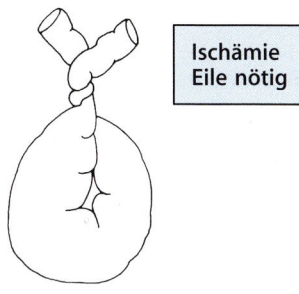
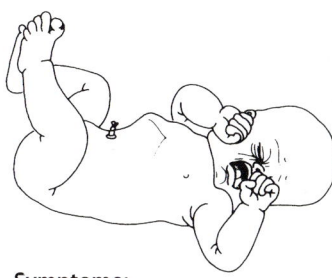

Ursachen:

Volvulus
Brucheinklemmung
Kongenitales Ligament
Torsion bei Ductus omphalo-
entericus
Invagination
Zwerchfelldefekt
Gastroschisis
Mesenteriallücke

Symptome:

Schmerzen
Reflektorisches Erbrechen
Schock
Blut und Schleim im Kot

Abb. 11-7. Ursachen und Symptome des Strangulationsileus

nicht innerhalb weniger Stunden operiert und detorquiert wird. Plötzlich einsetzendes Erbrechen, Bauchschmerzen und Kreislaufschock, eingesunkenes Abdomen mit druckdolenter Masse im Nabelbereich und Oberbauch, die dem torquierten Darmkonvolut entspricht, kennzeichnen das Bild. Die Röntgenaufnahme zeigt ein nahezu luftleeres Abdomen. Nur seitlich aufgereiht sind einzelne Lufthauben zu erkennen. Eine stärkere intestinale Gasdistension zeigt einen bereits fortgeschrittenen Befund mit irreversibel geschädigtem Darm an. Bei diagnostischem Zweifel ist die Kontrastmitteldarstellung zum Nachweis des pathognomonischen Entenschnabelphänomens („birds beak") bzw. der Jejunumspirale unverzüglich vorzunehmen (Abb. 11-6).

Bei Torsion einzelner Schlingen ist die Darmresektion möglich, ausgedehnte Resektionen können evtl. durch einen „second look" nach 24 h vermieden werden.

11.4.4 Okklusionsileus

Passagebehinderung durch intraluminale, extraluminale oder intramurale Faktoren ohne Beeinträchtigung der intestinalen Zirkulation. Allmählicher, meist schmerzloser Beginn, zunehmende Distension des Abdomens, galliges Erbrechen und Mekoniumverhaltung. Immer liegen erhebliche Elektrolyt-, Wasser- und Eiweißverluste vor, da das Überlauferbrechen erst nach Füllung des ganzen vorgeschalteten Darms einsetzt. Die Kinder sind exsikkiert, schlaff, wegen des fehlenden Muskeltonus infolge Hypokaliämie ausgekühlt, oft haben sie aspiriert, da die Schutzreflexe Husten und Niesen gleichzeitig gestört sind (Abb. 11-8).

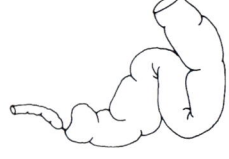

**Vorbereitung nötig
Vorbereitung möglich**

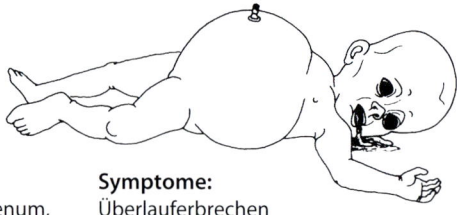

Ursachen:
Atresie (Pylorus, Duodenum, Dünn- und Dickdarm)
Pancreas anulare
Adhäsion bei Malrotation
Aganglionose
Mekoniumileus
Milchpfropfobstruktion
Kongenitale Stenosen
Kompression durch Zyste, Tumor, Duplikator
Small-left-colon-Syndrom
Mekoniumpfropfsyndrom

Symptome:
Überlauferbrechen
Abdominale Distension
Kotverhaltung
Adynamie
Wärmeverlust
Dehydratation
Verluste von Na^+, K^+, Cl^-, HCO_3^-, Eiweiß
Zwerchfellhochstand (Atelektase, Pneumonie, Aspiration)

Abb. 11-8. Ursachen und Symptome des Okklusionsileus

Das Abdomen ist stark distendiert, tympanitisch und glänzend. Die Darmgeräusche plätschern, klingen und sind hochgestellt. Die Röntgenaufnahme zeigt je nach Lokalisation des Hindernisses 2 oder mehrere Flüssigkeitsspiegel bei stehenden Schlingen.

11.5 Darmatresien

11.5.1 Duodenalatresie

Okklusion meist in der Pars II postpapillär, Erbrechen daher meist gallig. Inzidenz: 1:6000, bei fast 70% begleitende Fehlbildungen: Trisomie 21 (30%), Herzfehler (17%), Darmfehldrehungen (20%), Pancreas anulare, Ösophagus- und Rektumatresien, seltener Gallengangsatresie, Zwerchfelldefekte und Gefäßfehlbildungen. 50% sind Frühgeborene. Es drohen Magenulkus mit gastrointestinaler Blutung und Magenruptur. Diagnostische Hinweise sind das mütterliche Hydramnion, ein pränatal sonographisch nachgewiesenes Doppelblasenphänomen, welches durch das postnatale Röntgenbild bestätigt wird und ein postnatales Magensekretvolumen >10 ml. Differentialdiagnostisch abzugrenzen sind innere Stenosen, ein Pancreas anulare und Ladd-Adhäsionen.

Die Vorbereitung zur Operation hat sorgfältig zu erfolgen. Zu beachten sind insbesondere die hypochlorämische Alkalose und Aspirationspneumonien.

Keine Notoperation. Bei liegender Magenablaufsonde und adäquater Infusionstherapie kann die operative Versorgung bis zur endgültigen Klärung eventueller weiterer Fehlbildungen aufgeschoben werden.

11.5.2 Dünndarmatresie

Angeborenes Fehlen oder Verschluß des Lumens von Abschnitten des Darms. Inzidenz etwa 1:5000. In 10% der Fälle multiple Atresien mit konsekutivem Kurzdarmsyndrom.

Leitsymptome sind das gallige Erbrechen und die abdominelle Distension. Bei den primären Atresien wird farbloses Mekonium, bei den sekundären Formen zwar wenig und trockenes, aber typisch gefärbtes Mekonium entleert. Später dann Kotverhaltung.

Immer ist der Blindsack vor der Atresie sehr stark dilatiert und mit Fruchtwasser gefüllt, sehr oft schon pränatal sonographisch erkennbar. Die Schlingen sind als dicke Walzen durch die Bauchdecke sicht- und tastbar. Durch Undulation ist Plätschern auszulösen.

Extraintestinale Fehlbildungen sind selten. Gefahren drohen aber durch den Volvulus des Blindsacks, durch Darmperforation, Dehnungsulkus mit Blutung und Ateminsuffizienz infolge Zwerchfellhochstand und Aspirationspneumonie.

Abzugrenzen sind ein Mekoniumileus, Kolonatresie, Morbus Hirschsprung und Obstruktionen bei Kolonhypoplasie, Mekoniumpfropf und Milchpfropf.

- **Untersuchungen.** Röntgenübersicht, evtl. Kontrasteinlauf.

- **Therapie.** Baldige Operation wegen der drohenden Komplikationen. Vorbereitung im Inkubator, Wärmeschutz, Magenablaufsonde mit Dauersog, Infusionstherapie.

11.5.3 Analatresie (Abb. 11-9)

Atresie des Anus und von unterschiedlich langen Abschnitten des Rektums. Inzidenz 1:1500. In 75% der Fälle bestehen Fisteln, bei den tiefen Atresien (infralevatorisch) zum Perineum, bei den hohen Atresien (supralevatorisch) zum Genitale, beim Mädchen zum Vestibulum der Vulva oder zur Vagina, beim Knaben zur Harnröhre. Beim Knaben besteht immer ein tiefer Ileus, oft eine Mekoniumurie und Pneumaturie. Beim Mädchen ist die Mekoniumentleerung über die Fistel möglich, so daß eine Ileussymptomatik fehlt. Begleitfehlbildungen sind weitere Atresien (Duodenum, Ösophagus), VACTERL-Assoziation, Morbus Hirschsprung, Fehlbildungen am Genitale mit kloakenförmiger Anomalie.

- **Untersuchungen.** Sonographie und Röntgen in Kopftieflage nach Wangensteen-Rees 24 h nach der Geburt, Markierung der pubo-

11.5 Darmatresien

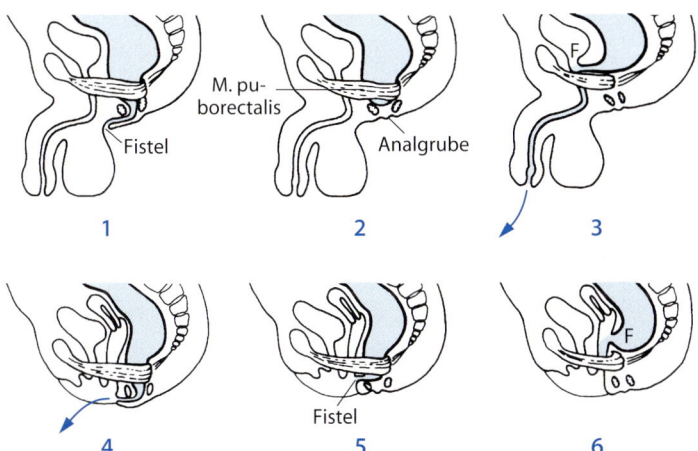

Abb. 11-9. Wichtigste Formen des angeborenen Enddarmverschlusses (*1–3* bei Knaben, *4–6* bei Mädchen). *1* Infralevatorische Atresie mit perinealer Fistel. *2* Translevatorische Atresie, hier ohne Fistel. *3* Supralevatorische Atresie mit rektourethraler Fistel. *4* Infralevatorische Atresie mit perinealer Fistel. *5* Translevatorische Atresie mit vestibulärer Fistel. *6* Supralevatorische Atresie mit rektovaginaler Fistel

coccygealen Linie, Beachtung der Ossifikation des Os sacrum. Bei Fehlen desselben besteht eine hohe supralevatorische Form der Atresie (Abb. 11-10).

■ **Behandlung.** Frühzeitige Korrektur möglichst mit Wiederherstellung der Kontinenz durch Transposition der Fistel zum Perineum und Schonung der vorhandenen Schließmuskulatur. Bei tiefen Atresien mit perinealer Fistel zunächst Bougierung. Bei hohen Atresien mit Fistel zu den Harnwegen baldmöglichst Anlage eines doppelläufigen Anus praeater am Querkolon oder primäre perineale Korrektur [29].

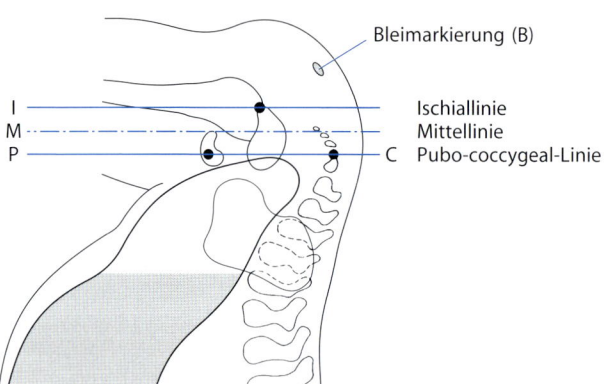

Abb. 11-10. Röntgenschema der Wangensteen-Rees-Aufnahme mit Hilfslinien nach Stephens *(P–C)*, nach Kelly *(I)* und nach Cremin *(M)*. Bleimarkierung des Analgrübchens *(B)*. Liegt der Rektumblindsack oberhalb der PC-Linie (supralevatorisch), muß stets mit einer Fistel zur Harnröhre bzw. zur Vagina gerechnet werden, und die für die Kontinenz wichtige Beckenbodenmuskulatur fehlt

11.6 Andere Ursachen der Darmobstruktion

11.6.1 Mekoniumileus

Obturation des terminalen Ileums durch eingedicktes, klebriges Mekonium bei Mukoviszidose, seltener auch ohne Pankreasfibrose als sog. Mekoniumkrankheit. Inzidenz 1:20 000, familiäre Häufung. Oft bereits intrauterine Komplikationen: Atresie, Volvulus, Perforation mit Mekoniumperitonitis, Pseudozysten und Adhäsionen [34].

Die Symptomatik beginnt am 1. Lebenstag mit galligem Erbrechen, starker abdomineller Distension und Mekoniumverhalten. Die Röntgenübersichtsaufnahme zeigt eine starke Gasdistension der Darmschlingen ohne Flüssigkeitsspiegel (Dyskrinie bei Mukoviszidose) und die Mekoniumansammlung vor der Ileozökalklappe (Neuhauser-Zeichen, Abb. 11-6).

■ **Therapie.** Beim unkomplizierten Mekoniumileus Auflösung und Entleerung des Mekoniums mit Kontrastmittelspülungen. Gleichzeitig wegen der drohenden Dehydratation i.v.-Flüssigkeitszufuhr. Bei fortbestehendem Ileus Laparotomie. Zur Auflösung des Mekoniums wird ein Ileostoma angelegt.

11.6.2 Milchpfropfobstruktion

Obstruktion des Dünndarms durch eingedickte Milch. Inzidenz: 1:15 000. Manifestation am Ende der 1. Lebenswoche, selten vor dem 5. Lebenstag. Es besteht ein tiefer Dünndarmileus. Das Abdomen ist nach der Geburt unauffällig, die Mekoniumentleerung erfolgt regelrecht. Erst nach einigen Tagen zunehmende abdominelle Distension, Nahrungsverweigerung, Kotverhaltung, schließlich galliges Erbrechen. Frühzeitig Durchwanderungsperitonitis und Darmperforation durch Druckulzerationen. Röntgenologisch 2 Erscheinungsformen:

1. mekoniumileusartiges Bild mit amorpher Masse im rechten Unterbauch (s. Abb. 11-6 bis 11-9),
2. Halo-Effekt durch Abdrängen des Milchbolus von der Darmwand, wodurch eine ringförmige Pneumatosis vorgetäuscht wird.

Behandlung mit Nahrungskarenz und Versuch der Fragmentation des Bolus in Operationsbereitschaft mit Röntgenkontrastmittel per os. Bei drohenden oder bereits eingetretenen Komplikationen Notlaparotomie.

11.6.3 Mekoniumpfropfsyndrom

Obstruktion des Rektums oder Rektosigmoids durch einen festen grau-weißen Mekoniumpfropf. Inzidenz >1:1000! Schon bald nach der Geburt stark geblähtes Abdomen. Die Mekoniumentleerung bleibt mehr als 24 h aus. Bei Fortbestehen Verweigerung der Nahrung und gelegentlich galliges Erbrechen. Im Röntgenbild tiefer Ileus bei luftleerem Becken.

Abzugrenzen sind eine Aganglionose, Small-left-colon-Syndrom, gelegentlich eine funktionelle Pseudoobstruktion [11]. Vor der entsprechenden apparativen Diagnostik sollte die Mekoniumentleerung durch Darmrohr bzw. Gastrografineinlauf herbeigeführt werden.

11.6.4 Morbus Hirschsprung

Primäre Aganglionose eines unterschiedlich langen Segments des Dickdarms. Inzidenz 1:3000, familiäre Häufung bei 5–10%, hohe Inzidenz bei Trisomie 21.

Manifestation bei über zwei Dritteln der Kinder im 1. Lebensmonat, davon 50% am 1. Lebenstag, bei einem weiteren Drittel am 2. und 3. Lebenstag. Es besteht ein tiefer Ileus mit verzögerter oder fehlender Mekoniumentleerung und abdomineller Distension.

Verlaufsformen

- Intestinale Obstruktion beim Neugeborenen,
- enterokolitischer Verlauf im frühen Säuglingsalter (am häufigsten),
- kompensierter Verlauf mit chronischer Obstipation (seltener).

Gefürchtete Komplikationen sind die Darmperforation (häufig am gestauten Zökum) und die koprostatische Enterokolitis mit schnell einsetzender extremer abdomineller Distension, Durchwanderungsperitonitis und Endotoxinschock. Die Röntgenübersichtsaufnahme zeigt die starke Darmblähung, der Kolonrahmen ist mit schaumigem Kot gefüllt (Verwechslungsmöglichkeit mit Neuhauser-Zeichen und Pneumatosis), das kleine Becken ist luftleer. Sofortige Entlastung durch Darmrohr bei gleichzeitiger Gabe von Metronidazol, Mezlocillin und Aminoglykosiden zur Behandlung der Kolitis und Durchwanderungsperitonitis. Infusionstherapie bei Nahrungskarenz (Eiweißverluste ersetzen). Magenablaufsonde. Keine Einläufe!

Bei Fortbestehen der bedrohlichen Symptomatik (selten, in weniger als 10%) Anlage eines Anus praeter.

Die weitere apparative Diagnostik im symptomfreien Intervall schließt die Rektoskopie, Biopsie, Rektomanometrie und den Kolonkontrasteinlauf ein [14].

11.6.5 Malrotation

Störung der embryonalen Drehung des Darms bei Unterbleiben der mesenterialen Haftung im 2. und 3. Schwangerschaftsmonat (Abb. 11-11).

Nonrotation: 90°-Rotation, Ausbleiben der 2. und 3. Drehung. Colon ascendens mittelständig, Dünndarm rechts gelegen, Duodenum deszendiert rechts neben der Mesenterialwurzel. Symptome durch Volvulus (dicht nebeneinander liegende Fußpunkte) und angeborene Verwachsungen.

Malrotation I: 180°-Drehung, Ausbleiben der 3. Drehung. Das Zäkum liegt rechts im Oberbauch und ist durch Ladd-Adhäsionen am Duodenum fixiert. Oft besteht ein Duodenalileus.

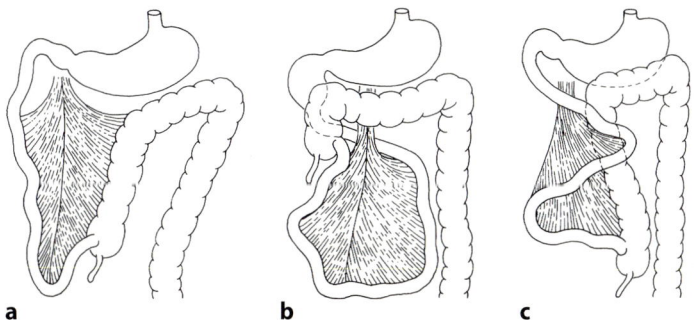

Abb. 11-11a–c. Grundformen der Malrotation nach Grob. **a** Nonrotation, **b** Malrotation I, **c** Malrotation II

Malrotation II: Inverse 2. Drehung mit nachfolgender regelrechter oder fehlgerichteter 3. Drehung. Das Zäkum verläuft hinter der Mesenterialwurzel. Oft Symptomfreiheit.

Die operative Korrektur der Malrotationen erfolgt durch Lösung aller Verwachsungen, Entfaltung des Mesenteriums, Reposition und Fixation des Darms in anatomiegerechter Lage.

11.7 Nekrotisierende Enterokolitis (NEC)

Hämorrhagisch-nekrotisierende und ulzerierende Entzündung des Dünn- und Dickdarms, seltener auch des Magens und des Rektums. Häufigste notfallmäßig zu operierende Erkrankung im Neugeborenenalter mit örtlich unterschiedlicher Inzidenz. Diese variiert je nach Klinik [5]. Betroffen sind 1–2% aller Frühgeborenen. 80% haben ein Geburtsgewicht von weniger als 2000 g, 60% von unter 1500 g. Prädisponiert sind unreife Neugeborene mit Atemstörungen, Rechts-links-Shunt und Herzfehlern. Begünstigende Faktoren sind rascher Nahrungsaufbau [16], Hyperosmolalität der Nahrung und oraler Medikamente, eine intestinale Minderperfusion (Tauch-Reflex, Hypotension, Hypovolämie, Hypothermie, diastolischer Negativfluß bei Ductus Botalli), auslösend eine bakterielle Infektion [19]. Begünstigend sind ferner eine erhöhte Viskosität des Bluts, eine Hypoxie, Azidose und die herabgesetzte Infektabwehr der Frühgeborenen. Zusätzlich wirkt sich das Fehlen der protektiven Faktoren der Frauenmilch bei einer Ernährung mit Kuhmilchprodukten aus.

11.7.1 Krankheitsbild

Häufigster Krankheitsbeginn ist der 5.–10. Lebenstag, bei 98% der Kinder ist oral ernährt worden. Der Beginn ist schleichend. Nahezu unbemerkt kommt es zur Störung des Allgemeinbefindens: Nahrungsverweigerung, Temperaturinstabilität, Apnoeanfälle und passagere Bradykardien. Sie gehen der Bauchsymptomatik um mehrere Stunden, oft sogar um einige Tage voraus. Hinzu treten gastrointestinale Symptome mit abdomineller Distension und Entleerung schleimig-blutiger, fade riechender Stühle. Nach einem unterschiedlich langen zeitlichen Intervall verschlimmert sich das Krankheitsbild meist dramatisch. Die Kinder werden lethargisch, die Haut ist blaß-grau, marmoriert und kühl. Das Abdomen wird praller, glänzt und weist eine verstärkte Gefäßzeichnung auf. Bald folgen Bauchdeckenphlegmone und flächenhafte Nekrosen. Sepsis, metabolische Azidose, disseminierte intravasale Gerinnung und Ateminsuffizienz zeigen den fortgeschrittenen Krankheitsprozeß an [5].

Wichtig ist die Verlaufsbeobachtung, durch welche eine Einteilung in verschiedene Schweregrade erleichtert wird [45] (Abb. 11-12).

- **Stadium I (abdominelle Distension).** Geblähtes, berührungsempfindliches Abdomen, schleimiger Kot, fade riechend. Ausreichender Allgemeinzustand, Haut marmoriert, einzelne Apnoeanfälle. Besserung bei Nahrungskarenz.
  Röntgenologisch: Gasdistension des Darms, geringes Darmwandödem, Entrundung der Darmschlingen, leichte Vergrößerung von Leber und Milz.

- **Stadium IIa (Intoxikation).** Schwere Störung des Allgemeinbefindens mit Lethargie, Hypothermie, herabgesetztem Muskeltonus, Zentralisation. Apnoeanfälle häufen sich und halten an. Bradykardie, galliges Erbrechen, Blut im Stuhl. Abdominelle Distension nimmt zu, Bauchdecken glänzen, sind druckschmerzhaft, hyperämisiert (Besenreiserzeichnung), Leber und Milz vergrößert.
  Die *Röntgenaufnahme* zeigt eine Zunahme der Gasansammlung im Darm, einen Subileus mit Flüssigkeitsspiegeln, starkes Darmwandödem, fixierte Darmschlingen, evtl. geringe bläschenförmige Pneumatosis, Separation der Darmschlingen durch freie Flüssigkeit im Abdomen.
  Ohne Intensivtherapie folgt innerhalb weniger Stunden das Stadium IIb bzw. Stadium III.

- **Stadium IIb (Störung der vitalen Funktionen).** Ateminsuffizienz, Bradykardie, Herzinsuffizienz, Ikterus, Oligurie, Somnolenz, fehlende Spontanmotorik. Starkes Bauchwandödem und heftiger Druckschmerz.

Stadium I

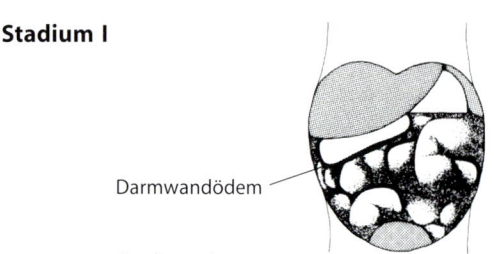

Darmwandödem

Gasdistension, Entrundung, bandförmig

Stadium IIa

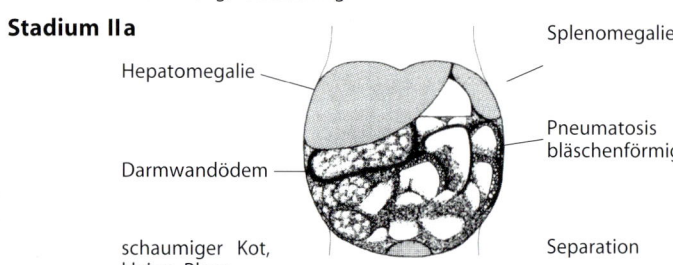

Hepatomegalie

Splenomegalie

Darmwandödem

Pneumatosis bläschenförmig

schaumiger Kot, kleine Blase

Separation

Stadium IIb

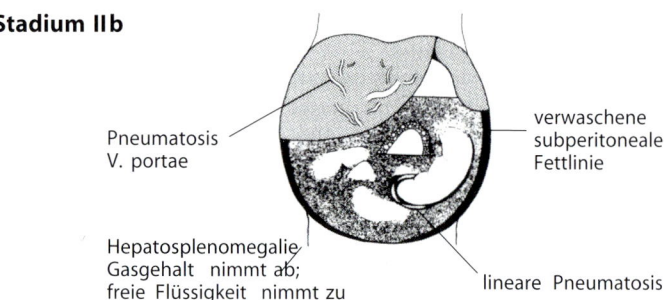

Pneumatosis V. portae

verwaschene subperitoneale Fettlinie

Hepatosplenomegalie
Gasgehalt nimmt ab;
freie Flüssigkeit nimmt zu

lineare Pneumatosis

Stadium III

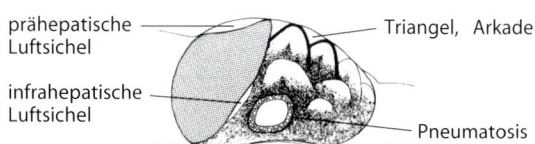

prähepatische Luftsichel

Triangel, Arkade

infrahepatische Luftsichel

Pneumatosis

Aufnahme seitlich, Rückenlage

Abb. 11-12. Typische Röntgenbefunde bei der NEC

Das *Röntgenbild* zeigt eine Abnahme des Gasgehalts bei Zunahme der freien peritonealen Flüssigkeit mit starker Separation der Darmschlingen. Bläschenförmige und lineare, evtl. ringförmig zu erkennende Pneumatosis intestini, schaumiger Kot im Darm. Präperitoneale Fettlinie verwaschen. Dieses Stadium ist flüchtig. Die Komplikationen stehen unmittelbar bevor, können durch eine konsequente medikamentöse und intensivmedizinische Behandlung aber noch verhütet werden.

- **Stadium III (Komplikationen).** Die Bauchsymptomatik beherrscht das Geschehen, Durchwanderungsperitonitis, Gangrän bzw. Perforation einer Darmschlinge sind eingetreten. Extrem geblähtes, gespanntes Abdomen, Spannungsblasen, Ekchymosen, starke Hyperämie bis zur Bauchwandphlegmone, u.U. Knistern durch Pneumatosis der Bauchdecke. Sepsis, Anurie, Atem- und Kreislaufinsuffizienz, Kapillarlecksyndrom und Multiorganversagen [38].

Röntgenologisch fallen die große Leber und Milz auf, kleine Harnblase. Der Gasgehalt hat weiter abgenommen bei starker Zunahme freier Flüssigkeit und Zunahme der Pneumatosis intestini und Pneumatosis der Pfortader. Freie Luft wird am frühesten erkennbar bei seitlicher Aufnahme in Rückenlage: sichelförmig zwischen Bauchwand und Leber, triangel- oder arkadenförmig zwischen Bauchwand und anliegenden Darmschlingen.

11.7.2 Diagnostik

Merke: Keine Palpationen des Abdomens bei Verdacht auf NEC!

- **Röntgen.** Wichtigste Maßnahme. Seitliche Aufnahme im Stadium IIb in 4- bis 6stündlichen Abständen wiederholen. Die Röntgenveränderungen gehen den klinischen Zeichen oft um mehrere Stunden voraus. Bei erfolgreicher Therapie sind Spätkomplikationen zu beachten, Kontrasteinlauf nach 6–8 Wochen zum Ausschluß von Strikturen.

Weitere Untersuchungen
- Transillumination,
- BB, Thrombozyten, Blutgasanalyse,
- CRP, Gesamteiweiß,
- plasmatische Gerinnung,
- Serumelektrolyte,
- Kreatinin,
- Blutkultur,
- Bauchumfangskontrolle 2stündlich.
- Bauchhöhlenpunktion.

Differentialdiagnose. Oft sehr schwierig. Im Stadium I Abgrenzung einer Rotavirusenteritis, eines Blähbauchs bei Beatmung oder Nasen-CPAP, einer funktionellen Pseudoobstruktion und eines mesenterialen Hypoperfusionssyndroms. Im Stadium II sind eine Hirschsprung-Kolitis, bakterielle Enteritis (Staphylokokken, Streptokokken, Pseudomonas) und Kolitiden (Anaerobier, Escherichia coli), eine Nabelveneninfektion und eine Pfortaderthrombose auszuschließen.

Das Stadium III kann durch bakterielle Peritonitiden, Magen- und Darmperforationen, Mesenterialinfarkt, verschleppten Volvulus, Sepsis und Nebenniereninsuffizienz vorgetäuscht werden. Abzugrenzen ist die (zunächst nicht entzündliche) fokale intestinale Perforation des Frühgeborenen [31, 6].

11.7.3 Behandlung

Bei jedem Verdacht auf eine NEC ist sofort mit der Therapie zu beginnen:

- Nahrungskarenz, Magenablaufsonde, Infusionstherapie, antimikrobielle Therapie mit Metronidazol, Cephalosporinen und Aminoglykosiden, evtl. ergänzt durch Penicillin G oder Mezlocillin, Berücksichtigung der „Hauskeime" und lokalen Resistenz.
- Volumensubstituion bzw. Transfusion.
- Sauerstoffgabe, ggf. Beatmung.

Im Stadium II chirurgische Mitbeobachtung und kurzfristige Kontrollen mit Transillumination und Röntgen. Im Stadium IIb Operationsbereitschaft, im Stadium III unverzügliche Laparotomie.

Die generalisierte Entzündungsreaktion belastet die Langzeitprognose [39], sorgfältige entwicklungsneurologische Nachuntersuchung ist bei jedem Kind mit NEC erforderlich.

11.8 Peritonitis

Zweithäufigste Ursache eines akuten Abdomens beim Neugeborenen. Lokale oder generalisierte Entzündung des viszeralen und parietalen Bauchfells. Ursachen sind Infektionen und chemische oder physikalische Einwirkungen. Danach sind zu unterscheiden:

Primäre hämatogene/lymphogene Peritonitis:
- bakteriell,
- viral.

Sekundäre Peritonitis:
- Durchwanderungsperitonitis (bei NEC, Volvulus, Darmgangrän),
- Perforation von Magen, Duodenum, Dünn- oder Dickdarm,
- fortgeleitete Peritonitis (z.B. Omphalitis, Pleuritis, Pyelonephritis, Beckenosteomyelitis usw.).

Abakteriell-chemische Peritonitis durch
- Mekonium,
- Galle oder andere hyperosmolare Flüssigkeiten,
- sterilen Mageninhalt,
- Urin,
- Aszites, Chylus,
- Blut,
- Fremdkörper,
- Vaginalschleim (Hydrokolpos).

11.8.1 Mekoniumperitonitis

Abakterielle Peritonitis durch pränatale Perforation des Darms mit Austritt von Mekonium in die Bauchhöhle (frühestens im 5. Fetalmonat). Inzidenz 1:15 000. Die Perforationsöffnung am Darm vernarbt sehr oft spontan, so daß sie zum Zeitpunkt der Operation nicht mehr nachzuweisen ist. Ursache der pränatalen Darmperforation ist in der Regel eine gestörte Passage (intrauterine Invagination, Atresie, Stenose, Volvulus, innere Hernie, ligamentäre Strangulation, Mekoniumobstruktion bei Mukoviszidose). Seltener sind Perforationen ohne Darmobstruktion durch mesenteriale Ischämie, Muskeldefekte, Gewebeheterotopie, Duplikatur, Divertikel, Angiome usw.

Krankheitsbild

Abhängig vom Zeitpunkt der Perforation und von der Perforationsöffnung. Bei fortbestehendem Mekoniumaustritt liegt eine generalisierte Mekoniumperitonitis mit Mekoniumaszites vor, bei vernarbter Perforationsöffnung und pränataler Resorption des Mekoniums verbleiben Narbenstränge (fibroadhäsive Form) und Pseudozysten (pseudozystische Form).

Stets ist das Abdomen schon unmittelbar postnatal hochgradig aufgetrieben. Dabei galliges Erbrechen und fehlende Mekoniumentleerung. Bei der fibroadhäsiven und pseudozystischen Form bereits intrauterin abdominelle Distension, die im Extremfall ein Geburtshindernis darstellt. Hydramnion, fetale Tachykardie und Mangelentwicklung des Fetus sind häufige Hinweise.

Komplikationen: intestinaler Volvulus, Strangulation mit sekundärer Atresie, Kurzdarm, bakterielle Superinfektion, Mikrogastrie und Mikrokolon, Zwerchfellhochstand mit Ateminsuffizienz.

Bei frühzeitiger Perforation Eintritt des Mekoniums in die noch offenen Processus vaginales mit Mekoniumperiorchitis bzw. Funikulitis.

Diagnostik

Differenzierung des großen Abdomens durch Transillumination, Sonographie und Röntgenaufnahme. Nachweis von freier Flüssigkeit und von Mekonium in der Peritonealhöhle, häufig mit Verkalkungen. Bei der pseudozystischen Form kann die große Schleim- bzw. Mekoniumhöhle den ganzen Bauchraum ausfüllen und verschatten. Bei der fibroadhäsiven Form liegt meist ein mechanischer Ileus im mittleren Dünndarm vor. Bei postnatal fortbestehender Perforationsöffnung tritt Luft aus dem Darm aus, das Pneumoperitoneum entwickelt sich mitunter sehr schnell und kann infolge zunehmenden Zwerchfellhochstands zur Ateminsuffizienz führen.

Differentialdiagnostisch abzugrenzen sind ein Cholaskos, gekennzeichnet durch die zunehmende abdominelle Distension und Dehydratation infolge Hyperosmolarität der Gallenflüssigkeit, ferner ein Hämaskos (Blutungsanämie), Urinaszites (Hinweis ist eine Harnwegsobstruktion) und eine abdominelle Distension bei großen intraabdominellen Zysten, Lymphangiomen und anderen Geschwülsten.

Durch die Mekoniumperitonitis sind die Neugeborenen vital gefährdet. Bei der komplizierten Mekoniumperitonitis (90%) ist die Prognose zudem durch Spätfolgen erheblich getrübt. Mit einer Operation darf nicht gezögert werden. Bei pränatalem Nachweis ist eine vorzeitige Entbindung zu erwägen, um den Sekundärschäden vorzubeugen. Eine unkomplizierte Mekoniumperitonitis (10%) kann spontan abheilen. Abwarten unter sorgfältiger Verlaufskontrolle ist daher bei unkompliziertem Verlauf gerechtfertigt.

11.8.2 Bakterielle Peritonitis

Im Vordergrund steht der schwere entzündliche intraabdominelle Befund, verbunden mit Temperaturinstabilität und septischem Schock. Es wird gallig erbrochen. Die Kotentleerungen sistieren noch nicht, meist wird dünnflüssiger Stuhl mit Beimengungen von Blut und Schleim in kurzen Abständen abgesetzt (sog. Peritonitisstuhl). Symptomatik darf nicht mit NEC verwechselt werden! Wichtig ist die Differenzierung zwischen der primär hämatogenen und der sekundären Peritonitis, da bei der hämatogenen Peritonitis eine Operation überflüssig ist.

■ **Hämatogene Peritonitis.** Es liegt eine hämatogene Keimbesiedelung der Bauchhöhle im Rahmen einer allgemeinen bakteriellen oder viralen Infektion vor. Die Peritonitis ist dann nicht Ursache, sondern Folge eines Allgemeininfekts. Oft wird die Bauchsymptomatik bei einer hämatogenen Peritonitis als solche nicht wahrgenommen, da sie mit Beseitigung des Grundleidens verschwindet.

Therapeutisch sind die Richtlinien der konservativen Behandlung der Peritonitis einzuhalten: gastrointestinale Dekompression durch Magenablaufsonde, Nahrungskarenz, parenterale Ernährung, Schock- und Antibiotikatherapie. Bei Fortbestehen der abdominellen Symptomatik muß operiert werden, um die Bauchhöhle zu säubern und einen eventuellen Primärherd zu beseitigen.

■ **Sekundäre Peritonitis.** Sie entwickelt sich im Anschluß an eine intraabdominelle Erkrankung, beim Neugeborenen am häufigsten im Rahmen einer NEC oder einer bakteriellen Kolitis und bei den Perforationen des Gastrointestinaltrakts [45]. Plötzlich eintretendes Kranksein mit Schock und rasch zunehmender abdomineller Distension sind untrügliche Hinweise. Die Bauchdecken sind ödematös, hyperämisiert (Besenreiser, stark gefüllte Venen), berührungs-, klopf- und erschütterungsempfindlich, dabei galliges Erbrechen, Kotverhaltung oder schleimig-blutige Stühle. Schnell stellen sich Apnoen mit Ateminsuffizienz, Anurie und Herzinsuffizienz ein, gefolgt von Ikterus und Entgleisung des Wasser- und Elektrolythaushalts.

Klinik und Diagnostik

Laborwerte: BB, Thrombozyten, CRP, Gerinnungsfaktoren, Fibrinspaltprodukte, Kreatinin, BZ, Elektrolyte, Transaminasen, Blutgase, Laktat und Osmolalität im Serum.

Der klinische Verlauf ist unterschiedlich und wird im wesentlichen durch die Lokalisation der Perforationsöffnung geprägt. Bei einer Perforation des *Magens und des Duodenums* steht das schnell zunehmende Pneumoperitoneum im Vordergrund. Die abdominelle Distension kann sich so schnell entwickeln, daß die Kinder nur durch Parazentese oder Punktion der Bauchhöhle vor dem Ersticken infolge Zwerchfellhochstands bewahrt werden können.

Perforationen am Dünndarm entwickeln sich dagegen schleichend, werden häufig erst nach 3–5 Tagen bemerkt, da die austretenden Ingesta zunächst steril sind und die Perforationsöffnung durch das anliegende Mesenterium, Omentum oder benachbarte Darmschlingen abgedeckt wird. Nach einer Latenz von mehreren Tagen lösen sich diese Verklebungen jedoch, und es kommt zur plötzlichen Verschlechterung des Allgemeinbefindens sowie der Bauchsymptomatik.

Perforationen des Dickdarms gehen immer mit einem foudroyanten Verlauf infolge des Austritts von Darmgasen und der Endotoxinbildung einher.

Röntgenuntersuchung und Transillumination der Bauchhöhle sichern schnell die Diagnose. Sie sind bei jedem Verdacht und ggf. kurzfristig zu wiederholen. Ein ausgeprägtes Pneumoperitoneum weist auf die Magenperforation, ein Pneumoperitoneum mit reichlich freier Flüssigkeit im Abdomen auf die Dickdarmperforation mit lokalem Konglomerattumor durch die Verklebungen hin. Der Nachweis geringer Mengen freier Luft in der Peritonealhöhle gelingt besser durch die seitliche Aufnahme bei liegendem Kind. Dabei sind die Darmschlingen separiert, die Darmwand verdickt, die Bauchdecke ödematös, so daß die peritoneale Fettlinie und die anderen Weichteilstrukturen verwaschen sind. Leber und Milz sind im allgemeinen vergrößert, die Harnblase infolge der Anurie nicht zu erkennen.

Therapie

Die sekundäre Peritonitis stellt eine dringliche Indikation zur Operation dar. Vor dem Transport der Kinder ist eine stark distendierte Bauchhöhle durch Parazentese oder Punktion zu entlasten. Weitere verzögernde Maßnahmen sind nicht berechtigt, da der deletäre Verlauf beim Endotoxinschock nur durch die schnelle Laparotomie und Spülung der Bauchhöhle beeinflußt werden kann.

Maßnahmen bei Peritonitis

- Wärmeschutz,
- Punktion der Bauchhöhle zur Diagnostik und Entlastung,
- optimale Oxygenierung,
- Azidoseausgleich,
- Magenablaufsonde,
- antimikrobielle Therapie (Aminoglykosid, Mezlocillin bzw. Cephalosporin, Metronidazol),
- Schocktherapie.

11.9 Gallengangsatresie

Angeborener oder perinatal erworbener Verschluß der intra- bzw. extrahepatischen Gallengänge, Inzidenz 1:10 000, Häufung in Ostasien.

Formen

A.	Intrahepatisch
B.	Extrahepatisch
Typ I	Atresie des Ductus choledochus
Typ II	Atresie des Ductus hepaticus communis
Typ III	Atresie der Ductuli hepatici in der Leberpforte (sog. nicht korrigierbare Form)

Krankheitsbild

Es besteht häufig ein Ikterus prolongatus mit einem erneuten Bilirubinanstieg in der 2.–3. Lebenswoche. Die Stühle werden zunehmend acholisch, der Urin dunkler. Die Leber ist anfangs noch nicht vergrößert. Die Prognose ist schlecht, ohne Therapie sterben die meisten Patienten in den ersten 2 Lebensjahren an den Folgen der Leberzirrhose (Leberinsuffizienz, gastrointestinale Blutungen, Malnutrition) [35].

Diagnostik

Die Diagnostik muß bis zur 6. Lebenswoche abgeschlossen sein. Sie umfaßt die Sicherung der Diagnose, Beurteilung der Leberfunktion und Aussagen zur Prognose. Diagnostisches Programm bei Cholestase s. S. 481.

Behandlung

Voraussetzung für ein zufriedenstellendes Operationsergebnis ist die Operation vor dem Abschluß der 6. Lebenswoche. Ziel der chirurgischen Maßnahmen (Portoenterostomie nach Kasai [18, 44, 48]) ist die Exzision der Narbenplatte mit den obliterierten Gallengangsstrukturen im Leberhilus und die Anastomosierung der Leberpforte mit dem Dünndarm, wofür eine Jejunumschlinge nach Roux ausgeschaltet wird. Bei Hypoplasie bzw. Atresie der intrahepatischen Gallengänge bringt die alleinige oder zusätzliche Lymphdrainage eine Entlastung [46]. Bei verschleppter Diagnostik und bei schlechtem Operationsergebnis sollte das Kind frühzeitig einem Lebertransplantationszentrum gemeldet werden.

11.10 Raumfordernde Prozesse

Jede Raumforderung im Abdomen bedarf vordringlich der Abklärung. Oft wird sie durch andere Erkrankungen vorgetäuscht und ist dann auch vom erfahrenen Untersucher klinisch nur schwer einzuordnen. Sonographie und Transillumination erbringen in der Regel Klärung, sind aber evtl. durch die Röntgendiagnostik zu ergänzen. Abzugrenzen sind:

- ▶ Organvergrößerungen (Nebenniere, Niere, Ureter, Harnblase, Leber, Milz, Ovar),
- ▶ Flüssigkeitsansammlungen (Aszites, Cholaskos, Hämaskos, Chylaskos, Urinaskos, Hydrokolpos),
- ▶ Organverlagerungen (Niere bei suprarenaler Blutung, Leber bei Zwerchfelltiefstand, Aorta bei starker Skoliose, Lien mobilis),

- Darmkonvolut, Kotballen, Perforationshöhle,
- umschriebene Neubildungen und Zysten:
  gutartig: Lymphangiom, Hämangiom, Zysten, Teratome (Ovar, Hoden, Steißbein), Urachus, Choledochus, Mesenterium, Dottergang;
  bösartig: Neuroblastom, Wilms-Tumor, Sarcoma botryoides.

Die wichtigsten Informationen erhält man durch die sorgfältige physikalische Untersuchung mit Palpation und Perkussion in Rücken-, Seiten- und Bauchlage bei Berücksichtigung der Atemverschieblichkeit und der manuellen Verschieblichkeit. Weniger hilfreich ist die Zuordnung nach vorn oder hinten, da auch retroperitoneale Geschwülste bis an die Bauchwand reichen können bzw. infolge der lockeren Verschiebeschichten nach vorn sinken und sich durch Palpation verlagern lassen.

- *Atemverschieblichkeit:* Sehr gut bei Geschwülsten der Leber und Milz, Fehlen bei den retroperitoneal fixierten Geschwülsten (Neuroblastome, Teratome) und bei Vergrößerungen der Niere.
- *Manuelle Verschieblichkeit:* Nicht gegeben bei den entzündlich-reaktiven Schwellungen (Perforationshöhle, Eiterung, infizierte Zyste am Nabel oder in der Bauchdecke), bei den Hämatomen von Leber, Nebenniere, Milz und Niere, bei den infiltrierenden retroperitonealen Geschwülsten (Neuroblastom, embryonales Teratom, Sarkoma botryoides).

Hilfreich ist die Berücksichtigung der Ausdehnung einer Geschwulst:

- *Einseitig:* Wilms-Tumor, mesoblastisches Nephrom, multizystische Nierendysplasie, Hydronephrose, Nierenvenenthrombose, Nieren- und Nebennierenzysten, Nebennierenblutung.
- *Mediane Prozesse:* Ovarialzysten, Tumore und Zysten des Omentums, des Pankreas, des Magens und der Harnblase, Urachuszysten, Dottergangszysten, Plica-epigastrica-Zysten, Zysten und Abszesse des Lig. falciforme hepatis, Hydrokolpos.
- *Beidseitige Prozesse:* Nebennierenmarkhämatom, bilaterale Hydronephrosen, polyzystische Degeneration der Nieren, Nie-

renvenenthrombose, Megaureter bei subvesikaler Harnröhrenstenose, beidseitiger Uretermündungsstenose, beidseitigen Ureterozelen.

11.10.1 Neuroblastom

Schnell wachsende Abdominalgeschwülste können Neugeborene unmittelbar vital gefährden. Beim Neuroblastom kann es innerhalb weniger Tage zur Verdoppelung der Geschwulstmasse, zur Kavakompression und Ateminsuffizienz kommen. Eine zytostatische Therapie geht zunächst mit einer weiteren Schwellung der Geschwulst durch Ödem, evtl. auch Blutung einher und bedroht die Kinder daher zusätzlich. Deswegen muß durch eine sofortige Bauchhöhlenerweiterungsplastik (lyophylisierte Dura, Silasticfolie, Amnion) eine Entlastung geschaffen werden. Sie stellt die Voraussetzung für die Chemotherapie dar.

11.10.2 Wilms-Tumor

Nephroblastome sind die zweithäufigsten malignen Geschwülste im Kindesalter. Sie manifestieren sich aber nur selten beim Neugeborenen. Meist handelt es sich dann um mesoblastische Nephrome. Diagnostik und Therapie nach den Tumorprotokollen.

11.10.3 Teratom

Teratome sind zu 30% maligne, nachweisbar bereits präoperativ durch die hohen α-Fetoproteinwerte. Sie können in allen Regionen des Körpers angetroffen werden und gefährden Neugeborene, insbesondere bei einer Lokalisation im Bereich des Halses, des Mediastinums und des Perikards bzw. des Herzens. Häufiger sind jedoch intraabdominelle (Ovarien, Nebennieren, Retroperitoneum, kleines Becken, Pankreas, Lig. hepatoduodenale, Magen) und sakrokokzygeale Teratome. Sie bedrohen die Neugeborenen im allgemeinen nicht, können aber Geburtshindernisse darstellen und postnatal durch Kompressionen des Darms zum Ileus und durch Einbruch in den Magen-Darm-Kanal zu heftigen gastrointestinalen Blutungen führen.

11.10.4 Zystisches Lymphangiom

Lymphangiome sind polyzystische teils aus derber Matrix bestehende, diffus und infiltrierend wachsende Geschwülste des Lymphgefäßsystems, welche in allen Bereichen des Körpers auftreten können. Sie bevorzugen bestimmte Körperstellen (Hals, Axilla, Mediastinum, Thoraxwand) und können durch schnelle Größenzunahme die Neugeborenen erheblich beeinträchtigen. Die Größenzunahme tritt mitunter sehr plötzlich durch Lymphstau oder Einblutung in eine oder mehrere Zysten ein und kann innerhalb weniger Tage die Atemwege verlegen. Lymphangiome können sich sanduhrförmig in die Brusthöhle ausbreiten, weswegen grundsätzlich die klinische Untersuchung durch eine Röntgenübersichtsaufnahme des Thorax zu ergänzen ist. Eine spontane Rückbildung tritt nicht ein. Als nichtoperative Behandlungsmethode gewinnt die Laserbestrahlung zunehmend an Bedeutung.

Literatur

1. Balistreri WF, Grand R, Hoofnagle J.H, Suchy F, Rychman FC, Perlmutter DH, Sokol RJ (1996) Biliary atresia: Current concepts and research directions summary of a symposium. Hepatology 23:1682–1692
2. Bartlett RH, Toomasian J, Roloff D, Gazzaniga AB, Corwin AG, Rucker R (1986) Extracorporeal membrane oxygenation (ECMO) in neonatal respiratory failure. Ann Surg 204:234–244
3. Brands W, Kachel W, Wirth H, Joppich I, Lasch P, Varnholt V (1992) Indication for using extracorporeal membrane oxygenation in congenital diaphragmatic hernias and pulmonary hypoplasia. Eur J Pediatr Surg 2:81–86
4. Breaux CW, Rouse TM, Cain WS, Georgeson KE (1992) Congenital diaphragmatic hernia in an era of delayed repair after medical and/or extracorporeal membrane oxygenation stabilization: a prognostic and management classification. J Pediatr Surg 27:192–196
5. Brown EG, Sweet AY (1980) Neonatal necrotizing enterocolitis. Grune & Stratton, New York, pp 177–186
6. Buchheit JQ, Stewart DL (1994) Clinical comparison of localized intestinal perforation and necrotizing enterocolitis in neonates. Pediatrics 93:32–36

7. Bury RG, Tudehope D (1998) Enteral antibiotics for preventing necrotising enterocolitis in low birthweight or preterm infants. Cochrane Library, CD000405
8. Carceller A, Blanchard H, Alvarez F, St-Vil D, Bensoussan AL, Di Lorenzo M (2000) Past and future of biliary atresia. J Pediatr Surg 35:717–720
9. CDH study group (1999) Does extracorporeal membrane oxygenation improve survival in neonates with congenital diaphragmatic hernia? The Congenital Diaphragmatic Hernia Study Group. J Pediatr Surg 34:720–724
10. Choudhury SR, Ashcraft KW, Sharp RJ, Murphy JP (1999) Survival of patients with esophageal atresia: Influence of birth weight, cardiac anomaly, and late respiratory complicationes. J Pediatr Surg 34:70–74
11. Coradello H (1980) Neonatal small left colon syndrome: Ein nur radiologischer oder auch klinisch relevanter Begriff? Wien Klin Wochenschr 92:42–44
12. Depaepe A, Dolk H, Lechat MF (1993) The epidemiology of tracheo-oesophageal fistula and oesophageal atresia in Europe. EUROCAT Working Group. Arch Dis Child 68:743–748
13. Harrison MR, Golbus MS, Filly RA (1984) The unborn infant. Grune & Stratton, Orlando, pp 37–275
14. Joppich I (1982) Die Diagnose des Megacolon congenitum Hirschsprung. Chirurg 53:407–412
15. Kachel W, Arnold D (1990) Extrakorporale Membranoxygenierung beim Neugeborenen. INA Bd 73, Thieme, Stuttgart
16. Kamitsuka MD, Horton MK, Williams MA (2000) The incidence of necrotizing enterocolitis after introducing standardized feeding schedules for infants between 1250 and 2500 grams and less than 35 weeks of gestation. Pediatrics 105:379–384
17. Kays DW, Langham MR Jr, Ledbetter DJ, Talbert JL (1999) Detrimental effects of standard medical therapy in congenital diaphragmatic hernia. Ann Surg 230:340–348
18. Kitamura T, Sawaguchi S, Akiyama H, Nakajo T (1980) Langzeitresultate nach der Operation der angeborenen Gallengangsatresie bei 144 eigenen Fällen. Z Kinderchir 31:239–262
19. Kosloke AM (1990) A unifying hypothesis for pathogenesis and prevention of necrotizing enterocolitis. J Pediatr 117:68–74
20. Masaki N, Haase G, Kennaugh J, Bui K, Atkinson JB (1994) Prospective randomized trial of delayed vs. immediate repair of CDH. J Pediatric Surg 29:618–621
21. Mowat AP (1996) Bilary atresia into the 21st century: A historical perspective. Hepatology 23:1693–1695
22. Moyer V, Moya F, Tibboel R, Losty P, Nagaya M, Lally KP (2000) Late vs. early surgical correction for congenital diaphragmatic hernia in newborn infants. Cochrane Database Syst Rev CD001695
23. Myers NA (1991) Evolution of the management of esophageal atresia. Pediatr Surg Int 6:407–411
24. Nakayama DK, Motoyama EK, Tagge EM (1991) Effect of preoperative stabiliation on respiratory system compliance and outcome in newborn infants with congenital diaphragmatic hernia. J Pediatr 118:793–799
25. NINOS (2000) Inhaled nitric oxide in term and near term infants: neurodevelopmental follow up of the neonatal inhaled nitric oxide study group (Ninos) J Pediatr 136:611–617

26. Obladen M (1986) Nekrotisierende Enterocolitis. Pathogenese und iatrogene Faktoren. Monatschr Kinderheilkd 134:515–519
27. O'Rourke PP, Lillehei CW, Crone RK, Vacanti JP (1991) The effect of extracorporeal membrane oxygenation on the survival of neonates with highrisk congenital diaphragmatic hernia: 45 case from a single institution. J Pediatr Surg 26:147–152
28. Pameijer CR, Hubbard AM, Coleman B, Flake AW (2000) Combined pure esophageal atresia: prenatal diagnostic features and review of the literature. J Pediatr Surg 35:745–747
29. Pena A, de Vries PA (1982) Posterior sagittal anorectoplasty. J Pediatr Surg 17:638–643
30. Puri P, Lake BD, Gorman F, O'Donell B, Nixon HH (1983) Megacystismicrocolon-intestinal hypoperistalsis syndrome: a visceral myopathy. J Pediatr Surg 18:64–69
31. Raghuveer G, Speidel B, Marlow N, Porter H (1996) Focal intestinal perforation in preterm infants is an emerging disease. Acta Paediatr 85:237–239
32. Ringer SA (1991) Surgical emergencies in the newborn. In: Cloherty JP, Stark AR (eds) Manual of neonatal care, 3rd edn. Little, Brown, Boston, pp 496–510
33. Ryckman FC, Alonso MH, Bucuvalas JC, Balistreri WF (1998) Biliary atresia-surgical management and tretment options as they relate to outcome. Liver Transpl Surg 4:S24–S33
34. Santulli TV (1980) Meconium ileus. In: Holder TM, Ashcraft KW (eds) Pediatric surgery. Saunders, Philadelphia, pp 356–373
35. Schweizer P, Müller G (1984) Gallengangsatresie. Cholestasesyndrome im Neugeborenen- und Säuglingsalter. Hippokrates, Stuttgart
36. Shanbhogue LKR, Tam PKH, Ninan G, Lloyd DA (1990) Preoperative stabilisation in congenital diaphragmatic hernia. Arch Dis Childh 65: 1043–1044
37. Somaschini M, Locatelli G, Salvoni L, Bellan C, Colombo A. (1999) Impact of new treatments for respiratory failure on outcome of infants with congenital diaphragmatic hernia. Eur J Pediatr 158:780–784
38. Sonntag J, Wagner MH, Waldschmidt J, Wit J, Obladen M (1998) Multisystem organ failure and capillary leak syndrome in severe necrotizing enterocolitis of very low birth weight infants. J Pediatr Surg 33:481–484
39. Sonntag J, Grimmer I, Scholz T, Metze B, Wit J, Obladen M (2000) Growth and neurodevelopmental outcome of very low birthweight infants with necrotizing enterocolitis. Acta Paediatr 89:528–532
40. Spitz L (1996) Esophageal atresia: past, present, future. J Pediatr Surg 31:19–25
41. Ssemakula N, Steward DL, Goldsmith LJ, Cook N, Bond SJ (1997) Survival of patients with congenital diaphragmatic hernia during the ECMO era: an 11-year experience. J Pediatr Surg 32:1683–1689
42. Stauffer UG, Pochon JP (1982) Angeborene Atresien und Stenosen des übrigen Dünndarms und des Dickdarms. In: Bettex M, Genton N, Stockmann M (Hrsg) Kinderchirurgie, 2. Aufl. Thieme, Stuttgart, S. 7.46–7.54
43. Tannuri U, Rodrigues CJ, Maksoud Filho JG, Santos MM, Tannuri AC, Rodrigues AJ Jr (1998) The effects of prenatal intraamniotic surfactant or dexamethasone administration on lung development are comparable to changes induced by tracheal ligation in an animal model of congenital dia-

phragmatic hernia: studies of lung glycogen content, elastic fiber density, and collagen content. J Pediatr Surg 33:1776–1783
44. Vacanti JP, Shamberger RC, Eraklis A, Lillehei CW (1990) The therapy of biliary atresia combining the Kasai portoenterostomy with liver transplantation: a single center experience. J Pediatr Surg 25:149–142
45. Waldschmidt J (1990) Das akute Abdomen im Kindesalter. Diagnose und Differentialdiagnose. VCH edition medizin, Weinheim
46. Waldschmidt J, Charissis G (1983) Die Omento-porto-duodenopexie zur Behandlung der Gallengangsatresie und -hypoplasie im Säuglingsalter. Z Kinderchir 38:320–329
47. Weber TR, Kountzman B, Dillon PA, Silen ML (1998) Improved survival in congenital diaphragmatic hernia with evolving therapeutic strategies. Arch Surg 133:498–502; discussion 502–503
48. Wood RP et al. (1990) Optimal therapy for patients with biliary atresia: portoenterostomy („Kasai" procedures) vs. primary transplantation. J Pediatr Surg 25:153

12 Fehlbildungen des Urogenitalsystems

J. Waldschmidt

12.1 Bilaterale obstruktive Uropathie

Die bilaterale obstruktive Uropathie kann schon beim Neugeborenen erhebliche Probleme bereiten.

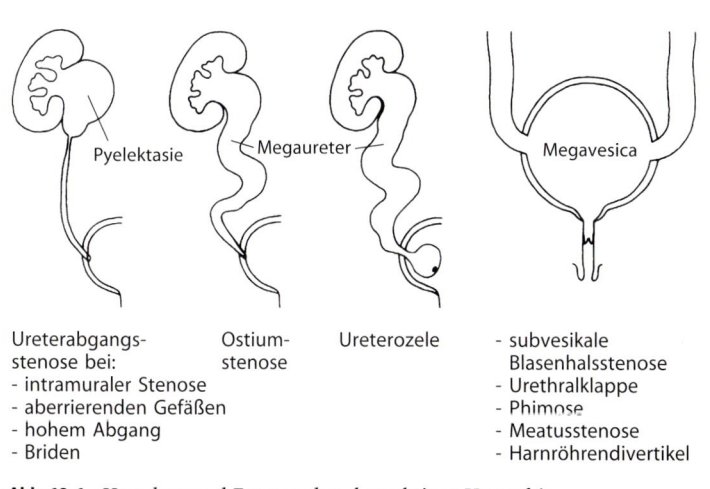

Abb. 12-1. Ursachen und Formen der obstruktiven Uropathie

Ursachen (Abb. 12-1)

- Urethralklappen,
- Blasenhalsstenose,
- bilaterale Ureterozelen,
- bilaterale Uretermündungsstenosen,
- bilaterale Ureterabgangsstenosen,
- neurogene Blasenlähmung,
- idiopathische Megaureteren,
- unilaterale Obstruktion bei Einzelniere.

Harnwegsanomalien kommen familiär gehäuft vor. Sie sind durch die fetale Sonographie sehr gut zu erfassen [5, 12, 19]. Ein gezieltes pränatales Screening ist bei bekannter Disposition und bei Vorliegen eines Oligohydramnions angezeigt.

Diagnostik

Sorgfältige klinische Inspektion und Palpation unter Berücksichtigung dysmorpher Stigmata, ergänzt durch Transillumination und Sonographie. Zu beachten sind die einseitige Symptomatik bei Agenesie der Gegenseite und die atypischen Befunde bei Hufeisenniere sowie bei den im kleinen Becken dystop gelegenen Nieren. Ein normaler Harnstatus schließt eine Fehlbildung der Nieren nicht aus. Wichtigste Untersuchung ist neben der Sonographie das MCU.

Das intravenöse Pyelogramm ist jenseits der ersten Lebenstage sehr aussagekräftig, wenn es durch die Frühaufnahme („rim sign") und durch Spätaufnahmen ergänzt wird. Größe und Durchblutung der Nieren, Ausscheidungsleistung und pathologische anatomische Befunde am Nierenbecken und an den ableitenden Harnwegen kommen meist hinreichend zur Darstellung. Im Alter von 2–4 Wochen schließt sich die Szintigraphie mit Mag 3 an [13, 25].

Diagnostisches Vorgehen

- Anamnese (familiäre Häufung, chromosomale Anomalien),
- Schwangerschaftsanamnese (Röteln),
- fetale Sonographie,

- Palpation,
- Harnanalysen mit Sediment und Bakterien- sowie Viruskultur,
- Blutdruckmessung;
- Sonographie bei
  tastbarer Geschwulst,
  Hämaturie,
  Prune-belly-Syndrom,
  Fehlbildung des Anus,
  Fehlbildung des Genitales (Hypospadie, Epispadie, Ekstrophie),
  der Extremitäten, der Ohren und Gesichtsspalten,
  singulärer Nabelarterie (oft kombiniert mit anderen Anomalien),
  Gonadendysgenesie,
  unvollständiger Entleerung der Blase,
  Kreatinin- und Harnstofferhöhung,
  Nierenvenenthrombose;
- intravenöses Pyelogramm,
- Miktionszystourethrogramm,
- seitengetrenntes Nierenfunktionsszintigramm,
- Kreatininclearance,
- evtl. Zystoskopie.

Therapie

Das therapeutische Vorgehen bei der obstruktiven Uropathie ist abhängig von den auslösenden Grunderkrankungen. Dabei muß beachtet werden, daß sich ein großer Teil der pränatal diagnostizierten Hydronephrosen postnatal zurückbildet [13, 14], daß eine Hydronephrose nicht immer mit einer Obstruktion der ableitenden Harnwege einhergeht. Nichtobstruktive einseitige Hydronephrosen bilden sich oft postnatal zurück [15, 22], so daß abwartendes Verhalten unter regelmäßiger sonographischer Kontrolle gerechtfertigt sein kann. Am ehesten hilft die seitengetrennte Isotopenszintigraphie, frühzeitig die Kinder zu entdecken, bei denen eine Operation erforderlich ist [16]. Zu beachten sind Kombinationen mit anderen Anomalien der Harnwege wie einer gekreuzten Dystopie der Nieren, Hufeisennieren, vesikouretalem Reflux, Blasendivertikel, Ureterdoppelanlage, Ureterektopie und anderen.

Bei aplastischer Zystenniere und bei multizystisch degenerierten Nieren wird abgewartet. Auch kleine Parenchymreste sollen erhalten werden. Engmaschige Verlaufskontrollen sind aber erforderlich, um eine arterielle Hypertension und Harnwegsinfekte nicht zu übersehen. Die Zysten bilden sich meist spontan zurück, eine Operation ist nur bei arterieller Hypertonie und bei Entzündungen zu erwägen.

12.2 Anomalien der Urethra

12.2.1 Hypospadie

Inzidenz 1:500. Es werden 4 Formen unterschieden, abhängig von der Position des Meatus: glandulär (1. Grades), penil (2. Grades), skrotal (3. Grades), perineal (4. Grades).

Bei den schweren Formen ist die Urethralrinne in eine derbe Narbenplatte, die sog. Chorda, umgewandelt, wodurch eine starke Krümmung des Penis resultiert. Dabei liegt eine dorsale Präputialschürze vor, oft ist auch der Meatus stenosiert. Kombinationen mit anderen Fehlbildungen des ableitenden Harntrakts sind häufig. Bei den skrotalen und perinealen Hypospadien ist die Geschlechtszuordnung schwierig, insbesondere wenn ein Kryptorchismus vorliegt.

Diagnostik

Beobachtung: Miktion im Strahl? Ausschluß einer Meatusstenose durch Sondierung des Orificium urethrae externum. Begleitfehlbildungen am übrigen Harntrakt durch Sonographie, Ausscheidungsurogramm und Miktionszystourethrographie ausschließen. Bei der skrotalen und perinealen Hypospadie Bestimmung des chromosomalen Geschlechts und Ergänzung der Röntgendiagnostik durch ein Genitogramm.

Behandlung

Bei einer Meatusstenose ist baldmöglichst eine Meatotomie vorzunehmen. Bei glandulärer Hypospadie kann bei gutem Harnstrahl auf eine Korrektur verzichtet werden. Penisverkrümmungen werden im allgemeinen ab dem 6. Lebensmonat durch eine Aufrichtungsoperation beseitigt, die Harnröhrenplastik wird 8–10 Monate später angeschlossen oder in einer Sitzung durchgeführt [4].

12.2.2 Epispadie

Es besteht eine dorsale Spalte der Harnröhre, häufig kombiniert mit Harninkontinenz, gelegentlich besteht ein Spaltbecken. Inzidenz 1:30.000. Die Epispadie ist obligat bei der Blasenekstrophie. Die Epispadie kann gelegentlich auf die Glans und auf den Penisschaft begrenzt sein. Dabei liegt eine volare Präputialschürze vor.

Diagnostik

Wie bei der Hypospadie.

Behandlung

Bei rezidiverenden Harnwegsinfekten frühzeitige Korrektur, beim Knaben u.U. kombiniert mit einer Penisstreckung. Bei leichteren Formen Korrektur ab dem 18. Lebensmonat. Bei Harninkontinenz Versuch der Kontinenzplastik im 1. Lebensjahr.

12.3 Blasenekstrophie

Defekt der unteren vorderen Bauchwand mit Klaffen der Symphyse und Blase bei Epispadie des Genitales. Inzidenz 1: 20 000, 80% sind Knaben.

Krankheitsbild

Es besteht eine Beckenspalte mit Spaltung von Symphyse und Klitoris bzw. Penis und ventral offener Blase, welche aufgeklappt als Platte den großen Bauchwanddefekt schließt. Die Ureterostien sind verzogen und häufig stenosiert. Oft bestehen weitere Anomalien: vesikoureteraler Reflux, Ureterabgangsstenose, Megaureter, beim Mädchen eine Atresie der Vagina mit Hydrokolpos, beim Knaben eine Retentio testis.

Behandlung

Die operative Korrektur ist innerhalb der ersten 2 Lebenstage durchzuführen [7, 18, 20]. Anzustreben ist die primäre Rekonstruktion der Blase noch vor Manifestation eines Harnweginfekts. Deswegen sollten Harnblase, klaffende Symphyse und die Epispadie schon am 1. Lebenstag verschlossen und die Bauchwand rekonstruiert werden. Die Orchidolyse und der Aufbau des äußeren Genitales muß u.U. auf einen späteren Zeitpunkt verschoben werden, kann aber schon beim Ersteingriff gelingen.

Das wichtigste Ziel, die Herstellung der Harnkontinenz und die anatomiegerechte Rekonstruktion des äußeren Genitales, gelingt auch unter günstigen Bedingungen und Versorgung am 1. Lebenstag nur bei $^2/_3$ der Kinder.

12.3.1 Vesikointestinale Fissur

Es besteht die Kombination einer Omphalozele und Blasenekstrophie mit Eversion des Darms. Weitere Fehlbildungen sind eine Atresie des Enddarms, Anomalien der Wirbelsäule, des Beckens und des Genitales, gelegentlich in Kombination mit einer Myelomeningozele. Die Korrektur dieser Fehlbildung ist schwierig, die Prognose wegen des Kurzdarmsyndroms schlecht.

12.4 Fehlbildungen des Genitales

12.4.1 Intersexuelles Genitale

Störung der Geschlechtsdifferenzierung durch Fehlentwicklungen der Wolff- (männliche Prägung) und Müller-Gänge (weibliche Prägung). Es ist zu unterscheiden zwischen der

- abnormen Genitalentwicklung bei normalen Hoden (Pseudohermaphroditismus masculinus) und der
- abnormen Genitalentwicklung bei normalen Ovarien (Pseudohermaphroditismus femininus).

Klinischer Befund

Genaue Inspektion des äußeren Genitales mit Schweregradeinteilung nach Prader (Abb. 12-2).

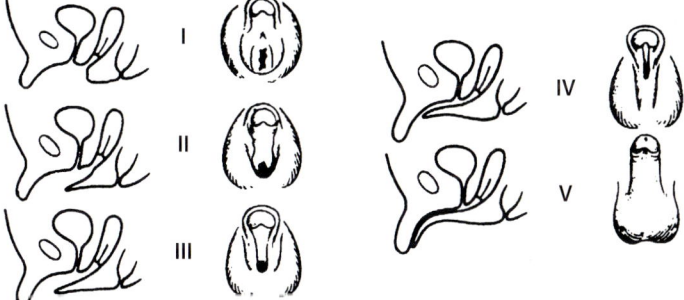

Abb. 12-2. Äußerer Genitalbefund bei Intersexualität Typ I–V nach Prader.
Typ I: Klitorisvergrößerung bei sonst weiblichem Genitale
Typ II: Klitorisvergrößerung und trichterförmiger Sinus urogenitalis, in dessen tiefe Vagina und Urethra sichtbar sind
Typ III: Langer und enger, aber noch trichterförmiger Sinus urogenitalis
Typ IV: Kleine Urogenitalöffnung an der Basis des Phallus bei Canalis urogenitalis
Typ V: Äußerlich normales männliches Genitale

Diagnostik

- Anamnese mit besonderer Berücksichtigung der Familienanamnese (Geschwister, Verwandte mit testikulärer Feminisierung, Blutsverwandtschaft der Eltern, primäre Amenorrhö) und der Schwangerschaftsanamnese,
- Karyogramm,
- Sonogramm von Nieren und Beckenorganen,
- Genitogramm,
- Ausscheidungsurogramm und Miktionszystourethrogramm,
- evtl. Laparoskopie,
- Ausschluß eines adrenogenitalen Syndroms: s. Tabelle 14-4, S. 360.

Behandlungsrichtlinien

Frühzeitige Geschlechtszuordnung, bei der in erster Linie der Phänotyp, erst sekundär der Karyotyp und der Wunsch der Eltern zu berücksichtigen sind. Feminisierende Genitalplastiken sind einfacher durchzuführen als die Penisaufbauplastik mit erektiler Potenz. Die feminisierende Genitalplastik wird am Ende des 1. Lebensjahrs durchgeführt. Eine eventuelle Gonadektomie wird von der Art der Fehlbildung und der funktionellen Wirksamkeit der Gonaden abhängig gemacht und, wenn möglich, erst in der Präpubertät durchgeführt.

12.4.2 Hydrokolpos

Ansammlung von Vaginal- und Zervixsekret durch Hymenalokklusion oder Scheidenverschluß. Das Krankheitsbild ist unterschiedlich und hängt von der zugrundeliegenden Fehlbildung ab.

■ **Hymen occlusus.** Es ist am häufigsten. Das Hymen wölbt sich zwischen den Labien vor, das Abdomen ist durch das Seromukokolpos stark aufgetrieben. Harn und Mekonium sind aufgestaut, gelegentlich besteht sogar eine Kompression der unteren Hohlvene mit Einflußstauung.

■ **Sinus urogenitalis.** Die Vaginalatresie ist längerstreckig, eine Protrusio hymenalis fehlt daher. Dabei ist der Sekretaufstau im allgemeinen weniger stark, da Fisteln zur Harnröhre und zum Rektum bestehen. Aus dem vermeintlichen Scheideneingang entleert sich häufig gleichzeitig Urin und Mekonium. Die Infektionsgefahr ist groß. Durch Pyokolpos und Urosepsis sind die Neugeborenen stark gefährdet. Begleitfehlbildungen sind häufig, v.a. an Nieren, Harnwegen und Rektum, seltener liegen intestinale und intrathorakale Anomalien vor [10]. Bei Duplikaturen kann sich die Okklusion der Scheide auf eine Seite beschränken, das klinische Bild dann noch stärker verschleiert sein.

Diagnostik

Der Hydrokolpos kann schon pränatal durch die fetale Sonographie gesichert werden. Auch postnatal reicht die Sonographie zur diagnostischen Sicherung aus. Sie zeigt einen großen echofreien Hohlraum dorsal der Blase mit Impression von Rektum und Harnblase, evtl. einen Aufstau in den Ureteren.

Ergänzende Untersuchungen sind bei komplexeren Genitalfehlbildungen angezeigt: Röntgenübersichtsaufnahme des Abdomens, intravenöses Pyelogramm, Sondierung der Genitalöffnung mit Genitogramm, Miktionszystourethrogramm, evtl. Kolonkontrasteinlauf.

Differentialdiagnostisch abzugrenzen sind die Megavesika, ein großes Urachus- oder Blasendivertikel, Raumforderungen im kleinen Becken durch Darmduplikaturen, Geschwülste und Zysten.

Behandlung

Beim Hydrokolpos reicht die Inzision des Hymens bzw. des vaginalen Septums aus, eine Narkose ist nicht erforderlich. Bei kloakaler Fehlbildung ist baldmöglichst zur Verhütung septischer Komplikationen die Totalkorrektur vorzunehmen.

12.5 Hodentorsion

Torsion von Hoden und Nebenhoden mit (supravaginale Torsion) oder ohne (intravaginale Torsion) Torsion von Samenstrang und Hodenhüllen. Hämorrhagische Infarzierung. Bei pränataler Torsion steht die Hodenschwellung, bei postnataler Torsion der heftig einsetzende Schmerz im Vordergrund. Begleitend oft eine Hydrozele und bei der postnatalen Torsion die Druckschmerzhaftigkeit und Rötung des Skrotums. Kennzeichnend sind ferner die Verkürzung des Samenstrangs und die Zunahme der Schmerzen bei Anheben des Skrotums.

Diagnostik

■ **Sonographie und farbkodierte Dopplersonographie.** Sehr aufschlußreich. Nachweis von Kalk hinweisend auf: Mekoniumorchitis, Teratom, Hämatom und Neuroblastom.

■ **Röntgenweichteilaufnahme.** Gut geeignet zur Abgrenzung von Verkalkungen bei Mekoniumperiorchitis, Hämatomen und Geschwülsten.

■ **Differentialdiagnose.** Sie richtet sich nach dem Zeitpunkt des Eintretens der Torsion. Abzugrenzen sind:
Bei der *pränatalen Torsion:*

- Mekoniumperiorchitis,
- Hodentumor (Teratom, Granulosazelltumor),
- paratestikulärer Tumor,
- dystopes Milzgewebe,
- dystopes Nebennierengewebe,
- Hydrozele,
- Hydatide,
- Nebenhodenanomalien.

Bei der *postnatalen Torsion:*

- akutes Skrotum bei Orchitis,
- Epididymitis,
- Geburtstrauma (Beckenendlage!),
- skrotales Hämatom,
- idiopathisches Skrotalödem,
- Hernieninkarzeration,
- Skrotalgangrän bei Umbilikalarterienthrombose (Nabelarterienkatheter).

Behandlung

Bei der postnatalen Hodentorsion ist schnellstmöglich zu operieren, Ischämietoleranzzeit des Hodens maximal 4 h. Bei pränataler Torsion Operation im Intervall nach sorgfältiger Klärung der Differentialdiagnose. Bei verschleppter Hodentorsion Orchiektomie erforderlich, um einer Sekundärinfektion mit Übergreifen auf die Gegenseite vorzubeugen.

12.6 Nebennierenblutung

Apoplektiforme Blutung in das Nebennierenmark mit Destruktion und weitgehender Nekrose der betroffenen Nebenniere. Bei $2/3$ der Kinder einseitig, Inzidenz 0,5–1%.

Die Ursache ist multifaktoriell. Auslösend ist in der Regel ein Geburtstrauma bei erschwerter Geburt, prädisponierend sind die Größe und die starke Vaskularisierung der Neugeborenennebennieren, Hypoproteinämie und Gerinnungsstörungen bei Sepsis, Hypoxie usw. Gelegentlich tritt die Hämorrhagie bereits pränatal ein [9].

Krankheitsbild

Die Blutung ist anfangs auf das Organ beschränkt und durch die Trias „Anämie, Ikterus und Tumor im Oberbauch" gekennzeichnet.

Bei beiderseitiger Apoplexie steht die Nebenniereninsuffizienz mit dem Bild der Addison-Krise im Vordergrund.

Komplikationen sind insbesondere die Kapselruptur mit dem Retrohämoperitoneum und dem Einbruch in die Bauchhöhle, wodurch es zum hämorrhagischen Schock kommen kann. Gefürchtet sind ferner die Superinfektion mit Ausbildung eines Nebennierenabszesses, seltener auch ein Niereninfarkt und eine Mesenterialvenenthrombose [3].

Differentialdiagnostisch abzugrenzen sind beim Nebennierenmarkhämatom insbesondere die retroperitonealen Geschwülste, Hydronephrosen und Zystennieren. Von diesen unterscheiden sich die Nebennierenmarkhämatome durch ihre starke Dolenz und durch die eingeschränkte Beweglichkeit. Zu beachten ist allerdings, daß mitunter nur die nach kaudal verdrängte, meist noch gut bewegliche Niere zu palpieren ist.

Diagnostik

Sonographie: Das anfänglich noch flüssige Hämatom ist weitgehend frei von Binnenechos, bei Gerinnung und Organisation des Hämatoms kommen in zunehmendem Maße Binnenstrukturen zur Darstellung, die innerhalb von 2–3 Wochen durch eine erneute Verflüssigung und Resorption des Hämatoms wieder verschwinden. – intravenöses Pyelogramm mit Frühaufnahme, evtl. Computertomographie.

Behandlung

Komplikationen sind selten, müssen durch eine sorgfältige Verlaufskontrolle aber beachtet werden. In der Regel kommt es zur spontanen Resorption, welche sonographisch gut zu verfolgen ist. Punktionen sind kontraindiziert, eine Laparotomie nur im Zweifelsfall und bei unmittelbar bevorstehender oder bereits eingetretener Komplikation angezeigt.

Literatur

1. Anand S (1982) Acute renale failure in the neonate. Pediatr Clin North Am 29:791–800
2. Arant BS (1981) Non-renal factors influencing renal functions during the perinatal period. Clin Perinatol 8:225–230
3. Bakdash BA, Slim MS (1981) Adrenal abscess in a neonate due to gas forming organisms: a diagnostic dilemma. Z Kinderchir 32:184–187
4. Borer IG, Relik AB (1999) Current trends in hypospadias repair. Urol Clin North Am 26:15–37
5. Elder JS (1997) Antenatal hydronephrosis. Fetal and neonatal management. Pediatr Clin North Am 44:1299–1321
6. Engle WD (1986) Evaluation of renal function and acute renal failure in the neonate. Pediatr Clin North Am 33:129–151
7. Grady RW, Mitchell ME (1998) Newborn exstrophy closure and epispadias repair. World J Urol 16:2000–2004
8. Groff DB, Buchino JJ (1982) A child with hemihypertrophy and a right flank mass. J Pediatr 100:500–504
9. Haniman B, Morger R (1983) Nebennierenblutung beim Neugeborenen. Z Kinderchir 38 [Suppl]:59–60
10. Hofmann U, Dopfer R, Reifferscheid P (1984) Clinical aspects, diagnosis, and treatment of the Kaufmann syndrome (hydrocolpos, hypospadias, polydactyly). Progr Pediatr Surg 17:71–78
11. Ingelfinger JG (1987) Renal conditions in the newborn period. In: Cloherty JP, Stark AN (eds) Manual of neonatal care, 2nd edn. Little, Brown, Boston, pp 377–390
12. Johnson CE, Elder JS, Judge NE, Adeeb FN, Grisoni ER, Fattlar DC (1992) The accuracy of antenatal ultrasonography in identifiying renal abnormalites. Am J Dis Child 146:1181–1184
13. Kitagawa H, Pringle KC, Stone P, Flower J, Murakami N, Robinson R (1998) Postnatal follow-up of hydronephrosis detected by prenatal ultrasound: the natural history. Fetal Diagn Ther 13:19–23
14. Koff SA, Campbell K (1992) Nonoperative management of unilateral neonatal hydronephrosis. J Urol 148:525–531
15. Koff SA (1998) Neonatal management of unilateral hydronephrosis. Role for delayed intervention. Urol Clin North Am 25:181–186
16. Lam BC, Wong SN, Yeung-CY, Tang MH, Ghosh A (1993) Outcome and management of babies with prenatal ultrasonographic renal abnormalities. Am J Perinatol 10:263–268
17. Mathew OP, Jones AS, James E, Bland H, Grashong T (1980) Neonatal renal failure: usefulness of diagnostic indices. Pediatrics 65:57–60
18. Nicholls G, Duffy PG (1999) Anatomical correction of the exstrophy-epispadias complex. Brit J Urol 162:1421–1423
19. Reddy PP, Mandell J (1998) Prenatal diagnosis. Therapeutic implications. Urol Clin North Am 25:171–180
20. Smith EA, Woodard JR, Broecker BH, Ricketts RR (1997) Current urologic management of cloacal exstrophy. J Pediatr Surg 32:256–261
21. Thorup J, Mortensen T, Diemer H, Johannsen A, Nielsen OH (1985) The prognosis of surgically treated congenital hydronephrosis after diagnosis in utero. J Urol 134:914–918

22. Ulman I, Jayanthi VR, Koff SA (2000) The long-term follow up of newborns with severe unilateral hydronephrosis initially treated nonoperatively. J Urol 164:1101–1105
23. Waldschmidt J, Charissis G, Stäblein B (1984) Hemorragia masiva-suprarenal del recien nacido. Bol Soc Cast Ast Leon Pediatr 25:101–118
24. Waldschmidt J, Hamm B, Schier F (1990) Das akute Skrotum. Hippokrates, Stuttgart
25. Wong JC, Rossleigh MA, Farnsworth RH (1995) Utility of technetium-99m-MAG3 diuretic renography in the neonatal period. J Nucl Med 36: 2214–221

13 Nierenkrankheiten

R. F. Maier

13.1 Neonatale Nierenfunktion

In der Neonatalperiode ist die Nierenfunktion im Vergleich zu älteren Kindern und Erwachsenen noch eingeschränkt (Tabelle 13-1). Bedingt durch einen hohen renalen Gefäßwiderstand sind während der Fetalzeit der renale Blutfluß und damit die glomeruläre Filtrationsrate (GFR) niedrig. Nach der Geburt sinkt der renale Gefäßwiderstand, renaler Blutfluß und GFR steigen in den ersten Lebensmonaten kontinuierlich an. Erwachsenenwerte werden mit etwa 18 Monaten erreicht. Da Kreatinin im Tubulus weder resorbiert noch sezerniert wird, stellt die Kreatininclearance ein Maß für die GFR dar (Tabelle 13-2).

Tabelle 13-1. Besonderheiten der Nierenfunktion bei Früh- und Neugeborenen. (Nach [46])

Lokalisation	Funktionsminderung	Mögliche Folgen
Glomerulum	Filtrationsrate reduziert	Retention von Wasser, Elektrolyten, Medikamenten
Proximaler Tubulus	Rückresorption von Wasser, Natrium, Bikarbonat, Glukose, Aminosäuren, Phosphat vermindert	Hyponatriämie, metabolische Azidose, Verlust von Nährstoffen
Distaler Tubulus und Sammelrohr	Sekretion von Kalium und Protonen vermindert Konzentrationsfähigkeit vermindert	Hyperkaliämie, metabolische Azidose, Dehydratation

Tabelle 13-2. Altersspezifische Entwicklung der Kreatininclearance (ml/min/1,73m^2). (Nach [43, 46])

	Postnatales Alter	Median/Mittelwert	10.–90. Perzentile
Frühgeborene 26–34 SSW	Woche 1	12	7–22
	Woche 2	16	10–28
	Woche 3–4	20	11–34
	Woche 5–6	23	15–36
	Woche 7–9	29	17–36
Reife Neugeborene	1 Woche	30	
Säuglinge	1 Monat	50	
Kinder	1 Jahr	100	
Erwachsene		125	

Wie für Herz und Gehirn existiert auch für die renale Durchblutung eine Autoregulation, d.h. die Nierendurchblutung bleibt bei Blutdruckschwankungen innerhalb bestimmter Grenzen konstant. Erst bei Unterschreiten eines kritischen Blutdruckwertes sinkt die GFR mit weiter sinkendem Blutdruck. Bei Neugeborenen und insbesondere bei Frühgeborenen scheint der Bereich, innerhalb dessen diese Autoregulation funktioniert, noch sehr schmal zu sein [24].

Der proximale Tubulus ist bei Neugeborenen und noch ausgeprägter bei Frühgeborenen sehr vulnerabel gegenüber toxischen (Medikamente) und hypoxischen Insulten. Beim Erwachsenen werden im proximalen Tubulus etwa $^2/_3$ des Wasser- und Natriumfiltrates rückresorbiert. Diese Resorption ist bei Früh- und Neugeborenen vermindert [39]. Ab etwa 32 SSW kann dies durch eine erhöhte Resorption im distalen Tubulus kompensiert werden. Unreife Kinder haben eine negative Natriumbilanz und können eine Hyponatriämie entwickeln. Die Sekretion von sauren Valenzen im distalen Tubulus ist in der Neonatalperiode eingeschränkt. Eine hohe Proteinzufuhr bei Frühgeborenen erhöht die Säurebelastung und kann zur späten metabolischen Azidose führen. Diese ist nicht zu verwechseln mit der frühen Azidose dieser Kinder, die durch mangelnde Bikarbonatrückresorption im proximalen Tubulus entsteht. Die maximale Konzentrationsfähigkeit bei Kindern und Erwachsenen liegt bei etwa 1200 mosmol/kg H_2O, beim Neugeborenen bei etwa 600 mosmol/kg H_2O und bei Frühgeborenen bei etwa 550 mosmol/kg H_2O.

Urinausscheidung

Innerhalb der ersten 12 Lebensstunden ist jede Urinausscheidung akzeptabel, im Alter von 12–24 h sollten 0,5 ml/kg/h ausgeschieden werden, später 1–3 ml/kg/h. Bei sehr unreifen Frühgeborenen kann die Ausscheidung 5–7 ml/kg/h erreichen [12].

13.2 Akute Niereninsuffizienz

Definition

Plötzliche Einschränkung der GFR mit Akkumulation harnpflichtiger Substanzen. Sie geht mit Oligo- oder Anurie und Störungen des Elektrolyt- und Säure-Basen-Haushalts einher.

Diagnostische Parameter [10, 24]

- Diurese <1 ml/kg/h über 24 h nach dem ersten Lebenstag,
- Serumkreatinin >1,5 mg/dl (133 µmol/l) nach dem 1. Lebenstag,
- fehlender kontinuierlicher Kreatininabfall (>50% des Ausgangswerts vom 2. Lebenstag) bei Reifgeborenen bis zum Ende der 1. Lebenswoche,
- eingeschränkte Kreatininclearance (s. Tabelle 13-2).

Ätiologie

Prärenales Nierenversagen (Hypoperfusion)

- ▶ Hypovolämie (Blutungen, fetale Transfusionssyndrome, Kapillarleck, Dehydratation),
- ▶ Hypotension (Sepsis, Herzinsuffizienz, Aortenisthmusstenose, Hypothermie),
- ▶ Hypoxämie (Asphyxie, Vitium cordis, pulmonale Probleme).

Renales Nierenversagen (Parenchymschädigung)

- ▶ Kongenitale Fehlbildungen (Hypoplasie, polyzystische Degeneration, nephrotisches Syndrom),
- ▶ vaskuläre Ursachen (Nierenvenen- und Nierenarterienthrombosen, disseminierte intravasale Gerinnung),
- ▶ hypoxisch-ischämische Schädigung (Hypoxie, Schock),
- ▶ unbehandeltes prärenales Nierenversagen,
- ▶ nephrotoxische Schädigung (Indometacin, Aminoglykoside, Cephalosporine).

Postrenales Nierenversagen (Obstruktion der ableitenden Harnwege)

- ▶ Obstruktive Uropathien (Urethralklappen, Ureterstenosen, Nierentumoren),
- ▶ neurogene Blasenlähmung.

Tabelle 13-3. Differenzierung zwischen prärenalem und renalem Nierenversagen [5, 10, 17]. Die Werte beziehen sich auf Neugeborene, für Frühgeborene schwanken sie deutlich stärker [24, 32]

Werte	Prärenal	Renal
Urinosmolalität [mosmol/kg]	>400	<400
Spezifisches Uringewicht	>1015	<1010
Urinnatrium [mmol/l]	<20–30 (31 ± 19)	>30 (63 ± 35)
Kreatinin (Urin: Plasma)	>15–20 (29 ± 16)	<15 (10 ± 4)
Osmolalität (Urin: Plasma)	>1,5	<1,0
Urinstatus	Normal	Hämaturie

Prärenales Nierenversagen

Häufigste Form (80%) [45], auch wenn es mit der Einführung routinemäßiger Bludruckmessung beim Neugeborenen seltener geworden ist. Bei frühzeitiger, adäquater Behandlung mit Normalisierung der renalen Perfusion gute Prognose. Hilfreich zur Differenzierung zwischen prärenalem und renalem Nierenversagen sind die in Tabelle 13-3 zusammengestellten Parameter.

Therapie (nach [23])

- Bei akutem Blutverlust Volumenausgleich mit Erythrozytenkonzentrat und Plasma unter Kontrolle des Zentralvenendruckes,
- Infusion von 20 ml/kg NaCl 0,9% über 60–120 min,
- bei weiter bestehender Oligurie Therapieversuch mit Furosemid (1 mg/kg i.v.).

Bleibt eine adäquate Diurese aus, muß ein renales Nierenversagen angenommen werden:

- Keine weitere Volumenexpansion!
- Keine wiederholten Furosemidgaben (Ototoxizität)!

Renales Nierenversagen

Hier gibt es keine kausale, sondern nur eine symptomatische Behandlung der drohenden metabolischen Entgleisung. Je nach Ursache ist die Letalität hoch (14–73%) [29].

Therapie (nach [23, 45])

- Flüssigkeitsrestriktion: ausgeschiedene Urinmenge + insensibler Wasserverlust (insensibler Wasserverlust: 20–30 ml/kg/Tag bei Reifgeborenen, 40–60 ml/kg/Tag bei Frühgeborenen; bei Phototherapie 20 ml/kg/Tag mehr).

- Natriumzufuhr: entsprechend der vorangehenden Urinausscheidung als Natriumbikarbonat; bei Anurie kein Natrium.
- Keine Kaliumzufuhr.
- Furosemid (1–2 mg/kg i.v.), sofern keine Hypovolämie oder Hypotonie bestehen.
- Dopamin 1–3 µg/kg/min (EB II) [16, 41, 42].
- Vorsichtige Pufferung bei pH <7,2.
- Behandlung von Elektrolytentgleisungen s. S. 354 ff.
- Orale Gabe von Kalziumkarbonat bei Hyperphosphatämie. Aluminiumhydroxid ist wegen seiner Neurotoxizität nicht mehr zu empfehlen [47].
- Transfusion von Erythrozytenkonzentrat bei Anämie.
- Ernährung hochkalorisch, möglichst frühzeitig oral: Muttermilch, angereichert mit Maltodextrin (2–3 g/100 ml) und Fett (1 ml/100 ml als mittelkettige Triglyzeride). Proteinrestriktion (<0,5 g/kgKG pro Tag).
- Arterielle Hypertension: s. S. 340.
- Bei Versagen dieser Maßnahmen Nierenersatztherapie in Abhängigkeit von der Grunderkrankung.

Überwachung

- Gewichtskontrolle 6- bis 12stündlich,
- Flüssigkeits- und Elektrolytbilanzierung (4stündlich, Anpassung),
- Dosisanpassung der Medikamente, engmaschige Spiegelkontrollen, nephrotoxische Medikamente vermeiden!

Postrenales Nierenversagen

Diagnostik durch Ultraschalluntersuchung, Miktionszystourethrographie und Nierensequenzszintigraphie. Ein intravenöses Pyelogramm ist im allgemeinen kontraindiziert, da das Kontrastmittel eine zusätzliche Belastung bei Niereninsuffizienz darstellt. Primäre operative Korrektur bzw. Entlastung (s. S. 313).

13.2.1 Peritonealdialyse

Hämodialyse und Peritonealdialyse sind heute auch bei Neu- und Frühgeborenen möglich [13, 14]. Da die Peritonealdialyse bei diesen Kindern technisch einfacher durchzuführen ist, ist sie derzeit die Methode der Wahl. Ziele sind der Flüssigkeitsentzug und die Korrektur metabolischer Entgleisungen.

Indikation

- Überwässerung mit Lungenödem und Herzinsuffizienz,
- therapierefraktäre Entgleisungen des Elektrolyt- und Säure-Basen-Haushalts (Na <120 mmol/l, K >8 mmol/l, Kreatinin >6,0 mg/dl (530 µmol/l), pH <7,1 trotz Pufferung),
- urämiebedingte zentralnervöse Erscheinungen,
- hypertensive Enzephalopathie,
- Oligo-/Anurie >5–7 Tage.

Durchführung

Ein chirurgisch eingelegter Tenckhoff-Katheter scheint zu weniger Komplikationen zu führen als ein am Bett transkutan gelegter Katheter [11]. Füllvolumen initial 10–20 ml/kg, dann Steigerung bis 30 ml/kg. Limitierend ist der Zwerchfellhochstand mit Beeinträchtigung der Atmung. Ein Zyklus dauert in der Regel 1 h (5–10 min Einlauf, 40–50 min Verweildauer, 5–10 min Auslauf).

Die relativ große Peritonealoberfläche, die erhöhte Permeabilität und der höhere Energiebedarf führen bei Neugeborenen dazu, daß die Glukoseresorption höher ist als beim Erwachsenen und damit der osmotische Gradient rasch abnimmt. Dies kann durch kürzere Verweildauer, größeres Volumen und höhere Glukosekonzentration kompensiert werden.

Für Frühgeborene und oft auch für Neugeborene sind die handelsüblichen Lösungen nicht geeignet, so daß eigene Lösungen zusammengestellt werden müssen. Für Wasserentzug wird die Glukosekonzentration höher (4,25%) gewählt als für Elektrolytkorrektur (1,5%). Handelsübliche Dialyselösungen enthalten kein Kalium und kein Phosphat, diese müssen entsprechend der Serumelektrolyte ggf. zugesetzt werden. Azidoseausgleich erfolgt mit Bikarbonatzusatz. Dann kann wegen Ausfällung kein Kalzium zugesetzt werden, das ggf. intravenös substituiert werden muß.

Während der Dialyse muß eine engmaschige (initial 4stündlich) Überwachung von Körpergewicht, Blutzucker, Elektrolyten und Säure-Basen-Haushalt erfolgen.

Komplikationen

- Überwässerung,
- Hyperglykämie,
- Beeinträchtigung der Atmung,
- Leck an der Drainagestelle,
- Verstopfen des Katheters,
- Darmperforation,
- Peritonitis.

13.3 Diuretikatherapie

Zur Diuretikatherapie bei Früh- und Neugeborenen stehen Furosemid, Hydrochlorothiazid und Spironolacton zur Verfügung. Mannit ist wegen seiner hohen Osmolarität insbesondere bei Frühgeborenen kontraindiziert. Sein Nutzen beim Hirnödem des Neugeborenen ist nicht nachgewiesen [2]. Kontrollierte Studien zur Behandlung des posthämorrhagischen Hydrozephalus mit Acetazolamid in Kombination mit Furosemid haben widersprüchliche Ergebnisse gezeigt [28, 33].

■ **Furosemid.** Furosemid zählt zu den Schleifendiuretika, die ihren Hauptangriffspunkt in der Henle-Schleife haben und dort die Rückresorption von Natrium, Chlorid und Kalium hemmen. Die diuretische Wirkung setzt schnell ein, klingt aber auch rasch wieder ab. Nach Abklingen der Wirkung kann es durch Gegenregulationsmechanismen zu einer Natriumretention kommen. Furosemid wird insbesondere dann eingesetzt, wenn eine schnelle Entwässerung erfolgen soll, z.B. bei Lungenödem oder Herzinsuffizienz.

- **Hydrochlorothiazid.** Thiazide greifen am distalen Tubulus an und hemmen dort die Natrium- und Chloridresorption. Im Vergleich zu den Schleifendiuretika ist der akute diuretische Effekt schwächer und setzt langsamer ein, hält dafür aber länger an. Hydrochlorothiazid wird v.a. für den längerdauernden Gebrauch eingesetzt, z.B. bei der bronchopulmonalen Dysplasie. Die Gefahr der Nephrokalzinose ist geringer ausgeprägt als bei Furosemid.

- **Spironolacton.** Als kompetitiv wirkender Aldosteronantagonist hemmt Spironolacton im distalen Tubulus und im Sammelrohr die Natriumresorption und die Kaliumsekretion. Die maximale Wirkung wird erst mit einigen Tagen Verzögerung erreicht.

Indikationen

- Herzinsuffizienz (s. S. 226),
- arterielle Hypertension (s. S. 342),
- akutes Nierenversagen (s. S. 332),
- bronchopulmonale Dysplasie (s. S. 195) [9].

Kontraindikationen

- Hypovolämie,
- Dehydratation
- arterielle Hypotonie,
- Elektrolytentgleisungen.

Periphere Ödeme des Frühgeborenen (insbesondere bei Hypoproteinämie) stellen keine Indikation für Diuretika dar. Daß mit Furosemid die renalen Nebenwirkungen von Indometacin kompensiert werden können, ist bisher nicht nachgewiesen [8].

Tabelle 13-4. Nebenwirkungen einer Diuretikatherapie

Nebenwirkung	Furosemid	Hydrochlorothiazid	Spironolacton
Blutdruckabfall	+	+	+
Dehydratation	+	+	+
Thrombosierung	+	+	+
Nephrokalzinose	+	(+)	+
Metabolische Alkalose	+	+	
Hypokalziämie	+		+
Hyperkalziämie		+	
Hyponatriämie	+	+	
Hypokaliämie	+	(+)	
Hyperkaliämie			+
Hyperglykämie		+	
Ototoxizität	+		
Persistierender Ductus arteriosus	+		

Nebenwirkungen

Die wichtigsten Nebenwirkungen einer Diuretikatherapie sind in Tabelle 13-4 zusammengefaßt. Je unreifer die behandelten Kinder sind, um so stärker können sich die unerwünschten Wirkungen auswirken. Die bei der Behandlung mit Schleifendiuretika regelhaft auftretende Hypokaliämie kann durch gleichzeitige Behandlung mit Spironolacton kompensiert werden.

13.4 Harnwegsinfektion

Harnwegsinfektionen kommen bei 0,1–1% der Neugeborenen vor. Der Infektionsweg ist in diesem Alter meist hämatogen und nicht aszendierend.

Die Symptomatik ist unspezifisch:

- ▶ reduzierter Allgemeinzustand,
- ▶ Lethargie,
- ▶ Trinkschwäche,

- Erbrechen,
- Temperaturinstabilität,
- Hyperbilirubinämie.

Diagnose

Sie kann beim Neugeborenen nur durch eine suprapubische Blasenpunktion zweifelsfrei gestellt werden. Ein steriler Beutelurin schließt zwar eine Harnwegsinfektion aus, Nachweis von Bakterien im Beutelurin beruht aber häufig auf einer Kontamination. Dies führt zu unnötigen Behandlungen oder verzögert notwendige Behandlungen [3]. Zur Diagnostik gehören in der Neonatalperiode auch Blut- und Liquorkultur. Der Nachweis von Bakterien im Blasenpunktionsurin zeigt eine Harnwegsinfektion an.

Behandlung

Häufigste Erreger sind Escherichia coli, Enterokokken, Proteus, Klebsiellen. Wir behandeln initial mit einer Kombination aus Aminoglykosid und Ampicillin (s. S. 496) und setzen ggf. nach Antibiogramm um. Bei größeren Kindern und Erwachsenen häufig eingesetzte Sulfonamide sind bei Neugeborenen wegen der Verdrängung des Bilirubins aus seiner Eiweißbindung kontraindiziert.

Weiterführende Diagnostik

In jedem Fall müssen durch bildgebende Verfahren Anomalien der Nieren und der ableitenden Harnwege ausgeschlossen werden [22]:

- Ultraschalluntersuchung nach Diagnosestellung,
- Miktionszystourethrographie nach Sanierung,
- ggf. Funktionsszintigraphie.

13.5 Nierenvenenthrombose

Thrombotischer Verschluß der Nierenvenen mit hämorrhagischer Infarzierung der Niere. Oft sind beide Nieren betroffen, in etwa 10% zusätzlich Thrombose der V. cava inferior.

Ursache

Gesunde Neugeborene erkranken nur selten. Fast immer liegen Dehydratation, perinataler Schock oder Infektionen vor. Prädisponiert sind Neugeborene mit Polyzythämie, z.B. von Müttern mit Diabetes mellitus und nach chronischer fetaler Hypoxie. Aber auch eine angeborene Thrombophilie (z.B. APC-Resistenz) kann zugrunde liegen [31, 36]. Die Thrombose kann bereits pränatal eintreten [15].

Symptomatik

Hämaturie, Proteinurie, Oligurie bzw. Anurie, vergrößerte und druckdolente Nieren, abdominelle Distension, Blässe, Schock, Azidose, Thrombozytopenie und Gerinnungsstörung im Sinne einer Verbrauchskoagulopathie.

Schwellung und Zyanose der Beine und des Genitales zeigen das Übergreifen der Thrombose auf die V. cava inferior an. Weitere Komplikationen sind Ausbreitung auf die Gegenseite, Nekrose der Niere, bakterielle Superinfektion, retroperitoneale Blutung bei Kapselruptur, Hämoperitoneum, arterielle Hypertonie und Lungenembolie.

Differentialdiagnose der Hämaturie

- Geburtstrauma,
- Nierenvenenthrombose,
- Nierenarterienthrombose,
- akutes Nierenversagen,

- kortikale und medulläre Nekrose,
- Nephroblastom,
- Harnwegsinfektion,
- Postasphyxie,
- Medikamente,
- hämorrhagische Diathese (disseminierte intravasale Gerinnung, Thrombozytopenie).

Nicht verwechseln: vaginale Blutung.

Diagnostik

- Sonographie: große Niere mit inhomogenen Echos, deformiertes Nierenbeckenkelchsystem, u.U. mit Blutkoagula gefüllt, Nierenvene thrombosiert, perirenales Ödem, evtl. Aszites [26].
- Farb-Doppler-Sonographie: fehlender Fluß intrarenal und in der Nierenvene [18, 26].
- Evtl. Angiographie

Therapie

Spontanheilungen sind möglich. Wegen der Seltenheit existieren keine kontrollierten Studien zur Behandlung. Behandlungsansätze beinhalten Heparinisierung und Fibrinolyse mit Streptokinase oder r-TPA (EB II) [7, 18, 31, 34]. Langzeitige klinische Verlaufskontrollen (Nierenfunktion, Blutdruck) müssen sich anschließen. Die Atrophierate der betroffenen Nieren nach 1 Jahr ist mit über 60% hoch [7].

13.6 Kongenitales nephrotisches Syndrom

Seltene, heterogene Gruppe von Krankheiten, die mit folgenden Symptomen einhergehen und schon bei Geburt bestehen können oder sich in den ersten Lebenswochen manifestieren:

- Proteinurie,
- Hypalbuminämie,
- generalisierte Ödeme,
- Hyperlipidämie.

Am häufigsten ist der sog. finnische Typ, der in Finnland mit einer Inzidenz von 1:8200 Neugeborenen vorkommt, autosomal rezessiv vererbt wird, aber auch außerhalb Finnlands auftritt [6, 19, 35].

Parenterale Eiweißsubstitution, frühzeitige Nephrektomie, Dialyse und Transplantation haben die Prognose zwar verbessert [27, 40], die Komplikationsrate nach Transplantation im frühen Kindesalter aufgrund von kongenitalem nephrotischem Syndrom ist aber hoch [30]. Über medikamentöse Behandlungsansätze mit ACE-Hemmern und Indometacin liegen bisher nur wenige, teilweise widersprüchliche Fallberichte vor [25].

Andere Formen des kongenitalen nephrotischen Syndroms mit fokaler Glomerulosklerose oder Minimal-change-Nephritis sind beim Neugeborenen noch seltener, haben aber eine bessere Prognose. Nephrotische Syndrome kommen gelegentlich auch im Rahmen von konnatalen Infektionen (Lues, Toxoplasmose, Zytomegalie) vor.

13.7 Arterielle Hypertension

Definition

Häufig wird in der Literatur die (nicht sehr differenzierte) Definition von Adelman [1] verwendet:

	Systolisch	Diastolisch
Arterielle Hypertension		
Reife Neugeborene	>90 mmHg	>60 mmHg
Frühgeborene	>80 mmHg	>50 mmHg

Tabelle 13-5. Oberer Normbereich des systolischen Blutdruckes (mmHg) bei reifen Neugeborenen nach [20, 44, 38, 4]

		1 Tag	4–7 Tage	4 Wochen	6 Wochen
Knaben	90. Perzentile	76	87	96	–
Mädchen	90. Perzentile	78	85	94	–
Wachzustand	95. Perzentile	–	95	–	113
Schlafzustand	95. Perzentile	–	86	–	106
Ruhezustand	95. Perzentile	90	96	104	–
Ruhezustand	99. Perzentile	100	106	110	–

Je nach Definition wird die Häufigkeit einer arteriellen Hypertension in der Neonatalperiode mit 1–5% angegeben [1, 37, 4].

Ursachen

▶ *Gefäßanomalien:*
  Aortenisthmusstenose,
  Aortenbogenanomalien,
  Nierenarterienstenose,
  Nierenarterienthrombose.
▶ *Renale Ursachen:*
  Nierenhypoplasie,
  Nierendysgenesie,
  obstruktive Uropathie,
  akutes Nierenversagen,
  Nierentumor,
  Nephrokalzinose.
▶ *Andere Ursachen:*
  adrenogenitales Syndrom,
  Neuroblastom,
  Morbus Cushing,
  erhöhter intrakranieller Druck,
  Flüssigkeitsüberladung,
  Medikamente (Steroide, Coffein, Theophyllin, Sympathomimetika).

Diagnostik

- Blutdruckmessung in Ruhe an allen 4 Extremitäten (s. S. 85),
- Ultraschalluntersuchung mit Gefäßdoppler von Schädel, Herz und großen Gefäßen, Nieren und ableitenden Harnwegen,
- Sammelurin auf Katecholamine,
- Medikamentenanamnese.

Therapie

- Flüssigkeitsrestriktion,
- langsame Steigerung der in Tabelle 13-6 aufgeführten Medikamente,
- intravenöse Therapie bei lebensbedrohlichen Zuständen.

Tabelle 13-6. Therapie der arteriellen Hypertension [21, 37]

Wirkprinzip	Präparat	Orale Einzeldosis [mg/kg]	Häufigkeit (pro Tag)
Diuretika	Hydrochlorothiazid	2–2,5	2
	Furosemid	1–2	2–4
Betablocker	Propranolol	0,25	3–4
Vasodilatator	Hydralazin	0,2–0,5	2–3
ACE-Hemmer	Captopril	0,02–0,5	2–3
Ca-Antagonist	Nifedipin	0,25–0,5 (s.l.)	wiederholt
Hypertensive Notfälle		**(i.v.-Dosis):**	
Vasodilatator	Diazoxid	2–5 mg i.v.	2
	Nitroprussid-Natrium	0,05–1(–5) µg/kg/min	Dauerinfusion

Literatur

1. Adelman RD (1988) The hypertensive neonate. Clin Perinatol 15: 567–585
2. Adhikari M, Moodley M, Desai PK (1990) Mannitol in neonatal cerebral oedema. Brain Dev 12:349–351
3. Al-Orifi F, McGillivray D, Tange S, Kramer MS (2000) Urine culture from bag specimens in young children: are the risks too high? J Pediatr 137:221–226
4. Anand SK (1991) Hypertension. In: Taeusch HW, Ballard RA, Avery ME (eds) Diseases of the newborn. 6th edn. Saunders, Philadelphia
5. Arant BS (1981) Nonrenal factors influencing renal function during the neonatal period. Clin Perinatol 8:225–240
6. Aya K, Tanaka H, Seino Y (2000) Novel mutation in the nephrin gene of a Japanese patient with congenital nephrotic syndrome of the Finnish type. Kidney Int 57:401–404
7. Bökenkamp A, von Kries R, Nowak-Göttl U, Göbel U, Hoyer PF (2000) Neonatal renal venous thrombosis in Germany between 1992 and 1994: Epidemiology, treatment and outcome. Eur J Pediatr 159:44–48
8. Brion LP, Campbell DE (2000) Furosemide for symptomatic patent ductus arteriosus in indomethacin-treated infants. Cochrane Database Syst Rev CD001148
9. Brion LP, Primhak RA, Ambrosio-Perez I (2000) Diuretics acting on the distal renal tubule for preterm infants with (or developing) chronic lung disease. Cochrane Database Syst Rev CD001817
10. Burghard R, Leititis JU, Brandis M (1987) Nierenfunktionsstörungen und akutes Nierenversagen bei Neugeborenen. Monatsschr Kinderheilkd 135:10-21
11. Chadha V, Warady BA, Blowey DL, Simckes AM, Alon US (2000) Tenckhoff catheters prove superior to cook catheters in pediatric acute peritoneal dialysis. Am J Kidney Dis 35:1111–1116
12. Coulthard MG, Hey EN (1985) Effect of varying water intake on renal function in healthy preterm babies. Arch Dis Child 60:614–620
13. Coulthard MG, Sharp J (1995) Haemodialysis and ultrafiltration in babies weighing under 1000 g. Arch Dis Child 73:F162–F165
14. Coulthard MG, Vernon B (1995) Managing acute renal failure in very low birthweight infants. Arch Dis Child 73:F187–F192
15. Cozzolino DJ, Cendron M (1997) Bilateral renal vein thrombosis in a newborn: a case of prenatal renal vein thrombosis. Urology 50:128–131
16. Emery EF, Greenough A (1993) Efficacy of low-dose dopamine infusion. Acta Paediatr 82:430–432
17. Engle WD (1986) Evaluation of renal function and acute renal failure in the neonate. Pediatr Clin North Am 33:129-151
18. Farnoux C, Camard O, Pinquier D, Hurtaud-Roux MF, Sebag G, Schlegel N, Beaufils F (1998) Recombinant tissue-type plasminogen activator therapy of thrombosis in 16 neonates. J Pediatr 133:137–140
19. Fuchshuber A, Niaudet P, Gribouval O, Jean G, Gubler MC, Broyer M, Antignac C (1996) Congenital nephrotic syndrome of the Finnish type: linkage to the locus in a non-Finnish population. Pediatr Nephrol 10:135–138
20. Gemelli M, Manganaro R, Mami C, De Luca F (1990) Longitudinal study of blood pressure during the 1st year of life. Eur J Pediatr 149:318–320

21. Goble MM, Rocchini AP (1991) Neonatal hypertension. In: Donn SM, Faix RG (eds) Neonatal emergenices. Futura, Mount Kisco/NY, p 387
22. Goldman M, Lahat E, Strauss S, Reisler G, Livne A, Gordin L, Aladjem M (2000) Imaging after urinary tract infection in male neonates. Pediatrics 105:1232–1235
23. Gouyon JB, Guignard JP (2000) Management of acute renal failure in newborns. Pediatr Nephrol 14:1037–1044.
24. Guignard JP, John EG (1986) Renal function in the tiny premature infant. Clin Perinatol 13:377–401
25. Heaton PA, Smales O, Wong W (1999) Congenital nephrotic syndrome responsive to captopril and indometacin. Arch Dis Child 81:174–175
26. Hibbert J, Howlett DC, Greenwood KL, MacDonald LM, Saunders AJ (1997) The ultrasound appearances of neonatal renal vein thrombosis. Br J Radiol 70:1191–1194
27. Holmberg C, Antikainen M, Ronnholm K, Ala Houhala M, Jalanko H (1995) Management of congenital nephrotic syndrome of the Finnish type. Pediatr Nephrol 9:87–93
28. International PHVD Drug Trial Group (1998) International randomised controlled trial of acetazolamide and furosemide in posthaemorrhagic ventricular dilatation in infancy. Lancet 352:433–440
29. Karlowicz MG, Adelman RD (1992) Acute renal failure in the neonate. Clin Perinatol 19:139–158
30. Kim MS, Stablein D, Harmon WE (1998) Renal transplantation in children with congenital nephrotic syndrome: a report of the North American Pediatric Renal Transplant Cooperative Study (NAPRTCS). Pediatr Transplant 2:305–308
31. Klinge J, Scharf J, Rupprecht T, Boswald M, Hofbeck M (1998) Selective thrombolysis in a newborn with bilateral renal venous and cerebral thrombosis and heterozygous APC resistance. Nephrol Dial Transplant 13:3205–3207
32. Leititis JU, Burghard R, Gordjani N, Kaethner T, Brandis M (1987) Entwicklungsphysiologische Aspekte der Volumen- und Natriumregulation bei Frühgeborenen und reifen Neugeborenen. Monatsschr Kinderheilkd 135:3–9
33. Libenson MH, Kaye EM, Rosman NP, Gilmore HE (1999) Acetazolamide and furosemide for posthemorrhagic hydrocephalus of the newborn. Pediatr Neurol 20:185–191
34. Nuss R, Hays T, Manco-Johnson M (1994) Efficacy and safety of heparin anticoagulation for neonatal renal vein thrombosis. Am J Pediatr Hematol Oncol 16:127–131
35. Patrakka J, Kestila M, Wartiovaara J et al. (2000) Congenital nephrotic syndrome (NPHS1): features resulting from different mutations in Finnish patients. Kidney Int 58:972–980
36. Pohl M, Zimmerhackl LB, Heinen F, Sutor AH, Schneppenheim R, Brandis M (1998) Bilateral renal vein thrombosis and venous sinus thrombosis in a neonate with factor V mutation (FV Leiden). J Pediatr 132:159–161
37. Rasoulpour M, Marinelli KA (1992) Systemic hypertension. Clin Perinatol 19:121–137
38. Report of the Second Task Force on Blood Pressure Control in Children (1987) Pediatrics 79:1–25

39. Rodriguez-Soriano J, Vallo A, Oliveros R, Castillo G (1983) Renal handling of sodium in premature and full-term neonates: a study using clearance methods during water diuresis. Pediatr Res 17:1013–1016
40. Savage JM, Jefferson JA, Maxwell AP, Hughes AE, Shanks JH, Gill D (1999) Improved prognosis for congenital nephrotic syndrome of the Finnish type in Irish families. Arch Dis Child 80:466–469
41. Seri I (1995) Cardiovascular, renal, and endocrine actions of dopamine in neonates and children. J Pediatr 126:333–344
42. Seri I, Rudas G, Bors Z, Kanyicska B, Tulassay T (1993) Effects of low-dose dopamine infusion on cardiovascular and renal functions, cerebral blood flow, and plasma catecholamine levels in sick preterm neonates. Pediatr Res 34:742–749
43. Sonntag J, Prankel B, Waltz S (1996) Serum creatinine concentration, urinary creatinine excretion and creatinine clearance during the first 9 weeks in preterm infants with a birth weight below 1500 g. Eur J Pediatr 155:815–819
44. de Swiet M, Fayers P, Shinebourne EA (1989) Systolic blood pressure in a population of infants in the first year of life: the Brompton study. Pediatrics 65:1028–1035
45. Toth-Heyn P, Drukker A, Guignard JP (2000) The stressed neonatal kidney: from pathophysiology to clinical management of neonatal vasomotor nephropathy. Pediatr Nephrol 14:227–239
46. Turner A, Haycock GB (1999) Renal function and renal failure in the newborn. In: Hansen TN, McIntosh N (eds) Current topics in neonatology, Vol 3. WB Saunders, London, Edinburgh, New York, Philadelphia, Sydney, Toronto, pp 1–23
47. Warady BA, Belden B, Kohaut E (1999) Neurodevelopmental outcome of children initiating peritoneal dialysis in early infancy. Pediatr Nephrol 13:759–765

14 Flüssigkeits- und Elektrolytbilanz

R. F. Maier

14.1 Flüssigkeitsbilanz

Gesamtkörperwasser und Extrazellulärflüssigkeit des Fetus nehmen im letzten Trimenon der Schwangerschaft ab. Diese Entwicklung setzt sich auch postnatal bei gleichzeitiger Zunahme der Intrazellulärflüssigkeit fort [22, 43]. Bei eutrophen Frühgeborenen zwischen 25 und 30 Schwangerschaftswochen beträgt der Gesamtwassergehalt nach der Geburt etwa 850 ml/kg, die extrazelluläre Flüssigkeit etwa 500 ml/kg [20]. Durch Reduktion der extrazellulären Flüssigkeit kommt es in der ersten Lebenswoche bei reifen Neugeborenen zu einem Verlust von 5–10%, bei Frühgeborenen bis 15% des Geburtsgewichtes [8]. Insbesondere bei sehr unreifen Frühgeborenen sind die ersten Lebenstage gekennzeichnet durch eine eingeschränkte Kapazität der Nieren, Flüssigkeits- und Elektrolytimbalanzen auszugleichen, und einen hohen insensiblen Wasserverlust über Atmung und Haut.

Insensibler Wasserverlust

Das Ausmaß ist abhängig von Reife und Lebensalter sowie von äußeren Bedingungen [26, 38] (s. Abb. 14-1). Da über die Haut freies Wasser verloren geht, können sich eine Hypernatriämie und eine hyperchlorämische Azidose entwickeln.

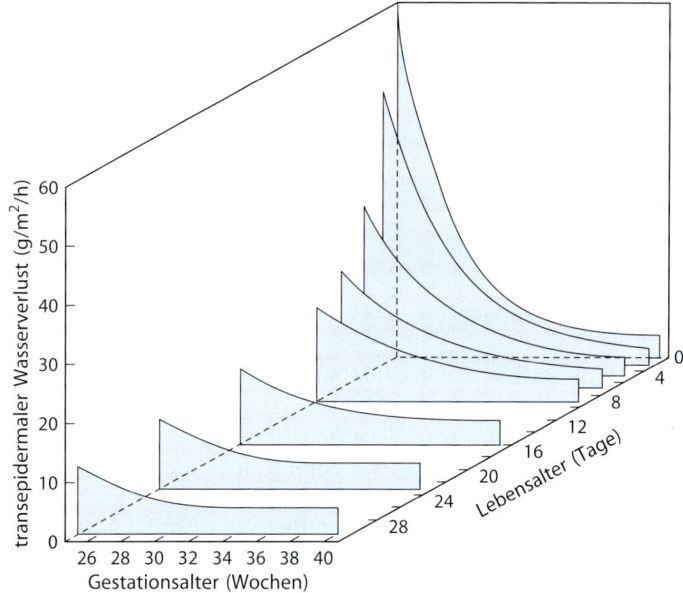

Abb. 14-1. Transepidermaler Wasserverlust bei Frühgeborenen in Abhängigkeit von Gestationsalter und Lebensalter. (Nach [17])

Maßnahmen, um den transepidermalen Wasserverlust sehr kleiner Frühgeborener niedrig zu halten:

- Pflege im doppelwandigen Inkubator, warme Räume, Doppelfenster bzw. Vorhänge/Jalousien,
- Anfeuchtung der Umgebungsluft auf 80% [40],
- Wärmeschutz (Folie, Wärmeschild, s. S. 37),
- häufiges Fetten der Haut (Vaseline, s. S. 12),
- Beatmung mit angefeuchteter und angewärmter Luft (s. S. 155).

Flüssigkeitsbedarf

Der Flüssigkeits- und Elektrolytbedarf ist besonders bei sehr kleinen Frühgeborenen im Einzelfall schwer zu ermitteln. Tabelle 14-1

Tabelle 14-1. Täglicher Flüssigkeitsbedarf (ml/kg Geburtsgewicht) eutropher Neugeborener in den ersten Lebenstagen. Der Bedarf hypotropher Neugeborener liegt 10–20% höher

Zeitpunkt	Reifgeborene	Frühgeborene		
		1500–2000 g	1000–1499 g	500–999 g
1. Tag	60	60	70	80–100
2. Tag	80	80	90	110
3. Tag	90	100	100	120
4. Tag	110	110	110	130
5.–7. Tag	130	130	130	140–160
ab 2. Woche	130–160	130–160	140–170	160–180

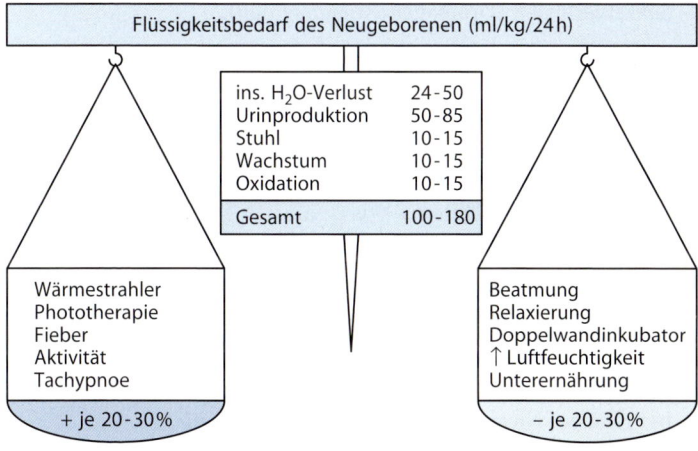

Abb. 14-2. Flüssigkeitsbilanz beim Neugeborenen

und Abb. 14-2 können deshalb nur einen Anhaltspunkt vermitteln. Insbesondere in den ersten Lebenstagen sind eine engmaschige Überwachung (Körpergewicht, Flüssigkeitsbilanz, Serumelektrolyte, Urinmenge, spezifisches Uringewicht) und eine individuelle Anpassung der Flüssigkeits- und Elektrolytzufuhr erforderlich, bei Bedarf auch mehrfach am Tag [42, 43].

14 Flüssigkeits- und Elektrolytbilanz

> **Merke:** Die wichtigste Maßnahme zur Steuerung der Flüssigkeitsbilanz ist das regelmäßige (mindestens 1mal am Tag) Wiegen.

Flüssigkeitszufuhr steigern bei

- Phototherapie (+20 ml/kg),
- gesteigerter Diurese (Glukosurie, Koffeinbehandlung),
- Hypovolämie mit prärenalem Nierenversagen (Urinausscheidung <0,5 ml/kg/h),
- Gewichtsabnahme >5%/Tag in den ersten 2 Tagen,
- Gewichtsabnahme >10% bei Reifgeborenen, >15% bei Frühgeborenen,
- spezifischem Uringewicht >1010 in 3 Proben ohne Zeichen der Überwässerung,
- Sekretverlusten (Drainagen, Ablaufsonden).

Flüssigkeitszufuhr reduzieren

auf 60–100 ml/kg/Tag
- bei persistierendem Ductus arteriosus (s. S. 237, nicht während Indometacinbehandlung),
- bei Herzinsuffizienz (s. S. 230),

auf 50–60 ml/kg/Tag,
- nach schwerer perinataler Asphyxie,
- wenn kein Gewichtsverlust in den ersten Tagen auftritt,
- bei spezifischem Uringewicht <1003 in 3 Proben,

auf 20–30 ml/kg/Tag + Urinmenge (Anpassung alle 8 h),
- bei renalem Nierenversagen (ohne Hypovolämie),
- bei Verdacht auf inadäquat gesteigerte ADH-Sekretion.

Zwar wird die optimale Flüssigkeitszufuhr bei Frühgeborenen kontrovers diskutiert [12]. Mehrere randomisierte Studien zeigten aber, daß bei Frühgeborenen eine Flüssigkeitsrestriktion um 10–20% gegenüber dem sonst üblichen Regime in den ersten Lebenstagen zwar den postnatalen Gewichtsverlust vergrößert, die Urinauscheidung verringert und die Urinosmolalität erhöht, die Häufigkeit von Dehydratation, Hypoglykämie, Hypotension und Elektrolytentgleisungen aber nicht beeinflußt (EB Ib) [10, 23, 24, 28, 45, 46]. Eine Metaanalyse von 4 dieser Studien ergab, daß Flüssigkeitsrestriktion in den ersten Lebenstagen bei Frühgeborenen die Entwicklung einer bronchopulmonalen Dysplasie und die Inzidenz von Hirnblutungen nicht signifikant beeinflußt, das Risiko für persistierenden Ductus arteriosus, nekrotisierende Enterokolitis und Tod aber signifikant verringert (EB Ia) [9].

Elektrolytbedarf

Wie der Flüssigkeitskeitsbedarf muß auch der Elektrolytbedarf individuell ermittelt und die Zufuhr entsprechend angepaßt werden (engmaschige Kontrollen der Serumelektrolyte). Der tägliche Natriumbedarf liegt in der ersten Lebenswoche bei 1–2, in der zweiten bei 2–3 und danach bei 3–5 mmol/kg. Kalium sollte erst jenseits des ersten Lebenstages, nach Einsetzen der Diurese und in Kenntnis der Serumkonzentration gegeben werden. Der Tagesbedarf liegt bei 1–3 mmol/l [3, 14, 27, 47]. Eine Natriumrestriktion in der ersten Lebenswoche scheint das Risiko einer chronischen Lungenerkrankung zu verringern [13, 18, 19].

Bei der Berechnung des Flüssigkeits- und Elektrolytbedarfs ist bei sehr kleinen Frühgeborenen das Volumen zu berücksichtigen, das zugeführt wird bei

▶ Medikamentengabe,
▶ Transfusion und Plasmagabe,
▶ Durchspülen von Kathetern und Infusionsleitungen.

14.2 Dehydratation

Definition

Wegen der genannten postnatalen Flüssigkeitsverschiebungen ist eine Dehydratation in der Neonatalperiode schwer zu definieren: Verlust von mehr als 10% des Geburtsgewichtes bei Reifgeborenen und von mehr als 15% bei sehr kleinen Frühgeborenen.

Ursachen

- Mangelnde Wasserzufuhr (oral oder parenteral; Rechenfehler),
- vermehrter transepidermaler Wasserverlust (z.B. Phototherapie),
- gesteigerte Diurese:
  Medikamente (Diuretika, Coffein, Theophyllin),
  endokrine Störung (Diabetes insipidus, AGS),
  Polyurie nach Nierenversagen,
  osmotische Diurese (Hyperglykämie);
- Verluste (Erbrechen, Durchfall, Drainagen).

Mäßige Entgleisungen sind bei der Bilanzierung von sehr kleinen Frühgeborenen oft kaum zu vermeiden, da der Flüssigkeitsbedarf überwiegend auf Schätzungen beruht.

Symptome

Gewichtsverlust, verminderter Hautturgor, trockene Schleimhäute, eingesunkene Fontanelle, Apathie, Oligurie bis Anurie, gestörte Mikrozirkulation, arterielle Hypotonie, Tachykardie, metabolische Azidose. Kinder mit hypertoner Dehydratation (Na >150 mmol/l) haben oft weniger deutliche klinische Dehydratationszeichen als Kinder mit isotoner Dehydratation. Bei Dehydratation droht v.a. Nierenversagen (s. S. 330).

Diagnostik

- Gewichtsverlauf,
- Elektrolyte,
- Harnstoff, Kreatinin,
- Osmolarität,
- Blutzucker,
- Säure-Basen-Status,
- Eiweiß,
- Urinausscheidung,
- spezifisches Uringewicht,
- Einfuhr-Ausfuhr-Bilanz.

Therapie

Eine Indikation zur Behandlung der Dehydratation besteht bei reifen Neugeborenen bei einem Verlust von über 10% des Geburtsgewichts. Der Volumen- und Elektrolytausgleich muß vorsichtig erfolgen. Insbesondere bei der hypertonen Dehydratation besteht ansonsten die Gefahr eines Hirnödems.

- Initial Volumensubstitution mit 20 ml/kg NaCl 0,9% oder Plasma über 2 h,
- Rehydratation mit 150–200 ml/kg/Tag Glukoselösung (Konzentration je nach Blutzucker),
  Natriumzusatz je nach Serumelektrolyten, ggf. als $NaHCO_3$, niemals Na-freie Infusion.
  Kalium erst nach Einsetzen der Diurese.

Überwachung

- Urinbilanz mit spezifischem Uringewicht,
- 4stündliche Kontrolle: Serumelektrolyte, Säure-Basen-Status, Blutzucker, Hämatokrit.

14.3 Ödeme

Ursachen

- Kardial (Herzinsuffizienz),
- renal (Nierenversagen, kongenitales nephrotisches Syndrom, obstruktive Uropathie),
- zentral (Syndrom der inadäquaten ADH-Sekretion),
- iatrogen (inadäquate Wasser- und Elektrolytzufuhr),
- Gewebsschädigung (Kapillarleck: Hypoxie, Ischämie, Hypothermie),
- Hypoproteinämie,
- genetisch/lokalisiert (z.B. Turner-Syndrom).

Diagnostik

- Blutdruck,
- Gesamteiweiß im Serum,
- Serumelektrolyte,
- Urinstatus,
- Kreatininclearance,
- Ultraschall der Nieren und ableitenden Harnwege,
- Echokardiographie,
- ZVD-Messung.

Therapie

Da Ödeme in der Regel Symptom einer Grundkrankheit sind, richtet sich die Therapie nach deren Ursache. Eine diuretische Therapie (s. S. 334) ist in der Regel nur symptomatisch. Vor Behandlung mit Diuretika muß eine Hypovolämie ausgeschlossen sein. Die bei Frühgeborenen im Alter von einigen Wochen häufig auftretenden Ödeme bedürfen in der Regel keiner Intervention.

14.4 Hyponatriämie (<130 mmol/l)

Pathophysiologie

Frühgeborene geraten in den ersten beiden Lebenswochen häufig in eine negative Natriumbilanz, da sie über die Niere viel Natrium verlieren und über den Magen-Darm-Kanal wenig resorbieren [1, 2]. Trotz hoher Aldosteronsekretion ist die Natriumrückresorption im proximalen und distalen Tubulus ungenügend. Andererseits geraten Frühgeborene durch erhöhten transepidermalen Flüssigkeitsverlust leicht in eine Hypernatriämie und eine hyperchlorämische Azidose, wenn ihnen viel Natriumchlorid zugeführt wird, wenn sie nicht thermoneutral gepflegt werden, oder bei Phototherapie (s. S. 478).

Tabelle 14.2. Ursachen der Hyponatriämie

Pathogenese	Ätiologie	Klinik/Labor
Gesteigerte ADH-Sekretion	Asphyxie, Hirnblutung, Hydrozephalus, Sepsis, Meningitis	Unphysiologische Gewichtszunahme bei zunächst unauffälligem Hydratationszustand, persistierende Hyponatriämie
Gesteigerte Natriurese	a) Gestörte Natriumrückresorptionsmechanismen durch Unreife des Angiotensin-Renin-Aldosteron-Systems, durch dissoziierte Reifung der glomerulären und tubulären Funktionen b) Niereninsuffizienz c) Diuretika d) Chronische respiratorische Azidose	Sehr unreife Frühgeborene, Gewichtsverlust, Hyponatriämie, erhöhter Hämatokrit, erhöhte Natriumverluste. Verminderter Hautturgor. Klinisch auch Gewichts-/Turgorverlust mit Normonatriämie möglich
Ungenügende Natriumzufuhr/erhöhter Natriumbedarf	a) Verzögerter oraler Nahrungsaufbau b) Erbrechen, Diarrhö c) Kalziumtherapie d) Externe Drainagen e) Elektrolytarme Infusionslösung	Gewichtsverlust, Dehydratation, Hyponatriämie, erhöhter Hämatokrit
Adrenogenitales Salzverlustsyndrom	21-Hydroxylase-, 20, 22-Desmolase-Defekt	Äußeres Genitale männlich: pigmentiert oder unauffällig. Äußeres Genitale weiblich: Klitorishypertrophie. Erbrechen, Gewichtsverlust, Apathie, Exsikkose, Hyponatriämie, Hyperkaliämie

Ursachen und Symptome

Kinder mit Hyponatriämie fallen häufig durch die in Tabelle 14-2 aufgeführten Symptome und durch muskuläre Hypotonie bis Apathie, Hyperexzitabilität, Tremor, Krampfanfälle und Apnoen auf. Bei Hyponatriämie ist die Differenzierung zwischen gesteigerter ADH-Sekretion und negativer Natriumbilanz aus therapeutischen Überlegungen wesentlich [33]. Sie erfolgt klinisch anhand der Symptome Gewichtszunahme (Ödeme) vs. Gewichtsabnahme (Turgorverlust) (s. S. 352). Adrenogenitales Syndrom, Aldosteronmangel und Nebenniereninsuffizienz müssen in die differentialdiagnostischen Überlegungen einbezogen werden und bedürfen einer über die Elektrolytstörung hinausgehenden Abklärung.

Diagnostik

- Hämatokrit,
- Serum: Osmolalität, Natrium, Chlorid, Kalium, Harnstoff, Kreatinin, Eiweiß,
- Urin: Osmolalität, spezifisches Gewicht, Natrium, Chlorid, Kalium, Kreatinin.

Therapie

- *Manifeste Hyponatriämie:* Natriumsubstitution,
  Berechnung der Natriumsubstitution (mmol)
  = Defizit (mmol/l) × kgKG × 0,3.
  Die Substitution sollte bei schwerer Elektrolytentgleisung parenteral und langsam (24-h-Infusion) erfolgen.
- *Gesteigerte ADH-Sekretion:* Flüssigkeitsrestriktion (s. S. 366).

14.5 Hypernatriämie (>150 mmol/l)

Ätiologie

1. Unzureichende Flüssigkeitszufuhr,
2. gesteigerter transepidermaler Wasserverlust,
3. überhöhte Natriumzufuhr durch Infusion,
4. Pufferung mit Natriumbikarbonat,
5. fehlerhafte Komposition der Nahrung (zu hohes Pulver-Wasser-Verhältnis),
6. Enteritis (hypertone Dehydratation).

Klinik

Je nach zugrundeliegender Erkrankung unterschiedlich. Unter Umständen fällt eine Hypernatriämie lediglich bei routinemäßigen Elektrolytkontrollen auf. Hypertone Dehydratation: Apathie, Hyperexzitabilität, eingesunkene Fontanelle, Exsikkose; im fortgeschrittenen Stadium Schock, Hypotension, periphere Zyanose, kalte Extremitäten, Koma, Krampfanfälle.

Prophylaxe und Therapie

▶ *Zu 1:* Ausreichende Flüssigkeitszufuhr während der ersten Lebenstage (s. S. 58).
▶ *Zu 2:* Verminderung des transepidermalen Flüssigkeitsverlustes (s. S. 348).
▶ *Zu 3:* Ausrichtung des parenteralen Nahrungsregimes auf den Flüssigkeits- und Elektrolytbedarf von Früh- und Neugeborenen (s. S. 71, 73).
▶ *Zu 4:* Natriumbikarbonatzufuhr macht engmaschige Natriumkontrollen im Serum erforderlich! Sprunghafter Anstieg der Plasmaosmolalität kann eine zerebrale Blutung auslösen!
▶ *Zu 5:* Korrektur des Nahrungsregimes auf eine adaptierte Milchnahrung (niedriger Natriumgehalt).
▶ *Zu 6:* Protrahierte Senkung der Hypernatriämie und Hyperosmolalität erst nach Rehydrierung mit isotoner NaCl-Lösung: Gefahr des Hirnödems bei Zufuhr hypotoner Infusionslösung!

14.6 Hypokaliämie (<3,6 mmol/l)

Der Tagesbedarf des Neugeborenen beträgt jenseits des 1. Lebenstages 1–3 mmol/kg, je zur Hälfte für Wachstum und renale Ausscheidung. Bei sehr unreifen Frühgeborenen und bei Kindern nach Asphyxie ist der Bedarf in den ersten Tagen kleiner, bei Kindern, die älter als 1 Woche sind, Diuretika oder viel Infusionslösung bekommen, kann der Bedarf höher liegen.

Tabelle 14-3 gibt einen Überblick über die Ursachen der Hypokaliämie.

Tabelle 14-3. Ursachen der Hypokaliämie

Formen	Ätiologie	Pathogenese
1. Ungenügende Zufuhr	Mangelhafte Ernährung Fehlinfusion Alkalose Hyperglykämie Hyperinsulinismus	Tagesbedarf oder Verluste nicht gedeckt oder gesteigerter intrazellulärer Transport durch Insulin
2. Gesteigerter Verlust	Diuretika, gesteigerte ADH-Sekretion Erbrechen, Diarrhö Darmresektionen Fisteln, Wunddrainagen	Renale Ausscheidung, gastrointestinaler Verlust oder herabgesetzte Resorptionsfläche
3. Hyperaldosteronismus	primär – sekundär – pseudo-: Kongenitale Nebennierenhyperplasie	Gesteigerter Kalium-Natrium-Austausch im distalen Tubulus

Klinik

Symptome relativ spät:

- Apathie, muskuläre Hypotonie,
- verminderte Darmmotilität, bis zum paralytischen Ileus,
- gesteigerte Digitalistoxizität,
- Herzrhythmusstörungen (Extrasystolie, Kammerflimmern).

EKG-Veränderungen

- Flaches oder negatives T,
- ST-Senkung,
- prominente U-Welle,
- verlängertes QT-Intervall.

Prophylaxe und Therapie

- Regelmäßige Elektrolytbilanz während jeder Infusionsbehandlung (in den ersten Lebenstagen mindestens täglich, später 2mal pro Woche) zur Ermittlung des individuellen Tagesbedarfs.
- Berechnung der Kaliumsubstitution: (mmol)
  = Defizit (mmol/l) × kgKG × 0,3.
  Bei einer Hypokaliämie besteht immer auch ein intrazellulärer K-Mangel, dessen Ausmaß sich nicht am Serumkalium ablesen läßt. Andererseits können auch bei K-Mangel nicht mehr als 3–5 mmol/kgKG assimiliert werden.

Merke: Kalium niemals rasch substituieren: Gefahr von Kammerflimmern! Maximale Zufuhr 0,5 mmol/kg/h.

14.7 Hyperkaliämie (>6,0 mmol/l)

Bestimmung bei korrekter venöser Blutentnahme ohne Hämolyse. Durch Kontrollwert bestätigen! Eine leichte Hyperkaliämie (6–8 mmol/l) verursacht beim Neugeborenen nicht so oft Herzrhythmusstörungen wie im späteren Leben, erfordert aber entsprechende Überwachung. Eine Hyperkäliamie wird bei bis zu 50% der Frühgeborenen mit einem Geburtsgewicht <1000 g beschrieben [16, 44]. Bei diesen sehr unreifen Frühgeborenen kann eine nonoligurische Hyperkaliämie durch Verschiebung von Kalium aus dem intra- in den extrazellulären Raum v.a. in den ersten 24 Lebensstunden auftreten. Das Ausmaß ist umgekehrt proportional zum Gestationsalter und Lebensalter. Mit Abnahme dieser Kaliumverschiebung und mit zunehmender Diurese sinkt die Kaliumkonzentration im Serum ab und erreicht nach 2–3 Tagen wieder Normalwerte [39, 29].

Tabelle 14-4. Ursachen der Hyperkaliämie

Formen	Ätiologie	Pathogenese
1. Überhöhte Zufuhr	Fehlinfusion Verwechslung Bluttransfusion, insbesondere wenn Blut hämolytisch; Blutaustauschtransfusion	Exogene Zufuhr. *Merke:* keine parenterale Kaliumzufuhr in den ersten 24 Lebensstunden sowie während und kurz nach Operationen. Danach Kalium erst in die Infusion, wenn Ausscheidung ausreichend
2. Verschiebung in den Extrazellularraum	Traumatische Geburt (Beckenendlage) Hämatome bei Frühgeborenen Zyanotische Herzfehler (Azidose) Postasphyxiesyndrom, Sepsis, Schock, Blutung, Operation	Störung der Zellpermeabilität mit Kaliumaustritt. Zellzerstörung, Hämolyse, Gewebskatabolismus
3. Verminderte renale Ausscheidung	Niereninsuffizienz Flüssigkeitsrestriktion Kaliumsparende Diuretika	Meist prärenal, schwerkranke Neugeborene, erste 3 Lebenstage
4. Adrenogenitales Salzverlustsyndrom	21-Hydroxylasedefekt 20, 22-Desmolasedefekt	Steroidsynthesestörung, Aldosteronmangel, Hyponatriämie

14.7 Hyperkaliämie

Klinik

Je nach Ursachen:

- meist asymptomatisch,
- Apathie, Hypotension, Muskelschwäche,
- Erbrechen, Ileuszustände,
- Herzrhythmusstörungen.

EKG-Veränderungen (Monitorüberwachung!)

- Schmale, spitze T-Welle,
- ST-Senkung,
- QRS-Verbreiterung,
- verlängertes PR-Intervall,
- schließlich Kammerflimmern.

Therapie

- Abbruch jeglicher Kaliumzufuhr (Infusion, Transfusion, Blutaustausch).
- Kausale Therapie je nach Ursache (z.B. Schocktherapie, Antibiotika bei Sepsis, Ausgleich einer Hyponatriämie, Hydrocortison beim adrenogenitalen Syndrom, Therapie der Niereninsuffizienz).
- Erhöhung der Glukosezufuhr (Stimulation der endogenen Insulinproduktion): Infusion mit Glukose 10%, ggf. Volumen steigern, Blutzucker überwachen!
- Glukose-Insulin: 0,3 g/kg Glukose + 0,1 E Altinsulin innerhalb von 30 min i.v. (kurzfristiger Effekt, Insulin transportiert Kalium in den Intrazellularraum) [30].
- Bei EKG-Veränderungen (insbesondere während Blutaustausch): Kalziumglukonat 10%, sofort 1 ml/kg langsam i.v., danach Dauerinfusion mit 4 ml/kg/24 h (unter EKG-Kontrolle).
- Alkalisierung mit Natriumbikarbonat: 1 mmol/kg senkt das Serumkalium um 1 mmol/l (kurzfristiger Effekt).

- Salbutamol 4 µg/kg in 5 ml Aqua über 20 min (EB II; Effekt dauert etwa 120 min) [15, 25].
- Peritonealdialyse, wenn Hyperkaliämie nicht anders zu beherrschen ist, insbesondere bei isoliertem Nierenversagen (s. S. 333).

Die Wirksamkeit von Resonium-A (Ionenaustauscher) ist nicht gesichert [31]; bei oraler Applikation sind die Nebenwirkungen beträchtlich [37].

14.8 Hypokalzämie (Serumkalzium <1,8 mmol/l bzw. ionisiertes Kalzium <0,63 mmol/l)

Pathophysiologie und Ätiologie

99% des Kalziums sind als Apatit im Skelett deponiert. Das Serumkalzium liegt zu etwa gleichen Teilen in proteingebundener und in ionisierter Form vor, nur letztere ist für die Symptomatik der Hypokalzämie verantwortlich. Die Regulation des Serumkalziums erfolgt bei den meisten Neugeborenen in engen Grenzen durch Parathormon und Kalzitonin im Zusammenwirken mit Vitamin D. Nach der Geburt bricht der aktive Kalziumtransport durch die Plazenta plötzlich ab. Da das Skelettwachstum anhält, zunächst aber wenig Nahrung und damit wenig Kalzium zugeführt wird, macht jedes Neugeborene in der 1. Lebenswoche eine Phase negativer Kalziumbilanz durch [7], in der eine Verminderung der Parathormonbildung starke Auswirkungen hat. Bei Frühgeborenen und Kindern nach Asphyxie findet sich eine Erhöhung des Kalzitonins, die dem Serumkalzium umgekehrt proportional ist [48]. Zu tetanischen Symptomen führt die Hypokalzämie jedoch häufig erst im Zusammenwirken mit anderen Faktoren (z. B. Hyperventilation):

$$Neuromuskuläre\ Erregbarkeit = \frac{K^+ \times HCO_3^- \times HPO_4^{2-}}{Ca^{2+} \times Mg^{2+} \times H^+}$$

14.8 Hypokalzämie

Tabelle 14-5. Ursachen der Hypokalzämie [7, 35]

Frühtyp	Spättyp
1.–3. Lebenstag, meist asymptomatisch	4.–10. Lebenstag, meist symptomatisch
Hypotrophe Neugeborene Frühgeborene Geburtstrauma Asphyxie Atemnotsyndrom Neugeborene diabetischer Mütter Sepsis	Hypomagnesiämie mit sekundärer Hypokalzämie Malabsorptionssyndrom Hypoparathyreoidismus a) postoperativ b) mütterlicher Hyperparathyreodismus c) vererbt persistierend d) Thymusasplasie, DiGeorge-Syndrom
Iatrogen: a) Tokolyse b) Nariumbikarbonat c) Zitrat (Blutaustausch) d) Fettsäuren (Intralipid)	Iatrogen: a) hohe Phosphatzufuhr (Kuhmilch, Osteopenieprophylaxe) b) inadäquate Vitamin-D-Supplementierung

Klinik

Allgemeine Übererregbarkeit: Tremor, vermehrte Myokloni, Hyperexitabilität, überschießende Reaktion auf äußere Reize. Die klassischen Tetaniezeichen (Chvostek, Trousseau) sind nicht zuverlässig. Gelegentlich Erbrechen, Apnoen, gastrointestinale Symptome (Magen-Darm-Blutungen). Selten finden sich Karpopedalspasmen oder laryngealer Stridor. Fokale oder generalisierte Krampfanfälle sind möglich, u.U. Entwicklung einer Herzinsuffizienz.
EKG: verlängerte QT-Zeit.

Diagnostik

1. Frühform: tägliche Kalziumkontrollen (nach Möglichkeit Bestimmung der ionisierten Kalziumfraktion) im Serum.
2. Zusätzlich bei Auftreten klinischer Symptome: Bestimmung von Phosphat, Magnesium, Gesamteiweiß, EKG-Ableitung (QT-Zeit).

Therapie

1 mmol Ca^{2+} = 4 ml Kalziumglukonat 10% (Calcium Braun 10%).

- Bei klinischer Symptomatik:
  Kalziumglukonat 10% 1–2 ml/kgKG über 5 min langsam i.v. unter Monitorkontrolle (Asystoliegefahr. **Cave:** Digitalistherapie). Vorherige diagnostische Blutentnahme. Gefahr von Nekrosen bei paravenöser Injektion.
- Bei Hypokalzämie ohne klinische Symptome bzw. nach Soforttherapie [11]:
  Kalziumglukonat 10% 4 ml/kg/Tag laufender Infusion zusetzen oder gleichmäßig auf orales Fütterungsregime verteilen. Reduktion der Phosphatzufuhr. Bei Neugeborenen mit perinataler Asphyxie kann Kalzium in der angegebenen Dosierung auch prophylaktisch intravenös verabreicht werden (wegen Ausfällung nicht mit Natriumbikarbonat mischen!).
- Bei Hypomagnesiämie: Magnesiumsubstitution (s. S. 365).

14.9 Hypomagnesiämie (<0,6 mmol/l)

Pathophysiologie

Am errechneten Termin enthält der Körper des Neugeborenen 500 mg Magnesium, davon etwa 65% im Skelett, den Rest überwiegend intrazellulär in den Mitochondrien. Die tägliche Resorption von 3–4 mg/kg aus dem Darm erfolgt unabhängig von Vitamin D und wird beim Frühgeborenen in der ersten Lebenswoche noch nicht erreicht [6]. Niedriger Magnesiumspiegel (normal 0,6–1,1 mmol/l) inhibiert die Sekretion von Parathormon, weswegen eine Hypomagnesiämie gewöhnlich zu persistierender Hypokalzämie führt. Der Tagesbedarf liegt bei 0,1–0,7 mmol/kg.

Ätiologie

- Fetale Wachstumsretardierung,
- mütterlicher Diabetes mellitus,
- mütterliche Hypomagnesiämie,
- ungenügende Magnesiumsubstitution (parenterale Ernährung),
- Malabsorption,
- Hyperphosphatämie,
- Diuretika- oder Diphenylhydantointherapie,
- Austauschtransfusion (ACD-Blut),
- Hypoparathyreoidismus,
- neonatale Hepatitis/Cholestase.

Klinik

Die klinischen Symptome entsprechen denen der Hypokalzämie, zusätzlich können Ödeme auftreten. Insbesondere das Nichtansprechen einer Hypokalzämie auf ausreichende Kalziumsubstitution kann für eine Hypomagnesiämie sprechen. Mehr als die Hälfte der Neugeborenen mit klinischen Symptomen der Hypokalzämie (Krampfanfälle) haben eine begleitende Hypomagnesiämie.
EKG: T-Inversion und ST-Senkung im Gegensatz zur QT-Verlängerung bei Hypokalzämie.

Therapie

1 mmol Mg^{2+} = 3,3 ml Magnesiumaspartat 10% (Magnesiocard) = 2,5 ml Magnesiumsulfat 10% (Mg 5-Sulfat).

- Akutbehandlung bei Krampfanfall:
  0,5 ml/kg Magnesiumsulfat 10% langsam i.v.
- Bei asymptomatischer Hypomagnesiämie:
  Ausgleich über 24-h-Infusion.
- Langzeitbehandlung:
  Orale Gabe von 1 ml/kg/Tag Magnesiumsulfat 10%.

Kontrolle von Serummagnesium und -kalzium erforderlich, Gefahr der Hypermagnesiämie: periphere neuromuskuläre Blockade mit Hypotonie und zentraler Atemdepression (Antidot: Kalziumglukonat).

14.10 Syndrom der inadäquaten ADH-Sekretion (SIADH)

Unter physiologischen Bedingungen wird antidiuretisches Hormon (ADH) bei Hypovolämie oder Hyperosmolalität vermehrt freigesetzt und bewirkt im Sammelrohr eine Rückresorption von Wasser. Die inadäquate, überschießende ADH-Sekretion ist in der Neonatalperiode selten und tritt meist nach vital bedrohlichen Situationen (Hirnblutungen, Pneumothorax, Meningitis, Asphyxie) auf, ist aber auch bei neonatalem Drogenentzug beschrieben [21, 32, 34].

Symptome [5, 33]

- Zunehmende Ödeme,
- Hyponatriämie,
- verminderte Diurese,
- Natriumausscheidung im Urin trotz Hyponatriämie,
- nicht maximal verdünnter Urin bei erniedrigter Serumosmolalität (bei Früh- und Neugeborenen übersteigt die Urinosmolalität häufig nicht die Serumosmolalität, was im späteren Lebensalter für die Diagnose gefordert wird),
- zunehmende Erniedrigung der Serumelektrolyte und des Hämatokrit.

Merke: Das SIADH ist eine Ausschlußdiagnose: Nach Hypovolämie, kardialen und renalen Erkrankungen muß gesucht werden.

Therapie

Flüssigkeitsreduktion bis auf den insensiblen Wasserverlust (20–30 ml/kg/Tag) + Diurese.

Literatur

1. Al-Dahhan J, Haycock GB, Chantler C, Stimmler L (1983) Sodium homeostasis in term and preterm neonates. I. Renal aspects. Arch Dis Child 58:335–342
2. Al-Dahhan J, Haycock GB, Chantler C, Stimmler L (1983) Sodium homeostasis in term and preterm neonates. II. Gastrointestinal aspects. Arch Dis Child 58:343–345
3. Al-Dahhan J, Haycock DB, Nichol B, Chantler C, Stimmler L (1984) Sodium homeostasis in term and preterm infants. III: The effects of salt supplementation. Arch Dis Child 59:945–950
4. Aperia A, Zetterström R (1982) Renal control of fluid homeostasis in the newborn infant. Clin Perinatol 9:523–533
5. Arant BS (1981) Nonrenal factors influencing renal function during the neonatal period. Clin Perinatol 8:225–240
6. Atkinson SA, Radde IC, Anderson GH (1983) Macromineral balances in premature infants fed their own mother's milk or formula. J Pediatr 102:96–106
7. Bagnoli F, Bruchi S, Sardelli S, Buonocore G, Vispi L, Franchi F, Bracci R (1985) Calcium homeostasis in the first days of life in relation to feeding. Eur J Pediatr 144:41–44
8. Bauer K, Bovermann G, Roithmaier A, Gotz M, Proiss A, Versmold HT (1991) Body composition, nutrition, and fluid balance during the first two weeks of life in preterm neonates weighing less than 1500 grams. J Pediatr 118:615–620
9. Bell EF, Acarregui MJ (2000) Restricted vs. liberal water intake for preventing morbidity and mortality in preterm infants. Cochrane Database Syst Rev CD000503
10. Bell EF, Warburton D, Stonestreet BS, Oh W (1980) Effect of fluid administration on the development of symptomatic patent ductus arteriosus and congestive heart failure in premature infants. N Engl J Med 302:598–604
11. Brown DR, Salsburey DJ (1982) Short-term biochemical effect of parenteral calcium treatment of early-onset neonatal hypocalcemia. J Pediatr 100:777–781
12. Costarino AT, Baumgart S (1988) Controversies in fluid and electrolyte therapy for the premature infant. Clin Perinatol 15:863–878
13. Costarino AT Jr, Gruskay JA, Corcoran L, Polin RA, Baumgart S (1992) Sodium restriction vs. daily maintenance replacement in very low birth weight premature neonates: a randomized, blind therapeutic trial. J Pediatr 120:99–106
14. Ekblad H, Kero P, Takala J, Korvenranta H, Valimaki I (1987) Water, sodium and acid-base balance in premature infants: therapeutical aspects. Acta Paediatr Scand 76:47–53
15. Greenough A, Emery EF, Brooker R, Gamsu HR (1992) Salbutamol infusion to treat neonatal hyperkalaemia. J Perinat Med 20:437–441
16. Gruskay J, Costarino AT, Polin RA, Baumgart S (1988) Nonoliguric hyperkalemia in the premature infant weighing less than 1000 grams. J Pediatr 113:381–386

17. Hammarlund K, Sedin G, Stromberg B (1983) Transepidermal water loss in newborn infants. VIII. Relation to gestational age and postnatal age in appropriate and small for gestational age infants. Acta Paediatr Scand 72:721–728
18. Hartnoll G, Betremieux P, Modi N (2000) Randomised controlled trial of postnatal sodium supplementation on oxygen dependency and body weight in 25–30 week gestational age infants. Arch Dis Child 82:F19–F23
19. Hartnoll G, Betremieux P, Modi N (2000) Randomised controlled trial of postnatal sodium supplementation on body composition in 25 to 30 week gestational age infants. Arch Dis Child 82:F24–28
20. Hartnoll G, Bétrémieux P, Modi N (2000) Body water content of extremely preterm infants at birth. Arch Dis Child 83:F56–F59.
21. Haycock GB (1995) The syndrome of inappropriate secretion of antidiuretic hormone. Pediatr Nephrol 9:375–381
22. Heimler R, Doumas BT, Jendrzejczak BM, Nemeth PB, Hoffman RG, Nelin LD (1993) Relationship between nutrition, weight change, and fluid compartments in preterm infants during the first week of life. J Pediatr 122:110–114
23. Kavvadia V, Greenough A, Dimitriou G, Forsling ML (2000) Randomized trial of two levels of fluid input in the perinatal period – effect on fluid balance, electrolyte and metabolic disturbances in ventilated VLBW infants. Acta Paediatr 89:237–241
24. Kavvadia V, Greenough A, Dimitriou G, Hooper R (2000) Randomised trial of fluid restriction in ventilated very low birthweight infants. Arch Dis Child 83:F91–F96
25. Kemper MJ, Harps E, Hellwege HH, Müller-Wiefel DE (1996) Effective treatment of acute hyperkalaemia in childhood by short-term infusion of salbutamol. Eur J Pediatr 155:495–497
26. Kjartansson S, Arsan S, Hammarlund K, Sjors G, Sedin G (1995) Water loss from the skin of term and preterm infants nursed under a radiant heater. Pediatr Res 37:233–238
27. Leititis JU, Burghard R, Gordjani N, Kaethner T, Brandis M (1987) Entwicklungsphysiologische Aspekte der Volumen- und Natriumregulation bei Frühgeborenen und reifen Neugeborenen. Monatsschr Kinderheilkd 135:3–9
28. Lorenz JM, Kleinman LT, Kotagal UR, Reller MD (1982) Water balance in very low-birth-weight infants: relationship to water and sodium intake and effect of outcome. J Pediatr 101:423–432
29. Lorenz JM, Kleinman LI, Markarian K (1997) Potassium metabolism in extremely low birth weight infants in the first week of life. J Pediatr 131:81–86
30. Lui K, Thungappa U, Nair A, John E (1992) Treatment with hypertonic dextrose and insulin in severe hyperkalaemia of immature infants. Acta Paediatr 81:213–216
31. Malone TA (1991) Glucose and insulin vs. cation-exchange resin for the treatment of hyperkalemia in very low birth weight infants. J Pediatr 118:121–123
32. McIntosh N, Smith A (1985) Serial measurements of plasma arginine vasopressin in the newborn. Arch Dis Child 60:1031–1035
33. Modi N (1998) Hyponatraemia in the newborn. Arch Dis Child 78:F81–F84

34. Nako Y, Tachibana A, Harigaya A, Tomomasa T, Morikawa A (2000) Syndrome of inappropriate secretion of antidiuretic hormone complicating neonatal diazepam withdrawal. Acta Paediatr 89:488–489
35. Noe DA (1981) Neonatal hypocalcemia and related conditions. Clin Lab Med 1:227–238
36. Noguchi A, Eren M, Tsang RC (1980) Parathyroid hormone in hypocalcaemic and normocalcaemic infants of diabetic mothers. J Pediatr 97:112–114
37. Ohlsson A, Hasking M (1987) Complications following oral administration of exchange resins in extremely low birth weight infants. Eur J Pediatr 146:571–574
38. Riesenfeld T, Hammarlund K, Sedin G (1995) Respiratory water loss in relation to gestational age in infants on their first day after birth. Acta Paediatr 84:1056–1059
39. Sato K, Kondo T, Iwao H, Honda S, Ueda K (1995) Internal potassium shift in premature infants: Cause of nonoliguric hyperkalemia. J Pediatr 126:109–113
40. Sedin G (1996) Fluid management in the extremely preterm infant. In: Hansen TN, McIntosh N (eds) Current topics in neonatology, vol 1. WB Saunders, London, Edinburgh, New York, Philadelphia, Sydney, Toronto, pp 50–66
41. Shaffer SG, Meade VM (1989) Sodium balance and extracellular volume regulation in very low birth weight infants. J Pediatr 115:285–290
42. Shaffer SG, Weismann DN (1992) Fluid requirements in the preterm infant. Clin Perinatol 19:233–250
43. Shaffer SG, Bradt SK, Meade VM, Hall RT (1987) Extracellular fluid volume changes in very low birthweight infants during first 2 postnatal months. J Pediatr 111:124–128
44. Shaffer SG, Kilbride HW, Hayen LK, Meade VM, Warady BA (1992) Hyperkalemia in very low birth weight infants. J Pediatr 121:275–279
45. von Stockhausen HB, Struve M (1980) Die Auswirkungen einer stark unterschiedlichen parenteralen Flüssigkeitszufuhr bei Früh- und Neugeborenen in den ersten drei Lebenstagen. Klin Pädiatr 192:539–546
46. Tammela OK, Koivisto ME (1992) Fluid restriction for preventing bronchopulmonary dysplasia? Reduced fluid intake during the first weeks of life improves the outcome of low-birth-weight infants. Acta Paediatr 81:207–212
47. Tsang RC, Lucas A, Uauy R, Zlotkin S (1993) Nutritional needs of the preterm infant. Scientific basis and practical guidelines. Williams & Wilkins, Baltimore
48. Venkataraman PS, Tsang RC, Chen IW, Sperling MA (1987) Pathogenesis of early neonatal hypocalcemia: Studies of serum calcitonin, gastrin, and plasma glucagon. J Pediatr 110:599–603

15 Fehlbildungen und Erkrankungen des Nervensystems

M. Obladen

15.1 Neurologische Untersuchungstechniken

15.1.1 Neurologische Untersuchung des Neugeborenen

Wichtig und aussagekräftig zur Einschätzung der Schwere einer Schädigung und für prognostische Aussagen.

Cave: Gestationsalter beachten. Folgende Funktionen sollten überprüft und dokumentiert werden:

- Wachheitsgrad (abhängig von Fütterung, Umgebungstemperatur, Stimuli, Gestationsalter),
- Augen (Lichtreize, Fixieren, Pupillenreaktion, Augenbewegungen, Puppenaugenphänomen), Gesichtsbewegungen in Ruhe und bei Erregung,
- Gehör (ggf. akustisch evozierte Potentiale),
- Saugen und Schlucken,
- Muskeltonus und spontane Haltung [52],
- Bewegungsmuster [30],
- Muskeleigenreflexe (Bizeps, Patella),
- Moro-, palmarer Greif- und tonischer Nackenreflex,
- obere (Erb'sche, C_5–C_6) Plexusparese (besonders bei Beckenendlagen-Entwicklung nach Bracht oder Veit-Smellie und bei makrosomem Kind),
- untere (Klumpke'sche, C_7–Th_1) Plexusparese (besonders nach Schulterdystokie),
- Facialisparese (besonders nach Forceps-Entbindung).

Tabelle 15-1 zeigt ein praktikables Untersuchungsschema (Thompson-Score).

15 Fehlbildungen und Erkrankungen des Nervensystems

Tabelle 15-1. Neurologische Zustandsdiagnostik nach Asphyxie. Links: Thompson-Score [101]. Rechts: Stadien der hypoxisch-ischämischen Enzephalopathie nach Sarnat [93].

Symptom/ Kriterium	0 Pkt.	1 Pkt.	2 Pkt.	3 Pkt.	Stad. 1	Stad. 2	Stad. 3
Bewußtsein	normal	Hyperexcitabilität	Lethargie	Koma	Normal	Lethargie	Koma
Muskeltonus	normal	Hpyertonie	milde Hypotonie	starke Hypotonie	Normal	Hypertonie	Hypotonie
Haltung in Rückenlage	normal	Fäusteln/ monoforme Bewegung	starke distale Flexion	Dezerebrationshaltung	schwache distale Flexion	x	x
Museleigenreflexe	normal	x	x	x	gesteigert	gesteigert	abgeschwächt/ nicht auslösbar
Myocloni	x	x	x	x	auslösbar	auslösbar	nicht auslösbar
Moro-Reflex	normal	x	x	x	gesteigert	schwach/teilweise auslösbar	nicht auslösbar
Greifreflex	normal	schwach	negativ	x	x	x	x
Saugreflex	normal	schwach	negativ	x	x	schwach	fehlt
Pupillen	normal	x	x	x	weit, LR normal	eng, LR normal	Seitendiff./ LR schwach

Tabelle 15-1. (Fortsetzung)

Symptom/Kriterium	0 Pkt.	4 Pkt.	2 Pkt.	3 Pkt.	Stad. 1	Stad. 2	Stad. 3
Okulozephal. Reflex	x	x	x	x	normal	gesteigert	abgeschwächt/nicht auslösbar
Ton. Nackenstellreflex	normal	x	x	x	schwach	stark	nicht auslösbar
Autonomes Nervensystem	normal	x	x	x	Symphatikotonus	Para-symphatikotonus	beide Systeme beeinträchtigt
Herzfrequenz	normal	x	x	x	Tachykardie	Bradykardie	variabel
Darmmotilität	x	x	x	x	normal/herabgesetzt	gesteigert, Diarrhöe	variabel
Speichelsekretion	normal	x	x	x	wenig gesteigert	stark gesteigert	variabel
Atmung	normal	Hyperventilation	kurze Apnoen	Ateminsuffizienz	x	x	x
Fontanelle	normal	vorgewölbt, Ø gespannt	gespannt	x	x	x	x
Anfälle	keine	<3x/d	>3x/d	x	Keine	Krämpfe	Krampfserien

15.1.2 Ultraschalluntersuchung des Schädels

Bildgebend durch die offene Fontanelle. Routinemäßige Darstellung von koronaren, sagittalen und parasagittalen Schnittebenen, Abb. 15-1 zeigt die normalen Strukturen.

Sagittalschnitt

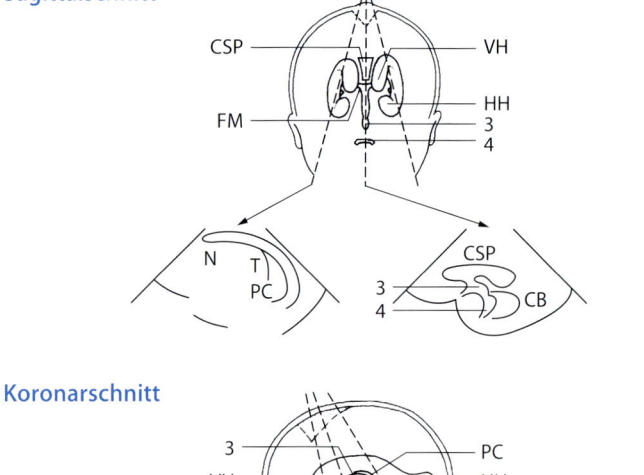

Koronarschnitt

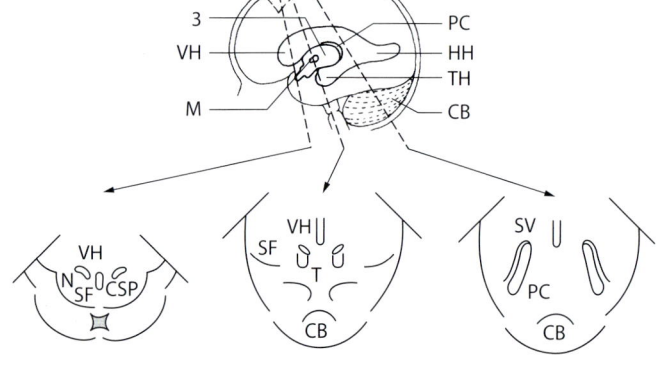

Abb. 15-1. Schädelsonographie: Schnittebenen und normale Anatomie (Nach [77, 111]; *CB* Zerebellum, *CSP* Cavum septi pellucidi, *3, 4* 3. und 4. Ventrikel, *VH, HH, TH* Vorder-, Hinter- und Temporalhorn des Seitenventrikels *(SV)*, *FM* Foramen Monroi, *PC* Plexus chorioideus, *M* Massa intermedia, *N* Nucleus caudatus, *T* Thalamus, *SF* Sylvius-Furche)

Vorteile: Sicher, nichtinvasiv, hohe Auflösung, bettseitig durchführbar, Verlaufsdokumentation.
Weitere bildgebende Verfahren: Magnetresonanztomographie, ggf. funktionelles MRT.

15.1.3 Doppler-Sonographie

Doppler-sonographische Bestimmung der zerebralen Blutflußgeschwindigkeiten [13, 24].
Vorteile: Nichtinvasiv, wiederholbar. Aussagen über die Flußgeschwindigkeit in verschiedenen Hirnabschnitten und unter verschiedenen klinischen Bedingungen (PDA, Manipulation am Kind, Beatmung usw.) möglich [115].

15.1.4 Amplitudenintegriertes EEG

Die kontinuierliche Ableitung des amplitudenintegrierten EEG („cerebral function monitor" [40]) während der ersten 24 Lebensstunden erlaubt es, akute hypoxisch-ischämische Hirnläsionen sicher zu erkennen.
Ableitungstechnik: Haut mit Alkohol reinigen, Graseby-Paste, 2 bipolare Napfelektroden im Abstand von 5 cm anbringen, Kalibration mit Testsignal 100 µV, 25 kOhm; Registriergeschwindigkeit 6 cm/h, 25 kOhm.
Das EEG-Signal wird gefiltert, verstärkt und die Amplitude komprimiert.
Abb. 15-6 (S. 399) zeigt ein typisches Muster. Eine anhaltende Niedervoltage <5 µV deutet auf eine schwere Hirnschädigung mit schlechter Prognose hin [1]. Erholt sich die Grundaktivität innerhalb von 6 h nach einer Asphyxie, so ist die Prognose gut [40]. Das a-EEG ist insbesondere wertvoll zur Indikationsstellung für neuroprotektive Interventionen [104].

15.1.5 Akustisch evozierte Potentiale [97]

Hörscreening und Funktionseinschätzung von Hirnstamm und Mittelhirnstrukturen bei Neugeborenen nach hypoxisch-ischämischer Hirnschädigung, ausgedehnten Hirnblutungen, extremer Hyperbilirubinämie, bakterieller Meningitis, konnataler Infektion und nach Behandlung mit ototoxischen Medikamenten (z.B. Gentamycin, Furosemid) sowie bei positiver Familienanamnese, Chromosomenanomalien [6] und Fehlbildungen im Bereich von Kopf und Ohr (z.B. Goldenhar-Syndrom).

15.1.6 Lumbalpunktion

Sollte immer am liegenden Kind durchgeführt werden. Immer Nadel mit Mandrin verwenden! Komplikationsrate gering. Normwerte s. Tabelle 15-2.

Der Eiweißgehalt sinkt mit zunehmendem Alter ab. Im Alter von 2-3 Wochen beträgt er bei reifen Kindern 0,74-1,17 g/l. Die Werte bei kleinen Frühgeborenen können sehr viel höher sein [88].

Tabelle 15-2. Normwerte im Liquor während der Neonatalperiode (angegeben sind der Mittelwert sowie die Schwankungsbreite). (Nach [9] und [88])

Parameter	Reifes Neugeborenes	Frühgeborenes
Druck [cm H_2O]	3-6	
Eiweiß [g/l]	0,90 (0,2-1,7)	1,15 (0,65-2,0)
Glukose (Liquor: Blut)	0,81	0,74
Leukozyten/mm^3	8 (0-32)	9 (0-29)
Erythrozyten/mm^3	9 (0-600)	15 (0-800)

15.2 Spina bifida

Hemmungsfehlbildung von Rückenmark und dessen Meningen in der 4. Embryonalwoche, skelettäre Spaltbildung. Inzidenz 0,6-4‰ mit großer geographischer Variation. Ätiologie unbekannt, geneti-

15.2 Spina bifida

sche Faktoren sind wahrscheinlich (Wiederholungsrisiko). Vorkommen meist isoliert, aber auch im Rahmen komplexer Fehlbildungsmuster. 80–90% der Fehlbildungen liegen unterhalb Th12, in etwa 80–90% mit Hydrozephalus bei Geburt. Diagnosestellung pränatal möglich (Ultraschall, α-Fetoproteinerhöhung und Erhöhung der Cholinesterase im Fruchtwasser).

Versorgung der Kinder im Kreißsaal

- Lokal abdecken mit sterilen Tüchern (trocken),
- Transport in Kinderklinik in Bauch- oder Seitenlage.

Diagnostik

- Ausmaß der Extremitätendeformitäten und der peripheren Lähmungen,
- Neurostatus, Segmentdiagnostik der Läsionen, spontane Miktion (Restharn? neurogene Blase?), Analreflex (klaffender Anus?)
- Hydrozephalus (Kopfumfang, Ultraschall, Arnold-Chiari-Malformation?),
- Begleitfehlbildungen (Herz-, Abdomensonographie).

Vorgehen

Ausführliche Elterninformation unter Zuziehung weiterer Spezialisten (Neuropädiater, Neurochirurg) und Entscheidung über das Vorgehen. Entscheidungen sollten zügig, aber ohne Zeitdruck getroffen werden [15].

Aktives Vorgehen

- Operativer Verschluß der Zele, ggf. Verschiebeplastik zur Deckung,
- Hydrozephalus: meist bedingt durch Arnold-Chiari-Malformation, Progredienz oft erst nach Zelenverschluß. Verlaufskontrol-

len per Ultraschall. Versorgung mit Ventil (meist ventrikuloperitoneal) in der 1. Lebenswoche. Hohe Infektionsrate, prognostisch dann ungünstiger. Wir geben deshalb präoperativ prophylaktisch Flucloxacillin.
- ▶ Detaillierte Diagnostik des Harntrakts und Überwachung (Ultraschall, Urinstatus, Miktionszystourethrographie).
- ▶ Orthopädische Versorgung von Fehlstellungen und Deformierungen schon in der Neugeborenenperiode.

Abwartendes Verhalten

Entscheidung gegen frühes aktives Vorgehen in Einzelfällen möglich bei Vorliegen schwerer Zusatzprobleme: zerebrale Fehlbildungen oder Blutungen, Hydrozephalus und Hirndrucksymptomatik, thorakale Zele mit ausgedehnten Lähmungen, Vitium cordis. Auch bei schlechter Entwicklungsprognose kann, insbesondere wenn keine vitalen Störungen vorliegen, die operative Versorgung indiziert sein, um die Pflege der Kinder zu erleichtern. Mit einem baldigen Sterben der Kinder kann nicht gerechnet werden.

Prognose

Abhängig vom Ausmaß der Lähmungen, des Hydrozephalus und späterer Probleme von Seiten des Urogenitaltrakts.
Prävention: Bei perikonzeptueller Einnahme von täglich 400 µg Folsäure können $^2/_3$ der Neuralrohrdefekte verhindert werden [2], aber auch andere Fehlbildungen [44].

15.3 Konnataler Hydrozephalus

■ **Definition.** Erweiterung der intrazerebralen Ventrikelräume mit oder ohne Vergrößerung des Kopfumfangs. Diagnosestellung häufig schon pränatal durch Sonographie.

Ursachen

- Aquäduktstenosen,
- Myelomeningozelen (Arnold-Chiari-Fehlbildung),
- Dandy-Walker-Fehlbildung,
- Infektionen: Toxoplasmose, Zytomegalie,
- raumfordernde Prozesse (Tumoren, z.B. Plexuspapillom),
- Gefäßanomalien (Vena-Galeni-Malformation, Zysten),
- pränatale Blutungen,
- intrauterine Hypoxie und Gewebeuntergang (Hydrocephalus e vacuo).

Diagnostik

- Kopfumfang, Schädelnähte, Fontanelle (Hinweise auf erhöhten Druck?), Sonnenuntergangsphänomen,
- Ultraschall des Schädels mit Messung der Ventrikelweite [69],
- Augenhintergrund,
- Lumbalpunktion,
- Serologie auf Toxoplasmose, Zytomegalie,
- Zytomegalievirusnachweis im Urin (PCR),
- engmaschige Verlaufskontrollen von Kopfumfang, wiederholte Ultraschalluntersuchung,
- Ausschluß assoziierter Fehlbildungen (Herz, Abdomen).

Therapie

- Behandlung der Grundkrankheit,
- bei Progredienz frühzeitige neurochirurgische Versorgung,
- nur in seltenen Fällen Verzicht auf intensive Maßnahmen.

Prognose

Abhängig von der Grundkrankheit, Dauer der Drucksymptomatik und der Hirnmanteldicke vor Shuntimplantation. Im Einzelfall nicht vorhersehbar. Insgesamt günstig, besonders bei kommunizierendem Hydrozephalus und Arnold-Chiari-Fehlbildung, selbst bei ausgedehnten Befunden. Shuntinfektionen oder -verschluß sind nicht selten.

Verlauf

Nach Shuntimplantation Rückgang des Kopfumfangs um 5–10 mm und normales Kopfwachstum (Wachstumskurve über Perzentilen führen!).

15.4 Neonatale Krampfanfälle

15.4.1 Häufigkeit und Ätiologie

Häufigkeit etwa 0,2–0,8% aller Neugeborenen, bei reifen Kindern etwa 1/1000 [19, 59], bei VLBW-Kindern bis zu 130/1000 [114]. Häufig in Zusammenhang mit schwerer Krankheit, daher rasche Abklärung und Behandlung für die Prognose entscheidend. Krampfanfälle sind Ausdruck einer zentralnervösen Störung und weisen auf eine zerebrale Schädigung hin, zwischen dem 3. und 8. Lebenstag oft durch metabolische Störungen verursacht. Im Einzelfall kann die ätiologische Klärung schwierig sein. Als Ursachen kommen in Frage:

- ▶ hypoxisch-ischämische Schädigung (mit und ohne sekundäre Hirnblutung),
- ▶ intrakranielle Blutungen (s. S. 389),
- ▶ Infektionen (prä- und postnatal): Sepsis, Meningitis, Enzephalitis (s. S. 498),
- ▶ metabolische Störungen (s. S. 419),
- ▶ Polyglobulie, Thrombose (s. S. 438),
- ▶ Drogenentzug (s. S. 385),
- ▶ Intoxikation mit Lokalanästhetika
  (Mutter: parazervikale, Pudendus-, epidurale Infiltration),
- ▶ degenerative zerebrale Erkrankungen,
- ▶ Malformation des Gehirns.

Tabelle 15-3. Differentialdiagnose Zittrigkeit–Krampfanfälle

Klinik	Zittrigkeit	Krampfanfall
Abnorme Augenbewegungen, starrer Blick	0	+
Bewegungstyp	Tremor	Klonisches Zucken
Durch Stimulation auslösbar	+	0
Bewegungen sistieren bei passiver Beugung	+	0

15.4.2 Klinik

Variable Symptomatik mit wechselnder Seitenbetonung, Tonusverminderung oder -vermehrung und Atemdepression, Zyanose. Abgrenzung gegen Zittrigkeit kann schwierig sein, häufig gleiche Ursache (Hypoglykämie, Hypokalziämie, Drogenentzug; Tabelle 15-3).

Unterteilung der neonatalen Krämpfe in 5 Gruppen nach abnehmender Häufigkeit:

1. *Subtile Krampfanfälle:*
   Häufigster Typ (50%) bei Früh- und Neugeborenen, leicht zu übersehen.
   ▶ Tonische horizontale oder vertikale Bewegungen der Augen, starrer Blick, Blinzeln, Lidflattern;
   ▶ oral: Schmatzen, Gähnen, Saugen, Speichelfluß;
   ▶ Extremitäten: Ruder-, Schwimm-, Tretbewegungen, kurze Tonusänderung, Zucken eines Zehs oder Fingers;
   ▶ Apnoen, jedoch selten als Einzelsymptom, langdauernd, erst spät von Bradykardie gefolgt.
2. *Tonische Krampfanfälle:*
   Vorwiegend bei Frühgeborenen. Abrupte Streckung einer Extremität, gelegentlich Beugung der oberen Extremitäten, auch Augensymptome oder Apnoen. Hinweis auf intraventrikuläre Blutung.

3. *Multifokale klonische Krampfanfälle:*
   Meist bei reifen Neugeborenen. Klonische, ungeordnete Extremitätenbewegungen, simultan oder in Folge auftretend. Typisch für die prognostisch gutartigen 5-Tage-Krämpfe (3.–7. Lebenstag), spontanes Verschwinden nach 1–15 Tagen [82].
4. *Fokale klonische Krampfanfälle:*
   Reife Neugeborene häufiger als Frühgeborene betroffen. Gut lokalisierte klonische Zuckungen ohne Bewußtlosigkeit.
5. *Myoklonische Krampfanfälle:*
   Seltener Krampftyp bei Früh- und Neugeborenen. Einzelne oder wiederholte synchrone Zuckungen der oberen und/oder unteren Extremitäten. Metabolische Enzephalopathie ausschließen. Prognose schlecht.
   Cave: Nicht verwechseln mit gutartigen myoklonischen Zuckungen im Schlaf!

15.4.3 Diagnostik

1. *Sofort durchzuführen:*
   - Serum auf Glukose, Natrium, Kalzium, Magnesium, Phosphat,
   - Blutbild mit Thrombozyten, IL-6, CRP,
   - Blutgasanalyse,
   - EKG (Sichtmonitor, QT-Zeit verlängert?),
   - Blutdruckmessung.
2. *In Abhängigkeit vom klinischen Befund und nach Vorliegen erster Laborbefunde:*
   - Blutkultur, Lumbalpunktion (Meningitis!),
   - Gerinnungsparameter (Blutungsneigung),
   - Schädelsonographie,
   - ggf. weitere Stoffwechseldiagnostik [35].
3. *Weitere Untersuchungen, die auch im allgemeinen zeitversetzt erfolgen können:*
   - ophthalmoskopische Untersuchung,
   - Computertomogramm bei unklarem Sonographiebefund bzw. Verdacht auf kalottennahes Geschehen (Hygrom),
   - Elektroenzephalogramm,
   - Magnetresonanztomographie.

15.4.4 Therapie

Auf manchen Intensivstationen wird auf die für das Gehirn hochgradig gefährliche Hypokapnie (s. S. 147) unter-, auf Krampfanfälle jedoch überreagiert: Neue Forschungen haben nicht bestätigt, daß Krämpfe das Ausmaß der bleibenden Hirnschädigung vergrößern [106, 109], klinische Studien haben keinen Nutzen einer prophylaktischen antikonvulsiven Therapie belegt (EB Ia) [26]. Im Tierversuch hat Phenobarbital sogar eine apoptosefördernde Wirkung.

1. *Allgemeine Maßnahmen:*
   ▶ Seitlagerung zur Sicherung freier Atemwege,
   ▶ Inkubatorpflege, Überwachung von Herz- und Atemfrequenz,
   ▶ Blutdrucküberwachung,
   ▶ Apnoen: Stimulation, Maskenbeatmung, ggf. Intubation und kontrollierte Beatmung.
2. *Symptomatische Therapie:*
   ▶ Bei Hypoglykämie (Schnelltest): 1 ml/kgKG Glukose 20% i.v. (0,4 g/kg),
   ▶ 2 ml/kg Kalziumglukonat 10% (1:1 verdünnt) langsam i.v.,
   ▶ 50 mg Pyridoxin (Vitamin B6, Benadon) [105],
   ▶ 15–20 mg/kgKG Phenobarbital über 5–10 min langsam i.v. (Sättigungsdosis),
   ▶ Zufuhr von Elektrolyten, insbesondere Kalzium (s. S. 364), Magnesium (s. S. 365) und Glukose (s. S. 414) entsprechend Laborwerten.
3. *Weiterbestehende Krampfanfälle:*
   ▶ EEG-Kontrolle.
   ▶ Nochmals Phenobarbital bis zu 10 mg/kgKG langsam i.v. (**cave:** Atemdepression!). Ggf. auch nochmals wiederholen bis zu Serumkonzentrationen von 40 µg/ml bei reifen Kindern [31],
   ▶ Versuch mit Clonazepam 0,15 mg/kgKG i.v.,
   ▶ Versuch mit Chloralhydrat (50 mg/kg, das entspricht ¼ Rectiole beim reifen Neugeborenen),
   ▶ Phenytoin 20 mg/kgKG über 30 min (Sättigungsdosis), ggf. Dauerinfusion.
   ▶ Engmaschige Überwachung von Temperatur, Blutdruck und Herzfrequenz.

4. *Erhaltungstherapie:*
Möglichst nur 1 Medikament, Spiegel bestimmen! Bei Früh- und Neugeborenen z.T. sehr lange Halbwertszeiten! **Cave:** Interaktion mit anderen Medikamenten (Antibiotica).
- *Phenobarbital,* verteilt auf 1–2 Dosen i.v. oder oral:
  Neugeborene >2500 g: 5 mg/kgKG/Tag
  (Serumspiegel bis 40 µg/ml),
  Frühgeborene <2500 g: 3 mg/kgKG/Tag
  (Serumspiegel bis 25 µg/ml);
- *Phenytoin,* verteilt auf 2 Dosen i.v.: 5 mg/kgKG/Tag (Serumspiegel 6–14 µg/ml). Orale Resorption schlecht.
  Die Therapiedauer ist von Neurostatus, Krampfursache und EEG abhängig.

15.4.5 Prognose

Gesamtinzidenz einer nachfolgenden Epilepsie 10–20% [19]. Höhere Raten für mentale Retardierung und Körperbehinderung (30–35%). Individuelles Risiko abhängig von

- neonatalem Neurostatus,
- Ursache der Krämpfe,
- Elektroenzephalogramm [99, 113].

Wichtigste Parameter auch für die Entwicklungsprognose sind der Neurostatus und die Ursache des Krampfleidens (s. einzelne Krankheitsbilder, Tabelle 15-4) mit dem Ausmaß neurologischer Schäden.

15.5 Neonataler Drogenentzug

■ **Definition.** Abhängigkeit der Neugeborenen durch mütterlichen Drogenabusus während der Schwangerschaft (z.B. Heroin, Methadon, Barbiturate, Alkohol). Unterbrechung der Drogenzufuhr bei der Geburt führt beim Neugeborenen zum Entzugssyndrom.

Tabelle 15-4. Entwicklungsprognose nach neonatalen Krampfanfällen

Ursache	Wahrscheinlichkeit für normale Entwicklung %		%
Hypoxisch-ischämisch	50	Hypoglykämie	50
Subarachnoidalblutung	90	Hypokalzämie	
intrakranielle Blutung	10–50	– Frühform	50
(abhängig vom Ausmaß)		– Spätform	100
Bakterielle Meningitis	50	5-Tage-Krämpfe	100
		Fehlbildungen	0

Symptome (Tabelle 15-5)

Etwa 80% der Kinder heroinabhängiger Frauen erleiden einen Entzug [49]. Die Symptome setzen innerhalb der ersten 2 Lebenstage ein, ihre Schwere korreliert mit der Dauer der mütterlichen Abhängigkeit, der Dosis und dem Zeitintervall zwischen Einnahme und Geburt. Entsprechendes gilt für den Methadonentzug, der jedoch auch noch nach dem 2. Lebenstag manifest werden kann. Hypotrophie und Mikrozephalie sind nicht selten, hängen aber auch von Begleitumständen wie Nikotinabusus und Ernährungsstatus der Mutter ab [57, 61]. Postnatale Atemstörungen werden beobachtet, besonders wenn die Mutter kurz vor der Geburt noch Drogen genommen hat. Die Gesamtmorbidität der Neugeborenen ist deutlich erhöht [50]. Die Schwere des Entzugs wird nach dem Finnegan-Score (Tabelle 15-6) [29] mindestens 1mal pro Schicht eingeschätzt.

Tabelle 15-5. Symptome des Heroinentzugs bei Neugeborenen und ihre relative Häufigkeit

75–100%	25–75%	< 25%
Zittrigkeit	Trinkschwierigkeiten	Fieber
Irritabilität	Erbrechen	Krämpfe
Hyperaktivität	Durchfälle	
Muskuläre Hypertonie	Niesen	
Kurze Schlafphasen	Tachypnoe	
Schrilles Schreien	Schwitzen	
Übermäßiges Saugen		

Tabelle 15-6. Neonataler Drogenentzugsscore (modifiziert nach Finnegan [29]: Einleitung oder Erhöhung der Pharmakotherapie bei >11 Punkten, Dosisreduktion bei <9 Punkten)

Klinisches Kriterium	1	2	3	4	5
Schreien		Häufig, schrill	Ständig, schrill		
Schlafen nach dem Füttern	<3 Std	<2 Std	<1 Std		
Moro-Reflex		Verstärkt	Extrem		
Tremor bei Störung	Leicht	Mäßig			
Tremor in Ruhe				Leicht	Mäßig
Muskeltonus		Erhöht			
Hautabschürfungen	Ja				
Myokloni			Ja		
Krampfanfälle					Ja
Schwitzen	Ja				
Fieber		37,2–38,2 °C	≥38,3 °C		
Häufiges Gähnen	Ja				
Marmorierte Haut	Ja				
Verstopfte Nase		Ja			
Niesen	Ja				
Atmung	>60/min	>60/min, Dyspnoe			
Übermäßiges Saugen	Ja				
Trinkschwäche		Ja			
Erbrechen		Regurgitation	im Schwall		
Stühle		dünn	wäßrig		

Therapie [100, 29, 49]

▶ Phenobarbital 20 mg/kgKG als Sättigungsdosis, Erhaltungstherapie nach klinischem Bild (etwa 5 mg/kg/Tag). Hiervon werden v.a. die zentralnervösen, weniger die gastrointestinalen Symptome beeinflußt.
▶ Morphin 0,02–0,05 mg/kg alle 4–6 Std. i.v. Gute Beeinflussung der gastrointestinalen Symptome.
▶ Medikamentenreduktion nach Entzugsscore (<9 Punkte, [29]).

Prognose

Dauer des akuten Drogenentzugs Tage bis Wochen mit Rückfällen bei zu rascher Reduktion der Pharmakotherapie, soziale Verhältnisse vor Entlassung klären. Häufig persistieren Unruhe und kurze Schlafperioden über Monate. Die intellektuelle Entwicklung der Kinder ist unterdurchschnittlich, das Risiko eines plötzlichen Kindstodes erhöht [112].

15.6 Rezidivierende Apnoen

■ **Definition und Klassifikation.** Störung des respiratorischen Kontrollsystems.

Apnoe: Fehlender Luftfluß, Atemstillstand >20 s.
Periodische Atmung: Fehlende Atmung von 5–10 s Dauer im Wechsel mit normaler Atmung ohne Änderung von Herzfrequenz und Hautfarbe.
Es werden verschiedene Formen unterschieden:

▶ zentrale Apnoe (kein Fluß, keine Atembewegung),
▶ obstruktive Apnoe (kein Fluß, aber Atembewegung vorhanden),
▶ gemischte Apnoen,
▶ Krampfanfälle mit Apnoe.

Auftreten bei 50% der Frühgeborenen von 32–36 Wochen [45], bei über 75% der Kinder unter 1000 g Geburtsgewicht zwischen dem 2. und 28. Tag, u.U. über Wochen anhaltend. Zeichen der Unreife. Prädisponierende Faktoren für zentrale Apnoen s. Abb. 15-2 [64].

Diagnostik

▶ Spiegelprobe (obstruktiv),
▶ Ausschluß von Infektion, Anämie, Azidose,
▶ Ausschluß einer Hirnblutung (Schädelsonographie),
▶ Ausschluß metabolischer Störungen (Hypoglykämie, Hypokalzämie, Hyponatriämie).

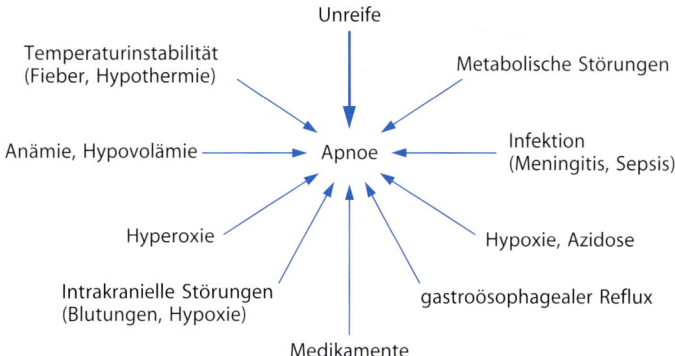

Abb. 15-2. Prädisponierende Faktoren für zentrale Apnoen

Therapie

1. Behandlung prädisponierender Faktoren.
2. Sensorische Stimuli:
   - sanftes Anstoßen, besonders bei erstem und seltenem Auftreten [74] (umstritten),
   - Luft- oder Wasserkissen [91] (umstritten).
3. Leichte Erhöhung des F_iO_2 in der Atemluft (0,25–0,3), Überwachung per transkutaner Sonde.
4. Applikation von CPAP [67] von 2–4 cm H_2O (nasopharyngealer CPAP über einseitigen nasalen Tubus).
5. Medikamentöse Therapie [5, 85], bei frischer Hirnblutung oder nach Krampfanfällen nur mit Vorsicht einsetzen:
   - *Methylxanthine* wirken zentral und senken die Apnoehäufigkeit während der ersten 7 Behandlungstage (EB Ia) [43].
   - *Koffein* wird gegenüber Theophyllin wegen der 1maligen Gabe pro Tag (Halbwertszeit etwa 100 h) und der höheren therapeutischen Breite bevorzugt [98]. Sättigungsdosis 10 mg Koffein/kgKG (20 mg Koffeinzitrat), Erhaltungsdosis 3 mg/kg/Tag oral oder i.v., einmal pro Tag (Serumspiegel 8–20 mg/l).
   - *Theophyllin:* Sättigungsdosis 5 mg/kg, Erhaltungsdosis 4 mg/kg/Tag oral oder i.v., verteilt auf 2 Dosen pro Tag (Serumspiegel 7–15 mg/l).

▶ Für den prophylaktischen Einsatz von Methylxanthinen nach Extubation gibt es keinen Wirksamkeitsnachweis [41, 94a]. Nebenwirkungen der Methylxanthine: Längere Wachphasen, Tachykardie, erhöhte Diurese, Hyperglykämien, Blutdruckerhöhung, Hemmung der Darmmotilität, vermindertes zerebrales Blutvolumen [11].

6. Kontrollierte Beatmung bei rezidivierenden, langanhaltenden Apnoen.
7. Doxapram als Dauerinfusion (0,5 g/kg/h, Steigerung möglich) hat bei Versagen von Methylxanthinen Effekt gezeigt [79], kann jedoch wegen fehlender größerer Studien nicht generell als Therapie empfohlen werden [42].

Frühgeborene können 5–8 Tage nach der letzten stimulationsbedürftigen Apnoe nach Hause entlassen werden [23].

15.7 Intrakranielle Blutungen

In der Neonatalperiode ein besonders wichtiges Problem, da häufig und von großer prognostischer Bedeutung. Breites Spektrum, Art der Läsion abhängig vom Gestationsalter (s. Tabelle 15-7). Selten auch pränatale Blutung.

Intrakranielle Blutungen sind absolut nicht häufiger geworden, ihre scheinbare Zunahme beruht auf der stark angestiegenen Überlebensrate sehr unreifer, blutungsgefährdeter Frühgeborener. Bei diesen ist die periventrikuläre Blutung eine spezifische Erkrankung die sich durch anatomische (gefäßreiche germinale Matrix) und funktionelle (unzureichende Autoregulation) Besonderheiten erklärt. Anders als früher angenommen, entsteht die Mehrzahl der Blutungen nicht im Ventrikel (intraventrikuläre Blutung, IVH), sondern neben dem Ventrikel im subependymalen Marklager (periventrikuläre Blutung, PVH) und bricht sekundär ins Ventrikelsystem ein. Geburtstraumatische Faktoren spielen eine geringe, die Asphyxie (insbesondere eine Hyperkapnie während der ersten Lebenstage) eine große Rolle in der Pathogenese.

Tabelle 15-7. Intrakranielle Blutungen in der Neonatalperiode

Art der Blutung	Reife des Kindes	Relative Häufigkeit	Schwere des Krankheitsbildes	Häufige Ursache
Subdural	Reif > frühgeboren	Selten	Schwer, tödlich	Trauma
Subarachnoidal (primär)	Frühgeboren > reif	Häufig	Gutartig	Trauma, Hypoxie
Intrazerebellar	Frühgeboren > reif	Selten	Schwer	Trauma Hypoxie
Periventrikulär/intraventrikulär	Frühgeboren	Häufig	Schwer	Asphyxie, Hyperkapnie
Intrazerebral	Reif > frühgeboren	Selten	Schwer	Multipel

> = stärker betroffen

15.7.1 Subdurale Blutungen

Traumatisch (Tentoriumverletzung, Falxverletzung, Ruptur oberflächlicher Venen), meist große Kinder und schwere Geburten, Extraktion aus Beckenendlage. Massive Blutung mit schweren neurologischen Ausfällen (Koma, Opisthotonus, Apnoen, Augendeviation), oft tödlich verlaufend.

Bei leichten Blutungen über den Hemisphären meist keine akuten Symptome, fokale Symptome (Krämpfe, Hemiparesen) am 2.–3. Tag. Entwicklung eines chronischen subduralen Hygroms.

Diagnostik

Magnetresonanztomographie bei klinischem Verdacht, Ultraschall nur selten aussagekräftig.

15.7.2 Primär subarachnoidale Blutung

Häufig, auch ohne klinische Symptome. Liquor blutig, z.T. nur einige 100 Erythrozyten/µl. Krämpfe besonders bei reifen, ansonsten gesund wirkenden Kindern, gehäuft am 2. Lebenstag. Neurologische Spätfolgen sind selten. Entwicklung von Hydrozephalus oder Subarachnoidalzysten möglich. Einzelfälle mit tödlichem Verlauf bei massiver Blutung.

15.7.3 Intraventrikuläre Blutung des reifen Neugeborenen

Ursachen sind Trauma und Hypoxie, besonders perinatale Asphyxie. Trauma spielt eine wesentlich größere Rolle als bei Frühgeborenen, die Bedeutung von Gerinnungsstörungen ist umstritten, 25% der Fälle bleiben ungeklärt. Blutungsquelle ist die subependymale Keimschicht oder der Plexus chorioideus. In Einzelfällen Einbruch aus hämorrhagischen Infarkten oder Gefäßfehlbildung, auch als Folge eines Vitamin-K-Mangels.

Symptome in den ersten Lebenstagen: Irritabilität, Lethargie, Krämpfe (fokal oder multifokal), Zittrigkeit, Apnoen, Erbrechen, pralle Fontanelle. In 30% der Fälle Entwicklung eines Hydrozephalus.

Prognose: Etwa 40% der Überlebenden haben neurologische Auffälligkeiten.

15.7.4 Peri- und intraventrikuläre Hirnblutung des Frühgeborenen

Vorkommen besonders bei Frühgeborenen <30 SSW. Häufigkeit für alle Schweregrade etwa 20% bei Kindern unter 1500 g Geburtsgewicht. 80–90% der Blutungen bei Frühgeborenen beginnen in der subependymalen Keimschicht, oft gleichzeitig auch Blutung im Plexus chorioideus. Einbruch an mehreren Stellen in die Seitenventrikel, Entwicklung einer Arachnoiditis. Intrazerebrale Beteiligung in etwa 20% der Fälle, hierbei handelt es sich um begleitende hämorrhagische Infarkte, nicht um einen Blutungseinbruch. Auftreten Tag 1 (50%) bis Tag 3 (insgesamt 90%) [55, 78]. Klassifizierung nach Papile [77] aufgrund von Ultraschallbefunden (Abb. 15-3).

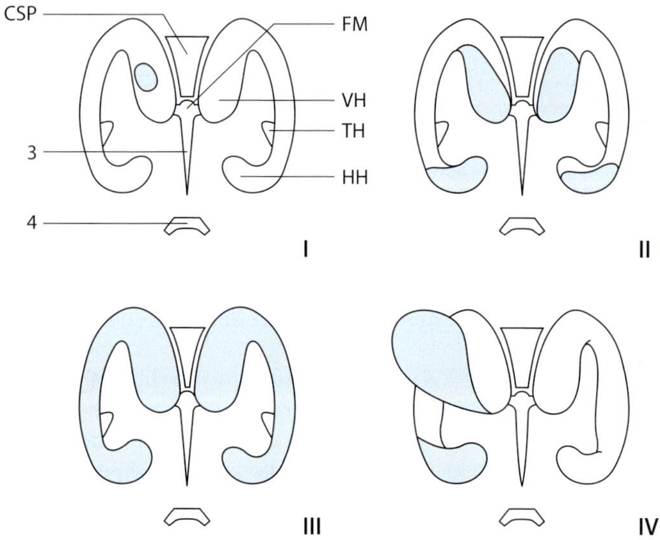

Grad I: Subependymale Blutung
Grad II: <50% Füllung der Seitenventrikel
Grad III: Füllung >50%, Erweiterung beider Seitenventrikel
Grad IV: Ventrikelblutung mit intrazerebraler Blutung

Abb. 15-3. Schweregrade der Hirnblutung bei Neugeborenen [77, 78]; *CSP* Cavum septi pellucidi, *3, 4* 3. und 4. Ventrikel, *VH, HH, TH* Vorder-, Hinter- und Temporalhorn des Seitenventrikels, *FM* Foramen Monroi

Risikofaktoren

▶ Asphyxie mit Reanimation,
▶ wechselnder zerebraler Flow (Beatmung, PEEP, Ductus arteriosus [18]),
▶ abrupter Blutdruckanstieg [111] z.B. durch rasche Volumenexpansion, Pneumothorax, Absaugen und andere Manipulationen am Kind,
▶ erhöhter zerebraler venöser Druck [81] durch schwere Geburt, Asphyxie, Beatmungskomplikationen,
▶ erniedrigter zerebraler Blutfluß durch arterielle Hypotension [4, 66],

- Hyperkapnie mit Erhöhung des zerebralen Flows [36],
- Hypothermie [55],
- Infusion von hyperosmolaren Lösungen (z.B. Na-Bikarbonat).

Klinik

Man unterscheidet 3 Verlaufsformen
(s. Tabelle 15-8):

- Akuter Verlauf mit Entwicklung innerhalb von Minuten oder Stunden, Ausbreitung der Blutung oft letal.
- Subakuter (saltatorischer) Verlauf mit Entwicklung über Stunden und Tage. Wesentlich weniger auffällig als der akute Verlauf, Phasen der Besserung wechseln mit erneuter Verschlechterung.
- Fehlende klinische Symptomatik bei etwa 25–30% aller intraventrikulären Blutungen.

Tabelle 15-8. Symptome bei peri- und intraventrikulärer Blutung

Akuter Verlauf	Subakuter Verlauf
Lethargie, Koma	Bewußtseinslage verändert
Atemstörungen (Apnoen)	Spontanbewegungen reduziert
Generalisierte tonische Krämpfe	Muskelhypotonie
Fehlende Pupillenreaktion	Unvollständige Kniestreckung
Schlaffe Tetraparese	Selten respiratorische Störungen
Vorgewölbte Fontanelle	
Blutdruckabfall	
Temperaturstörungen	
Metabolische Azidose	
Hämatokritabfall	Hämatokritabfall

Diagnostik

Kopfumfangsmessung 2mal pro Woche, routinemäßige *Ultraschalldiagnostik* bei allen Frühgeborenen einer neonatologischen Intensivstation:

- innerhalb der ersten 2 Tage,
- Verlaufskontrolle nach 3–5 Tagen, Zunahme der Blutung in 20–40% der Fälle [10, 78],
- bei Kindern mit Blutungen weitere Kontrollen alle 5–10 Tage, um frühzeitig die Entwicklung eines posthämorrhagischen Hydrozephalus zu erfassen.

Prophylaxe

- Minimal handling,
- zerebrale Durchblutung aufrechterhalten,
- engmaschige Blutdruckkontrollen,
- Vermeidung aller Risikofaktoren für eine Blutung, insbesondere einer Hyperkapnie in den ersten Lebenstagen,
- Respiratorfrequenz an Eigenatmung anpassen.

Prognose

Abhängig von der Schwere der Blutung, der Entwicklung eines Hydrozephalus und begleitender hypoxischer Schädigung (Tabelle 15-9). Im Einzelfall ist die Entwicklung jedoch nicht voraussagbar. Die Parenchymbeteiligung ist der entscheidende Faktor für eine schlechte Prognose, wobei häufig die motorischen Ausfälle stärker als die intellektuellen sind [34, 92]. Jedoch wurden auch bei Kindern mit geringgradigen Blutungen erhebliche Störungen (42%) und Behinderungen (26%) beobachtet.

Tabelle 15-9. Folgen einer peri- und intraventrikulären Blutung bei Frühgeborenen (nach [111]). Angaben in Prozent der überlebenden Kinder

Schwere der Blutung	Letalität	Progressive Ventrikelerweiterung	Gröbere neurologische Auffälligkeiten
Grad 1	15	5	15
Grad 2	20	25	30
Grad 3	40	55	40
Grad 4	60	80	90

15.7.5 Posthämorrhagischer Hydrozephalus

Er entwickelt sich in knapp der Hälfte aller intraventrikulären Blutungen; hiervon kommt die Hälfte innerhalb von weniger als 4 Wochen zum Stillstand und/oder zur Rückbildung, während die andere Hälfte in 2–8 Wochen progredient ist mit Zunahme des Kopfwachstums, praller Fontanelle, Apnoen und zu neurologischen Auffälligkeiten [25] führt. Bei sehr früher Entwicklung eines Hydrozephalus selten spontane Rückbildung, meist rasche Progredienz [10].

Therapie

Die Wirksamkeit von Serienlumbalpunktionen ist nicht gesichert [53, 58, 116], ein Behandlungsversuch erscheint bei kommunizierendem Hydrozephalus gerechtfertigt. Entfernung von 10–15 ml Liquor/kg. Ultraschallkontrolle! Die Behandlung mit intraventrikulärer Streptokinase ist unwirksam [117, 60].

Komplikationen: Hypoproteinämie, Meningitis und Osteomyelitis wurden beobachtet [96]. Bei weiterer Progression ventrikuloperitonealer Shunt, sobald das Kind groß genug ist.

Externe Ventrikulostomie oder serielle Liquorpunktion nach Implantation eines Rickham-Reservoirs, wenn Kontraindikationen für ventrikuloperitonealen Shunt bestehen (Kind zu klein, zu krank, hoher Blut- und Eiweißgehalt des Liquors). Bei plötzlichem Ablassen von zuviel Liquor kann ein subdurales Hygrom entstehen. Bei kleinen Kindern sind häufig Shuntrevisionen notwendig. Daher kann es zunächst sinnvoll sein, die Implantation hinauszuzögern.

15.8 Hypoxisch-ischämische Hirnschädigung

Definition

- *Asphyxie* [14]: Fehlender plazentarer oder pulmonaler Gasaustausch, gefolgt von schwerer Hypoxie, Hyperkapnie und Azidose (Na-pH <7,00 oder 5-min-Apgar <4), sowie neurologischer Symptomatik.
- *Ischämie:* Herabgesetzter oder fehlender Blutfluß, meist infolge von Asphyxie, Hypokapnie, Hypoxie oder Volumenmangel.

Pathogenese (Abb. 15-4)

Bei reifen Kindern meist durch pränatale Störungen verursacht, rund 90% der Fälle sind zeitlich prä- oder perinatalen Ereignissen zuzuordnen. Die Vorstellungen zur Pathogenese wandeln sich [8, 54]: Außer dem ATP-Verlust spielen Kalziumeinstrom, Zytokinreaktion [63, 94], Reperfusionsschädigung durch freie Radikale [28] und Aktivierung von programmiertem Zelltod (Apoptose, [98a]) wesentliche Rollen. Bei unreifen Kindern stehen perinatale Entzündungsreaktionen und schwere Apnoeanfälle, Herzinsuffizienz, schwere pulmonale Probleme [110] im Vordergrund. Abhängig vom Gestationsalter und der Ursache der Hirnschädigung entstehen unterschiedliche Läsionen mit charakteristischen Spätfolgen (Tabelle 15-10). Auswirkungen betreffen alle Organsysteme, Abb. 15-5 illustriert die Auswirkungen auf das Gehirn.

15.8 Hypoxisch-ischämische Hirnschädigung

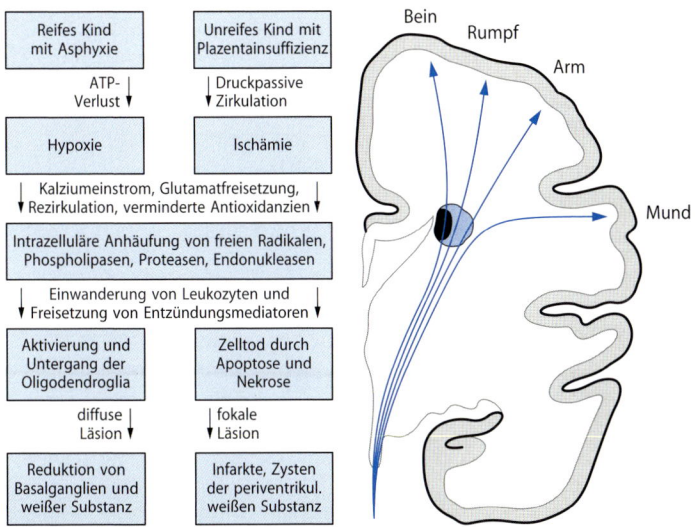

Abb. 15-4. Pathogenese der hypoxisch-ischämischen Hirnschädigung und typische Lokalisation der periventrikulären Leukomalazie

Tabelle 15-10. Schädigungsmuster der hypoxisch-ischämischen Enzephalopathie des Neugeborenen [84]

Lokalisation	Alter	Neurologische Folgen
Selektive neuronale Nekrose	Früh/Reifgeborene	Spastische Tetraparese, Anfälle, mentale Retardierung, Hyperaktivitätssyndrom
Status marmoratus (Thalamus)	Reifgeborene	Choreoathetose, spastische Tetraparese
Parasagittale Schädigung	Reifgeborene	Spastische Tetraparese, intellektuelle Störungen
Periventrikuläre Leukomalazie	Frühgeborene	Spastische Diplegie, intellektuelle Störungen
Pontosubikuläre Nekrose	Frühgeborene	Hirnstammdysfunktion

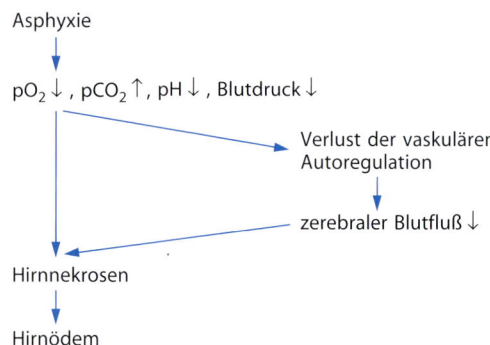

Abb. 15-5. Asphyxie und Hirnschädigung [111]

Symptome

Siehe Tabelle 15-1. Bei Frühgeborenen gibt es in den ersten Lebenswochen keine spezifischen Symptome.

Diagnostik

Akut

- Neurostatus, (s. Tabelle 15-1),
- Schädelsonographie,
- Doppler-Flußmessung in der A. cerebri anterior,
- Blutdruck, zentraler Venendruck,
- arterielle Blutgase, Laktat,
- Laktat im Urin [46],
- Blutzucker, Elektrolyte, Blutbild,
- Protein S-100, [70, 65, 62], CK-BB, [70], neuronenspezifische Enolase [51, 70, 62].

Suche nach Beteiligung weiterer Organsysteme (Gerinnungsstatus, Phosphat, Urinbilanz und -analyse, Leberwerte, EKG, Echokardiogramm).

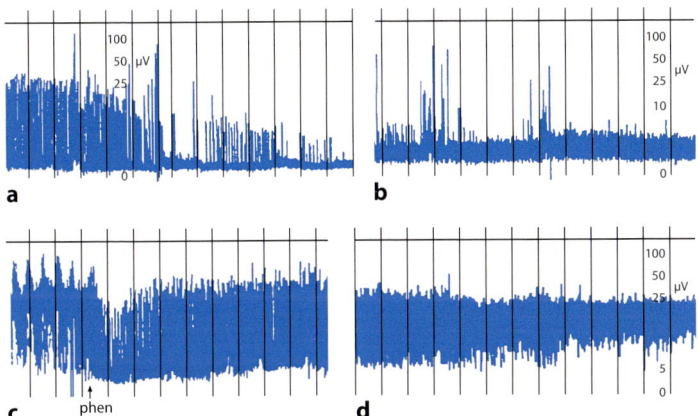

Abb. 15-6a–d. Amplitudenintegriertes EEG, typische pathologische Muster. **a** Burst-Suppression mit Übergang in die Niedervoltage; **b** anhaltende Niedervoltage unter 5 µV; **c** Krampfaktivität (Sägezahnmuster) mit Übergang in Burst-Suppression nach Phenobarbital; **d** diskontinuierlich normales mit Übergang in kontinuierlich normales Muster. (Nach [104])

Baldmöglichst

▶ Amplitudenintegriertes Elektroenzephalogramm [104, 84] s. Abb. 15-6,
▶ CT, MRT, Signaldichte im hinteren Schenkel der Capsula interna [90],
▶ akustisch evozierte Potentiale und Fundoskopie.

Ein Hirnödem ist selten und kann vermutet werden bei eingeschränkten Pulsationen (Doppler-Sonographie) und nicht darstellbarem Ventrikelspalt im Ultraschall. Später zystische periventrikuläre Leukomalazie [12].

Klassifizierung

Die hypoxisch-ischämische Enzephalopathie läßt sich klinisch in Schweregrade einteilen:

- *Leicht:* Unruhe, verstärkte Reflexe, Sympathikusüberfunktion.
- *Mittelschwer:* Lethargie, muskuläre Hypotonie, abgeschwächte Reflexe, Krämpfe.
- *Schwer:* Koma, Schlaffheit, eingeschränkte Stammhirnfunktion, Krämpfe, erhöhter Hirndruck.

Komplikationen

Am 3. Tag besonders bei Frühgeborenen häufig akute Verschlechterung durch nachfolgende Hirnblutung und Tod. Bei Überleben langsame Besserung, reduzierte Bewußtseinslage; Hypotonie und Fütterungsprobleme bleiben oft sehr lange erhalten.

Therapie

Allgemein

- Minimal handling, achsengerechte Kopfhochlagerung,
- optimale O_2-Versorgung sicherstellen (Hyperoxie vermeiden!),
- Pflege im Thermoneutralbereich, kontinuierliche Temperaturmessung, großzügige Antipyrese,
- engmaschige Blutdruckkontrollen und Blutdruckstabilisierung,
- Elektrolytüberwachung und -bilanzierung,
- Infektionsbehandlung,
- ausreichende Kalorienzufuhr (frühzeitige orale Ernährung),
- Hyperbilirubinämie frühzeitig behandeln,
- Polyglobulie (venöser HKT >65%) beheben.

Spezifisch

- Flüssigkeitsrestriktion und -bilanzierung,
- Blutglukose zwischen 60 und 150 mg/dl halten.

Medikamentöse Therapieversuche mit Glukokortikoiden, hyperosmolaren Lösungen und Barbituraten haben keinen Effekt gezeigt und können erhebliche Nebenwirkungen haben [38, 108].

Prognose

Anfangs kaum zu stellen, da die Schwere und Dauer der Schädigung (auch pränatal) kaum einzuschätzen ist [16]. Apgar-Score und Nabelarterien-pH allein sind nicht geeignet [33]. Bei Kindern mit perinataler Asphyxie ohne neurologische Symptome scheint die Prognose gut zu sein.

Die Schwere und Dauer neurologischer Auffälligkeiten in der Neugeborenenperiode ist direkt mit der Prognose korreliert. Die Beteiligung anderer Organsysteme, insbesondere eine Niereninsuffizienz, korreliert mit einer schlechten Prognose [80]. Verschwinden die Symptome innerhalb von 1–2 Wochen, ist die Prognose günstig [86]. Prognostisch ungünstige Ultraschallbefunde: ausgedehnte periventrikuläre Leukomalazie, Entwicklung von Zysten, Hirnatrophie und intrazerebrale Blutungen [27].

15.9 Periventrikuläre Leukomalazie des Frühgeborenen

Während beim reifen Neugeborenen Hypoxie und Ischämie das Gehirn bedrohen, spielen beim Frühgeborenen andere Mechanismen wesentliche Rollen [118, 68, 72]: s. Abb. 15-4.

- Unreife der antioxidativen Systeme (Superoxiddismutase, Glutathionperoxidase) und Schädigung durch freie Radikale,
- Freiwerden von Zytokinen (IL-6, TNFa) durch entzündliche Prozesse, auch solche, die fern vom Gehirn ablaufen [72, 22].
- Häufigste Ursache ist wahrscheinlich eine Chorioamnionitis, die bereits die Frühgeburt ausgelöst hat [56, 37, 20],
- evtl. spielt auch relative Hyperoxie durch Luftatmung oder O_2-Zufuhr eine Rolle.

Die Schädigung erfolgt typischerweise im Marklager („white matter damage", [76]), kann klein- oder großzystisch verlaufen, das klinische Äquivalent ist die spastische Zerebralparese, welche oft erst im 2. Lebensjahr sichtbar wird. Da die langen Bahnen näher am Seitenventrikel entlang laufen als die kurzen (Abb. 15-4), sind bei der Zerebralparese die Beine häufiger betroffen als die Arme.

Die Läsion verläuft postnatal asymptomatisch, eine Frühdiagnose ist mit dem EEG möglich [7, 39, 113], im Ultraschall werden die Zysten erst nach Wochen sichtbar.

15.10 Neuroprotektion

Im unreifen Gehirn spielt der verzögert ablaufende programmierte Zelltod (Apoptose) eine große Rolle [98a]. Daher ergibt sich zumindest theoretisch die Möglichkeit eines „therapeutischen Fensters" von Stunden bis Tagen, in dem (z.B. nach Hypoxie, Ischämie oder Inflammation) versucht werden kann, die zur Hirnschädigung führenden Kaskaden zu unterbrechen.

An folgenden Interventionen wird zur Zeit geforscht:

- Antioxidanzien,
- Verstärkung endogener Protektionsmechanismen [21, 48],
- Inhibierung der Apoptose [87],
- systemische Hypothermie [102, 103, 95, 71, 17]. Erste klinische Pilotstudien ergaben vielversprechende Trends [3].

Literatur

1. al-Naqeeb, N, Edwards AD, Cowan FM, Azzopardi D (1999) Assessment of neonatal encephalopathy by amplitude-integrated electroencephalography. Pediatrics 103:1263–1271
2. American Academy of Pediatrics Committee on Genetics (1999) Folic acid for the prevention of neural tube defects. Pediatrics 104:325–327
3. Azzopardi D, Robertson NJ, Cowan FM et al (2000) Pilot study of treatment with whole body hypothermia for neonatal encephalopathy. Pediatrics 106:684–694
4. Bada HS, Korones SB, Perry EH et al. (1990) Mean arterial blood pressure changes in premature infants and those at risk for intraventricular hemorrhage. J Pediatr 117:607–614

5. Bairam A, Boutroy MJ, Badonnel Y, Vert P (1987) Theophylline vs. caffeine: comparative effects in treatment of idiopathic apnea in the preterm infant. J Pediatr 110:636-639
6. Barrenäs ML, Landin-Wilhelmsen K, Hanson C (1999) Ear and hearing in relation to genotype and growth in Turner syndrome. Hear Res 144:21-28
7. Baud O, d'Allest AM, Lacaze Masmonteil T et al. (1998) The early diagnosis of periventricular leukomalacia in premature infants with positive rolandic sharp waves on serial electroencephalography. J Pediatr 132: 813-817
8. Berger R, Garnier Y (1999) Pathophysiology of perinatal brain damage. Brain Res Rev 30:107-134
9. Bonadio WA, Stanco L, Bruce R, Barry D, Smith D (1992) Reference values of normal cerebrospinal fluid composition in infants ages 0 to 8 weeks. Pediatr Infect Dis J 11:589-591
10. Brann BS, Qualls C, Papile LA, Wells L, Werner S (1990) Measurements of progressive cerebral ventriculomegaly in infants after grades III and IV intraventricular hemorrhage. J Pediatr 17:615-621
11. Bucher HU, Wolf M, Keel M, von Siebenthal K, Duc G (1994) Effect of aminophylline on cerebral haemodynamics and oxidative metabolism in premature infants. Eur J Pediatr 153:123-128
12. Calvert SA, Hoskins EM, Fong KW, Forsyth SC (1986) Periventricular leukomalacia: ultrasonic diagnosis and neurological outcome. Acta Paediatr Scand 75:489-496
13. Calvert SA, Ohlsson A, Hoskin MC, Erskine L, Fong K, Shennan AT (1988) Serial measurements of cerebral blood flow velocity in preterm infants during the first 72 hours of life. Acta Paediatr Scand 77:625-631
14. Carter BS, Haverkamp AD, Merenstein GB (1993) The definition of acute perinatal asphyxia. Clin Perinatol 20:287-304
15. Charney EB (1990) Parental attutides toward management of newborns with myelomeningocele. Dev Med Child Neurol 32:14-19
16. Cheung PY, Robertson CM (2000) Predicting the outcome of term neonates with intrapartum asphyxia. Acta Paediatr 89:262-264
17. Corbett D, Thornhill J (2000) Temperature modulation (hypothermic and hyperthermic conditions) and its influence on histological and behavioral outcomes following cerebral ischemia. Brain Pathol 10:145-152
18. Cowan F, Thoresen M (1987) The effects of intermittent positive pressure ventilation on cerebral arterial and venous blood flow velocities in the newborn infant. Acta Paediatr Scand 76:239-247
19. Curtis PD, Matthews TG, Clarke TA et al. (1988) Neonatal seizures. The Dublin Collaborative Study. Arch Dis Child 63:1065-1068
20. Dammann O, Leviton A (1998) Infection remote from the brain, neonatal white matter damage, and cerebral palsy in the preterm infant. Semin Pediatr Neurol 5:190-201
21. Dammann O, Leviton A (1999) Brain damage in preterm newborns: might enhancement of developmentally regulated endogenous protection open a door for prevention? Pediatrics 104:541-550
22. Dammann O, Allred EN, Veelken N (1998) Increased risk of spastic diplegia among very low birth weight children after preterm labor or prelabor rupture of membranes. J Pediatr 132:531-535

23. Darnall RA, Kattwinkel J, Nattie C, Robinson M (1997) Margin of safety for discharge after apnea in preterm infants. Pediatrics 100:795–801
24. Deeg KH, Rupprecht T (1989) Pulsed Doppler sonographic measurement of normal values for the flow velocities in the intracranial arteries of healthy newborns. Pediatr Radiol 19:71–78
25. Dykes FD, Dunbar B, Lazarra A, Ahmann PA (1989) Posthemorrhagic hydrocephalus in high-risk infants: natural history, management and long-term outcome. J Pediatr 114:611–618
26. Evans DJ, Levene MI (2000) Anticonvulsants for preventing mortality and morbidity in full term newborns with perinatal asphyxia. Cochrane Database Syst Rev (2) CD001240
27. Fawer CL, Diebold P, Calame A (1987) Periventricular leucomalacia and neurodevelopmental outcome in preterm infants. Arch Dis Child 62:30–36
28. Fellman V, Raivio KO (1997) Reperfusion injury as the mechanism of brain damage after perinatal asphyxia. Pediatr Res 41:599–606
29. Finnegan LP (1985) Neonatal abstinence. In: Nelson NM (ed) Current therapy in neonatal-perinatal medicine. Mosby, St. Louis, p 262
30. Geerdink JJ, Hopkins B (1993) Qualitative changes in general movements and their prognostic value in preterm infants. Eur J Pediatr 152:362–367
31. Gilman JT, Gal P, Duchowny MS, Weaver RL, Ransom JL (1989) Rapid sequential phenobarbital tretament of neonatal seizures. Pediatrics 83:674–678
32. Gonzalez MT, Sherwood JB, Brion LP, Schulman M (1994) Erythropoietin levels during theophylline treatment in premature infants. J Pediatr 124:128–130
33. Grant A, O'Brien N, Joy MT, Hennessy E, MacDonald D (1989) Cerebral palsy among children born during the Dublin randomized trial of intrapartum monitoring. Lancet 2:1233–1236
34. Graziani LJ, Pasto M, Stanley C et al. (1986) Neonatal neurosonographic correlates of cerebral palsy in preterm infants. Pediatrics 78:88–95
35. Greene CL, Goodman SI (1997) Catastrophic metabolic encephalopathies in the newborn period. Evaluation and management. Clin Perinatol 24:773–786
36. Greisen G, Tojaborg J (1987) Cerebral blood flow, paCO2 changes, and visual evoked potentials in mechanically ventilated, preterm infants. Acta Paediatr Scand 76:239
37. Grether JK, Nelson KB, Emery ES 3rd, Cummins SK (1996) Prenatal and perinatal factors and cerebral palsy in very low birth weight infants. J Pediatr 128:407–414
38. Hall RT, Hall FK, Daily DK (1998) High dose phenobarbital therapy in term newborn infants with severe perinatal asphyxia: a randomized, prospective study with three year follow up. J Pediatr 132:345–348
39. Hayakawa F, Okumura A, Kato T, Kuno K, Watanabe K (1999) Determination of timing of brain injury in preterm infants with periventricular leukomalacia with serial neonatal electroencephalography. Pediatrics 104:1077–1081
40. Hellstrom-Westas L, Rosen I, Svenningsen NW (1995) Predictive value of early continuous amplitude integrated EEG recordings on outcome after severe birth asphyxia in full term infants. Arch Dis Child 72:34–38

41. Henderson Smart DJ, Davis PG (2000) Prophylactic methylxanthine for extubation in preterm infants. Cochrane Database Syst Rev CD000139
42. Henderson Smart DJ, Steer P (2000) Doxapram vs. methylxanthine for apnea in preterm infants. Cochrane Database Syst Rev: CD000075
43. Henderson Smart DJ, Steer P (2000) Methylxanthine treatment for apnea in preterm infants. Cochrane Database Syst Rev CD000140
44. Hernandez-Diaz S, Merler MM, Walker AM, Mitchell AA (2000) Folic acid antagonists during pregnancy and the risk of birth defects. N Engl J Med 343:1608–1613
45. Hodgman JE, Gonzales F, Hoppenbrouwers T, Cabal LA (1990) Apnea, transient episodes of bradycardia, and periodic breathing in preterm infants. Am J Dis Child 144:54–57
46. Huang CC, Wang ST, Chang YC, Lin KP, Wu PL (1999) Measurement of the urinary lactate: creatinine ratio for the early identification of newborn infants at risk for hypoxic ischemic encephalopathy. N Engl J Med 341:328–335
47. Hume H (1997) Red blood cell transfusions for preterm infants: the role of evidence based medicine. Semin Perinatol 21:8–19
48. Juul SE, Stallings SA, Christensen RD (1999) Erythropoietin in the cerebrospinal fluid of neonates who sustained CNS injury. Pediatr Res 46:543–547
49. Kaltenbach K, Finnegan LP (1986) Neonatal abstinence syndrome, pharmacotherapy and developmental outcome. Neurobehav Toxicol Teratol 8:353–355
50. Kattner E (1991) Befunde bei Neugeborenen nach Drogenabusus bzw. -entzug bei der Mutter. Gynäkologe 24:334–338
51. Kintzel K, Sonntag J, Strauss E, Obladen M (1998) Neuron-specific enolase: Reference values in cord blood. Clin Chem Lab Med 36:245–247
52. Kranen-Mastenbroek VHJM, Folmer KH, Kingma H, Caberg H, Blanco CE, Hasaart THM, Vles JSH (1993) Postural behavior of term SGA and AGA newborn infants. Dev Med Child Neurol 35:516–524
53. Kreusser KL, Tarby TJ, Kovnar E, Taylor DA, Hill A, Volpe JJ (1985) Serial lumbar punctures for at least temporary amelioration of neonatal posthemorrhagic hydrocephalus. Pediatrics 75:719–724
54. Lee JM, Zipfel GJ, Choi DW (1999) The changing landscape of ischaemic brain injury mechanisms. Nature 399:A7–A14
55. Levene MI, Fawer CL, Lamont RF (1982) Risk factors in the development of intraventricular haemorrhage in the preterm neonate. Arch Dis Child 57:410–417
56. Leviton A, Paneth N, Reuss ML et al (1999) Maternal infection, fetal inflammatory response, and brain damage in very low birth weight infants. Developmental Epidemiology Network Investigators. Pediatr Res 46:566–575
57. Lifschitz MH, Wilson GS, Smith EO, Desmond MM (1985) Factors affecting head growth and intellectual function in children of drug addicts. Pediatrics 75:269–274
58. Lipscomb AP, Thorburn RJ, Stewart AL, Reynolds EOR, Hope PL (1983) Early treatment for rapidly progressive post-haemorrhagic hydrocephalus. Lancet 1:1438–1439

59. Lombroso CT (1996) Neonatal seizures: a clinician's overview. Brain Dev 18:1–28
60. Luciano R, Velardi F, Romagnoli C, Papacci P, De Stefano V, Tortorolo G (1997) Failure of fibrinolytic endoventricular treatment to prevent neonatal post-haemorrhagic hydrocephalus. A case-control trial. Childs Nerv Syst 13:73–76
61. Maas M, Kattner E, Koch S, Schäfer A, Obladen M (1990) Pränatale Entwicklung und postnatale Morbidität bei Neugeborenen HIV-positiver Mütter. Monatsschr Kinderheilkd 138:799–802
62. Martens P, Raabe A, Johnsson P (1998) Serum S 100 and neuron specific enolase for prediction of regaining consciousness after global cerebral ischemia. Stroke 29:2363–2366
63. Martin AA, Garcia AA, Pascual SD, Cabanas F, Valcarce M, Quero J (1997) Interleukin 6 in the cerebrospinal fluid after perinatal asphyxia is related to early and late neurological manifestations. Pediatrics 100:789–794
64. Martin RJ, Miller MJ, Carlo WA (1986) Pathogenesis of apnea in preterm infants. J Pediatr 109:733–741
65. Maschmann J, Erb MA, Heinemann MK, Ziemer G, Speer CP (2000) Evaluation of Protein S 100 serum concentrations in healthy newborns and seven newborns with perinatal acidosis. Acta Paediatr 89:553–555
66. Miall-Allen VM, Vries LS de, Dubowitz LMS, Whitelaw AGL (1989) Blood pressure fluctuation and intraventricular hemorrhage in the preterm infant of less than 31 weeks' gestation. Pediatrics 83:657–661
67. Miller MJ, Carlo WA, Martin RJ (1985) Continuous positive airway pressure selectively reduces obstructive apnea in preterm infants. J Pediatr 106:91–94
68. Murphy DJ, Hope PL, Johnson A (1997) Neonatal risk factors for cerebral palsy in very preterm babies: case control study. BMJ 314:404–408
69. Nagdyman N, Walka MM, Kampmann W et al. (1999) 3-D-Ultrasound quantification of neonatal cerebral ventricles in different head positions. Ultrasound Med Biol 25:895–900
70. Nadgyman M, Kömen W, Ko HK et. al. (2001) Early biochemical indicators of hypoxic-ischemic encephalopathy after birth asphyxia. Pediatr Res 49:502–506
71. Nedelcu J, Klein MA, Aguzzi A, Martin E (2000) Resuscitative hypothermia protects the neonatal rat brain from hypoxic ischemic injury. Brain Pathol 10:61–71
72. Nelson KB, Dambrosia JM, Grether JK, Phillips TM (1998) Neonatal cytokines and coagulation factors in children with cerebral palsy. Ann Neurol 44:665–675
73. Olds DL, Henderson CR Jr, Tatelbaum R (1994) Intellectual impairment in children of women who smoke cigarettes during pregnancy. Pediatrics 93:221–227
74. Osborn DA, Henderson Smart DJ (2000) Kinesthetic stimulation for treating apnea in preterm infants. Cochrane Database Syst Rev CD000499
75. O'Shea TM, Volberg F, Dillard RG (1993) Reliability of interpretation of cranial ultrasound examinations of very low birthweight neonates. Dev Med Child Neurol 35:97–101
76. Paneth N (1999) Classifying brain damage in preterm infants. J Pediatr 134:527–529

77. Papile L, Burstein J, Burstein R et al. (1978) Incidence and evolution of subependymal and intraventricular hemorrhage: A study of infants with birth weight less than 1500 grams. J Pediatr 92:529–534
78. Partridge JC, Babcock DS, Steichen JJ, Han BK (1983) Optimal timing for diagnostic cranial ultrasound in low-birth-weight infants: Detection of intraventricular hemorrhage and ventricular dilatation. J Pediatr 102: 281–287
79. Peliowski A, Finner NN (1990) A blinded, randomized, placebo-controlled trial to compare theophylline and doxapram for the treatment of apnea of prematurity. J Pediatr 116:648–653
80. Perlman JM (1989) Systemic abnormalities in term infants following perinatal asphyxia. Relevance to long-term neurologic outcome. Clin Perinatol 16:475–484
81. Perlman JM, Volpe JJ (1987) Are venous circulatory abnormalities important in the pathogenesis of hemorrhagic and/or ischemic cerebral injury? Pediatrics 80:705–11
82. Pryor DS, Don N, Macourt DC (1981) Fifth day fits: A syndrome of neonatal convulsions. Arch Dis Child 56:753–758
83. Rennie JM (1997) Neonatal seizures. Eur J Pediatr 156:83–87
84. Reulen JP, Gavilanes AW, van Mierlo D, Blanco C, Spaans F, Vles JS (1999) The Maastricht Cerebral Monitor (MCM) for the neonatal intensive care unit. J Med Eng Technol 23:29–37
85. Roberts JL, Mathew OP, Thach BT (1982) The efficacy of theophylline in premature infants with mixed and obstructive apnea and apnea associated with pulmonary and neurologic disease. J Pediatr 100:968–970
86. Robertson C, Finer NN (1985) Term infants with hypoxic-ischemic encephalopathy: outcome at 3,5 years. Dev Med Child Neurol 27:473–484
87. Robertson GS, Crocker SJ, Nicholson DW, Schulz JB (2000) Neuroprotection by the inhibition of apoptosis. Brain Pathol Apr 10:283–292
88. Rodriguez AF, Kaplan SL, Mason EO (1990) Cerebrospinal fluid values in the very low birth weight infant. J Pediatr 116:971–974
89. Rothberg AD, Goodman M, Jacklin LA, Cooper PA (1991) Six year follow up of early physiotherapy intervention in very low birth weight infants. Pediatrics 88:547–552
90. Rutherford MA, Pennock JM, Counsell SJ, Mercuri E, Cowan FM, Dubowitz LMS, Edwards AD (1998) Abnormal magnetic resonance signal in the internal capsule predicts poor neurodevelopmental outcome in infants with hypoxic ischemic encephalopathy. Pediatrics 102:323–328
91. Saigal S, Watts J, Campbell D (1986) Randomized clinical trial of an oscillating air mattress in preterm infants: effect on apnea, growth and development. J Pediatr 109:857–864
92. Saliba E, Bertrand P, Gold F, Marchand S, Laugier J (1990) Area of lateral ventricles measured on cranial ultrasonography in preterm infants: association with outcome. Arch Dis Child 65:1033–1037
93. Sarnat HB, Sarnat MS (1976) Neonatal encephalopathy following fetal distress. A clinical and electroencephalographic study. Arch Neurol 33: 696–705
94. Sävman K, Blennow M, Gustafson K, Tarkowski E, Hagberg H (1998) Cytokine response in cerebrospinal fluid after birth asphyxia. Pediatr Res 43:746–751

94a. Schmidt B (1999) Methylxanthine therapy in premature infants: sound practice, disaster, or fruitless byway? J Pediatr 135: 526–528
95. Simbruner G, Haberl C, Harrison V, Linley L, Willeitner AE (1999) Induced brain hypothermia in asphyxiated human newborn infants: a retrospective chart analysis of physiological and adverse effects. Intensive Care Med 25:1111–1117
96. Smith KM, Deddish RB, Ogata ES (1986) Meningitis associated with serial lumbar punctures and posthemorrhagic hydrocephalus. J Pediatr 109:1057–1060
97. Stapells DR, Kurtzberg D (1991) Evoked potential assessment of auditory system integrity in infants. Clin Perinatol 18:497–518
98. Steer PA, Henderson-Smart DJ (2000) Caffeine vs. theophylline for apnea in preterm infants. Cochrane Database Syst Rev CD000273
98a. Taylor DL, Edwards AD, Mehmet H (1999) Oxidative metabolism, apoptosis and perinatal brain injury. Brain Pathol 9:93–117
99. Tharp BR, Scher MS, Clancy RR (1989) Serial EEGs in normal and abnormal infants with birth weights less than 1200 grams – a prospective study with long term follow-up. Neuropediatrics 20:64–72
100. Theis JG, Selby P, Ikizler Y, Koren G (1997) Current management of the neonatal abstinence syndrome: a critical analysis of the evidence. Biol Neonate 71:345–356
101. Thompson CM, Puterman AS, Linley LL, Hann FM, van der Elst CW, Molteno CD, Malan AF (1997) The value of a scoring system for hypoxic ischaemic encephalopathy in predicting neurodevelopmental outcome. Acta Paediatr 86:757–761
102. Thoresen M (1999) Cooling the asphyxiated brain – ready for clinical trials? Eur J Pediatr 158:S5–S8
103. Thoresen M, Whitelaw A (2000) Cardiovascular changes during mild therapeutic hypothermia and rewarming in infants with hypoxic ischemic encephalopathy. Pediatrics 106:92–99
104. Toet MC, Hellstrom Westas L, Groenendaal F, Eken P, de Vries LS (1999) Amplitude integrated EEG 3 and 6 hours after birth in full term neonates with hypoxic ischaemic encephalopathy. Arch Dis Child 81:F19–F23
105. Torres OA, Miller VS, Buist NM, Hyland K (1999) Folinic acid-responsive neonatal seizures. J Child Neurol 14:529–532
106. Towfighi J, Housman C, Mauger D, Vannucci RC (1999) Effect of seizures on cerebral hypoxic-ischemic lesions in immature rats. Dev Brain Res 113:83–95
107. Van de Bor M, Ens-Dokkum M, Schreuder AM, Veen S, Brand R, Verloove-Vanhorick SP (1993) Outcome of periventricular-intraventricular haemorrhage at five years of age. Dev Med Child Neurol 35:33–41
108. Vannucci RC (1990) Current and potentially new management strategies for perinatal hypoxic-ischemic encephalopathy. Pediatrics 85:961–968
109. Vannucci RC, Rossini A, Towfighi J, Vannucci SJ (1997) Measuring the accentuation of the brain damage that arises from perinatal cerebral hypoxia ischemia. Biol Neonate 72:187–191
110. Veelken N, Hagberg B, Hagberg G, Olow I (1983) Diplegic cerebral palsy in Swedish term and preterm children. Neuropaediatrics 14:20–28
111. Volpe JJ (1989) Intraventricular hemorrhage in the premature infant – current concepts. Part I. Ann Neurol 25:3–11

112. Ward SLD, Bautista D, Chan L et al. (1990) Sudden infant death syndrome in infants of substance-abusing mothers. J Pediatr 117:876–881
113. Watanabe K, Hayakawa F, Okumura A (1999) Neonatal EEG: a powerful tool in the assessment of brain damage in preterm infants. Brain Dev 21:361–372
114. Watkins A, Szymonowicz W, Jin X, Yu VVY (1988) Significance of seizures in very low birthweight infants. Dev Med Child Neurol 30:162–169
115. Weir FJ, Ohlsson A, Myhr TL, Fong K, Ryan ML (1999) A patent ductus arteriosus is associated with reduced middle cerebral artery blood flow velocity. Eur J Pediatr. 158:484–487
116. Whitelaw A (2000) Repeated lumbar or ventricular punctures for preventing disability or shunt dependence in newborn infants with intraventricular hemorrhage. Cochrane Database Syst Rev CD000216
117. Whitelaw A (2000) Intraventricular streptokinase after intraventricular hemorrhage in newborn infants. Cochrane Database Syst Rev CD000498
118. Zupan V, Gonzalez P, Lacaze Masmonteil T, Boithias C, d'Allest AM, Dehan M, Gabilan JC (1996) Periventricular leukomalacia: risk factors revisited. Dev Med Child Neurol 38:1061–1067

16 Akute metabolische Entgleisungen

M. Obladen

16.1 Hypoglykämie

Definition [7, 17, 28]

- Neugeborene <2,0 mmol/l = 35 mg/dl innerhalb der ersten 24 h,
- Neugeborene <2,6 mmol/l = 45 mg/dl nach der 24-h-Grenze.
- Frühgeborene <1,4 mmol/l = 25 mg/dl in der 1. Lebenswoche,
- Frühgeborene <2,2 mmol/l = 40 mg/dl danach.

(Alle Werte für enzymatische Bestimmung, Glukosedehydrogenase. Die früher mitgeteilten niedrigeren Grenzwerte stammen aus der Zeit längerer postnataler Nahrungspausen.)

Häufigkeit

- 5% der hypertrophen reifen Neugeborenen,
- 10% der eutrophen Frühgeborenen,
- 15% der hypotrophen Neugeborenen,
- bis 30% der Kinder diabetischer Mütter.

Ätiologie

Ursachen und Formen der neonatalen Hypoglykämie sind in Tabelle 16-1 aufgeführt.

Tabelle 16-1. Ursachen der neonatalen Hypoglykämie

Ursachen	Formen	Verlauf
Verminderte Glykogenspeicher	Hypotrophe Neugeborene Eutrophe Frühgeborene Mehrlinge	Asymptomatische Frühform mit 2–12 h Symptomatische Spätform mit 24–48 h
Anaerobe Glykolyse	Postasphyxiesequenz Atemnotsyndrom Herzinsuffizienz Sepsis Hypothermie (↑freie Fettsäuren)	18facher Glukoseverbrauch für ATP-Bildung! Oft Kombination mit Hypokalzämie
Hyperinsulinismus	Fetopathia diabetica Rhesussensibilisierung Nesidioblastose Wiedemann-Beckwith-Syndrom Reboundeffekt nach Glukosebolus, Blutaustausch oder Absetzen von Glukoseinfusion	Siehe S. 415
Neurohormonale Regulationsstörung	Gehirnschädigung STH-, ACTH-Mangel Nebennierenblutung	Jenseits des 7. Lebenstages persistierend
Metabolische Defekte der Glukoneogenese	Typ-I-Glykogenose Galaktosämie Fruktoseintoleranz	Siehe S. 421

Pathophysiologie

Beim Fetus und Neugeborenen ist Glukose die Hauptenergiequelle für das Wachstum und für den Stoffwechsel des Gehirns. Sie wird exogen zugeführt oder durch Glukoneogenese und Glykogenolyse (aus hepatischen Glykogenspeichern, Konversion von Aminosäuren und von Glyzerol aus der Lipolyse) bereitgestellt. Möglicherweise kann das Gehirn des Neugeborenen in geringem Umfang Ketonkörper als Energiequelle nutzen, was die asymptomatische Hypoglykämie erklären dürfte. Nach der Geburt sistiert die Glukosezufuhr von der Mutter, der Blutzuckerspiegel sinkt innerhalb von 2 h auf etwa 2,7 mmol/l = 50 mg/dl ab. Die Ausschüttung von Insulin wird gedrosselt und die von Glukagon innerhalb von 6 h auf das 5fache erhöht, wobei die Glukoneogenese unter dem Einfluß von Katecholaminen steht und die endgültige Glukosehomöostase erst nach 48–72 h erreicht wird. Die Glukoseutilisation des reifen Neugeborenen ist mit 4–6 mg/kg/min doppelt so hoch wie die des Erwachsenen [9]. Es ist umstritten, ab wann eine Hypoglykämie zur Hirnschädigung führt [10, 25, 6]. Neugeborene mit einmaliger asymptomatischer Hypoglykämie entwickeln sich meist normal. Sind jedoch gehäufte Hypoglykämien oder neurologische Symptome aufgetreten, so leiden viele Kinder später unter geistiger Retardierung, Anfallsleiden, Spastik oder Mikrozephalie [5, 14, 34].

Klinik

Häufig asymptomatisch; bei symptomatischer Hypoglykämie meist unspezifische und neurologische Symptome:

- Apathie, Hypotonie, Trinkfaulheit,
- Hyperexzitabilität, Konvulsionen,
- Zittrigkeit,
- Apnoeanfälle, Zyanose,
- Hypothermie,
- Bradykardie, Tachykardie.

Diagnostik

Screening mittels Teststreifen (Glukometer bzw. Precision PCX). Bei Vorliegen belastender Risikofaktoren Kontrolle in der 2., 4., 6., 12., 24. und 48. Lebensstunde. Bei klinischer Symptomatik oder niedrigen Dextrostixwerten Kontrolle durch enzymatische Methode. Bei nachgewiesener Hypoglykämie kurzfristige Kontrollen je nach klinischer Situation, wenigstens 2- bis 4stündlich.

Prophylaxe

Konsequentes Screening bei Hypoglykämiegefährdung, frühzeitiger Ernährungsbeginn, ausreichende Oxygenierung, Aufrechterhaltung des neutralen Temperaturbereichs, Blutbildkontrolle (Polyglobulie?).

Frühfütterung (Beginn 2 h nach Geburt) mit 5% Glukose oder Dextroneonat (Einzelportionen 5–10 ml alle 3 h) oder mit adaptierter Nahrung (bis zu 30 ml/kg/24 h).

! **Merke:** Die Verhinderung der symptomatischen Hypoglykämie verhindert bleibende Hirnschäden!

Therapie

- Glukosezufuhr 6 mg/kg/min entspricht dem Erhaltungsbedarf, meist reicht eine Zufuhr von 100 ml/kg/24 h mit 10%iger Glukose zur Therapie leichterer Hypoglykämien aus. Hochkonzentrierte Bolusinjektionen möglichst vermeiden wegen Gefahr von Hyperglykämie und Reboundhypoglykämie. Bei schlechten Venen 2 venöse Zugänge anlegen!
- Notfalltherapie (bei Krämpfen): 1 ml Glukose 20% pro kgKG i.v., gefolgt von Dauertropfinfusion mit 10%iger Glukose.
- Rezidivierende Hypoglykämie: Steigerung der Glukosezufuhr bis auf 10–12 mg/kg/min, das entspricht einer Dauerinfusion von 100 ml/kg/24 h mit Glukose 15% (maximal mögliche peripher venöse Zufuhr).
- Persistierende Hypoglykämie (eingehende diagnostische Abklärung nötig!): Decortin 1 mg/kg i.v. 6stündlich. Kann auch damit der Blutzucker nicht im Normbereich gehalten werden, so ist ein Versuch mit Glukagon 0,2 mg/kgKG s.c. alle 4–6 h gerechtfertigt (kurze Wirkung, Reboundeffekt).

16.2 Embryofetopathia diabetica

Häufigkeit – Ätiologie

Häufigkeit und Schwere der neonatalen Erkrankung, aber auch die spätere geistige Entwicklung des Kindes [23] sind abhängig von der Schwere des mütterlichen Diabetes (Klassifikation nach White [38]) sowie von der Qualität der diätetischen und medikamentösen Einstellung während der Schwangerschaft [31]. Nicht der Typ des mütterlichen Diabetes, sondern die durch die Plazenta diffundierende Glukose bestimmt das Ausmaß des fetalen Hyperinsulinismus und damit die kindliche Gefährdung!

- Typ A (Schwangerschaftsdiabetes): 2–5% aller Schwangerschaften, Kinder sind oft makrosom und neigen zur Hypoglykämie.
- Typ B/C (maturer/juveniler Diabetes, insulinabhängig): 1‰ aller Schwangerschaften, Kinder zu 40% makrosom und zu 50% hypoglykämisch.
- Typ D–F (juveniler Diabetes mit Vasopathie): selten. Kinder häufig hypotroph und meist hypoglykämisch.

Pathophysiologie

Hypertrophie der fetalen Inselzellen infolge vermehrter Glukosezufuhr von der Mutter. Fetaler Hyperinsulinismus, herabgesetzte Glukagon- und Adrenalinreaktion auf eine spontane Hypoglykämie und verminderte basale STH-Spiegel stören die basale Glukosehomöostase. Hierbei ist die hepatische Glukoseproduktion durch Glykogenolyse und Glukoneogenese eingeschränkt. Insulin wirkt als fetales Wachstumshormon (Makrosomie), Hypoparathyreoidismus verursacht eine Neigung zu Hypokalzämie und Hypomagnesiämie. Verzögerter Übergang von fetalem γ-Globin zu β-Globin [19] und erhöhtes Erythropoietin führen zu HbF-Vermehrung und bei 10% der Kinder diabetischer Mütter zu Polyzythämie und Hyperviskosität [27].

Klinik und Komplikationen

- Makrosomie, cushingoides Aussehen (Länge und Gewicht über der 90. Perzentile, relativ kleiner Kopf),
- Hepatomegalie,
- Hypertrichose des Ohrläppchens,
- Hypoglykämie, meist im Alter von 30 min bis 2 h (s. S. 411),
- Plethora, Polyzythämie (s. S. 438),
- Hyperbilirubinämie (s. S. 454),
- Hypokalzämie (Kalzium <1,8 mmol/l) bei 15–30% der Kinder, meist im Alter von 24 h (s. S. 362),
- Hypomagnesiämie (Magnesium <0,6 mmol/l) bei 30% der Kinder (s. S. 364),
- Kardiomyopathie (Hypertrophie durch Glykogen),
- transitorische Tachypnoe (s. S. 182) bei bis zu 40% der Kinder, je nach Qualität der Einstellung in der Schwangerschaft [22],
- Atemnotsyndrom (s. S. 172) durch retardierte Lungenreifung bei bis zu 5% der Kinder (bis zur 38. Schwangerschaftswoche!),
- Häufung von Geburtsverletzungen (Klavikulafraktur, Armplexuslähmung, Phrenikusparese, intraventrikuläre Blutung) und Geburtsasphyxie (s. S. 396).

Assoziierte Fehlbildungen

Sie kommen bei 5% der Kinder diabetischer Mütter vor (4faches Risiko im Vergleich zur Gesamtbevölkerung) und stellen heute die Hauptursache der Sterblichkeit dieser Kinder dar. Ursache ist möglicherweise die diabetische Vasopathie der Mutter. Kritische Teratogeneseperiode 3.–6. Schwangerschaftswoche, Häufigkeit daher durch bessere Einstellung des Diabetes in der Schwangerschaft nicht zurückgegangen.

Häufigste Fehlbildungen sind:

- kaudales Regressionssyndrom,
- Situs inversus,
- Ureterduplikatur,
- Herzfehler (VSD, TGA, ISTA),
- Nierenagenesie,
- Kolonhypoplasie.

Diagnostik

Screening (Dextrostix, Reflotest) in der 1., 2., 4., 6., 12., 24., 36., 48., 72. und 96. Lebensstunde. Bei klinischer Symptomatik wenigstens 4stündlich. Außerdem Blutgasanalyse, Kalzium- und Magnesiumbestimmung, Hämatokrit, Echokardiographie, Röntgenthorax, Abdomensonographie.

Prophylaxe

Engmaschige Überwachung der Schwangerschaft und gute Einstellung des mütterlichen Diabetes mellitus. Frühfütterung.

Hyperinsulinismus ist die häufigste Ursache schwerer Hypoglykämie im frühen Kindesalter [32].

Therapie

- Infusion von 100 ml/kg/Tag Glukose 10%, evtl. 2 Zugänge anlegen.
- Behandlung der Hypoglykämie s. S. 414.
- Decortin, falls Hypoglykämie mit Zufuhr von 12–15% Glukose nicht beseitigt.
- Hypokalzämie s. S. 364.
- Hypomagnesiämie s. S. 365.
- Polyzythämie s. S. 438.

16.3 Hyperglykämie (Nüchtern-BZ >7 mmol/l = 126 mg/dl)

Tabelle 16-2. Neonatale Hyperglykämien

Ätiologie	Pathogenese	Klinik	Prognose und Therapie
1. Zerebralschädigung (perinatale Asphyxie, intrakranielle Blutung, Sepsis)	Störung der glukostatischen Kontrollmechanismen	Siehe unter Postasphyxiesequenz und zerebrale Blutung, Sepsis	Siehe unter Postasphyxiesequenz und zerebrale Blutung, Sepsis
2. Intravenöse Hyperalimentation (insbesondere bei Frühgeborenen)	Überhöhte Glukosezufuhr pro Zeiteinheit bei parenteraler Ernährung (oft bei 10% Glukose!)	Glukosurie Häufig Dehydratation, Exsikkose, erhöhte Serumosmolalität	Herabsetzung der Glukosezufuhr. Vorsichtige, allmähliche Senkung der Serumosmolalität (Cave: Krampfanfälle intrakranielle Blutung)
3. Transitorischer Diabetes mellitus	Selten. Kommt vor bei stark wachstumsretardierten Frühgeborenen [26]	Gewichtsverlust, Dehydratation, Polydipsie, Polyurie, Hyperglykämie, Ketonurie, Abmagerung, fahle Blässe. Auftreten im Alter von 1–4 Wochen	Unterschiedliche Erkrankungsdauer. Insulintherapie erfoderlich. Stets nur mit 0,1 E Insulin/kg KG beginnen, anschließend kontinuierliche Insulininfusion! Vorsichtige Rehydrierung

16.4 Akute angeborene Stoffwechselkrankheiten

16.4.1 Häufigkeit

Derzeit sind über 200 vererbte angeborene Stoffwechseldefekte bekannt, ihre Gesamthäufigkeit beträgt ca. 1:1000 Lebendgeborene. Bei einigen dieser Kinder kann eine rechtzeitige Diagnose und Therapie das Leben retten oder bleibende Hirnschädigung verhindern, bei einigen unheilbaren Stoffwechselkrankheiten kann die Diagnose den Einsatz sinnloser intensivmedizinischer Maßnahmen verhindern. Auf die Darstellung biochemischer Zusammenhänge [26] wird im folgenden ebenso verzichtet wie auf genetische oder molekularbiologische Grundlagen oder Hinweise zur pränatalen Diagnostik. Statt dessen soll eine an Leitsymptomen orientierte Klassifikation die Stellung einer Verdachtsdiagnose ermöglichen [39, 2]. Die genaue diagnostische Abklärung und die Behandlung angeborener Stoffwechselkrankheiten sind nur in Zusammenarbeit mit erfahrenen Spezialisten und einem leistungsfähigen Labor möglich. Da die meisten Stoffwechselkrankheiten autosomal-rezessiv vererbt sind, sollten die Eltern nach Konsanguinität befragt und genetisch beraten werden.

Merke: Bei Verdacht auf Stoffwechselkrankheit Nahrung durch Glukose-Elektrolyt-Infusion ersetzen bis zur Abklärung!

16.4.2 Leitsymptome

Manchmal weisen positive Familienanamnese oder Screening bereits vor dem Eintreten erster Symptome auf eine angeborene Stoffwechselkrankheit hin. Manifeste akute metabolische Erkrankungen können eine Reihe anderer Krankheiten imitieren (foudroyante Sepsis, Geburtstrauma, Postasphyxiesequenz, Herz- und Ateminsuffizienz) und vor rechtzeitiger Diagnosestellung tödlich verlaufen. Häufigstes Symptom ist die Intoxikation des Zentralnervensystems [4] mit

- Hypotonie, Apnoen,
- Lethargie oder Koma, Reflexverlust,
- Hyperventilation,
- Krampfanfällen.

Neurologische Symptome sind insbesondere dann verdächtig, wenn sie *nicht* durch eine entsprechende perinatale Belastung erklärbar sind und erst nach einem *Intervall* von Stunden bis Tagen nach der Geburt auftreten. Weitere Symptome können sein:

- Trinkschwäche, Erbrechen, Gedeihstörung,
- Hepatomegalie, Ikterus,
- auffälliger Geruch.

Sehr verdächtig auf eine Stoffwechselkrankheit ist jedes dieser Symptome, wenn es von einer der folgenden metabolischen Veränderungen begleitet ist:

- Hypoglykämie (insbesondere, wenn nicht durch Hyperinsulinismus oder Hypotrophie erklärt, s. S. 412),
- metabolische Azidosen (insbesondere, wenn nicht durch Schock oder Infektion erklärt, s. S. 100),
- Hyperammonämie (insbesondere, wenn keine Asphyxie vorangegangen ist).

Glykogenspeicherkrankheiten [1, 36, 37] zeigen sich beim Neugeborenen meist unter dem Bild von

- Myopathie („floppy infant"),
- Myokardiopathie,
- Hypoglykämie,
- Neutropenie.

16.4.3 Diagnostik

Bei Vermutung einer schweren metabolischen Erkrankung sollten innerhalb von 24 h untersucht werden [13, 26]:

Blut

- Blutgasanalyse,
- Laktat,
- Blutzucker,
- Galaktose,
- Blutbild mit Thrombozyten,
- Bilirubin gesamt/direkt,
- Transaminasen,
- Elektrolyte (Natrium, Kalium, Chlorid, Kalzium, Magnesium, Phosphat),
- Harnstoff, Kreatinin,
- Ammoniak,
- Aminosäuren (Säulenchromatographie),
- Carnitin.

Urin

- Eiweiß,
- reduzierende Substanzen,
- Aminosäuren (Säulenchromatographie),
- organische Säuren (Gaschromatographie).
- Größere Probe für Spezialuntersuchungen einfrieren.

Diagnose so weit wie möglich einengen, dann erst biochemische Spezialuntersuchungen auf angeborene Stoffwechselerkrankung in Absprache mit dem Stoffwechsellabor veranlassen. Bedenken, daß nach schwerer Asphyxie Hyperammonämie und pathologische Ausscheidung von Aminosäuren und organischen Säuren auch symptomatisch vorkommen können.

16.4.4 Stoffwechselkrankheiten mit Hypoglykämie

Verdächtig ist eine rezidivierende Hypoglykämie insbesondere, wenn sie eher nach Fütterung als nach Nahrungspause auftritt.

Differentialdiagnose

- Ahornsirupkrankheit,
- Methylmalonazidämie,
- Propionazidämie,
- Phosphoenol-Pyruvat-Carboxykinase-Mangel,
- Pyruvat-Carboxylase-Mangel,
- Glutarazidurie Typ I und II,
- Hydroxymethyl-Glutaryl-CoA-Lyase-Mangel,
- Galaktosämie,
- Fruktoseintoleranz,
- Fruktose-1,6-Diphosphatase-Mangel,
- Glykogenose Typ I–VI,
- systemischer Carnitinmangel.

16.4.5 Stoffwechselkrankheiten mit Azidose

Eine metabolische Azidose kommt zustande durch die Akkumulation saurer Metabolite oder durch die Bildung von Laktat infolge Störung der oxidativen Phosphorylierung. Verdacht auf Stoffwechselkrankheit besteht insbesondere, wenn

- die häufigeren Ursachen einer metabolischen Azidose (Postasphyxie, Hypotension, Hypothermie, Herzinsuffizienz, Hypoxie, Niereninsuffizienz etc.) ausgeschlossen sind,
- die symptomatische Therapie nicht wirksam ist,
- eine Anionenlücke besteht: $Na^{+-}(Cl^- + HCO_3^-) > 15$ mmol/l.

Differentialdiagnose

- Ahornsirupkrankheit,
- Methylmalonazidämie,
- Propionazidämie,
- Isovalerianazidämie,
- Pyruvat-Carboxylase-Mangel,
- multipler Carboxylasemangel,
- Typ-II-Glutarazidurie,
- CoA-Transferase-Mangel,
- kongenitale Hyperlaktazidämie.

16.4.6 Stoffwechselkrankheiten mit Ketose

Die häufigsten Ketonkörper (Azeton, Azetoazetat und β-Hydroxybutyrat) werden gebildet, wenn die Produktion von Acetyl-CoA die oxidative Kapazität des Zitronensäurezyklus übersteigt.

- Hyperornithinämie mit Homozitrullinämie,
- konnatale Lysinintoleranz.

Differentialdiagnose

- Ahornsirupkrankheit,
- Propionazidämie,
- Methylmalonazidurie.

16.4.7 Stoffwechselkrankheiten mit Hyperammonämie

Hyperammonämien können symptomatisch bei Leberversagen infolge Sepsis, Hepatitis oder durch parenterale Ernährung entstehen. Weitaus die häufigsten Erhöhungen des Ammoniaks im Heparinplasma (Normbereich: bis 90 µmol/l = 150 µg/dl) treten als transitorische Hyperammonämie nach schwerer perinataler Asphyxie oder bei postnataler Ateminsuffizienz auf [12]. Metabolisch bedingte Hyperammonämien gehen oft mit Alkalose einher und kommen meist durch Defekte im Harnstoffzyklus zustande, wodurch das aus dem Abbau von Glutamin und Asparagin stammende Ammoniak nicht zu Harnstoff umgebaut werden kann. Sie kommen auch in Verbindung mit Azidose bei Abbaustörungen der organischen Säuren vor. Die in den ersten Lebenstagen häufigste Harnstoffzyklusstörung ist der x-chromosomal vererbte Ornithin-Transcarbamylase-Mangel; Diagnose durch Erhöhung der Orotsäure im Urin, eine wirksame Behandlung gibt es nicht [33, 15, 24].

Differentialdiagnose

- Carbamylphosphatsynthetasemangel,
- Ornithintranscarbamylasemangel,
- Zitrullinämie (Argininsukzinatsynthetasemangel),
- Argininsukzinazidurie,
- Argininämie (Arginasemangel),
- Methylmalonazidämie,
- Propionazidämie,
- Isovalerianazidämie,
- Pyruvatcarboxylasemangel,
- Typ-II-Glutarazidurie,

16.4.8 Stoffwechselscreening

Rechtzeitige Untersuchung von Blut und Urin aller Neugeborenen kann dazu beitragen, angeborene Stoffwechselkrankheiten festzustellen, bevor es zu einer irreversiblen Organschädigung gekommen ist. In letzter Zeit wird dabei auch molekularbiologische Technologie eingesetzt [16]. Das Screening ist nur sinnvoll, wenn Behandlungsmöglichkeiten und sensitive Testverfahren [21, 20, 3] zur Verfügung stehen (Tabelle 16-3).

Tabelle 16-3. Häufigkeit, Behandlungsmöglichkeit und Sensitivität des neonatalen Screenings für die wichtigsten angeborenen Stoffwechselkrankheiten. (Nach [21])

Krankheit	Inzidenz pro 100 000	Behandlungseffekt	Screeningsensitivität [%]
Phenylketonurie	10–25	hoch	>98
Hypothyreose	25	hoch	>95
Tyrosinämie	1–5	mittel	>90
Homozystinurie	1,5	mittel	50
Ahornsirupkrankheit	0,5	mittel	80
Harnstoffzyklusstörungen (je nach Typ)	0,5	mittel	80
Galaktosämie	2,5	niedrig	>90
zystische Fibrose	40	mittel	>85
Adrenogenitales Syndrom	5–10	mäßig	95
Muskeldystrophie	22–28	keiner	>90
Biotinidasemangel	1,4	hoch	>95
Methylmalon-, Propion-, Isovalerianazidämie	3	niedrig bis hoch	>90

Das Screening wird *am 3.-5. Lebenstag* durchgeführt, wenn genügend Nahrung zugeführt worden ist, um eine metabolische Reaktion überhaupt erwarten zu können. Der gegenwärtige Trend zu kürzerem postnatalen Krankenhausaufenthalt erleichtert das Massenscreening nicht. Bei zunächst unvollständiger enteraler Ernährung (Frühgeborene, kranke Neugeborene) muß die Untersuchung am 14. Tag oder später wiederholt werden. – Gegenwärtig wird meist nach folgenden *10 Krankheiten* gesucht:

▶ Galaktosomie, Phenylketonurie, Tyrosinämie, Ahornsirupkrankheit, Biotinidasemangel, Homocystinurie, nichtketotische Hyperglyzinämie, Hypothyreose, adrenogenitales Syndrom [18], Zystinurie.
▶ Diese Krankheiten verlaufen in den ersten Tagen meist asymptomatisch und führen fast nie zur Aufnahme auf die Intensivstation.

Literatur

1. Ausems MG, Verbiest J, Hermans MP et al. (1999) Frequency of glycogen storage disease type II in The Netherlands: implications for diagnosis and genetic counselling. Eur J Hum Genet 7:713–716
2. Burton BK (1998) Inborn errors of metabolism in infancy: a guide to diagnosis Pediatrics 102:E69
3. Chace DH, Sherwin JE, Hillman SL, Lorey F, Cunningham GC (1998) Use of phenylalanine to tyrosine ratio determined by tandem mass spectrometry to improve newborn screening for phenylketonuria of early discharge specimens collected in the first 24 hours. Clin Chem 44:2405–2409
4. Chaves-Carballo E (1992) Detection of inherited neurometabolic disorders, a clinical approach. Pediatric Neurology 39:801–820
5. Cornblath M, Ichord R (2000) Hypoglycemia in the neonate. Semin Perinatol 24:136–149
6. Cornblath M, Hawdon JM, Williams AF, Aynsley Green A, Ward Platt MP, Schwartz R, Kalhan SC (2000) Controversies regarding definition of neonatal hypoglycemia: suggested operational thresholds. Pediatrics 105: 1141–1145
7. Cornblath M, Schwartz R, Aynsley-Green A, Lloyd JK (1990) Hypoglycemia in infancy: The need for a rational definition. Pediatrics 85: 834–837
8. Cowett RM, Howard GM, Johnson J, Vohr B (1997) Brain stem auditory-evoked response in relation to neonatal glucose metabolism. Biol Neonate 71: 31–36
9. Denne SC, Kalhan SC (1986) Glucose carbon recycling and oxidation in human newborns. Am J Physiol 251:E71–E77
10. Duvanel CB, Fawer CL, Cotting J, Hohlfeld P, Matthieu JM (1999) Long term effects of neonatal hypoglycemia on brain growth and psychomotor development in small-for-gestational age preterm infants J Pediatr 134:492–498
11. Galloway A, Stevenson J (1996) An audit of the organisation of neonatal screening for phenylketonuria and congenital hypothyroidism in the Northern Region. Public Health 110:119–121
12. Giacoia GP, Padilla-Luger A (1986) Severe transient neonatal hyperammonemia. Am J Perinatol 3:249–254

13. Greene CL, Goodman SI (1997) Catastrophic metabolic encephalopathies in the newborn period. Evaluation and management. Clin Perinatol 24:773–786
14. Lucas A, Morley R, Cole TJ (1988) Adverse neurodevelopmental outcome of moderate neonatal hypoglycaemia. Br Med J 297:1304–1308
15. Maestri NE, Clissold D, Brusilow SW (1999) Neonatal onset ornithine transcarbamylase deficiency: A retrospective analysis. J Pediatr 134:268–272
16. McCabe ER, McCabe LL (1999) State of the art for DNA technology in newborn screening. Acta Paediatr 88:58–60
17. Mehta A (1994) Prevention and management of neonatal hypoglycaemia. Arch Dis Child 70:F54–F60
18. Pang S, Shook MK (1997) Current status of neonatal screening for congenital adrenal hyperplasia. Curr Opin Pediatr 9:419–423
19. Perrine SP, Greene MF, Faller DV (1985) Delay in the fetal globin switch in infants of diabetic mothers. N Engl J Med 321:334–338
20. Peterschmitt MJ, Simmons JR, Levy HL (1999) Reduction of false negative results in screening of newborns for homocystinuria. N Engl J Med 341:1572–1576
21. Pollitt RJ, Green A, McCabe CJ et al. (1997) Neonatal screening for inborn errors of metabolism: cost, yield and outcome. Health Technol Assess 1:1–202
22. Reller MD, Tsang RG, Meyer RA, Braun CP (1985) Relationship of prospective diabetes control in pregnancy to neonatal cardiorespiratory function. J Pediatr 106:86–90
23. Rizzo T, Metzger BE, Burns WJ, Burns K (1991) Correlations between antepartum maternal metabolism and intelligence of offspring. N Engl J Med 325:911–916
24. Saudubray JM, Touati G, Delonlay P et al. (1999) Liver transplantation in urea cycle disorders. Eur J Pediatr 158:55–59
25. Schwartz RP (1997) Neonatal hypoglycemia: how low is too low? [editorial; comment] J Pediatr 131:171–173
26. Scriver CR, Beaudet AL, Sly WS (eds) (1995) The metabolic and molecular basis of inherited disease, 6th edn. McGraw-Hill, New York
27. Shohat M, Merlob P, Reisner SH (1984) Neonatal polycythemia. I. Early diagnosis and incidence relating to time of sampling. Pediatrics 73:7–10
28. Sinclair JC (1997) Approaches to the definition of neonatal hypoglycemia. Acta Paediatr Jpn 39 (Suppl 1):S17–S20
29. Sonntag J, Waltz S, Schollmeyer T, Schuppler U, Schroder H, Weisner D (1996) Morbidity and mortality of discordant twins up to 34 weeks of gestational age. Eur J Pediatr 155:224–229
30. Spady DW, Saunders LD, Bamforth F (1998) Who gets missed: coverage in a provincial newborn screening program for metabolic disease. Pediatrics 102:E21
31. Spellacy WN (1984) Evaluation and management of diabetes in pregnancy. Adv Clin Obstet Gynecol 2:34–42
32. Stanley CA (1997) Hyperinsulinism in infants and children. Pediatr Clin North Am 44:363–374
33. Uchino T, Endo F, Matsuda I (1998) Neurodevelopmental outcome of long-term therapy of urea cycle disorders in Japan. J Inherit Metab Dis 21:151–159

34. Vannucci RC, Vannucci SJ (2000) Glucose metabolism in the developing brain. Semin Perinatol 24:107–115
35. Verhoeven AJ, Visser G, van Zwieten R, Gruszczynska B, Tien Poll The DW, Smit GP (1999) A convenient diagnostic function test of peripheral blood neutrophils in glycogen storage disease type Ib. Pediatr Res 45:881–885
36. Verloes A, Massin M, Lombet J et al. (1997) Nosology of lysosomal glycogen storage diseases without in vitro acid maltase deficiency. Delineation of a neonatal form. Am J Med Genet 72:135–142
37. Visser G, Herwig J, Rake JP, Niezen Koning KE, Verhoeven AJ, Smit GP (1998) Neutropenia and neutrophil dysfunction in glycogen storage disease type 1c. J Inherit Metab Dis 21:227–231
38. White P (1965) Pregnancy and diabetes. Med Clin North Am 49:1015
39. Wraith JE (1989) Diagnosis and management of inborn errors of metabolism. Arch Dis Child 64:1410–1415
40. Yamaguchi Y, Aoki T, Arashima S et al. (1999) Mass screening for Wilson's disease: results and recommendations. Pediatr Int 41:405–408

17 Hämatologische Probleme

R. F. Maier

17.1 Referenzwerte

Diese variieren in Abhängigkeit vom Gestations- und stärker vom postnatalen Alter (Tabellen 17-1 bis 17-3) und können bei kapillärer Blutentnahme erheblich höher sein als bei venöser oder arterieller [70].

Tabelle 17-1. Gestations- und lebensaltersspezifische hämatologische Normalwerte [10, 39, 71, 77]. Nabelschnurwerte entsprechen dem Median, alle anderen dem Mittelwert

	Gestationswoche			Reife Neugeborene			
	22–25	28–29	34–35	Nabelschnur	1. Tag	2. Tag	28. Tag
Hämoglobin [g/dl]	12,2	12,9	13,6	15,7	19,4	18,7	13,9
Hämatokrit [%]	39	41	45	49	56	53	43
Erythrozyten [10^{12}/l]	3,1	3,5	5,1	4,6	5,3	4,8	4,2
MCV [fl]	125	118	114	106	110	106	95
Retikulozyten [%]	15	12	10	3,3	7	<1	2

Tabelle 17-2. Gestations- und lebensaltersspezifische hämatologische Normalwerte [10, 33, 39, 53, 71]. Nabelschnurwerte entsprechen dem Median, alle anderen dem Mittelwert

	Gestationswoche			Reife Neugeborene			
	22–25	26–27	32–35	Nabelschnur	1. Tag	2. Tag	28. Tag
Thrombozyten [10^9/l]	247	242	232	265	192	248	384
Leukozyten [10^9/l]	3,7	4,1	6,4	14,2	19,8	12	11
Neutrophile [10^9/l]	0,3	0,4	1,5		9,4	3,8	3,1
Normoblasten [%]	21	21	17	5	9	2	0
Lymphozyten [%]	87	84	69		35	57	61
Neutrophile [%]	6,5	8,5	23		55	34	29
Eosinophile [%]	3	4	5		2	2	3
Basophile [%]	0,5	0,5	0,5		<0,5	<0,5	<0,5
Monozyten [%]	3	3	8		7	6	7

Tabelle 17-3. Hämatologische Werte in den ersten 6 Lebenswochen bei Frühgeborenen <1500 g [40]. Die Werte sind als 50., 10. und 90. Perzentile angegeben

	Lebenstag			
	3	12–14	24–26	40–42
Hämoglobin [g/dl]	15,6	14,4	12,4	10,6
	12,5–18,5	11,1–17,4	9,7–15,6	8,4–13,8
Hämatokrit [%]	47	44	39	33
	39–56	34–53	29–48	26–44
Erythrozyten [10^{12}/l]	4,2	4,1	3,8	3,4
	3,5–4,9	3,2–5,2	2,8–4,8	2,6–4,6
Retikulozyten [%]	7,1	1,7	1,5	1,8
	1,9–20,0	0,5–5,7	0,5–4,7	0,6–5,6
Thrombozyten [10^9/l]	203,5	318	338	357
	95–355	142–499	171–555	189–550
Leukozyten [10^9/l]	9,5	12,3	10,4	9,1
	4,8–24,5	8,1–19,8	7,2–14,6	6,8–13,0
Neutrophile Granulozyten [10^9/l]	4,7	4,6	2,9	2,2
	1,5–14,8	2,2–10,6	1,3–5,3	1,0–4,6
Ferritin [ng/ml]	140	168	153	110
	48–279	89–329	57–300	35–290

17.2 Neonatale Anämie

Ursachen der frühen Anämie

1. Fetale Blutung:
   - Nabelgefäßab- und einrisse (z.B. bei Insertio velamentosa),
   - Plazentablutungen (Placenta praevia, vorzeitige Lösung),
   - operative Verletzung (Sectio, Amniozentese).
2. Fetale Transfusionssyndrome (prä- und perinatal):
   - fetomaternal,
   - fetoplazentar (durch Lagerung oberhalb der Mutter vor dem Abnabeln),
   - fetofetal (monozygote Zwillinge).
3. Fetale Hämolyse (akut oder chronisch):
   - Blutgruppeninkompatibilität (s. S. 460),
   - α-Thalassämie.
4. Fetale Bildungsstörung:
   - intrauterine Infektionen (z.B. Parvo B 19).
5. Neonatale Blutung:
   - subgaleal, Kephalhämatom,
   - intrakraniell,
   - gastrointestinal, retroperitoneal,
   - pulmonal,
   - Nabelgefäße (Katheter),
   - iatrogen (Blutentnahmen).

Anämiesymptome

Akuter Blutverlust

Tachypnoe, Tachykardie, schwache oder nicht tastbare periphere Pulse, niedriger Blutdruck, niedriger ZVD, metabolische Azidose, schlechte Mikrozirkulation. Präfinal Schnappatmung, Bradykardie. Hämatokrit und Hämoglobin sind oft noch normal, da die Anämie erst nach Stunden durch Hämodilution offensichtlich wird. Blässe kann fehlen.

Chronische Anämie

Blässe bei erhaltener Vitalität, Tachypnoe, Tachykardie, Pulse normal, normaler Blutdruck, normaler oder erhöhter ZVD, Hepatomegalie, gelegentlich Splenomegalie, Herzinsuffizienz. Hämatokrit und Hämoglobin sind erniedrigt.

Diagnostik

Vor einer Transfusion ist eine Blutentnahme (Vollblut und Zitratblut) für die nachfolgend aufgeführte Diagnostik erforderlich:

- venöser Hämatokrit, rotes Blutbild, Differentialblutbild (Normoblasten!), Retikulozyten, Thrombozyten;
- Blutgruppe, Coombs-Test bei Mutter und Kind;
- Suche nach HbF-haltigen Erythrozyten im mütterlichen Blut (Kleihauer-Betke-Test);
- Suche nach Hämoglobinopathien (Hb-Elektrophorese), Membrandefekten und Enzymdefekten der Erythrozyten;
- Gerinnungsstatus;
- Suche nach intrauterinen Infektionen;
- Röntgenthorax (Herzform und -größe);
- Schädel-, ggf. auch Abdomensonographie zum Ausschluß innerer Blutungen.

Frühgeborenenanämie

Zur Entstehung der Frühgeborenenanämie tragen mehrere Komponenten bei:

- niedriger Ausgangshämatokrit,
- hämorrhagische Komponente (perinatale Blutungen, diagnostische Blutentnahmen) v.a. in den ersten 2 Lebenswochen,
- hyporegeneratorische Komponente (verbesserte O_2-Verfügbarkeit bei pulmonaler Oxygenierung, inadäquate Erythropoietinproduktion),
- Hämodilution durch schnelles Wachstum.

Strategien zur Verhinderung der Frühgeborenenanämie

- Verringerung des diagnostischen Blutverlustes (wichtigste Maßnahme!),
- strenge Indikation (keine Routineblutentnahmen),
- konsequente und genaue Dokumentation des entnommenen Blutvolumens (inkl. Blutgasanalysen) [38],
- Mikromethoden im Labor,
- Transkutane Blutgasüberwachung (s. S. 107),
- Behandlung mit Erythropoietin (EB Ib) [27, 32, 56],
- Eisensubstitution,
- plazentare Transfusion durch verzögertes Abnabeln (EB Ib) [17, 44].

Strategien zur Verringerung der Spenderexposition

Entscheidend für das Infektionsrisiko ist die Spenderexposition. Alle Maßnahmen zur Verhinderung der Frühgeborenenanämie tragen auch zur Senkung der Spenderexposition bei. Außerdem:

- Aufteilung einer Blutkonserve in mehrere Satellitenbeutel (EB Ib) [26, 65, 75],
- Lagerung dieser Satellitenbeutel bis zu 42 Tagen (EB Ib) [25, 26, 63, 64, 65, 75].

Erythropoietinbehandlung

Die Wirksamkeit von rekombinantem Erythropoietin zur Senkung des Transfusionsbedarfes ist in mehreren großen kontrollierten Studien nachgewiesen worden (EB Ib) [27, 32, 56]. Kurzfristige Nebenwirkungen wurden bisher nicht beobachtet, über langfristige Effekte liegen noch keine ausreichenden Erkenntnisse vor.

Wir behandeln derzeit Frühgeborene mit Geburtsgewicht <1500 g mit 3mal 250 IE/kg/Woche [29] vom 3.–5. Lebenstag bis zum Erreichen eines korrigierten Gestationsalters von 37 Wochen. Solange ein venöser Zugang liegt, injizieren wir rhEPO langsam in den Infusionsschlauch [5, 41], danach subkutan in den Oberschenkel.

Eisensupplementierung

Essentiell während rhEPO-Behandlung. Wir starten die Eisenzufuhr mit der rhEPO-Behandlung am Ende der 1. Lebenswoche, sofern zu diesem Zeitpunkt Nahrung toleriert wird. Die Eisendosis adaptieren wir so, daß die Transferrinsättigung [69] zwischen 30 und 80% liegt (Tabelle 17-4):

Tabelle 17-4. Enterale Eisensubstitution bei Frühgeborenen während rhEPO-Behandlung

Transferrinsättigung	Lebenswoche		
	1–2	3–4	>4
	Eisendosis [mg/kg/Tag]		
<30%	3	6	9
30–80%	3	6	6
>80%	3	0	0

$$\text{Transferrinsättigung (\%)} = \frac{\text{Serumeisen (µmol/l)} \cdot 5{,}58}{\text{Transferrin (g/l)} \cdot 1{,}4} \cdot 100$$

Ist eine enterale Eisensubstitution über längere Zeit bei einem Frühgeborenen nicht möglich (z.B. NEC), so pausieren wir mit der rhEPO-Behandlung.

Frühgeborene ohne rhEPO erhalten Eisen enteral in einer Dosierung von 2–4 mg/kg/Tag (entsprechend Transferrinsättigung) ab der 3. Lebenswoche [6, 11, 37, 59].

17.3 Bluttransfusion

17.3.1 Transfusionsindikationen

Reife Neugeborene

1. Akuter Blutverlust (hypovolämischer Schock) s. S. 27.
2. Chronische Anämie: Nach Möglichkeit zunächst Ursachen klären.

Eine Indikation zur Transfusion ist in folgenden Fällen gegeben:

- Hämatokrit <35% bei Geburt und Normo- oder Hypovolämie. Bei Hypervolämie (Röntgenthorax: großes Herz, ZVD erhöht oder normal) Teilaustausch mit Erythrozytenkonzentrat unter Berücksichtigung des ZVD.
- Hämatokrit <40% bei Kindern mit symptomatischen Herzfehlern oder schwerer respiratorischer Störung [61].
- Hämatokrit <30% bei hämolysebedingter Anämie jenseits der 1. Lebenswoche.

Frühgeborene

Die Transfusionsindikationen bei Frühgeborenen sind in den letzten 10 Jahren erheblich strenger geworden: Diagnostische Blutverluste werden nicht mehr automatisch ersetzt, die zugelassenen Hämatokrit- bzw. Hämoglobinwerte wurden schrittweise gesenkt [30, 72]. Man muß sich dabei aber darüber im klaren sein, daß diese Änderungen nicht auf kontrollierten Studien beruhen, sondern auf Expertenmeinungen (EB IV) [15, 16, 50]. Entsprechend variiert das Transfusionsverhalten zwischen einzelnen Zentren teilweise erheblich [3, 47]. Abbildung 17-1 zeigt die im Rahmen unserer europäischen Multizenterstudien entwickelten Transfusionskriterien für Frühgeborene.

17 Hämatologische Probleme

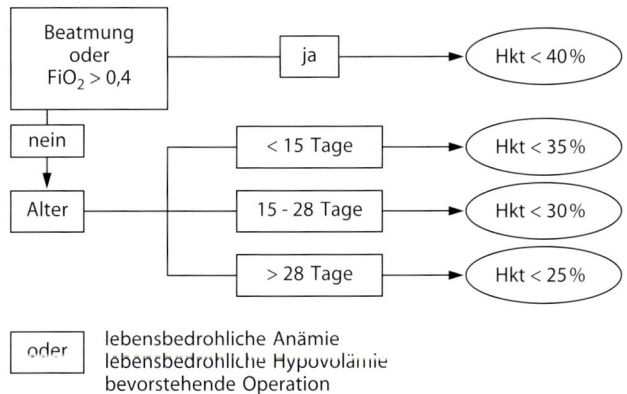

Abb. 17-1. Richtlinien zur Transfusion von Erythrozytenkonzentrat bei Frühgeborenen

17.3.2 Festlegen des Volumens

3 ml Erythrozytenkonzentrat (oder 6 ml Vollblut) pro kg erhöhen die Hämoglobinkonzentration um etwa 1 g/dl.

$$\frac{\text{Transfusions-}}{\text{volumen (ml)}} = \frac{(\text{gewünschter Hkt} - \text{aktueller Hkt})}{\text{Konserven} - \text{Hkt}} \times \text{BV (ml)}$$

BV = Blutvolumen = 80–90 ml/kg Körpergewicht

In der Regel werden 15 ml Erythrozytenkonzentrat pro kg Körpergewicht transfundiert [28, 65].

17.3.3 Durchführung

Die folgende Übersicht enthält wichtige allgemeine Richtlinien zur Hämotherapie sowie bei Früh- und Neugeborenen zu beachtende Besonderheiten (Einzelheiten regelt das Transfusionsgesetz [12, 46]):

- strenge Indikationsstellung,
- Einwilligung der Erziehungsberechtigten (kann bei Notfalltransfusionen nachträglich eingeholt werden),
- Berücksichtigung der mütterlichen Blutgruppe sowie eventueller Sensibilisierung (s. S. 475),
- in Notfällen ungekreuztes Blut der Gruppe 0 Rhesus negativ (Kreuzprobe nachholen),
- CMV-Antikörper-negative oder leukozytendepletierte Erythrozytenkonzentrate,
- bestrahlte Konserven bei Frühgeborenen, bei Austauschtransfusion, und bei Neugeborenen mit Verdacht auf Immundefekt.
- Bei der ersten Transfusion Verwendung von möglichst frischem Blut. Danach altern die verbliebenen Satellitenbeutel mit dem Kind [26, 64, 75].
- Angestochene Konserven sind innerhalb von 6 h zu transfundieren.
- Volumenüberlastung wegen Gefahr des Ductus arteriosus vermeiden. Langsame Transfusionsgeschwindigkeit (5 ml/kg/h), mehrere Portionen, Blutdruckkontrolle.
- Vorsichtiges Erwärmen des Blutes vor Transfusion (Hypothermie des Kindes). Aber Nähe zum Wärmestrahler vermeiden (Zellzerfall bei Überwärmung) [62]).
- Nicht im Nebenschluß zu nieder- oder hochosmolaren Infusionslösungen transfundieren (Hämolyse). Blutzuckerkontrollen, wenn gleichzeitig keine Glukosezufuhr erfolgt.
- Überwachung von Herzfrequenz, Atmung, Blutdruck.
- Urinuntersuchung auf freies Hämoglobin zur Erkennung einer Hämolyse.

17.4 Polyzythämie

Definition und Pathogenese

Venöser Hämatokrit >65%, Hämoglobin >22 g/dl in der 1. Lebenswoche [45]. Bei einem Hämatokrit >67–70% steigt die Blutviskosität logarithmisch an [68]. Dadurch Abnahme der Fließgeschwindigkeit (große und periphere Venen) und verminderte Gewebeoxygenierung [49].

Ursachen

- Plazentare Hypertransfusion (plazentofetal, fetofetal), besonders bei spätem Abnabeln,
- chronische fetale Hypoxie (Rauchen, Übertragung, EPH-Gestose, respiratorische Plazentainsuffizienz), häufig in Verbindung mit fetaler Wachstumsretardierung,
- mütterliche Erkrankung (Diabetes mellitus, Thyreotoxikose),
- kindliche Erkrankungen (konnatale Nebennierenhyperplasie, Trisomie 21, Wiedemann-Beckwith-Syndrom).

Symptome treten meist innerhalb der ersten 24 h auf [68, 73]: plethorisches Aussehen mit Belastungszyanose, gestörte Mikrozirkulation [36], Lethargie, Hypotonie, Zittrigkeit, Irritabilität, Myoklonien, Trinkschwäche, Erbrechen, Tachypnoe, Tachykardie, Herzinsuffizienz. Häufig assoziiert mit Hypoglykämie, Hypokalzämie und Hyperbilirubinämie. Komplikationen s. Abb. 17-2.

Therapie

Asymptomatische Kinder warmhalten und gut hydrieren. Beobachtung und engmaschige, auch laborchemische Überwachung [14]. Bei Symptomen oder bei einem Hämatokrit >70% muß eine Hämo-

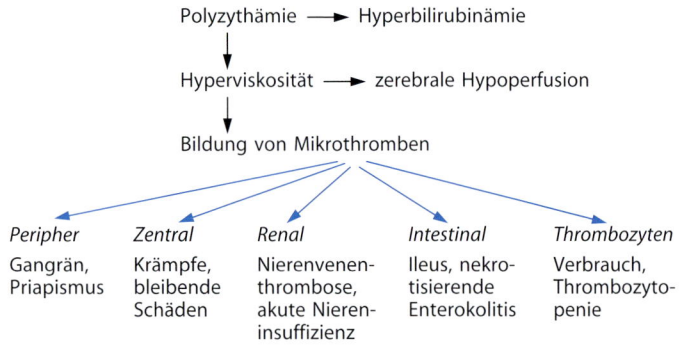

Abb. 17-2. Komplikationen bei Polyzythämie [73]

dilution erfolgen, um den Hämatokrit auf 55–60% zu senken. Kein Aderlaß, da dies die Durchblutungsverhältnisse verschlechtert! Randomisierte Studien haben gezeigt, daß bei der Hämodilution kristalloide Lösungen einen vergleichbaren Verdünnungseffekt bieten wie Plasmalösungen, aber billiger sind und ein niedrigeres Infektionsrisiko bergen (EB Ib) [48, 74].

$$\text{Austauschvolumen (ml)} = \frac{(\text{aktueller Hkt} - \text{gewünschter Hkt})}{\text{aktueller Hkt}} \times \text{BV (ml)}$$

BV = Blutvolumen = 80–90 ml/kg Körpergewicht

Die Hämodilution sollte, wenn irgend möglich, über 2 periphere Venen (simultane Entnahme von Blut und Zufuhr von Ersatzlösung) durchgeführt werden [52]. Falls dies nicht gelingt, muß sie über die Nabelvene wie beim Blutaustausch (s. S. 470) erfolgen (mit 10-ml-Portionen).

17.5 Koagulopathien

Gerinnungsfaktoren sind nicht plazentagängig. Beim Neugeborenen besteht eine Erniedrigung fast aller Gerinnungsfaktoren auf 30–60% der Erwachsenenwerte (Tabelle 17-5). Auch die inhibitorischen Proteine der Fibrinolyse sind erniedrigt [1]. Häufig entstehen Blutungen nach Thrombosen aufgrund angeborener Thrombophilie (AT-III-Mangel, Protein-C-Mangel, Protein-S-Mangel, Faktor-V-Leiden-Mutation, APC-Resistenz).

Diagnostik

Anamnese

- Stammbaum mit familiären Erkrankungen,
- Medikamente (mütterlich, kindlich),
- mütterliche Erkrankungen (Infektionen),
- Vitamin-K-Gabe postnatal.

Tabelle 17-5. Normalwerte von Gerinnungsfaktoren und Globaltests [1, 35, 76] (Mittelwert und Standardabweichung)

	Halbwertszeit	Frühgeborene 28–31 Wochen	Frühgeborene 32–36 Wochen	Neugeborene	Erwachsene	Erwachsenenwert erreicht in
Fibrinogen [mg/dl]	4 Tage	270 ± 85	244 ± 55	246 ± 55	150–140	
Faktor II [%]	3– 5 Tage	30 ± 10	35 ± 12	45 ± 15	100	2–12 Monaten
Faktor V [%]	6–12 h	90 ± 25	72 ± 23	98 ± 40	100	
Faktor VII [%]	2– 5 h	38 ± 14	40 ± 15	56 ± 16	100	2–12 Monaten
Faktor X [%]	36–48 h	38 ± 14	40 ± 15	56 ± 16	100	2–12 Monaten
Faktor VIII [%]	10–16 h	70 ± 30	98 ± 40	105 ± 34	100	
Faktor IX [%]	24 h	27 ± 10		28 ± 8	100	3– 9 Monaten
Faktor XI [%]	2– 3 Tage	5–18		29– 70	100	1– 2 Monaten
Faktor XII [%]	2 Tage		30	51 (25–70)	100	9-14 Tagen
Faktor XIII [%]	7–10 Tage	100	100	100	100	
Antithrombin III [IU/l] [%]	68 h	5–8 40–64	7– 10 56– 80	8– 12 64– 96	12– 14 100–120	
Prothrombinzeit PT [s] [%]		23 55	17 (12–21) 75 (60–100)	16 (13–20) 80 (65–100)	12– 14 100	1 Woche
Partielle Thromboplastinzeit PTT [s]			70	55 ± 10	44	2– 9 Monaten
Thrombinzeit [s]		16–28	14 (11–17)	12 (10–16)	10	Einigen Tagen

Tabelle 17-6. Diagnostisches Vorgehen bei unklarer Blutung [35]

Ausfall der Globaltests	Differentialdiagnose	Weiteres diagnostisches Vorgehen
Thrombozytopenie PT normal PTT normal	Siehe S. 447	
Thrombozyten normal PT normal PTT normal	Kongenitaler Faktor-XIII-Mangel Thrombozytopathie v. Willebrand-Jürgens-Erkrankung Störung der Fibrinolyse (z.B. Protein C)	Faktor-XIII-Bestimmung, Blutungszeit, Thrombelastogramm; mütterliche und kindliche Medikamente?
Thrombozyten normal PT verlängert PTT normal	Kongenitaler Mangel an Faktor II, XII	Faktorenbestimmung
Thrombozyten normal PT normal PTT verlängert	Angeborener Mangel an Faktor VIII, IX, XI, XII: v. Willebrand-Jürgens-Erkrankung Heparintherapie	Faktorenbestimmung
Thrombozyten normal PT verlängert PTT verlängert	Vitamin-K-Mangel Komplexe Produktionsstörung	0,3 mg/kg KG Konakion i.v.; Wiederholung von PT und PTT nach 4 h: Blutung steht, PT und PTT normal
Trotz Vitamin-K-Gabe weitere Blutung PT verlängert PTT verlängert	Kongenitaler Mangel an Faktor V, X Kongenitale Afibrinogenämie Schwere Hepatopathie	Faktorenbestimmung Fibrinogenbestimmung
Thrombozytopenie PT verlängert PTT verlängert	Verbrauchskoagulopathie	Thrombinzeit, Fibrinspaltprodukte, Faktor-V-Bestimmung, Fragmentozyten Fibrinogenbestimmung

Klinik

- Krankes Neugeborenes (Azidose, Hypoxie, Hypothermie, Apnoen, Ikterus) mit Blutungen: Verdacht auf disseminierte intravasale Gerinnung, schwere Lebererkrankung.
- Sonst unauffälliges Neugeborenes mit Blutungen: Verdacht auf Thrombozytendefekt, Vitamin-K-Mangel, kongenitale Koagulopathie.

In Tabelle 17-6 sind die erforderlichen labormedizinischen Untersuchungen aufgeführt. Die Normalwerte sind aus Tabelle 17-5 zu entnehmen.

17.5.1 Angeborene Koagulopathien [20, 35, 76]

Nahezu von allen Gerinnungsfaktoren sind Mangelzustände mit unterschiedlichem Erbgang und unterschiedlicher klinischer Bedeutung bekannt. Diese Erkrankungen verursachen während der 1. Lebenswoche selten Blutungen. Hinweise sind:

- Nabelblutung,
- Nachblutung nach Zirkumzision,
- verlängertes Nachbluten bei kapillären Blutentnahmen,
- Hämatom nach i.m.- oder s.c.-Injektion,
- zerebrale Blutung.

Therapie

Vor endgültiger Diagnosestellung: Frischplasma (tiefgefroren) 10–15 ml/kg, ggf. zusätzlich Erythrozytenkonzentrat.

Wenn Faktorenmangel bekannt: gezielte Faktorensubstitution.
   Vor jeglicher Intervention muß eine Blutentnahme für Diagnostik erfolgen.

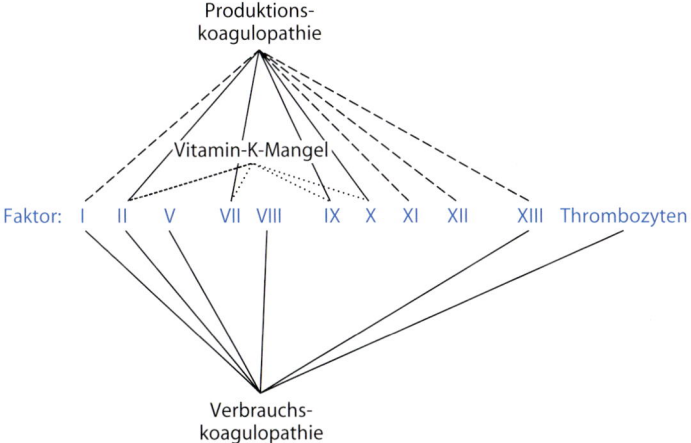

Abb. 17-3. Erniedrigung von Gerinnungsfaktoren bei Koagulopathien

17.5.2 Erworbene Koagulopathien (Abb. 17-3)

Morbus haemorrhagicus neonatorum [6, 20, 22, 24, 57]

Störung der Vitamin-K-abhängigen Synthese von Prothrombin und der Faktoren VII, IX und X.

Ursachen

- Muttermilchernährung,
- Frühgeburtlichkeit,
- parenterale Ernährung (mangelhafte Substitution),
- Cholestase (vermindert die Resorption fettlöslicher Vitamine),
- chronische Diarrhö,
- Antibiotikalangzeittherapie,
- mütterliche Medikamente (Phenytoin, Phenobarbital, Primidon, Salizylate, Tuberkulostatika, Antikoagulanzien). Aber: Mütterliche Heparinbehandlung hat keine Auswirkung auf das Neugeborene.

Klinik

- Frühe (klassische) Manifestation am 1.–7. Lebenstag: Meläna, Hämatemesis, Nabelblutung, Nasenbluten, intrakranielle Blutungen.
- Spätmanifestation mit 2–12 Wochen: meist ausgedehnte intrakranielle Blutungen, schwere gastrointestinale Blutungen.

Therapie

Vitamin K (Konakion 0,3 mg/kg s.c.), evtl. Frischplasma.

Prophylaxe

Routinemäßige Gabe von Vitamin K an alle Neugeborenen:

- 2 mg Vitamin K oral am 1., 4.–10. und 28.–42. Lebenstag bzw. zu den Vorsorgeuntersuchungen U1, U2 und U3 bei gesunden Reifgeborenen.
- 1 mg Vitamin K s.c. oder i.m. nach Geburt, wenn die enterale Resorption fraglich ist (z.B. Frühgeborene, kranke Neugeborene).

Ob die orale Vitamin-K-Prophylaxe weniger effektiv ist als die parenterale wird kontrovers diskutiert [7, 19, 21, 23]. In einer kürzlich erschienen Metanalyse wird deutlich, daß eine einmalige intramuskuläre Vitamin-K-Gabe die klassische Form des Morbus haemorrhagicus neonatorum wirksam verhindert, daß weder für die parenterale noch für die orale Applikation hinsichtlich der Spätform randomisierte Studien existieren und daß die Wirksamkeit der oralen Applikation (einmalig oder mehrfach) überhaupt nicht in randomisierten Studien untersucht wurde [43]. Die Gabe von Vitamin K an die Schwangere bei drohender Frühgeburt kann die Häufigkeit von Hirnblutungen beim Frühgeborenen nicht signifikant reduzieren [8].

Produktionskoagulopathie bei schweren Lebererkrankungen

Verminderung auch von nicht Vitamin-K-abhängigen Gerinnungsfaktoren bei

- schweren Lebererkrankungen,
- Schock verschiedenster Genese,
- Erythroblastose,
- Galaktosämie,
- Tyrosinämie,
- Fruktoseintoleranz.

Klinik

Hepatomegalie (als alleiniges Frühzeichen möglich), Erhöhung von Transaminasen und direktem Bilirubin, generalisierte hämorrhagische Diathese ohne Ansprechen auf Vitamin-K-Behandlung.

Therapie

Frischplasma (gefroren) 10–15 ml/kg. In Extremfällen Austauschtransfusion.

Merke: Frischplasma muß nach dem Auftauen innerhalb 1 h verabreicht werden.

17.5.3 Verbrauchskoagulopathie

Definition

Disseminierte intravasale Gerinnung mit Verbrauch der Faktoren II, V, VIII, XIII und Fibrinogen.

Ursachen

- Sepsis, Schock, Geburtsasphyxie (Hypoxie, Azidose, Hypothermie),
- Freisetzung von Gewebethromboplastin: vorzeitige Plazentalösung, Hypoxie, Tumoren,
- lokalisierte Thrombosen (Riesenhämangiome, Nierenvenenthrombose),
- organbegrenzte intravasale Gerinnung (NEC, hämolytisch-urämisches Syndrom).

Klinik

Blässe, Zentralisation, Azidose, Hypoxie, Hypothermie, arterielle Hypotonie, Oligurie. Petechien, Ekchymosen, in schweren Fällen ausgedehnte Haut- und Schleimhautblutungen, gelegentlich pulmonale oder intrakranielle Blutungen sowie Thrombosen peripherer oder zentraler Gefäße mit Nekrose oder Gangrän.

Diagnostik

Bei bestehender Blutungsneigung und entsprechender Grundkrankheit sprechen folgende Laborbefunde für eine disseminierte intravasale Gerinnung [58, 67]:

- Thrombozytopenie ($<150 \cdot 10^9/\mu l$),
- erniedrigte Fibrinogenkonzentration (<50 mg/dl),
- erhöhte Fibrinspaltprodukte (>10 g/ml),
- erhöhte D-Dimere (>200 ng/ml).

Therapie

1. Behandlung der Grundkrankheit: Antibiotika, Azidoseausgleich, gute Oxygenierung, Kreislaufstabilisierung.
2. Frischplasma (10–15 ml/kg) und ggf. Thrombozytenkonzentrat (10–20 ml/kg).
3. Antithrombin-III-Substitution [2, 18, 54, 55].

Der Nutzen einer Heparinbehandlung ist umstritten [1, 2, 13] und auf eine Verbrauchskoagulopathie mit überwiegender Thrombosierung beschränkt. Heparindosierung: Initial 25–35 E/kg i.v., dann kontinuierliche Infusion von 10–15 E/kg/h. Sorgfältige Überwachung (Ziel: Thrombinzeit 50–60 s).

17.6 Thrombozytopenie

Definition [9, 35, 51, 60]

- Thrombozytopenie: $<150 \cdot 10^3/\mu l$ (Häufigkeit 1–2%).
- Schwere Thrombozytopenie: $<50 \cdot 10^3/\mu l$ (Häufigkeit 0,2%).

Bei kleinen Früh- und kranken Neugeborenen ist eine Thrombozytopenie in 20–40% zu beobachten. Häufig läßt sich die Ätiologie nicht klären [31].

Klinik

Generalisierte Petechien und purpuraähnliche Flecken können bereits bei Geburt vorhanden sein oder während der ersten Lebenstage auftreten. Meläna, blutiges Magenaspirat. Größere Blutungen (Hämatome, intrazerebral) treten in der Regel nur bei Thrombozytopenie $<20 \cdot 10^3/\mu l$ oder bei gleichzeitiger Koagulopathie auf.

Differentialdiagnose der neonatalen Thrombozytopenie

1. Mütterliche Ursachen:
   - idiopathische thrombozytopenische Purpura,
   - Lupus erythematodes,
   - Alloimmunthrombozytopenie (Thrombozytenuntergruppenunverträglichkeit),
   - Medikamente währen der Schwangerschaft (Tolbutamid, Hydralazin, Thiazide).

17 Hämatologische Probleme

2. Häufigste kindliche Ursachen:
- pränatale Infektionen (Zytomegalie, Toxoplasmose, Lues, Herpes simplex, Röteln),
- neonatale Infektionen: Sepsis, nekrotisierende Enterokolitis,
- Verbrauchskoagulopathie,
- Riesenhämangiome,
- Morbus haemolyticus neonatorum,
- Austauschtransfusion,
- Polyzythämie,
- Fanconi-Anämie.

Eine Thrombozytopenie bei einem sonst gesunden Neugeborenen spricht für eine immunologische Ursache, bei einem schwer kranken Neugeborenen für eine infektiöse Ursache.

Therapie

- Behandlung der Grundkrankheit.
- Thrombozytentransfusion (10–20 ml/kg) bei Blutungsmanifestation oder bei Thrombozytenzahlen $<20 \cdot 10^3/\mu l$.
- Bei Alloimmunthrombozytopenie Transfusion von gewaschenen und bestrahlten mütterlichen Thrombozyten.
- Die Behandlung der neonatalen Immunthrombozytopenie mit Steroiden und Immunglobulinen ist beschrieben, es existieren aber keine kontrollierten Studien (EB II) [4, 34, 42].

Literatur

1. Andrew M, Paes B, Milner R et al. (1988) Development of the human coagulation system in the healthy premature infant. Blood 72:1651–1657
2. Balk R, Emerson T, Fourrier F, Kruse JA, Mammen EF, Schuster HP, Vinazzer H (1998) Therapeutic use of antithrombin concentrate in sepsis. Semin Thromb Hemost 24:183–194
3. Bednarek FJ, Weisberger S, Richardson DK, Frantz ID 3rd, Shah B, Rubin LP (1998) Variations in blood transfusion among newborn intensive care units. J Pediatr 133:601–607
4. Blanchette V, Andrew M, Perlman M, Ling E, Ballin A (1989) Neonatal autoimmune thrombocytopenia: role of high-dose intravenous immunoglobulin G therapy. Blut 59:139–144

5. Brown MS, Jones MA, Ohls RK, Christensen RD (1993) Single-dose pharmacokinetics of recombinant human erythropoietin in preterm infants after intravenous and subcutaneous administration. J Pediatr 122:655–657
6. Committee on nutrition of the preterm infant, European society of paediatric gastroenterology and nutrition (1987) Nutrition and feeding of preterm infants. Acta Paediatr Scand Suppl 336:1–14
7. Cornelissen M, Kries R von, Loughnan P, Schubiger G (1997) Prevention of vitamin K deficiency bleeding: efficacy of different multiple oral dose schedules of vitamin K. Eur J Pediatr 156:126–130
8. Crowther CA, Henderson-Smart DJ (2000) Vitamin K prior to preterm birth for preventing neonatal periventricular haemorrhage. Cochrane Database Syst Rev CD000229
9. Dreyfus M, Kaplan C, Verdy E, Schlegel N, Durand-Zaleski I, Tchernia G and the Immune Thrombocytopenia Working Group (1997) Frequency of immune thrombocytopenia in newborns: a prospective study. Blood 89:4402–4406
10. Forestier F, Daffos F, Catherine N, Renard M, Andreux JP (1991) Developmental hematopoiesis in normal human fetal blood. Blood 77:2360–2363
11. Franz AR, Mihatsch WA, Sander S, Kron M, Pohlandt F (2000) Prospective randomized trial of early vs. late enteral iron supplementation in infants with a birth weight of less than 1301 grams. Pediatrics 106:700–706
12. Gesetz zur Regelung des Transfusionswesens (Transfusionsgesetz-TFG) vom 13. Juli 1998. BGBl I, S. 1752
13. Gross SJ, Filston HC, Andersen JC (1982) Controlled study of treatment for disseminated intravascular coagulation in the neonate. J Pediatr 100: 445–448
14. Host H, Ulrich M (1982) Late prognosis in untreated neonatal polycythaemia with minor or no symptoms. Acta Paediatr Scand 71:629–633
15. Hume, H (1997) Red blood cell transfusions for preterm infants: the role of evidence-based medicine. Seminars in Perinatology 21:8–19
16. Keyes WG, Donohue PK, Spivak JL, Jones MD Jr, Oski FA (1989) Assessing the need for transfusion of premature infants and role of hematocrit, clinical signs and erythropoietin level. Pediatrics 84:412–417
17. Kinmond S, Aitchison TC, Holland BM, Jones JG, Turner TL, Wardrop CA (1993) Umbilical cord clamping and preterm infants: a randomised trial. BMJ 306:172–175
18. Kreuz W, Veldmann A, Fischer D, Schlosser R, Volk WR, Ettingshausen CE (1999) Neonatal sepsis: a challenge in hemostaseology. Semin Thromb Hemost 25:531–535
19. Kries R von (1999) Oral vs. intramuscular phytomenadione: safety and efficacy compared. Drug Saf 21:1–6
20. Kries R von, Göbel U (1993) Blutgerinnungsstörungen im Kindesalter. Monatsschr Kinderheilkd 141:137
21. Kries R von, Göbel U (1994) Oral vitamin K prophylaxis and late haemorrhagic disease of the newborn. Lancet 343:352
22. Kries R von, Greer FR, Suttie JW (1993) Assessment of vitamin K status of the newborn infant. J Pediatr Gastroenterol Nutr 16:231–238
23. Kries R von, Hachmeister A, Gobel U (1999) Can 3 oral 2 mg doses of vitamin K effectively prevent late vitamin K deficiency bleeding? Eur J Pediatr 158 (Suppl 3):S183–S186

24. Lane PA, Hathaway WE (1985) Vitamin K in infancy. J Pediatr 106:351–359
25. Lee DA, Slagle TA, Jackson TM, Evans CS (1995) Reducing blood donor exposures in low birth weight infants by the use of older, unwashed packed red. J Pediatr 126:280–286
26. Liu EA, Mannino FL, Lane TA (1994) Prospective, randomized trial of the safety and efficacy of a limited donor exposure transfusion program for premature neonates. J Pediatr 125:92–96
27. Maier RF, Obladen M, Scigalla P et al. (1994) The effect of epoietin Beta (recombinant human erythropoietin) on the need for transfusion in very low birth weight infants. N Engl J Med 330:1173–1178
28. Maier RF, Metze B, Obladen M (1998) Low degree of regionalization and high transfusion rates in very low birthweight infants: A survey in Germany. J Perinat Med 26:43–48
29. Maier RF, Obladen M, Kattner E et al. (1998) High- vs. low-dose erythropoietin in extremely low birth weight infants. Pediatrics 132:866–870
30. Maier RF, Sonntag J, Walka MM, Liu G, Metze BC, Obladen M (2000) Changing practices of red blood cell transfusions in infants with birth weights less than 1000 g. J Pediatr 136:220–224
31. Mehta P, Vasa R, Neumann L, Karpatkin M (1980) Thrombocytopenia in the high-risk infant. J Pediatr 97:791–794
32. Meyer MP, Meyer JH, Commerford A et al. (1994) Recombinant human erythropoietin in the treatment of the anemia of prematurity: results of a double-blind, placebo-controlled study. Pediatrics 93:918–923
33. Mouzinho A, Rosenfeld CD, Sanchesz PJ, Risser R (1994) Revised reference ranges for circulating neutrophils in very low birth weight neonates. Pediatrics 94:76–82
34. Mueller-Eckhardt C, Kiefel V, Grubert A (1989) High-dose IgG treatment for neonatal alloimmune thrombocytopenia. Blut 59:145–146
35. Nathan DG, Orkin SH (1998) Hematology of infancy and childhood. 5th edn. WB Saunders, Philadelphia
36. Norman M, Fagrell B, Herin P (1992) Effects of neonatal polycythemia and hemodilution on capillary perfusion. J Pediatr 121:103–108
37. Nutrition Committee, Canadian Paediatric Society (1995) Nutrient needs and feeding of premature infants. Can Med Assoc J 152:1765–1785
38. Obladen M, Sachsenweger M, Stahnke M (1988) Blood sampling in very low birth weight infants on different intensive care levels. Eur J Pediatr 147:399–404
39. Obladen M, Maier RF, Bührer C (1999) Use of cytokines in the neonate. In: Ganser A, Hoelzer D (eds) Cytokines in the treatment of hematopoietic failure. Marcel Decker, New York: pp 249–281
40. Obladen M, Diepold K, Maier R F (2000) Venous and arterial hematologic profiles of very low birthweight infants. Pediatrics 106:707–711
41. Ohls RK, Osborne KA, Christensen RD (1995) Efficacy and cost analysis of treating very low birth weight infants with erythropoietin during their first two weeks of life: a randomized, placebo-controlled trial. J Pediatr 126:421–426
42. Pearlman SA, Meek RS, Cowchock FS, Smith JB, McFarland J, Aster RH (1992) Neonatal alloimmune thrombocytopenia after maternal immunization with paternal mononuclear cells: successful treatment with intravenous gamma globulin. Am J Perinatol 9:448–451

43. Puckett RM, Offringa M (2000) Prophylactic vitamin K for vitamin K deficiency bleeding in neonates. Cochrane Database Syst Rev CD002776
44. Rabe H, Wacker A, Hulskamp G et al. (2000) A randomised controlled trial of delayed cord clamping in very low birth weight preterm infants. Eur J Pediatr 159:775–777
45. Ramamurthy RS, Bryan YW (1981) Neonatal polycythemia. I. Criteria for diagnosis and treatment. Pediatrics 68:168–174
46. Richtlinien zur Gewinnung von Blut und Blutbestandteilen und zur Anwendung von Blutprodukten (Hämotherapie) (2000). Bundesgesundheitsbl Gesundheitsforsch Gesundheitsschutz 43:555–589
47. Ringer SA, Richardson DK, Sacher RA, Keszler M, Churchill WH (1998) Variations in transfusion practice in neonatal intensive care. Pediatrics 101:194–200
48. Roithmaier A, Arlettaz R, Bauer K, Bucher HU, Krieger M, Duc G, Versmold HAT (1995) Randomized controlled trial of Ringer solution vs. serum for partial exchange transfusion in neonatal polycythaemia. Eur J Pediatr 154:53–56
49. Rosenkranz TS, Ob W (1982) Cerebral blood flow velocity in infants with polycythemia and hyperviscosity: Effects of partial exchange transfusion with plasmanate. J Pediatr 10 (1):94–98
50. Ross MP, Christensen RD, Rothstein G, Koenig JM, Simmons MA, Noble NA, Kimura RE (1989) A randomized trial to develop criteria for administering erythrocyte transfusions to anemic preterm infants 1 to 3 months of age. J Perinatol 9:246–253
51. Sainio S, Jarvenpaa AL, Renlund M, Riikonen S, Teramo K, Kekomaki R (2000) Thrombocytopenia in term infants: a population-based study. Obstet Gynecol 95:441–446
52. Scarcella A, Gambardella P (1986) Partial exchange transfusion using peripheral vessels in polycythaemic newborn infants. Eur J Pediatr 145:545–546
53. Schelonka RL, Yoder BA, Jardins SE des, Hall RB, Butler TJ (1994) Peripheral leukocyte count and leukocyte indexes in healthy newborn term infants. J Pediatr 125:603–606
54. Schmidt BK, Muraji T, Zipursky A (1986) Low antithrombin III in neonatal shock: DIC or non-specific protein depletion? Eur J Pediatr 145:500–503
55. Schuster HP (1998) Epilogue: disseminated intravascular coagulation and antithrombin III in intensive care medicine: pathophysiological insights and therapeutic hopes. Semin Thromb Hemost 24:81–83
56. Shannon KM, Keith JF 3rd, Mentzer WC et al. (1995) Recombinant human erythropoietin stimulates erythropoiesis and reduces transfusions in preterm infants. Pediatrics 95:1–8
57. Shapiro AD, Jacobson LI, Armon ME, Manco-Johnson MJ, Hulac P, Lane PA, Hathaway WE (1986) Vitamin K deficiency in the newborn infant: Prevalence and perinatal risk factors. J Pediatr 109:675–680
58. Shirahata A, Shirakawa Y, Murakami C (1998) Diagnosis of DIC in very low birth weight infants. Semin Thromb Hemost 24:467–471
59. Siimes MA, Jarvenpää AL (1982) Prevention of anemia and iron deficiency in very low birth weight infants. J Pediatr 101:277–280
60. Sola MC, Del Vecchio A, Rimsza LM (2000) Evaluation and treatment of thrombocytopenia in the neonatal intensive care unit. Clin Perinatol 27:655–679

61. Strauss RG (1991) Transfusion therapy in neonates. Am J Dis Child 145:904–911
62. Strauss RG, Bell EF, Snyder EL et al. (1986) Effects of environmental warming on blood components dispensed in syringes for neonatal transfusions. J Pediatr 109:109–113
63. Strauss RG, Burmeister LF, Johnson K et al. (1996) AS-1 red cells for neonatal transfusions: a randomized trial assessing donor exposure and safety. Transfusion 36:873–878
64. Strauss RG, Burmeister LF, Johnson K, Cress G, Cordle D (2000) Feasibility and safety of AS-3 red blood cells for neonatal transfusions. J Pediatr 136:215–219
65. Strauss RG, Burmeister LF, Johnson K, Cress G, Cordle DG (2000) Randomized trial assessing the feasibility and safety of biologic parents as RBC donors for their preterm infants. Transfusion 40:450–456
66. Sutor AH, Kries R von, Cornelissen EA, McNinch AW, Andrew M (1999) Vitamin K deficiency bleeding (VKDB) in infancy. ISTH Pediatric/Perinatal Subcommittee. International Society on Thrombosis and Haemostasis. Thromb Haemost 81:456–461
67. Suzuki S, Morishita S (1998) Hypercoagulability and DIC in high-risk infants. Semin Thromb Hemost 24:463–466
68. Swetman SM, Yabek SM, Alverson DC (1987) Hemodynamic consequences of neonatal polycythemia. J Pediatr 110:443–447
69. Thomas L (1998) Labor und Diagnose. Indikation und Bewertung von Laborbefunden für die medizinische Diagnostik. 5. Aufl. TH-Books, Frankfurt, S. 282
70. Thrulbeck SM, McIntosh N (1987) Preterm blood counts vary with sampling site. Arch Dis Child 62:74–75
71. Walka MM, Sonntag J, Kage A, Dudenhausen JW, Obladen M (1998) Complete blood counts from umbilical cords of healthy term newborns by two automated cytometers. Acta Haematol 100:167–173
72. Widness JA, Seward VJ, Kromer IJ, Burmeister LF, Bell EF, Strauss RG (1996) Changing patterns of red blood cell transfusion in very low birth weight infants. J Pediatr 125:680–687
73. Wiswell TE. Cornish ID, Northam RS (1986) Neonatal polycythemia: Frequency of clinical manifestations and other associated findings. Pediatrics 78:26–30
74. Wong W, Fok TF, Lee CH, Ng PC, So KW, Ou Y, Cheung KL (1997) Randomised controlled trial: comparison of colloid or crystalloid for partial exchange transfusion for treatment of neonatal polycythaemia. Arch Dis Child 77:F115–F118
75. Wood A, Wilson N, Skacel P, Thomas R, Tidmarsh E, Yale C, Silva M de (1995) Reducing donor exposure in preterm infants requiring multiple blood transfusions. Arch Dis Child 72:F29–F33
76. Xanthou M, Bracci R, Prindull G (eds) (1993) Neonatal haematology and immunology II. Elsevier, Amsterdam
77. Zaizov R, Matoth Y (1976) Red cell values on the first postnatal day during the last 16 weeks of gestation. Am J Hematol 1:275–278

18 Hyperbilirubinämie und Morbus haemolyticus neonatorum

M. Obladen

18.1 Definitionen und Häufigkeit

Fast alle Neugeborenen machen in den ersten Tagen einen physiologischen Ikterus mit einem Maximum am 5. Lebenstag durch (Median bei reifen Neugeborenen 125 µmol/l = 7,3 mg/dl [39]). Erst beim Überschreiten der 97. Perzentile einer Referenzpopulation kann man von Hyperbilirubinämie sprechen (Abb. 18-1).

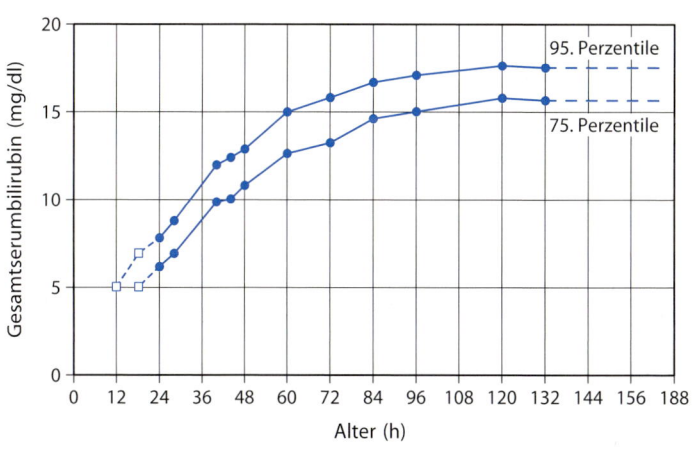

Abb. 18-1. Serumbilirubingrenzwert für reife gesunde Neugeborene mit negativem direkten Coombs-Test. (Nach [8])

18 Hyperbilirubinämie und Morbus haemolyticus neonatorum

Folgende Grenzwerte müssen als krankheitsverdächtig eingehende Diagnostik auslösen:

- *Icterus praecox:*
  Gesamtbilirubin <24. Lebensstunde >120 µmol/l = 7 mg/dl.
  Kommt praktisch nur beim Morbus haemolyticus vor.
- *Icterus gravis:*
  Reife Neugeborene (Flaschenernährung):
  >270 µmol/l = 16 mg/dl
  Reife Neugeborene (Muttermilchernährung):
  >300 µmol/l = 18 mg/dl.
- *Icterus prolongatus:*
  Erhohung des Bilirubins bei reifen Neugeborene über den 10. Lebenstag hinaus [62].

18.2 Pathophysiologie

18.2.1 Bilirubinstoffwechsel

Grundsätzlich unterscheidet sich der Bilirubinstoffwechsel des Neugeborenen nicht von dem des Erwachsenen. Jedoch gibt es erhebliche quantitative Unterschiede, die die besondere Ikterusneigung des Neugeborenen erklären (Abb. 18-2):

- erhöhter Erythrozytenabbau durch verkürzte Überlebensdauer der HbF-Zellen und durch geburtstraumatische Hämatome,
- verminderte Albuminbindung durch niedriges Serumeiweiß (insbesondere bei Frühgeborenen),
- verminderte Glukuronyl-Transferase-Aktivität während der ersten Lebenstage,
- erhöhte enterohepatische Bilirubinzirkulation, da der Darm noch steril ist und Mekonium verzögert ausgeschieden wird.

18.2 Pathophysiologie

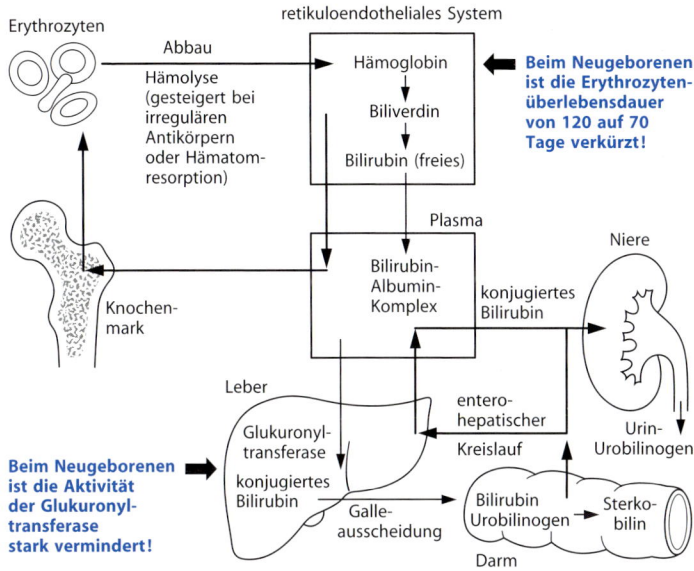

Abb. 18-2. Bilirubinstoffwechsel und Ursachen für den Neugeborenenikterus

Bilirubin stammt aus dem Hämoglobinabbau und schützt in niedriger Konzentration gegen Oxydantien. In hoher Konzentration ist es ein Zellgift, dessen Wirkungsmechanismus unter anderem in einer Verminderung des Membranpotentials besteht. Es wird im extrazellulären Bereich durch Plasmaalbumin transportiert: Albumin hat eine hohe Affinität für Bilirubin, jedes Albuminmolekül kann ein Bilirubinmolekül fest und eines lose binden. Bei reifen Neugeborenen mit Serumalbuminkonzentration von 3–3,5 g/dL können 25–28 mg/dl Bilirubin gebunden werden. Bilirubintoxizität entsteht, wenn die Albuminbindungskapazität überschritten wird und Bilirubin an Zellmembranen bindet. Obwohl der eigentlich relevante Parameter, kann die Albuminbindungskapazität unter klinischen Bedingungen nicht gemessen werden. Die Ausscheidung von Bilirubin über Galle und Urin erfolgt auch beim Neugeborenen erst nach Glukuronidierung.

18.2.2 Bilirubinenzephalopathie

Die Blut-Hirn-Schranke des Neugeborenen ist nicht durchlässiger als die des Erwachsenen, aber die passive Permeabilität für nicht fettlösliche Moleküle zwischen Blut und Liquor ist höher. In folgenden 3 Situationen kann Bilirubin in die Gehirnzellen eindringen:

1. *Bilirubinmenge* überschreitet die normale Albuminbindungskapazität (1 g Albumin bindet 8 mg Bilirubin).
2. *Albuminbindungskapazität* vermindert, z.B. beim Frühgeborenen [14], bei Sepsis und Hypalbuminämie [26] oder Verdrängung des Bilirubins durch freie Fettsäuren, Sulfonamide oder andere Medikamente mit starker Proteinbindung [52].
3. *Blut-Hirn-Schranke* ist durchlässig für albumingebundenes Bilirubin. Dies kommt vor bei Asphyxie, Hypertension und Hyperkapnie [12], wahrscheinlich bei Fieber und Sepsis.

Akustisch evozierte Potentiale weisen verlängerte Latenzen auf [35, 50]. Das Ausmaß der bleibenden Hirnschädigung ist von der Bilirubinspitzenkonzentration und der Dauer des Ikterus abhängig [54, 23]. Das Vollbild des Kernikterus mit Läsionen in Globus pallidus, Hypothalamus, Ammonshorn, Formatio reticularis sowie in den Abducens-, Facialis-, Vestibularis- und Cochleariskernen [1] kommt überwiegend bei Frühgeborenen vor [22, 10]. Kinder mit Kernikterus zeigen anfangs eine Hypotonie oder Lethargie, später Spastik, Krämpfe, Athetose, Hörverlust im Hochtonbereich und geistige Behinderung [32]. Mit zunehmender ambulanter Geburtshilfe wird auch in Deutschland der Kernikterus wieder häufiger [47]. Akustisch evozierte Potentiale (Hörschwelle, zentrale Leitzeit) helfen, eine Bilirubinenzephalopathie frühzeitig zu erkennen [66, 24, 53]. Sie sollten bei jedem Frühgeborenen und bei reifen Neugeborenen mit Serumbilirubin >25 mg/dl vor der Entlassung abgeleitet werden.

18.3 Differentialdiagnose und diagnostisches Vorgehen bei Hyperbilirubinämie

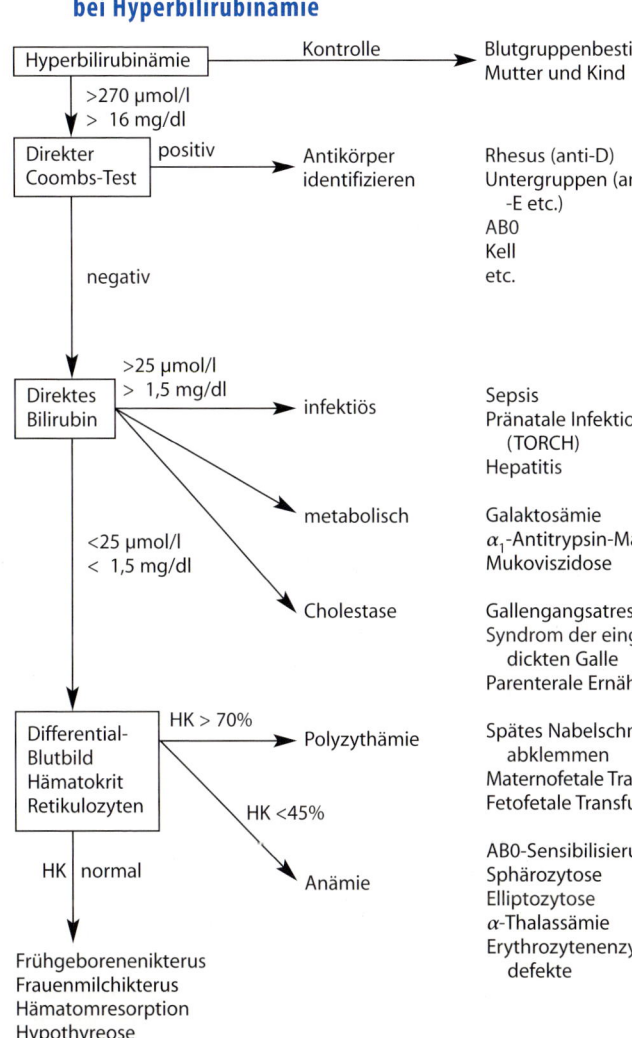

18.4 Nichthämolytischer Ikterus

18.4.1 Reife Neugeborene

Die weite Verbreitung von Phototherapiegeräten in Frauenkliniken und die kritiklose Anwendung von für den Morbus haemolyticus erstellten Therapiediagrammen haben dazu geführt, daß mancherorts viele reife gesunde Neugeborene unnötig einer Phototherapie zugeführt wurden [19]. Die schrittweise Erhöhung der Interventionsgrenzen in den letzten Jahren hat dagegen zu einem Wiederauftreten des Kernikterus geführt [46]. Zur Betreuung von reifen, gesunden Neugeborenen mit Ikterus ohne Hämolyse schließen wir uns den Empfehlungen der American Academy of Pediatrics [3] an:

- Serumbilirubinwerte bis 260 µmol/l (15 mg/dl) sind bei reifen, gesunden Neugeborenen (insbesondere bei Ernährung mit Muttermilch) normal [39, 45].
- In den ersten 48 Lebensstunden sind Bilirubinwerte >15 mg/dl (260 µmol/l) krankheitsverdächtig und bedürfen stationärer Abklärung in einer Kinderklinik.
- Phototherapie wird ab Lebensalter von 48 h bei einer Gesamtserumbilirubinkonzentration von 18 mg/dl (310 µmol/l), ab einem Alter von 72 h ab 20 mg/dl (340 µmol/l) durchgeführt.
- Blutaustauschtransfusion wird empfohlen bei einer Gesamtserumbilirubinkonzentration >25 mg/dl (430 µmol/l) trotz intensiver Phototherapie von 4–6 h Dauer, in jedem Fall aber ab einem Gesamtserumbilirubin von 30 mg/dl (510 µmol/l).
- Zum Ausschluß eines krankheitsbedingten Ikterus müssen vor jeder Phototherapie Anamnese (z.B. familiäre Belastung, Erbrechen, Gewichtsverlust, Stuhlfarbe), klinische Untersuchung (z.B. Atemstörungen, Sepsiszeichen, Hepatosplenomegalie, Hämatome) und Labordiagnostik (Bilirubin direkt und indirekt, Blutgruppe und Rhesusformel von Mutter und Kind, beim Kind direkter Coombs-Test, CRP, Hämatokrit, Leukozyten, Thrombozyten, Differentialblutbild, Retikulozyten, Eiweiß, bei AB0-Konstellation auch Untersuchungen auf irreguläre Antikörper) bekannt sein.

- Da ein relevanter Ikterus klinisch übersehen werden kann, sollte bei jedem Neugeborenen vor der Entlassung aus der Frauenklinik eine Serum- [29, 2, 56] oder Transkutanbilirubinbestimmung [17, 40, 9] durchgeführt werden.

Merke: Diese Richtlinien haben nicht mehr viel Spielraum und sollten streng eingehalten werden [46].

18.4.2 Frühgeborene

Bei Frühgeborenen ist die Festlegung kritischer Bilirubingrenzwerte schwieriger, da bei ihnen zahlreiche Faktoren zu Hirnschädigungen führen können:

- Eine durch schonende Geburtsleitung meist vermeidbare Hyperbilirubinämieursache ist der Resorptionsikterus durch geburtstraumatisch entstandene Hämatome.
- Bei untergewichtigen Neu- und Frühgeborenen ist bei Serumbilirubinwerten über 300 µmol/l (18 mg/dl) das Risiko einer Gehirnschädigung hoch, so daß ein Blutaustausch indiziert ist.
- Bei sehr untergewichtigen Frühgeborenen sollte wegen der Gefahren der Blutaustauschtransfusion [31] frühzeitig, d.h. bei Serumbilirubinspiegeln von 100–200 µmol/l (6–14 mg/dl) mit einer prophylaktischen Phototherapie begonnen werden (s. Abb. 18-3).

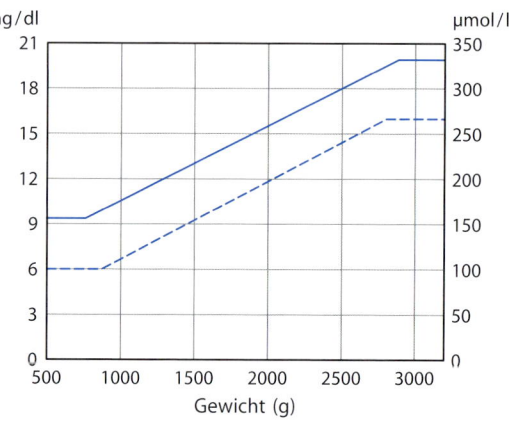

Abb. 18-3. Beginn der Phototherapie: Kritische Serumbilirubingrenzwerte für untergewichtige Neugeborene ohne Hämolyse. Durchgezogene Linie ohne, gestrichelte Linie mit Risikofaktoren gemäß Tabelle 18-1. (Mod. nach [45])

18.5 Morbus haemolyticus neonatorum

Unter diesem Begriff werden verschiedene Formen hämolytischer Erkrankungen mit ähnlicher immunologischer Pathogenese zusammengefaßt: Sensibilisierung des mütterlichen Organismus mit Auftreten spezifischer Antikörper (IgG) gegen Erythrozytenantigene, die nach Passage der Plazenta zu fetaler Schädigung und neonataler Erkrankung führen können. Die klassische Sensibilisierung im Rhesussystem läßt sich durch postpartale Injektion von Anti-D-Immunglobulin an die rhesusnegative Mutter vermeiden, die ein rhesuspositives Kind geboren hat.

Nach dem Schweregrad werden unterschieden:

▶ *Leichte Erkrankung:* Anaemia neonatorum (Hb <12 g/l, HK 35–45%).
▶ *Mittelschwere Erkrankung:* Icterus gravis (Bilirubin >270 µmol/l = 16 mg/dl, HK 28–35%).
▶ *Schwere Erkrankung:* Hb <9 g/l, HK <27%:
Anaemia gravis (keine Ödeme, kein Aszites),
Prähydrops (leichte Ödeme und/oder leichter Aszites),
Hydrops fetalis (schwere Ödeme, starker Aszites).

Bei schwerem Morbus haemolyticus bestehen neben der Anämie oft Hypalbuminämie (Leber zum Erythropoeseorgan umgebaut) und kardiale Belastung, so daß massive Transfusionen die Gefahr von Herzinsuffizienz und persistierender pulmonaler Hypertension mit sich bringen.

18.5.1 Rh-Inkompatibilität

Das Rhesussystem besteht aus zahlreichen Proteinen, deren Funktion ungeklärt ist. Es existieren 8 Haplotypen, Alloantikörper gibt es gegen die Rhesuseigenschaften C, c, D, E und e [4].

Diagnostik

- **Mutter.** Blutgruppe, Rh-Faktor, Rh-Antikörpernachweis (Titer). Bei plötzlicher, schwerer fetaler Sensibilisierung kann es zum Titerabfall bei der Mutter kommen.

- **Kind.** Blutgruppe, Rh-Faktor, direkter Coombs-Test, Bilirubin (gesamt/direkt), Blutbild (Hämoglobin, Erythrozyten, Retikulozyten, Hämatokrit, Thrombozyten), Gesamteiweiß (Albumin).

Cave: Bei vollständiger Besetzung der kindlichen Erythrozyten mit inkompletten Antikörpern kann das Blut fälschlicherweise als Rh-negativ typisiert werden.

Die Schwere einer Rh-Inkompatibilität läßt sich pränatal durch die optische Dichte des Fruchtwassers [37] (Abb. 18-4) oder durch Nabelschnurpunktion abschätzen. Bei starker Anämie muß eine Transfusion in die Nabelvene [64] des Fetus durchgeführt werden.

18 Hyperbilirubinämie und Morbus haemolyticus neonatorum

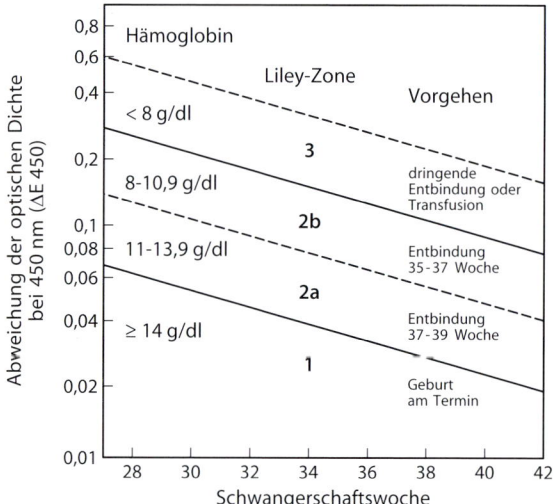

Abb. 18-4. Pränatale Schweregradklassifikation der Rh-Erythroblastose durch Fruchtwasseruntersuchung nach Liley [37]. 1 leichte oder keine Erkrankung; 2 mäßige bis leichte Erkrankung; 3 schwere Erkrankung

Therapie [11, 65]

Phototherapie

Bei leichten Fällen bzw. während der Zeit, bis die Austauschtransfusion beginnt [25]. Ihr Einsatz unmittelbar nach dem Erstaustausch senkt die Häufigkeit von mehrfachen Austauschtransfusionen. Lediglich die doppelseitige Phototherapie (von oben und unten) mit blauen Leuchtstoffröhren hilft, frühe Austauschtransfusionen innerhalb der ersten 12 Lebensstunden zu vermeiden. Die Indikation ist bereits bei der Stufe der nächstniedrigeren Bilirubinkonzentration gegeben, wenn belastende Risikofaktoren vorliegen (s. Tabelle 18-1).

Tabelle 18-1. Situationen, in denen mit erhöhter Bilirubintoxizität infolge verminderter Albuminbindung oder gestörter Blut-Hirn-Schranke zu rechnen ist. (Nach [68])

Verminderte Albuminbindung	Gestörte Blut-Hirn-Schranke
Hämolyse	Asphyxie/Schock (s. S. 28)
Hypalbuminämie	Hyperkapnie ($PCO_2 > 60$ mm Hg)
Atemnotsyndrom	Hypoglykämie (symptomatische)
Sulfonamide und andere Medikamente mit Proteinbindung (z.B. Ceftriazon)	Hyperosmolarität (parenterale Ernährung)
	Hypertension
	Hyperthermie (evtl. auch Hypothermie)
	Sepsis und andere schwere Erkrankung

Blutaustauschtransfusion

Wegen besserer Verträglichkeit (kardiorespiratorische Adaptation) möglichst erst jenseits der 6. Lebensstunde.

Frühaustausch bei schwerer Erkrankung

- Nabelschnurbilirubin >100 µmol/l (6 m g/dl),
- Nabelschnurhämoglobin <12 g/l, Hämatokrit <35%,
- direkter Coombs-Test bei Geburt stark positiv,
- postnataler Bilirubinanstieg >0,5 mg/dl/h über 6 h. Serumbilirubin >250 µmol/l (15 mg/dl) in den ersten 48 Lebensstunden.

Hydrops fetalis

Austauschtransfusion unabhängig von der Bilirubinkonzentration unmittelbar nach den ersten lebenserhaltenden Maßnahmen (s. S. 468).

Austauschblut

AB0-blutgruppengleich, im Rh-System eine entsprechend dem nachgewiesenen Antikörpern ausgewählte CPD- oder ACD-Konserve; gefiltert, leukozytendepletiert. Menge: dreifaches Blutvolumen (250 ml/kg). Erythrozytenkonzentrat mit „fresh frozen" Plasma rekonstituieren. Hämatokrit nach Ausmaß der Anämie [59].

18.5.2 AB0-Inkompatibilität

Diagnostik

- **Mutter.** Blutgruppe, Rh-Faktor, Rh-Antikörperausschluß, indirekter Coombs-Test, Nachweis atypischer Antikörper IgG-anti-A (bzw. -anti-B), Tests nicht sehr spezifisch.

- **Kind.** Blutgruppe, Rh-Faktor, direkter Coombs-Test, anti-A oder anti-B im Eluat, Bilirubin (gesamt/direkt), Gesamteiweiß, Blutbild (mit Ausstrich und Retikulozyten, Thrombozyten). Ein Hydrops fetalis ist selten [41].

Therapie

Phototherapie

Mittel der ersten Wahl. Ihr Einsatz erfolgt entsprechend den in Abb. 18-3 dargestellten Werten.

Indikation zum Blutaustausch

In Abhängigkeit von der Konzentration des indirekten Bilirubins bei Bilirubinwerten >340 µmol/l (20 mg/dl) bzw. bei Hämatokritabfall. Bei Werten nahe der Austauschgrenze sind 4stündliche Bilirubinkontrollen erforderlich.

18.5.3 Andere Sensibilisierungen

Diagnostik

Siehe S. 461; zusätzlich spezielle serologische Untersuchungen des mütterlichen und kindlichen Bluts mit entsprechenden Testseren und Testerythrozyten zur Diagnose der Sensibilisierungen anti-C/-c/-E/-e/anti-Kell, anti-Duffy, anti-Fya [5]: Auch die Anti-c-Sensibilisierung führt oft zu einem schweren Morbus haemolyticus, der eine Blutaustauschtransfusion nötig macht.

18.5.4 Resorptionsikterus

Bei ausgedehnten Hämatomen (Kephalhämatom, Stauungspetechien im Gesicht, flächige Sugillationen an den Extremitäten, insbesondere nach Beckenendlage, Armlösung und Schulterdystokie) kann, v.a. bei Frühgeborenen, ein schwerer Ikterus entstehen. Der Bilirubinanstieg erfolgt dabei besonders rasch, der Resorptionsikterus kann schon am 2. Lebenstag in den phototherapiebedürftigen Bereich (s. Abb. 18-3) kommen und lange anhalten.

18.6 Hydrops fetalis

18.6.1 Pathophysiologie und Ätiologie

Zusammenwirken von Anämie, Hypoproteinämie und Herzinsuffizienz. Die Hypalbuminämie resultiert oft aus einer Leberschädigung durch massive extramedulläre Hämatopoese oder Infektion. Die massive Ödembildung (Subkutangewebe, Lungenparenchym, Pleuraergüsse, Aszites) ist weder mit dem Ausmaß der Anämie noch mit dem Serumeiweißspiegel streng korreliert. Bei ihrer Entstehung spielen außer der Verminderung des onkotischen Drucks auch chronische intrauterine Hypoxie und Herzinsuffizienz eine Rolle. Tabelle 18-2 stellt Ursachen des Hydrops fetalis zusammen.

Tabelle 18-2. Ursachen des Hydrops fetalis [13, 16, 21, 36, 38, 44, 55, 60, 67]

Schwere chronische intrauterine Anämie
Erythroblastose (Rh, Kell)
Homozygote α-Thalassämie
Chronische fetomaternale oder fetofetale Transfusion

Herzinsuffizienz
Schweres konnatales Vitium
Vorzeitiger Verschluß des Foramen ovale
Große arteriovenöse Fistel (Hämangiom)
Myokarditis
Tachyarrhythmie
Bradyarrhythmie
Fibroelastose

Hypoproteinämie
Angeborene Nephrose
Nierenvenenthrombose
Hepatisches Hämangiom

Intrauterine Infektionen
Lues
Toxoplasmose
Zytomegalie
Leptospirose
Parvovirus B 19

Verschiedenes
Zystisch-adenomatoide Lungendegeneration
Pulmonale Lymphangiektasie
Achondroplasie
Trisomien, multiple Fehlbildungen
Turner-Syndrom
Fetales Neuroblastom
Morbus Gaucher
Hydro-, Chylothorax, bilateral
Subletale Umibilikal- oder Chorionvenenthrombose
Chorionangiom bzw. -karzinom
Mütterlicher Diabetes

18.6.2 Behandlung

Reanimation bei allen hydropischen Neugeborenen, da viele Kinder (z.B. bei schweren Erythroblastosen) gesund überleben können und da bei unheilbarer Erkrankung (z.B. α-Thalassämie) das Kind zumindest bis zur Diagnosesicherung am Leben gehalten werden sollte. Da die meisten Fälle von Hydrops durch Ultraschall- oder Fruchtwasseruntersuchung (Liley-Zone 3, s. Abb. 18-4) pränatal bekannt sind, läßt sich die Versorgung meist in Ruhe vorbereiten, wobei gute Kommunikation zwischen Geburtshelfern und Neonatologen und rechtzeitige Verlegung der Schwangeren in ein Perinatalzentrum Voraussetzung für eine erfolgreiche Behandlung sind. Immer sind zur Versorgung eines hydropischen Neugeborenen mehrere Spezialisten erforderlich.

Maßnahmen bei Verdacht auf Hydrops

- Zeitpunkt der Entbindung besprechen.
- Betreuungsteam zusammenstellen (z.B. 2 Neonatologen, 1 Intensivschwester, 1 Hebamme),
- Aufgaben verteilen,
- 200 ml Erythrozytenkonzentrat 0 Rh negativ bestellen,
- Intensivstation informieren.

Kreißsaalcheckliste 1–2 h vor der Entbindung

- Reanimationsplatz einsatzbereit?
- Austauschbesteck komplett, Austausch vorbereitet?
- Aszitespunktionsbesteck vollständig, Punktion vorbereitet?
- Pleurapunktionsbesteck vollständig, Punktion vorbereitet?
- Röhrchen zur Sofortdiagnostik vorbereitet?
- Verlegungsbögen vorbereitet?

Therapie

Erste Lebensminuten

- Hypoxie → zentrale Atemlähmung.
- Lungenödem → gestörter Gasaustausch.
- Höhlenerguß → behinderte Zwerchfellatmung.
- Anämie → Herzinsuffizienz.
1. Sofortige Nabelschnurdurchtrennung, Blutgasanalyse und HK-Bestimmung.
2. Absaugen, Intubation (Trachealödem), kontrollierte Beatmung mit hohem Druck und PEEP.
3. Pleurapunktion bei starker Ergußbildung.
4. Nabelgefäßkatheterung, Messung des ZVD und Normalisierung des Nabelvenendrucks auf 8–10 cm H_2O (vertikal gestellter Nabelvenenkatheter) durch Blutaustausch mit Negativbilanz (Ausfuhr größer als Einfuhr).
5. In unmittelbar lebensbedrohlichen Situationen (ausgeprägter Hydrops, schwerste Anämie) kann das Ergebnis der Blutgruppenbestimmung und Kreuzprobe nicht abgewartet werden. Sofortige Teilaustauschtransfusion mit 0-Rh-neg.-Erythrozytenkonzentrat, wobei nach Normalisierung des ZVD mit der Einfuhr begonnen wird.
6. Pufferung nach Blutgasanalyse.
7. Digitalisierung (s. S. 228)
8. Furosemid 1 mg/kgKG i.v. **Cave:** arterielle Hypotonie!
9. Aszitespunktion und langsames, fraktioniertes Ablassen des Aszites.
10. Verlegung nur in stabilem Zustand: Hämatokrit >30%, pH >7,1.

Erste Lebensstunden

- Hypervolämie → Lungenödem.
- Eingeschränkte Diurese → Lungenödem.
- Hämolyse → Hämoglobinabfall, Bilirubinanstieg.
1. Kontrolle: Blutbild, Hämatokrit, Bilirubin (gesamt/direkt), Nabelvenendruck, Blutgasanalyse, Thrombozyten, Eiweiß, Blutzucker.

2. Nabelarterienkatheterung (transkutane PO_2-Messung beim Hydrops nicht zuverlässig!).
3. Röntgen: Thorax und Abdomen (Lungenhypoplasie, Erguß? Katheterpositionen?).
4. Unter Umständen erneuter Aderlaß zur Normalisierung des Nabelvenendrucks.
5. Kontinuierliche Phototherapie mit blauen Leuchtstoffröhren.
6. Wiederholte Austauschtransfusion: Hb <14 g/dl, Bilirubinkonzentration >270 µmol/l (16 mg/dl).
7. Diurese: Lasix 1 mg/kg evtl. wiederholen.
8. Engmaschige Blutdrucküberwachung, ggf. Katecholamine.
9. Kontrollierte Beatmung nach Notwendigkeit.

2.–5. Lebenstag

▶ Parenchymatöse Blutungen.
▶ Hämolyse.
1. Substitution plasmatischer Gerinnungsfaktoren.
2. Ggf. erneute Blutaustauschtransfusion oder Transfusion.

18.7 Blutaustauschtransfusion

18.7.1 Nabelvenenkatheterung

Prinzip

Einführung eines Katheters in die Nabelvene über den Ductus venosus Arantii bis in die V. cava inferior. Nabel feucht halten, bis Austauschblut kommt. Die Nabelvene ist während der ersten 5 Lebenstage ohne Schwierigkeiten, danach gelegentlich bis zum 14. Lebenstag nach sorgfältiger Präparation und Entfernung intravasaler Thromben sondierbar.

Technik

Sterile Verhältnisse: Kittel, Haube, Mundschutz! Optimale Lichtverhältnisse, Lagerung und Fixierung in Rückenlage, lokale Desinfektion des Nabelschnurstumpfes. Glatte Durchtrennung des Nabelschnurrests 0,5–1,0 cm vor dem Hautansatz. Anatomische Pinzette bereithalten, falls eine Blutung eintritt. Erneute Desinfektion des angefrischten Nabelschnurrests. Steriles Abdecken der umgebenden Bauchhaut mit Schlitztuch. Zur Gefäßdarstellung Spreizung des Nabelschnurstumpfes durch 2 chirurgische Pinzetten.

Die Nabelvene ist das größte der 3 Gefäße, dünnwandig, kranial gelegen, meist spaltförmig zusammengefaltet und nicht kontrahiert (Abb. 18-5). Nach Spreizung bleibt ihr Lumen meist offen. Thromben und Blutreste mit chirurgischer Pinzette entfernen. Venenverlauf durch Einführung einer Knopfsonde in einem nach kranial gerichteten horizontalen Einführwinkel von ca. 60° darstellen. Nabelvenenkatheter, gefüllt mit NaCl 0,9% (Reifgeborene Argyle Charr 8, Frühgeborene <1500 g Charr 5) mit aufgesetzter Spritze unter Anwendung eines leichten Aspirationsunterdrucks einführen, bis Blut gewonnen werden kann.

Die Katheterung gelingt leichter, wenn der Nabelstumpf mit einer chirurgischen Pinzette nach kaudal gezogen wird. Widerstand bei Vorschieben des Katheters: Fehlposition in der Leberpforte. Nach erneutem Zurückziehen um 1–2 cm nochmaliges Vorschie-

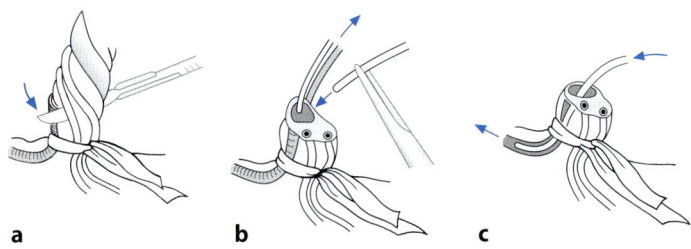

Abb. 18-5a–c. Nabelvenenkatheterung. **a** Nabelschnur anschneiden, **b** nach kaudal ziehen: Die Nabelvene ist das größte der 3 Gefäße, liegt meist kranial. ist dünnwandig und nicht kontrahiert. **c** Katheter im Winkel von etwa 60° nach kranial einführen

ben, u.U. gelingt dann die Katheterung über den Ductus venosus Arantii. Bleibt dieses Vorgehen erfolglos, muß der Katheter bis auf 2 cm vor das Hindernis zurückgezogen werden.

Die regelrechte Katheterposition befindet sich 1 cm oberhalb des Diaphragmas:

Gewichtsklasse	Einführlänge
<1000 g	6 cm
1000–1500 g	7 cm
1500–2000 g	8 cm
2000–2500 g	9 cm
>2500 g	10–12 cm

Vorteil

▶ Gute Verdünnung von Medikamenten und hyperosmolaren Lösungen durch großen Blutfluß,
▶ Möglichkeit der Messung des zentralen Venendrucks.

Nachteile bei Fehlposition

▶ Bei Infusion hyperosmolarer Lösungen Gefahr von Lebernekrosen,
▶ Bildung von Pfortaderthromben, spätere portale Hypertension möglich,
▶ keine sichere Messung des zentralen Venendrucks möglich.

Katheterentfernung

Lösung der Fixation, vorsichtiges Herausziehen. Blutstillung und Anlegen eines sterilen Kompressionsverbandes, evtl. Tabaksbeutelnaht erforderlich.

Komplikationen

- Fehlsondierung einer Nabelarterie,
- portale Hypertension,
- funktioneller Katheterverschluß,
- Fehlposition in der Leberpforte,
- Leberzellnekrose,
- Perforation ins Leberparenchym,
- Herzstillstand,
- Sepsis,
- intravasale Thrombenbildung,
- Embolie.

18.7.2 Durchführung des Blutaustauschs

Prinzip

Die Vorbereitung der Austauschtransfusion sollte zügig, der Blutaustausch selbst in Ruhe durchgeführt werden (Gefahren: Kernikterus entsteht vor, Komplikationen *während* Blutaustausch).

Vorbereitung

Sie sollte nicht über 2 h dauern. Falls sich bei sehr hohem Serumbilirubin ein Blutaustausch nicht unverzüglich durchführen läßt, Infusion von Humanalbumin erwägen [18]. Gleichzeitig müssen durchgeführt werden:

1. Diagnostik beim Kind (s. 18.5.1),
2. Bestellen des Bluts (2–3 Konserven, Wahl des Austauschblutes (s. 18.7.4)). Labor vorab informieren.
3. Geräte bereitstellen (Reanimationstisch, Blutwärmgerät Frekatherm, EKG-Monitor, Dinamap, Steri-drape, OP-Lochtuch, Instrumententisch, Instrumentenset, Austauschsystem, Wecker).
4. Austauschprotokoll anlegen.
5. Kind an den Extremitäten fixieren (ggf. sedieren), Urinbeutel ankleben, Temperatursonde einführen.

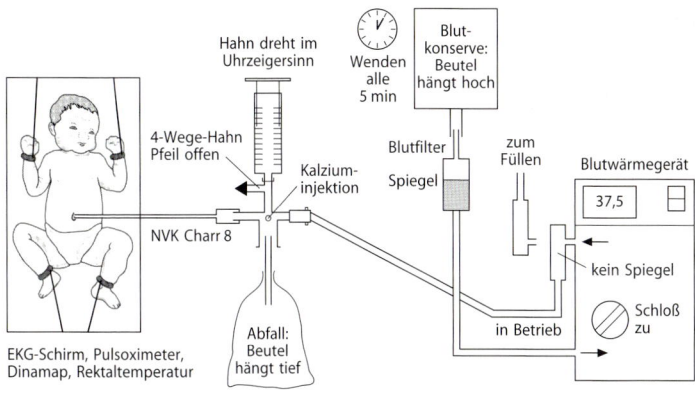

Abb. 18-6. Aufbau des Systems für die Blutaustauschtransfusion

18.7.3 Nabelgefäßkatheterbesteck

- 1 anatomische Pinzette, Länge 13 cm,
- 1 grazile, gebogene Schere (spitz-stumpf), Länge 13 cm,
- 2 gerade Halstead-Mosquito-Klemmen, Länge 12,5 cm,
- 2 feine, chirurgische Pinzetten (Semken), Länge 12,5 cm,
- 2 anatomische Augenpinzetten (0,8 mm), Länge 10 cm,
- 2 chirurgische Augenpinzetten (0,8 mm), Länge 10 cm,
- 4 Doppelknopfsonden, Durchmesser 1,0, 1,2 und 1,5 mm, Länge 13 cm,
- 1 Metallmaßstab (rostfrei, biegsam), Länge 14 cm,
- 1 Augennadelhalter (Boynton), Länge 12,5 cm,
- 1 grazile, gerade Schere (spitz-stumpf), Länge 13 cm,
- 8 Kompressen 5×5 cm,
- 8 Kompressen 8×8 cm,
- 2 Abdecktücher,
- 1 Schlitztuch,
- 2 Handtücher,
- 2 stark gebogene Augenpinzetten (0,8 mm), Länge 10 cm,
- 2 Argyle-Nabelkatheter, Charr 8,0/5,0,
- 1 Nabelbändchen.

Durchführung

1. Gerät: Wir verwenden das Einmalaustauschtransfusionsgerät mit geschlossenem System (Baxter), Montage s. Abb. 18-6, S. 473.
2. Austauschweg: Nabelvenenkatheter Charr 8, Zentralvenendruck messen und bei der Austauschbilanz berücksichtigen!
3. Diagnostik aus der 1. Ausfuhr: Bilirubin, Elektrolyte, CRP, Gesamteiweiß, Differentialblutbild, Toxoplasmose, Röteln, Zytomegalie. 10 ml Heparinblut für spätere Untersuchungen (z.B. Hb-Elektrophorese, Stoffwechseldiagnostik) aufheben.
4. Austauschvolumen: 2- bis 3faches kindliches Blutvolumen (180–250 ml/kg); dadurch wird mehr als 90% des Blutes ersetzt. Austauscheinzelportionen:
   ▶ Neugeborene >2500 g: 20 ml,
   ▶ Frühgeborene 1500–2500 g: 10 ml,
   ▶ Frühgeborene <1500 g: 5 ml.
5. Austauschgeschwindigkeit: 125 ml/kg/h (2 ml/kg/min); Dauer des Blutaustauschs 2 h. Langsame Austauschgeschwindigkeit verringert die Kreislaufbelastung, erhöht die Elimination von Bilirubin und vermindert die Nebenwirkungen des CPD-Stabilisators. Konserve alle 5 min umwenden (Sedimentationsgefahr! Wecker!).
6. Kalziumgabe bei Zitratkonserve: Kalziumglukonat 10%, 2 ml/100 ml Austauschblut. Bei Hypokalzämiesymptomen vorübergehend weitere Gabe von Kalzium. Da zentrale Zufuhr: langsame Injektion, Monitor beachten!
7. Untersuchungen bei Austauschende (letzte Ausfuhr): sofortige Kontrolle von Bilirubin, Hämatokrit, Elektrolyten; neues Kreuzblut entnehmen.
8. Da die Wirkspiegel lebensnotwendiger Medikamente durch den Blutaustausch absinken, ist ggf. eine zusätzliche Dosis oder ein Überprüfen des Medikamentenspiegels nach Austauschende erforderlich.

18.7.4 Wahl des Austauschbluts

Bei Blutgruppenunverträglichkeit muß Blut gewählt werden, dessen Erythrozyten durch die jeweils vorhandenen Antikörper nicht hämolysiert werden können. Bei starker Anämie (Hämatokrit <20%) sollte der Austausch mit Erythrozytenkonzentrat begonnen werden.

18.7.5 Nebenwirkungen und Gefahren

Die Blutaustauschtransfusion ist eine eingreifende Maßnahme mit einer Sterblichkeit bis zu 1% [31]. Insbesondere bei sehr untergewichtigen Frühgeborenen kann eine vorbestehende intrazerebrale Blutung exazerbieren, so daß der Blutaustausch bei diesen Kindern bleibende Behinderungen zur Folge haben kann. Die wichtigsten Komplikationen der Austauschtransfusion sind in Tabelle 18-3 aufgelistet.

Tabelle 18-3. Komplikationen der Blutaustauschtransfusion. (Nach [15, 27, 31])

Vaskulär
Embolie (Luft, Blutgerinnsel)
Thrombosen, Pfortaderstenose
Hämorrhagische Infarzierung des Kolons
Nekrotisierende Enterokolitis
Myokardinfarkt

Kardial
Arrhythmien
Hypervolämie (Anämie, Überlastung)
Asystolie

Biochemisch
Zitratblut (CPD)
  Hypokalzämie
  Azidose
  Hypochlorämie
  Hypomagnesiämie
  Hyperkaliämie
  Hypoglykämie
  Sauerstoffabgabe im Gewebe ↑
Heparinblut
  Hypoglykämie
  Vermehrung freier Fettsäuren

Gerinnungsphysiologisch
Thrombozytopenie
Heparinüberdosierung

Infektiös
Lues
Zytomegalie
Transfusionshepatitis
HIV-Infektion

Verschiedene
Perforation der Umbilikalvene
Mechanische Schädigung der Erythrozyten
Hypothermie

18.8 Phototherapie

18.8.1 Wirkungsmechanismus

In der Haut und deren Kapillaren wird bei einem Absorptionsmaximum von 460 nm (Blaulicht) das Bilirubin durch Licht auf verschiedenen Wegen umgebaut [20] und ohne Glukuronidierung (über Urin und Galle) ausgeschieden. Wichtigster Weg ist die *strukturelle Isomerisation,* die zur Bildung von Lumirubin führt. Weniger bedeutsam ist die konfigurationale *Photoisomerisation,* bei der aus dem toxischen hydrophoben Bilirubin (4 Z, 15 Z) ein ungiftiges wasserlösliches Bilirubinmolekül (4 Z, 15 E) entsteht. Es macht nach 12 h Phototherapie ca. 20% des Bilirubinpools aus und wird mit den üblichen Bestimmungsmethoden wie das Bilirubin (4 Z, 15 Z) erfaßt. Die *Photooxidation,* bei der Dipyrrole entstehen, spielt quantitativ die geringste Rolle.

18.8.2 Indikation

▶ Hyperbilirubinämie ohne Inkompatibilität (s. S. 458),
▶ Rh-Erythroblastose (s. S. 462),
▶ AB0-Erythroblastose (s. S. 464).

Die Phototherapie ist kein Ersatz für eine indizierte Austauschtransfusion! Beginn und Beendigung der Phototherapie ist in jedem Einzelfall individuell zu entscheiden!

18.8.3 Kontraindikationen

▶ Morbus haemolyticus neonatorum (rh, AB0) mit starker Hämolyse oder schwerer Anämie,
▶ Sepsis mit Erhöhung des konjugierten Bilirubins,
▶ hepatozelluläre oder obstruktive Lebererkrankungen.

18.8.4 Durchführung

Das Neugeborene wird unbekleidet in den Inkubator gelegt oder lediglich mit einer „Bikiniwindel" versehen. In 4stündigen Abständen erfolgt ein Lagewechsel des Kindes (Rücken/Bauch). Während der Phototherapie sind die Augen sicher abzudecken (Gefahr der Retinaschädigung)!

Behandlungsdauer: Zunächst kontinuierliche Phototherapie, bis ein Abfall des Serumbilirubins unter 16 mg/dl (Neugeborene) bzw. bei Frühgeborenen entsprechend Abb. 18-3 erreicht ist. Anschließend kann in 4- bis 6stündigen Intervallen intermittierend weiter behandelt werden. Bei weiter steigenden Werten kontinuierliche Phototherapie.

Die Phototherapie mit blauen Leuchtstoffröhren macht wegen der schlechten visuellen Überwachung Monitoreinsatz erforderlich. Abstand Lampe–Kind möglichst gering halten!

Insbesondere für sehr untergewichtige Frühgeborene stellt die fiberoptische Phototherapie (Biliblanket) wegen ihrer geringen Nebenwirkungsrate eine wirksame Alternative dar (EB II) [30, 61, 51].

18.8.5 Besondere Probleme (Tabelle 18-4)

▶ Phototherapie vermindert den Grad des sichtbaren Hautikterus. Ein Rückschluß auf die Bilirubinkonzentration im Serum ist durch den Aspekt und durch transkutane Messung nicht möglich. In Abhängigkeit von der Nähe der Austauschgrenze sind 4- bis 6stündliche Bilirubinverlaufskontrollen indiziert.
▶ Bei Dauerphototherapie ist das Anlegen einer Infusion und eine Gesamtflüssigkeitszufuhr von 10–20% über dem Tagesbedarf erforderlich (Elektrolytbilanz!).
▶ Flüssigkeitsbilanzkontrolle (2mal täglich Gewicht, evtl. Hämatokrit). Bei Bedarf Flüssigkeitsmenge um 20 ml/kg steigern.
▶ Das Auftreten eines makulopapulösen Exanthems ist möglich, jedoch kein Grund zum Therapieabbruch.
▶ Gehäufte, dünne grünliche Stühle werden beobachtet.
▶ Häufige Temperaturkontrollen wegen Möglichkeit der Hyperthermie.
▶ Bei Elternbesuch Phototherapie unterbrechen, Augenverbände abnehmen!

Tabelle 18-4. Nebenwirkungen und Risiken der Phototherapie. (Nach [6, 7, 48, 57])

Verschleierung der Grundkrankheit bei fehlender Diagnostik
Retinaschäden. Frühgeborenenretinopathie bei ungenügendem Augenschutz
Konjunktivitis durch Augenbandage
Transepidermaler Wasserverlust gesteigert
Verkürzte Darmpassage – intestinaler Laktasemangel – Diarrhöen – gesteigerter fäkaler Elektrolytverlust
Vermindertes Herzschlagvolumen
Verminderter renaler Blutfluß bei Frühgeborenen
Wiedereröffnung des Ductus arteriosus
Erhöhter Blutfluß in der Haut. Erythem, Exanthem
Bronze-Baby-Syndrom bei Erhöhung des konjugierten Bilirubins
Temperaturinstabilität: Überwärmung im Inkubator, Unterkühlung im Bett – gesteigerter Kalorienverbrauch – schlechte Gewichtszunahme
Abnorme Gonadotropinbildung
Veränderte Zytokinproduktion der Monozyten
Gehäufte Apnoen bei untergewichtigen Neugeborenen
Mutter-Kind-Trennung und Erzeugung von Angst

18.9 Hepatozellulärer/cholestatischer Ikterus

18.9.1 Pathophysiologie

Durch Unreife der hepatobiliären Funktionen, verminderte Speichermenge und Syntheserate für Gallensäuren, geringe intraluminale Gallekonzentration und spärliche Rückresorption aus dem Ileum macht das Neugeborene (und besonders das Frühgeborene) eine Phase „physiologischer Cholestase" durch. Ein über 1,5 mg/dl hinausgehendes konjugiertes Bilirubin ist unphysiologisch und bedarf prompter Abklärung. Protrahierte Cholestase führt zur Beeinträchtigung der Fettresorption, hepatozellulärer Dysfunktion und progressiver biliärer Zirrhose. Extra- und intrahepatische Obstruktionen lassen sich zunächst nicht unterscheiden.

18.9.2 Ursachen/Differentialdiagnose

Tabelle 18-5. Neonatale Krankheiten mit Erhöhung des konjugierten (direkten) Bilirubins. (Nach [28, 42, 58, 63])

I. **Hepatozelluläre Störungen der Bilirubinausscheidung**
   A. Primäre Hepatitis
      1. Hepatitis infolge von vertikalen Infektionen
         Hepatitis B/C, Röteln, Zytomegalie, Toxoplasmose, Coxsackie, Lues, Herpes simplex, Listeriose, Tuberkulose
      2. Postnatale bakterielle Infektion (Sepsis)
      3. Idiopathische Riesenzellhepatitis
      4. Postoperativ (Darmresektion), insbesondere bei entzündlichem Prozeß (NEC)
   B. Toxische Leberzellschädigung
      1. Parenterale Ernährung (insbesondere bei Frühgeborenen)
      2. Läsionen durch Chemikalien (Aspirin, Phenol, CCl4)
   C. Chronische Bilirubinüberlastung durch
      1. Fetale Erythroblastose (schwere Formen)
      2. Sphärozytose, Elliptozytose
      3. Kongenitale erythropoetische Porphyrie
   D. Genetische und metabolische Erkrankungen
      1. α1-Antitrypsin-Mangel (Phänotyp ZZ)
      2. Galaktosämie
      3. Tyrosinose Typ I
      4. Hereditäre Fruktoseintoleranz
      5. Speicherkrankheiten (Glykogenose Typ IV, Nieman-Pick, Gaucher, Wolman, Zellweger, Wilson)
      6. Mukoviszidose
      7. Maligne familiäre Cholestase (Byler-Krankheit)
      8. Trisomie 18/21

II. **Obstruktion der Gallenwege**
   A. Extrahepatische Gallengangsatresie
      1. Ohne assoziierte Fehlbildungen
      2. Assoziiert mit Trisomie E
      3. Assoziiert mit Polysplenie-Syndrom
   B. Intrahepatische Gallengangshypoplasie („Atresie")
      1. Ohne assoziierte Fehlbildungen
      2. Assoziiert mit Schmetterlingswirbeln oder peripherer Pulmonalstenose (Alagille-Syndrom [33])
      3. Assoziiert mit Lymphödemen
   C. Primär sklerosierende Cholangitis
   D. Extrahepatische Stenose, Choledochuszyste
   E. Gallepfropfsyndrom (Syndrom der eingedickten Galle)
   F. Tumoren der Leber und der Gallengänge
   G. Periduktale Lymphadenopathie
   H. Choledocholithiasis

18.9.3 Diagnostik

- Tägliche Beurteilung der Stuhlfarbe,
- direktes und indirektes Bilirubin im Serum,
- Serumtransaminasen (ALAT, ASAT), γ-GT,
- alkalische Phosphatase,
- Gesamteiweiß, Serumalbumin, Elektrophorese,
- Serumcholesterin,
- Quick, PTT, Fibrinogen, ATIII,
- direkter Coombs-Test,
- Urinuntersuchungen (reduzierende Substanzen),
- Lues-/Hepatitisserologie, TORCH,
- α-Fetoprotein,
- Serum $α_1$-Antitrypsin,
- T4, TSH,
- Schweißelektrolyte (mit 2 Monaten),
- Abdomensonographie (Gallengänge erweitert? Gallenblase gefüllt?),
- Röntgenuntersuchung (Abdomen, Thorax, Schädel),
- Duodenalsonde (Bilirubin, Gallensäuren),
- Gallensäuren im Serum,
- Lipoprotein-X-Quantalan-Test.

Eine Indikation für *Leberbiopsie, Sequenzszintigraphie* und/oder operatives *Cholangiogramm* besteht bei

- persistierender konjugierter Hyperbilirubinämie (direkt >50 µmol/l = 3 mg/dl, >20 Tage),
- Kindern älter als 4 Wochen,
- fehlendem Gallenachweis im Duodenalaspirat,
- Ausschluß einer Infektion,
- Ausschluß einer metabolischen Ursache (z.B. Galaktosämie, s. S. 420).

18.9.4 Behandlung

Je nach Ursache stets parenterale Supplementierung fettlöslicher Vitamine (Vitamin A: 100.000 Einheiten alle 2 Monate; Vitamin D_3: 5 mg alle 3 Monate; Vitamin E: 10 mg/kg alle 2 Wochen; Vitamin K: 0,5 mg/kg alle 2 Wochen). Kortikosteroide sind kontraindiziert. Wegen der Gefahr nicht überschaubarer Nebenwirkungen (Bronzebabysyndrom [49], Hämolyse, Anämie) ist die Phototherapie beim cholestatischen Ikterus kontraindiziert. Da heute sowohl für extrahepatische als auch für intrahepatische Gallenwegsobstruktionen operative Behandlungsverfahren zur Verfügung stehen ([43, 34], Hepatoportoenterostomie, Hepatoportocholezystostomie, Lebertransplantation s. S. 305), sollte bei jeder Erhöhung des konjugierten Bilirubins, die über 2 Wochen anhält, ein Kinderchirurg konsiliarisch zugezogen werden.

Literatur

1. Ahdab-Barmada M, Moossy J (1984) The neuro-pathology of kernicterus in the premature neonate: diagnostic problems. J Neuropathol Exp Neurol 43:45–56
2. Alpay F, Sarici SU, Tosuncuk HD, Serdar MA, Inanc N, Gokcay E (2000) The value of first-day bilirubin measurement in predicting the development of significant hyperbilirubinemia in healthy term newborns. Pediatrics 106:E16
3. American Academy of Pediatrics (1994) Practice parameter: Management of hyperbilirubinemia in the healthy term newborn. Pediatrics 94:558–565
4. Avent ND, Reid ME (2000) The Rh blood group system: a review. Blood 95:375–87
5. Babinszki A, Berkowitz RL (1999) Haemolytic disease of the newborn caused by anti-c, anti-E and anti-Fya antibodies: report of five cases. Prenat Diagn 19:533–536
6. Benders MJ, Bel F van, Bor M van de (1998) The effect of phototherapy on renal blood flow velocity in preterm infants. Biol Neonate 73:228–34
7. Benders MJ, Bel F van, Bor M van de (1999) Haemodynamic consequences of phototherapy in term infants. Eur J Pediatr 158:323–328
8. Bhutani VK, Johnson L, Sivieri EM (1999) Predictive ability of a predischarge hour-specific serum bilirubin for subsequent significant hyperbilirubinemia in healthy term and near-term newborns. Pediatrics 103:6–14
9. Bhutani VK, Gourley GR, Adler S, Kreamer B, Dalin C, Johnson LH (2000) Noninvasive measurement of total serum bilirubin in a multiracial predischarge newborn population to assess the risk of severe hyperbilirubinemia. Pediatrics 106:E17

10. Bor M van der, End-Dokkum M, Schreuder AM, Veen S, Brand R, Verloove-Vanhorick SP (1992) Hyperbilirubinemia in low birth weight infants and outcome at 5 years of age. Pediatrics 89:359–364
11. Bowman J (1997) The management of hemolytic disease in the fetus and newborn. Semin Perinatol 21:39–44
12. Bratlid D, Cashore WJ, Oh W (1984) Effect of acidosis on bilirubin deposition in rat brain. Pediatrics 73:431–434
13. Cameron AD, Swain S, Patrick WJ (1997) Human parvovirus B19 infection associated with hydrops fetalis. Aust N Z J Obstet Gynaecol 37:316–319
14. Cashore WJ, Oh W (1982) Unbound bilirubin and Kernicterus in low-birthweight infants. Pediatrics 69:481–485
15. Chandar JS, Wolfe SB (1994) Displacement of preexisting thrombus by umbilical vein catheterization. Pediatr Cardiol 15:311–312
16. Chui DH, Waye JS (1998) Hydrops fetalis caused by alpha-thalassemia: an emerging health care problem. Blood 91:2213–2222
17. Dai J, Parry DM, Krahn J (1997) Transcutaneous bilirubinometry: its role in the assessment of neonatal jaundice. Clin Biochem 30:1–9
18. Ebbesen F, Brodersen R (1981) Albumin administration combined with phototherapy in treatment of hyperbilirubinemia in low-birthweight infants. Acta Paediatr Scand 70:649
19. Enk AV, Leeuw RD (1987) Phototherapy: The hospital as risk factor. Br Med Journal:112–114
20. Ennever JF, Knox I, Denne SC, Speck WT (1985) Phototherapy for neonatal jaundice: In vivo clearance of bilirubin photoproducts. Pediatric Res 19:205–208
21. Entezami M, Halis G, Waldschmidt J, Opri F, Runkel S (1998) Congenital cystic adenomatoid malformation of the lung and fetal hydrops–a case with favourable outcome. Eur J Obstet Gynecol Reprod Biol 79:99–101
22. Graziani LJ, Mitchell DG, Kornhauser M, Pidcock FS, Merton DA, Stanley C, McKee L (1992) Neurodevelopment of preterm infants: Neonatal neurosonographic and serum bilirubin studies. Pediatrics 89:229–234
23. Grimmer I, Berger-Jones K, Bührer C, Brandl U, Obladen M (1999) Late neurological sequelae of non-hemolytic hyperbilirubinemia of healthy term neonates. Acta Paediatr 88:661–663
24. Gupta AK, Mann SB (1998) Is auditory brainstem response a bilirubin neurotoxicity marker? Am J Otolaryngol 19: 232–236
25. Hansen TW (1997) Acute management of extreme neonatal jaundice–the potential benefits of intensified phototherapy and interruption of enterohepatic bilirubin circulation. Acta Paediatr 86:843–846
26. Hansen TWR, Bratlid D (1986) Bilirubin and brain toxicity. Acta Paediatr Scand 75:513–522
27. Jackson JC (1997) Adverse events associated with exchange transfusion in healthy and ill newborns. Pediatrics 99:E7
28. Jacquemin E, Lykavieris P, Chaoui N, Hadchouel M, Bernard O (1998) Transient neonatal cholestasis: origin and outcome. J Pediatr 133:563–567
29. Johnson L, Bhutani VK (1998) Guidelines for management of the jaundiced term and near-term infant. Clin Perinatol 25:555–574
30. Kaam AH van, Beek RH van, Vergunst van Keulen JG, Heijden J van der, Lutz Dettinger N, Hop W, Sauer PJ (1998) Fibre optic vs. conventional phototherapy for hyperbilirubinaemia in preterm infants. Eur J Pediatr 157:132–7

31. Keenan J, Novak KK, Sutherland JM, Bryla DA, Fetterly KL (1985) Morbidity and mortality associated with exchange-transfusion. Pediatrics 75 [Suppl]:417–421
32. Killander A, Michaelsson M, Müller-Eberhard U, Sjolin S (1983) Hyperbilirubinemia in full-term infants: A follow-up study. Acta Paediatr Scand 72:481–484
33. Krantz ID, Piccoli DA, Spinner NB (1997) Alagille syndrome. J Med Genet 34:152–157
34. Lang T, Kappler M, Dietz H, Harms HK, Bertele-Harms R (2000) Biliary atresia: which factors predict the success of a Kasai operation? An analysis of 36 patients. Eur J Med Res 5:110–114
35. Lenhard MV, McArtor R, Bryant B (1984) Effects of neonatal hyperbilirubinemia on the brainstem electric response. J Pediatr 104:281–284
36. Levine Z, Sherer DM, Jacobs A, Rotenberg O (1998) Nonimmune hydrops fetalis due to congenital syphilis associated with negative intrapartum maternal serology screening. Am J Perinatol 15:233–236
37. Liley AW (1961) Liquor amnii analysis in management of pregnancy complicated by rhesus sensitization. Am J Obstet Gynecol 82:1359
38. Machin GA (1989) Hydrops revisited: Literature Review of 1414 cases published in the 1980's. Am J Med Genet 34:366–390
39. Maisels MJ, Gifford K (1986) Normal serum bilirubin levels in the newborn and the effect of breast-feeding. Pediatrics 78:837–843
40. Maisels MJ, Kring E (1997) Transcutaneous bilirubinometry decreases the need for serum bilirubin measurements and saves money. Pediatrics 99:599–601
41. McDonnell M, Hannam S, Devane SP (1998) Hydrops fetalis due to ABO incompatibility. Arch Dis Child 78:F220–F221
42. Meadows N (1998) Monitoring and complications of parenteral nutrition. Nutrition 14:806–808
43. Middlesworth W, Altman RP (1997) Biliary atresia. Curr Opin Pediatr 9:265–269
44. Nakayama H, Kukita J, Hikino S, Nakano H, Hara T (1999) Long-term outcome of 51 liveborn neonates with non-immune hydrops fetalis. Acta Paediatr 88:24–28
45. Newman TB, Maisels MJ (1992) Evaluation and treatment of jaundice in the term newborn: A kinder, gentler approach. Pediatrics 89:809–818
46. Newman TB, Maisels MJ (2000) Less aggressive treatment of neonatal jaundice and reports of kernicterus: lessons about practice guidelines. Pediatrics 105:242–245
47. Obladen M, Grimmer I, Abou-Dakn M, Seltsam A (2000) Kernikterus bei zwei Neugeborenen nach ambulanter Geburt. Geburtsh Frauenheilk 60:165–168
48. O'Dea TJ, Saly G, Holte J (1998) Safety investigation: interaction of infant radiant warmers and bilirubin phototherapy lights in the regulation of temperature of newborn infants. Biomed Instrum Technol 32:355–369
49. Onishi S, Itoh S, Isobe K et al. (1982) Mechanism of development of bronze baby syndrome in neonates treated with phototherapy. Pediatrics 69:273–276
50. Perlman M, Fainmesser P, Sohmer H, Tamari H, Wax Y, Persmer B (1983) Auditory nerve-brainstem evoked responses in hyperbilirubinemic neonates. Pediatrics 72:658–664

51. Pezzati M, Biagiotti R, Vangi V, Lombardi E, Wiechmann L, Rubaltelli FF (2000) Changes in mesenteric blood flow response to feeding: conventional vs. fiber-optic phototherapy. Pediatrics 105:350–353
52. Robertson A, Karp W, Brodersen R (1991) Bilirubin displacing effect of drugs used in neonatology. Acta Paediatr Scand 80:1119–1127
53. Sabatino G, Verrotti A, Ramenghi LA et al. (1996) Newborns with hyperbilirubinemia: usefulness of brain stem auditory response evaluation. Neurophysiol Clin 26:363–368
54. Scheidt PC, Graubard BI, Nelson KB, Hirtz DG, Hoffman HJ, Gartner LM, Bryla DA (1991) Intelligence at six years in relation to neonatal bilirubin level: Follow-up of the National Institute of Child Health and Human Development clinical trial of phototherapy. Pediatrics 87:797–805
55. Schild RL, Bald R, Plath H, Eis-Hubinger AM, Enders G, Hansmann M (1999) Intrauterine management of fetal parvovirus B19 infection. Ultrasound Obstet Gynecol 13:161–166
56. Seidman DS, Ergaz Z, Paz I, Laor A, Revel-Vilk S, Stevenson DK, Gale R (1999) Predicting the risk of jaundice in full-term healthy newborns: a prospective population-based study. J Perinatol 19:564–567
57. Sirota L, Straussberg R, Gurary N, Aloni D, Bessler-H (1999) Phototherapy for neonatal hyperbilirubinemia affects cytokine production by peripheral blood mononuclear cells. Eur J Pediatr 158:910–913
58. Sondheimer JM, Asturias E, Cadnapaphornchai M (1998) Infection and cholestasis in neonates with intestinal resection and long-term parenteral nutrition. J Pediatr Gastroenterol Nutr 27:131–137
59. Strauss RG (1991) Transfusion therapy in neonates. Am J Dis Child 145:904–911
60. Swain S, Cameron AD, McNay MB, Howatson AG (1999) Prenatal diagnosis and management of nonimmune hydrops fetalis. Aust N Z J Obstet Gynaecol 39:285–290
61. Tan KL (1997) Efficacy of bidirectional fiber-optic phototherapy for neonatal hyperbilirubinemia. Pediatrics 99:E13
62. Tazawa Y, Yamada M, Nakagawa M, Konno T, Tada K (1985) Serum bile acids and their conjugates in breast-fed infants with prolonged jaundice. Eur J Pediatr 144:37–40
63. Teitelbaum DH (1997) Parenteral nutrition-associated cholestasis. Curr Opin Pediatr 9:270–275
64. Ulm B, Ulm MR, Deutinger J, Bernaschek G (1999) Twenty-four cordocenteses in one woman. Fetal Diagn Ther 14:283–285
65. Urbaniak SJ, Greiss MA (2000) RhD haemolytic disease of the fetus and the newborn. Blood Rev 14:44–61
66. Vohr BR, Karp D, O'Dea C et al. (1990) Behavioral changes correlated with brainstem auditory evoked responses in term infants with moderate hyperbilirubinemia. J Pediatr 117:288–291
67. Wafelman LS, Pollock BH, Kreutzer J, Richards DS, Hutchison AA (1999) Nonimmune hydrops fetalis: fetal and neonatal outcome during 1983–1992. Biol Neonate 75:73–81
68. Wennberg RP (2000) The blood-brain barrier and bilirubin encephalopathy. Cell Mol Neurobiol 20:97–109

19 Infektionen

M. Obladen

Die früher übliche strenge Trennung in pränatale und postnatale Infektionen überzeugt heute nicht mehr, da viele Erreger sowohl vor als auch nach der Geburt Krankheiten beim Kind verursachen können und da in der Praxis der genaue Infektionszeitpunkt oft unbekannt ist.

19.1 Immunstatus und Infektabwehr

Die Fähigkeit zur Immunabwehr ist beim Neugeborenen und insbesondere beim Frühgeborenen eingeschränkt, da das Immunsystem erst nach der Geburt ausreift. Während die zellvermittelte Immunität weitgehend funktioniert (Granulozyten und Makrophagen werden ab 6, T-Lymphozyten ab 10 SSW gebildet), ist das Neugeborene in seiner humoralen Abwehr weitgehend auf die von der Mutter transplazentar übertragenen IgG-Antikörper angewiesen. Ein aktiver Transport über die Plazenta erfolgt erst ab Woche 32, so daß die Spiegel bei Frühgeborenen sehr niedrig sind. Fetale B-Lymphozyten können (beginnend ab 17 SSW) lediglich IgM bilden. Tabelle 19-1 faßt die Besonderheiten des neonatalen Immunstatus zusammen.

19 Infektionen

Tabelle 19-1. Immunstatus des Neugeborenen. (Modifiziert nach [21, 73])

	Natürliche (unspezifische) Immunität	Adaptive (spezifische) Immunität
Humoral	Lysozym: Bereits beim Feten vorhanden Komplement: Wird erst ab 22 SSW gebildet, chemotaktische Aktivität und Opsonisation fehlen	IgA: Bei Geburt nicht vorhanden Exogene Zufuhr (Muttermilch) IgG: Mütterlichen Ursprungs (plazentagängig, „Nestschutz") IgM: Einziges fetales Immunglobulin. Bei Geburt 1–2% des Erwachsenenspiegels (nicht plazentagängig)
Zellulär	Granulozyten: Speicher vermindert Chemotaxis fehlt, Verformbarkeit gering, Phagozytose normal, Bakterizidie normal Makrophagen: Extra- und intrazelluläre Abtötung von Erregern funktioniert	B-Lymphozyten: Antikörperproduktion läuft erst nach der Geburt an T-Lymphozyten: Suppressoreffekt dominiert, Neugeborenes hat noch keine „Memoryzellen" Lymphokinreproduktion vermindert

19.2 Bakteriologische Diagnostik

Die Sicherung einer bakteriellen Infektion setzt eine umfassende Diagnostik voraus.

Obligate Untersuchungen bei Aufnahme

▶ Bakteriologischer Abstrich vom Gehörgang,
▶ histologische Untersuchung von Plazenta, Eihäuten und Nabelschnur.

Zusätzliche Untersuchungen bei bestehenden Risikofaktoren

- Blutkulturen (aerob und anaerob),
- Differentialblutbild mit Thrombozyten,
- quantitative Bestimmung von Interleukin-6 oder -8 [10], C-reaktivem Protein, spezifischem IgM bei spezifischem Verdacht.

Bei Auftreten erster Verdachtsmomente

- Mehrere Blutkulturen (nicht aus Nabelschnur oder Nabelgefäßkatheter mit langer Verweildauer wegen der Möglichkeit von Kontamination und falsch-positiven Resultaten, aerob und anaerob abnehmen (kleine Kulturflaschen).
- Lumbalpunktion: trägt unmittelbar postnatal wenig zur Diagnostik bei [2, 74], ist jedoch obligat bei neurologischen Symptomen und bei Infektionsverdacht nach der 48. Lebensstunde: Zellzahl mit Differenzierung, Liquor- und Blutzucker gleichzeitig, Gramfärbung, Kultur, Gesamteiweiß.
- Suprapubische Blasenpunktion: Stix, Leukozyten, Bakterien, Kultur.
- Trachealaspirat bei intubierten Kindern.
- Blutbild und Differentialblutbild. Wichtigstes diagnostisches Werkzeug. Infektionsverdacht bei Anstieg der Gesamtleukozyten >30.000/µl, der Neutrophilen >15 000/µl und des Verhältnisses von unreifen zu reifen Neutrophilen >0,2 oder bei Leukopenie bzw. Neutropenie <1000/µl [54].
- Gerinnungsstatus,
- Bilirubin: gesamt/direkt,
- Transaminasen, gGT.

Merke: Bei antibiotischer Vorbehandlung der Mutter unter der Geburt sind die Kulturen beim Kind auch bei Infektion meist negativ!

19 Infektionen

Tabelle 19-2. Vertikale Infektionen, schematisierte Übersicht

Infektion	Symptomatik beim Kind	Maßnahmen bei Geburt
Röteln	Katarakt, Glaukom, Taubheit. Myokarditis, Herzvitien, Thrombozytopenie, Exanthem	Kind isolieren, Serologie. IgM-Antikörper. Keine spezifische Therapie möglich
Zytomegalie	90% asymptomatisch. Niedriges Geburtsgewicht, Hepatosplenomegalie, Thrombopenie, Ikterus, Mikrozephalus	Serologie, PCR-Virusnachweis im Urin. Schädelsonographie, Ganciclovir bei relevanter Symptomatik [66, 72]
Herpes Simplex	Herpesläsionen an Augen, Haut, Mundhöhle, Meningoenzephalitis. Generalisiert-septische Form	Kaiserschnitt. Kind isolieren. Aciclovir-Therapie durchführen
Hepatitis B	Meist asymptomatisch. 10% Ikterus mit 3–5 Monaten, >90% chronische Hepatitis	Serologie bei allen Schwangeren, Passive und aktive Immunisierung des Kindes möglichst kurz nach der Geburt [8]
HIV	Meist asymptomatisch. Evtl. niedriges Geburtsgewicht, Mikrozephalus. Nach Jahren Entwicklung von AIDS	Kaiserschnitt. Nicht stillen. Virusisolierung. Handschuhe bei Primärversorgung und Blutentnahmen. Antivirale Therapie s. S. 501
Lues	Makulopapulöses Exanthem, Desquamation, Rhinitis, Hepatosplenomegalie, Periostitis, Keratitis	IgM-FTA-Abs-Test bei Mutter und Kind. Blutbild, CRP. Bei Verdacht Penicillinbehandlung
Listeriose	Frühform mit Sepsis, Schock, Pneumonie. Spätform mit Meningitis	Erregernachweis (Mekonium). Behandlung mit Ampicillin + Gentamicin
Tuberkulose	Oft asymptomatisch. Akute pulmonale Verlaufsform, Hepatosplenomegalie	Plazentahistologie. INH-Behandlung. BCG-Impfung, falls nicht infiziert. Nicht stillen.
B-Streptokokken	Meist asymptomatisch. Frühform: Pneumonie, Sepsis, Schock. Spätform: Meningitis	Abstriche, Blutkultur, Blutbild, CRP, Überwachung. Antibiotika bei Symptomen

Tabelle 19-2. (Fortsetzung)

Infektion	Symptomatik beim Kind	Maßnahmen bei Geburt
Toxoplasmose	Oft asymptomatisch. Niedriges Geburtsgewicht, Chorioretinitis, intrakranielle Verkalkungen, Hydrozephalus, generalisiert-septische Verlaufsform	Serologie, spezifischer IgM-Test, Liquoreiweiß. Therapie mit Pyrimethamin und Sulfadiazin, Schädelsonographie
Varizellen	Foudroyante Erkrankung möglich, wenn Mutter 4 Tage vor bis 2 Tage nach Geburt erkrankt	Hyperimmunglobulin, Aciclovir.

19.3 Vertikale Infektionen

Zahlreiche Erreger (Viren, Bakterien, Pilze, Protozoen) können vor oder während der Geburt von der Schwangeren auf das Kind übertragen werden (meist bei Erstinfektion der Mutter während der Schwangerschaft). Je nach Zeitpunkt und Schweregrad resultieren Aborte, Embryopathien mit Fehlbildungen oder Fetopathien mit generalisierter, lokalisierter oder asymptomatischer Infektion. Tabelle 19-2 gibt einen kurzen Überblick über die Symptomatik der häufigsten vertikalen Infektionen sowie über Maßnahmen, die bei der Geburt eingeleitet werden sollten. Für genauere Darstellungen sei auf die einschlägigen Monographien [29, 51] verwiesen.

19.4 B-Streptokokkeninfektion

Gefährliche und häufige Infektion des Neugeborenen, besonders nach vorzeitigem Blasensprung und bei Frühgeborenen. Nicht die vaginale Besiedlung der Mutter spielt die Hauptrolle (bis zu 25% der Schwangeren tragen B-Streptokokken [7]), sondern die bei ca. 10% der B-Streptokokken-Trägerinnen bestehende Unfähigkeit, IgG-Antikörper gegen diese Erreger zu bilden bzw. an den Fetus weiterzugeben. Dadurch kommt es zu erleichterter Adhäsion der B-Streptokokken an den Schleimhäuten des Kindes.

Tabelle 19-3. Neonatale B-Streptokokkensepsis und -meningitis

	Sepsis (Frühform)	Meningitis (Spätform)
Infektionsmodus	Meist intrapartal	Meist postnatal
Manifestation	1.–2.(–10.) Lebenstag	Meist 2.–12. Lebenswoche
Geburtskomplikationen	92%	19%
Symptome	Uncharakteristisch. Progrediente Atemstörungen: Stöhnen, Einziehungen, Apnoeanfälle, Schock	Fütterungsschwierigkeiten, Hyperexzitabilität, Fieber, Konvulsionen
Verlauf	Fulminant, häufig irreversibler Schock, beträchtliche Letalität	Psychomotorische Spätschäden
Serotyp	Unterschiedlich	Meist III

Der Verlauf der B-Streptokokkeninfektion ist äußerst variabel (Tabelle 19-3): Die Frühform ähnelt beim Frühgeborenen einem Atemnotsyndrom oder einer Pneumonie, beim reifen Neugeborenen geht sie mit Kreislaufzentralisation und Verbrauchskoagulopathie einher. Sind septischer Schock oder Ateminsuffizienz bereits eingetreten, so kommt auch die Intensivtherapie bei diesen Kindern häufig zu spät. Mit der intrapartalen Antibiotikabehandlung der Mutter hat die B-Streptokokken-Infektion einiges von ihren Schrecken verloren [59]. Wichtigste postnatale Maßnahmen sind die lückenlose postnatale Überwachung gefährdeter Kinder, umfassende Infektionsdiagnostik (s. S. 488) und prompte antibiotische Behandlung bei den ersten Krankheitszeichen.

19.5 Sepsis

19.5.1 Prädisponierende Faktoren

Tabelle 19-4. Prädisponierende Faktoren für eine Sepsis

Mütterliche Faktoren	Neonatale Faktoren
Immunstatus Asymptomatische Kolonisation der Geburtswege Infektion während Schwangerschaft und Geburt Übelriechendes, trübes oder grünliches Fruchtwasser Vorzeitiger Blasensprung >24 h Fieber sub partu Komplikationen während Geburt	Immunstatus Frühgeborenheit Asphyxie Grundkrankheit (z.B. Atemnotsyndrom) Invasive Behandlungstechniken Umgebungsexposition Steroidbehandlung [65] Parenterale Lipidzufuhr [22]

19.5.2 Häufigste Erreger

Tabelle 19-5. Häufigster Erreger der Sepsis

Gramnegative Keime	Pilze
E. coli Klebsiella-Aerobacter-Gruppe Proteus mirabilis Serratia marcescens Pseudomonas aeruginosa Salmonellen	Candida species

Grampositive Keime	Viren
Streptococcus A–D Enterococcus Staphylococcus aureus Diplococcus pneumoniae Listeria monocytogenes Staphylococcus epidermidis	Zytomegalie Röteln Herpes simplex Coxsackie Echo Hepatitis B

19.5.3 Klinik

Die klinischen Frühsymptome der Sepsis sind unspezifisch:

- Atemstörungen (Apnoe, Tachypnoe),
- Hyper-/Hypothermie,
- Apathie/Hyperexzitabilität,
- Trinkunlust/Gedeihstörung,
- Magenreste >3 ml,
- aufgetriebenes Abdomen,
- blaßgraues Hautkolorit,
- Marmorierung, kalte Extremitäten, verlängerte Rekapillarisierungszeit (>2 s),
- Ikterus, Hepatosplenomegalie,
- Petechien, Purpura,
- Blutungsneigung,
- Dyspepsie/Erbrechen,
- Exsikkose.

Merke: Das wichtigste Frühsymptom einer beginnenden Sepsis ist das von einer erfahrenen Kinderkrankenschwester gemeldete „schlechte Aussehen" des Neugeborenen!

19.5.4 Diagnostik

Das bei postnatalem Infektionsverdacht unbedingt erforderliche Überwachungs- und Untersuchungsprogramm ist in Tabelle 19-6 dargestellt. Besonders zuverlässig ist die Linksverschiebung (I : T ratio >0,2) auch bei Frühgeborenen [16, 42, 54]. IL-6 zeigt eine Infektion wesentlich zuverlässiger und früher an als CRP [10, 13, 35, 38, 75]. Auch im Urin gibt eine IL-6-Erhöhung wertvolle diagnostische Hinweise [55]. Für das Beenden der antibiotischen Therapie kann das CRP hilfreich sein [15].

Tabelle 19-6. Infektionsverdacht: Diagnostik und Überwachung

Überwachung: 2stündlich	Verdächtig
Puls	>150/min
Atmung	>60/min
Temperatur	>37,5
	<36,5 °C

Diagnostik bei Geburt	
Differentialblutbild	Leukozyten >30 000/µl
	< 4 000/µl
	Neutrophile <1500 µl
	I : T-Quotient >0,2
Thrombozyten	<100 000/µl
C-reaktives Protein	>1 mg/dl
IL-6	>30 pg/ml
Blutgasanalyse	BE↓, pCO$_2$↑
Bakteriologie	Blutkultur
	vor Antibiose
	Ohrabstrich

19.5.5 Prophylaxe

Genaue Kenntnis der mütterlichen Anamnese während der Schwangerschaft und Geburt. Wertung bestehender Risikofaktoren, Berücksichtigung möglicher Infektionsquellen und -wege. Eine Antibiotikaprophylaxe lehnen wir ab. Bei vorzeitigem Blasensprung >24 h, Fieber sub partu, Amnioninfektionssyndrom sowie Aszites- und Pleuradrainage sehen wir jedoch die Indikation zur antibiotischen Behandlung als gegeben, wenn das Kind Infektionssymptome aufweist. Auch jedes ateminsuffiziente Frühgeborene behandeln wir zunächst – bis zum Ausschluß einer Infektion – antibiotisch. Über die prophylaktische Gabe von granulozytenstimulierenden Faktoren an Frühgeborene gibt es noch keine gesicherten Ergebnisse [11, 58].

19.5.6 Therapie

Symptomatische Behandlung

- Aufrechterhaltung des neutralen Temperaturbereichs (Antipyrese: Senkung der Inkubatortemperatur),
- Korrektur des Säure-Basen-Haushalts,
- ausreichende Oxygenierung,
- Herstellung/Aufrechterhaltung einer ausreichenden Mikrozirkulation,
- Inkubatorpflege,
- Infusionen von Immunglobulinen (z.B. Pentaglobin, 250–500 mg/kg/Tag; cave: Volumenüberlastung) können bei Frühgeborenen Inzidenz [5, 46, 53] und Sterblichkeit [30, 70a, 47] septischer Infektionen mindern, jedoch nicht bei nosokomialen Infektionen [20].

Antibiotische Behandlung

- Bei *unbekanntem* Erreger:
  Wir verwenden derzeit Ampicillin 100 – 200 mg/kg/Tag i.v. in 3 Dosen + Gentamicin 5–(3) mg/kg/Tag. Dosisanpassung gemäß Serumspiegel (s. Tabelle 24-3, S. 581).
  Alternativ bzw. bei erneuter Infektion: Cefotaxim 100 mg/kg/Tag in 2 Dosen + i.v. Piperazillin 150 mg/kg/Tag i.v. Wenn das regionale Erregerspektrum dies erlaubt, können auch Cephalosporine als Mittel der ersten Wahl verwendet werden [9, 63].
- Bei *Therapieresistenz*:
  Chloramphenicol: Frühgeborene 25 mg/kg/Tag, Neugeborene 50 mg/kg/Tag. Dosisverteilung: 1–2 Dosen/Tag i.v. Wegen der individuellen Schwankungsbreite und Toxizität sind Spiegelkontrollen erforderlich (s. Tabelle 24-3).
- Nach *Bekanntwerden* des Erregers:
  Ausrichtung der Behandlung nach dem Antibiogramm.
  Die Wahl des Antibiotikums ist u.U. von der Entwicklung regionaler Resistenzen einzelner Erreger abhängig.

Behandlungsdauer

7–14 Tage (Kriterium für die Beendigung der Therapie: unauffällige Klinik, Normalisierung von CRP, IL-6 und Blutbild).

Merke: Das *asymptomatische* Neugeborene mit Infektionsrisiko oder Keimbesiedelung benötigt keine antibiotische Behandlung, sondern sorgfältige Beobachtung!

19.6 Meningitis

Lebensbedrohliche Erkrankung! Entsteht oft als Komplikation einer zu spät erkannten Sepsis.
 Häufigkeit: 0,46/1000 Lebendgeborene; 1,36/1000 Frühgeborene. Mortalität bei coliformen Bakterien bis 50%, Komplikationen und Dauerschäden bei bis zu 30% der Überlebenden [69]. Für den schweren Verlauf einer Neugeborenenmeningitis sind verantwortlich:

- Virulenz des Erregers,
- Keimzahl im Liquor,
- Ausmaß der Ependymschädigung,
- Ausmaß der sekundären Vaskulitis mit multifokaler Enzephalitis,
- Immunstatus des Früh-/Neugeborenen (s. S. 488),
- zu später Beginn der Antibiotikatherapie.

19.6.1 Erregerspektrum

Auch bei der Meningitis sind heute grampositive Erreger (Streptococcus B, Enterococcus, Staphylococcus aureus) häufiger als gramnegative (Escherichia coli, Klebsiella-Aerobacter-Gruppe, Proteus mirabilis, Pseudomonas aeruginosa).

19.6.2 Klinik

Typische Symptome (gespannte Fontanelle, schrilles Schreien, Opisthotonushaltung) treten erst im fortgeschrittenen Stadium auf! Hinweisend können sein:

- Atemstörungen,
- Hyper-/Hypothermie,
- Hypotonie, Apathie, Hyperexzitabilität,
- spärliche Spontanbewegungen,
- Trinkunlust,
- Erbrechen/Dyspepsie,
- Berührungsempfindlichkeit,
- blaßgraues Hautkolorit,
- kalte Akren, Zyanose,
- Hypotension, Kollaps,
- Krampfanfälle,
- Exsikkose,
- Hyperbilirubinämie.

19.6.3 Diagnostik

Beweis durch Lumbalpunktion: Erregernachweis. Vermehrung der Leukozyten >10/µl bzw. des Liquorproteins >1,5 g/l (Liquornormalwerte s. S. 376).

19.6.4 Therapie

Symptomatische und antibiotische Behandlung wie bei Sepsis (s. S. 496), aber mit höheren Dosen. Antikonvulsive Behandlung s. S. 383. Wenn die Keimdifferenzierung und das Antibiogramm der ersten Lumbalpunktion vorliegen, wird gezielt weiterbehandelt. Behandlungsdauer mindestens 3 Wochen bzw. 2 Wochen über die Normalisierung des Liquorbefundes hinaus [23]. Cephalosporine (Cefotaxim) sind liquorgängig und zur Therapie der neonatalen Meningitis geeignet [45]. Bei gramnegativen Erregern kann wegen der guten Liquorgängigkeit Chloramphenicol eingesetzt werden. Es besteht eine Medikamenteninteraktion zwischen Chloramphenicol und Phenobarbital (Induktion von Cytochrom p 450) in der Weise, daß wirksame Chloramphenicolspiegel nur durch extreme Dosissteigerungen erhalten werden können. Bei der gleichzeitigen Gabe von Chloramphenicol und Phenhydan besteht die Gefahr der Phenhydanintoxikation.

19.6.5 Komplikationen/Folgeschäden

Sind nach bakterieller Meningitis häufig. Im Vordergrund stehen Hydrozephalus, Anfallsleiden, Hirnatrophie, Hörschädigung, Zerebralparesen, spinale und zerebellare Störungen [41, 56, 64].

19.7 RSV-Infektion

Das Respiratory-syncytial-Virus (RSV) vermehrt sich in den Epithelzellen der Atemwege und kann, insbesondere bei Frühgeborenen und vorgeschädigter Lunge (BPD), schwerste pulmonale Erkrankungen (insbesondere Bronchiolitis) auslösen. Winterhäufung, Hospitalepidemien und rezidivierende Infektionen sind typisch.

Symptome

Apnoeanfälle, Tachy- und Dyspnoe, Husten, Hypoxie, zunehmende Ateminsuffizienz. Das Röntgenbild zeigt Überblähung und Infiltrate. Selten werden Linksverschiebung und CRP-Anstieg beobachtet.

Diagnostik und Therapie

- RSV-Antigen-Nachweis mit Immunfluoreszenzschnelltest (Nasensekret, Trachealsekret).
- Atemgas gut anfeuchten, Luftwege freihalten (Physiotherapie s. S. 156), symptomatische Therapie wie bei BPD (s. S. 195).

▶ Ribavirin: Dieses Virostatikum kann möglicherweise den akuten Krankheitsverlauf abkürzen [48, 61]. Es ist nur in Einzelfällen indiziert, wenn lebensbedrohliche Ateminsuffizienz eintritt. Applikation als Aerosol über den Endotrachealtubus (Viratek small particle aerosol generator). Dosis 20 mg/ml, vernebelt werden täglich 20 ml innerhalb von 16–24 h, Gefahr der Tubusobstruktion! Das Medikament ist teratogen und gefährdet das Pflegepersonal [49]: Isolierung, Schwangere von der Betreuung der Patienten ausschließen [28].

Prophylaxe

Durch passive Immunisierung mit Palivizumab, einem monoklonalen Antikörper gegen RSV, wurde in Nordamerika bei Frühgeborenen mit BPD die Rehospitalisierungsrate gesenkt (EB Ib) [33]. Da bei uns Rehospitalisierung selten und eine Verminderung der kindlichen Morbidität nicht gesichert ist, führen wir in Abweichung von den amerikanischen Empfehlungen [4] diese Immunisierung fallbezogen nur bei schwerer BPD in den Wintermonaten durch.

19.8 CMV-Infektion

Neben der vertikalen CMV-Infektion des Fetus (Tabelle 19-2) gibt es bei Frühgeborenen eine postnatale Infektion, die horizontal, laktogen oder durch Transfusion erworben wird und klinisch einer Sepsis ähnelt [67]. Wegen der Unreife des Immunsystems sind Antikörpertests unzuverlässig, die Diagnose wird durch PCR im Urin gesichert [34].

Prävention: Bei Neugeborenen dürfen nur leukozytendepletierte Blutkonserven transfundiert werden, die als CMV-frei gelten. Die Milch der eigenen Mutter füttern wir derzeit ohne Testung. Als Frauenmilchspenderinnen kommen nur CMV-negative Frauen in Frage, die gespendete Milch wird in jedem Fall pasteurisiert.

Behandlung: Obwohl bei Neugeborenen gesicherte Therapiestudien noch nicht vorliegen, entschließen wir uns bei relevanter klinischer Symptomatik derzeit zur Behandlung mit Ganciclovir 2mal 5 mg/kgKG/Tag für 14 Tage, (EB III) [44].

Wegen der Häufigkeit von Hörstörungen muß die entwicklungsneurologische Nachuntersuchung die Ableitung von akustisch evozierten Potentialen (s. S. 376) einschließen.

19.9 HIV-Exposition

Durch die Kombination Zidovudingabe während der Schwangerschaft, elektive Sectio am wehenfreien Uterus und antiretrovirale Behandlung des Neugeborenen konnte in den letzten Jahren die Transmissionsrate der HIV-Infektion von 12–18% unter 5% gesenkt werden (EB IIb) [27, 62]. Wir behandeln das Neugeborene 10 Tage lang intravenös mit Zidovudin, alle 6 h: 1,3 mg/kgKG.

Eine Knochenmarkdepression (Anämie, Thrombozytopenie, Neutropenie) ist nicht selten, aber reversibel.

19.10 Candidiasis

Mukokutane Candidainfektionen treten bei bis zu 4% aller Neugeborenen auf, sind meist harmlos und einfach mit Nystatincreme oder -lösung zu behandeln. Begünstigt durch feuchte Atmosphäre im Inkubator, Unreife von Haut und Immunsystem und durch häufige Punktionen können bei sehr untergewichtigen Frühgeborenen unter Intensivpflegebedingungen schwere systemische Candidainfektionen auftreten, gelegentlich sogar als nosokomiale Endemie [40, 43, 57]. Häufige Manifestationen:

- Lungeninfektion,
- Nierenabszeß,
- Hirnabszeß,
- Osteomyelitis,
- Endophthalmitis.

Die Behandlung ist schwierig und besteht aus liposomalem Amphotericin B, 3,5–6 mg/kgKG/Tag [18, 71], oder Fluconazol 6 mg/kgKG/Tag [14, 68, 60], evtl. auch aus einer Kombinationstherapie beider Medikamente (EB II) [32, 36].

19.11 Nosokomiale Infektionen

Horizontale Infektionen aus der Umgebung erleiden 15–20% der Neugeborenen auf Intensivstationen [6]. Mit steigender Überlebensrate auch kleinster Frühgeborener gehören nosokomiale Infektionen heute neben Fehlbildungen zu den wichtigsten Ursachen der neonatalen Sterblichkeit. Da sie den Krankenhausaufenthalt verlängern, sind sie auch ein wesentlicher Kostenfaktor [39].

Definition

Als nosokomial gelten bei Neugeborenen Infektionen, die während stationärer Behandlung ab 72 h nach der Geburt auftreten („late onset"). Am häufigsten handelt es sich um Sepsis und Pneumonie (Definitionen s. Abb. 19-1, S. 504), aber auch Harnwegsinfektionen (s. S. 336), nekrotisierende Enterokolitis (s. S. 294) und Meningitis (s. S. 497) können als Hospitalinfektion auftreten. Häufigste katheterassoziierte Erreger sind koagulasenegative Streptokokken [37].

Prävention

Vor allem, wenn Fremdmaterial (Venenkatheter, Endotrachealtuben, Pleuradrainagen etc.) in den Körper eingeführt wird [25, 26], sind zur Infektionsverhinderung besondere Vorsichtsmaßnahmen erforderlich, die für den Venenkatheter beispielhaft in Tabelle 19-7 aufgelistet sind.

Prospektive klinisch-epidemiologische Überwachung der nosokomialen Infektionen („Surveillance") sollte auf allen Neugeborenenintensivstationen durchgeführt werden und sich auf Kinder <1500 g konzentrieren. Diese Maßnahme reduziert die Häufigkeit solcher Infektionen beträchtlich [25, 52, 31, 50]. In der Bundesrepublik gibt es ein flächendeckendes Surveillancesystem für Frühgeborene (NEO-KISS).

Tabelle 19-7. Maßnahmen zur Verhütung von Venenkatheterinfektionen in der Neonatologie. (Modifiziert nach CDC [12])

- Strengste Indikationsstellung für zentrale Katheter!
- Händedesinfektion vor Anlegen eines Venenkatheters sowie vor und nach Manipulation am Infusionssystem.
- Sorgfältige Hautdesinfektion der Punktionsstelle vor Anlegen eines Venenkatheters (Einwirkzeit 1 min), dabei das Desinfektionsmittel auf der Haut verreiben, Sprühen genügt nicht.
- Aseptisches Arbeiten beim Legen eines zentralvenösen Zuganges (sterile Handschuhe, steriler Kittel, sterile Abdecktücher, Mund-Nasen-Schutz).
- Möglichst wenig Y-Stücke und Dreiwegehähne (steril beipacken) am Infusionssystem.
- Sorgfalt beim Mischen und Wechseln von Infusionen (Laminar-flow-Werkbank, Lösungen ohne Zumischungen müssen innerhalb von 24 h, mit Zumischungen innerhalb von 12 h verbraucht werden).
- Wechsel von Infusionssystem alle 24 h, von Verband alle 48 h. Kein routinemäßiger Wechsel von zentralen Venenkathetern.
- Entfernen eines Venenkatheters bei subkutaner Infiltration, Rötung an oder Austritt von Flüssigkeit aus der Einstichstelle, Verstopfung des Katheters und unklarem Fieber. Mikrobiologische Untersuchung der Spitzen entfernter Katheter.
- Blutabnahme aus dem Venenkatheter nach Möglichkeit vermeiden, insbesondere keine Blutabnahme für Blutkultur.
- Tägliche Frage: Ist der Venenkatheter noch erforderlich?

Maßnahmen beim Ausbruch einer Endemie

▶ Aufnahmesperre,
▶ strengste Beachtung der Hygienevorschriften (Händedesinfektion),
▶ Kittelpflege bei jedem Kind in offenem Bett (gilt auch für ärztliche Maßnahmen!),
▶ Patienten soweit als möglich isolieren bzw. kohortieren,
▶ umfassende bakteriologische Untersuchung (z.B. Rachenabstrich, Stuhlkulturen) aller Patienten,
▶ Hygieneinstitut einschalten: Untersuchung von Umgebung (z.B. Inkubatoren, Wickeltische, Waschbecken, Nahrungskette) und Personal (Rachenabstrich, Abklatschproben von Händen und Kitteln).

Sepsis:

klinische Diagnose
alle folgenden Kriterien:

- Behandelnder Arzt beginnt antibiotische Therapie wie bei der Sepsis
- Keine andere Infektion
- Keine Blutkultur entnommen
  oder kein Erreger isoliert
  oder kein Antigen entdeckt

oder

laborgestützte Diagnose
eines der folgenden Kriterien:

- Isolation eines pathogenen Erregers aus Blut oder Liquor
- Staph. epidermidis als Erreger (Isolation aus zwei Blutkulturen oder Venenkatheter)
- CRP-Anstieg >1 mg/dl
- I/T-Verhältnis der Neutrophilen >0,2
  Granulozytopenie <4000/µl

und
eines der folgenden Kriterien:

- Fieber (>38 °C) oder Hypothermie (<36,5 °C)
- Atemstörungen (Apnoe)
- Kreislaufstörungen (Hypotension, Mikrozirkulationsstörungen, Brady-
- kardie)
- Metabolische Azidose BE < -10 mmol/l

Pneumonie:

klinische Diagnose
zwei der folgenden Kriterien:

- Apnoe
- Tachypnoe
- Dyspnoe (Stöhnen, Einziehungen, Nasenflügeln)
- Auskultationsbefund

oder

röntgenologische Diagnose
eines der folgenden Kriterien:

- Infiltrat
- Diffuse Eintrübung
- Flüssigkeit in Lappenspalten (>12 h nach Geburt, Veränderungen persistieren mind. 48 h)

und
eines der folgenden Kriterien:

- CRP-Anstieg >1 mg/dl
- I/T-Verhältnis der Neutrophilen >0,2
- Eitriges Trachealsekret
- Erregerisolierung aus der Blutkultur
- Pathogener Erreger aus dem Atemtrakt isoliert
- Nachweis von Antigen

Abb. 19-1. Definitionen häufiger nosokomialer Infektionen beim Neugeborenen, modifiziert nach CDC [12, 24, 70]. Diese Definitionen gelten ab dem 4. Krankenhaustag

Literatur

1. Adkins B (1999) T-cell function in newborn mice and humans. Immunol Today 20:330–335
2. Albanyan EA, Baker CJ (1998) Is lumbar puncture necessary to exclude meningitis in neonates and young infants: lessons from the group B streptococcus cellulitis- adenitis syndrome. Pediatrics 102:985–986
3. American Academy of Pediatrics (1993) Use of ribavirin in the treatment of respiratory syncytial virus infections. Pediatrics 92:501–504
4. American Academy of Pediatrics, Committee on Infectious Diseases and Committee of Fetus and Newborn (1998) Prevention of respiratory syncytial virus infections: indications for the use of palivizumab and update on the use of RSV-IGIV. Pediatrics 102:1211–1216
5. Baker J, Melish ME, Hall RT, Casto DT, Basan U, Givner LB, and the Multicenter Group for the Study of Immune Globulin in Neonates (1992) Intravenous immune globulin for the prevention of nosocomial infection in low-birth-weight neonates. N Engl J Med 327:213–219
6. Baltimore RS (1998) Neonatal nosocomial infections. Semin Perinatol 22:25–32
7. Bergeron MG, Ke D, Ménard C et al. (2000) Rapid detection of group B streptococci in pregnant women at delivery. N Engl J Med 343:175–179
8. Blondheim O, Bader D, Abend M et al. (1998) Immunogenicity of hepatitis B vaccine in preterm infants. Arch Dis Child 79:F206–F208
9. Bryan CS, John JF, Pai MS, Austin TL (1985) Gentamicin vs Cefotaxime for therapy of neonatal sepsis: Relationship to drug resistance. Am J Dis Child 139:1086–1089
10. Buck C, Bundschu J, Gallati H, Bartmann P, Pohlandt F (1994) Interleukin-6: a sensitive parameter for the early diagnosis of neonatal bacterial infection. Pediatrics 93:54–58
11. Carr R, Modi N, Dore CJ, El Rifai R, Lindo D (1999) A randomized, controlled trial of prophylactic granulocyte-macrophage colony-stimulating factor in human newborns less than 32 weeks gestation. Pediatrics 103:796–802
12. CDC-Report (1991) Nosocomial infection rate for interhospital comparison: limitations and possible solutions. Infect Control Hosp Epidemiol 12:609–621
13. Doellner H, Arntzen KJ, Haereid PE, Aag S, Austgulen R (1998) Interleukin-6 concentrations in neonates evaluated for sepsis. J Pediatr 132:295–299
14. Driessen M, Ellis JB, Cooper PA et al. (1996) Fluconazole vs. amphotericin B for the treatment of neonatal fungal septicemia: a prospective randomized trial. Pediatr Infect Dis J 15:1107–1112
15. Ehl S, Gering B, Bartmann P, Högel J, Pohlandt F (1997) C-Reactive protein is a useful marker for guiding duration of antibiotic therapy in suspectet neonatal bacterial infection. Pediatr 99:216–221
16. Engle WD, Rosenfeld CR, Mouzinho A, Risser RC, Zeray F, Sanchez PJ (1997) Circulating neutrophils in septic preterm neonates: comparison of two reference ranges. Pediatrics 99:E10
17. European Mode of Delivery Collaboration (1999) Elective caesarean section vs. vaginal delivery in prevention of vertical HIV-1 transmission: A randomised clinical trial. Lancet 353:1035–1039

18. Evdoridou J, Roilides E, Bibashi E, Kremenopoulos G (1997) Multifocal osteoarthritis due to candida albicans in a neonate: Serum level monitoring of liposomal amphotericin B and literature review. Infection 25:112–116
19. Faix RG, Kovarik SM, Shaw TR, Johnson RV (1989) Mucocutaneous and invasive candidiasis among very low birthweight infants in intensive care nurseries: A prospective study. Pediatrics 83:101–107
20. Fanaroff AA, Korones SB, Wright LL et al. (1994) A controlled trial of intravenous immune globulin to reduce nosocomial infections in very-low-birthweight infants. N Engl J Med 330:1107–1113
21. Frazier JP, Cleary TG, Pickering LK, Kohl S, Ross PJ (1982) Leukocyte function in healthy neonates following vaginal and caesarian section deliveries. J Pediatr 101:269–272
22. Freeman J, Goldman DA, Smith NE, Sidebottom DG, Epstein MF, Platt R (1990) Association of intravenous lipid emulsion and coagulase negative staphylococcal bacteremia in neonatal intensive care units. N Engl J Med 323:301–308
23. Gandy G, Renni J (1990) Antibiotic treatment of suspected neonatal meningitis. Arch Dis Child 65:1–2
24. Garner JS, Jarvis WR, Emori TG, Horan TC, Hughes JM (1988) CDC definitions for nosocomial infections. Am J Infect Control 16:128–140
25. Gastmeier P, Hentschel J, de-Veer I, Obladen M, Rüden H (1998) Device-associated nosocomial infection surveillance in neonatal intensive care using specified criteria for neonates. J Hosp Infect 38:51–60
26. Gaynes RP, Martone W, Culver DH et al. (1991) Comparison of rates of nosocomial infections in neonatal intensive care units in the United States. Am J Med 91:192–196
27. Grosch-Wörner I, Schäfer A, Obladen M, Maier RF, Seel K, Feiterna-Sperling C, Weigel R (2000) An effective and safe protocol involving zidovudine and caesarean section to reduce vertical transmission of HIV-1 infection. AIDS 14:2903–29011
28. Guglielmo BJ, Jacobs RA, Locksley RM (1989) The exposure of health care workers to ribavirin aerosol. JAMA 261:1880–1881
29. Hanshaw JB, Dudgeon JA, Marshall WC (1985) Viral diseases of the fetus and newborn, 2nd edn. Major problems in clinical pediatrics, vol 17. Saunders, Philadelphia
30. Haque KN, Zaidi MH, Bahakim H (1988) IgM-enriched intravenous immunoglobin therapy in neonatal sepsis. Am J Dis Child 142:1293–1296
31. Hentschel J, de-Veer I, Gastmeier P, Ruden H, Obladen M (1999) Neonatal nosocomial infection surveillance: incidences by site and a cluster of necrotizing enterocolitis. Infection 27:234–238
32. Houmeau L, Monfort Gouraud M, Boccara JF, Badoual J (1993) Candida meningitis, in a premature infant, treated with liposomal amphotericin B and flucytosine. Arch Fr Pediatr 50:227–230
33. IMpact-RSV Study Group (1998) Palivizumab, a humanized respiratory syncytial virus monoclonal antibody, reduces hospitalization from respiratory syncytial virus infection in high-risk infants. Pediatrics 102:531–537

34. Jones RN, Neale ML, Beattie B, Westmoreland D, Fox JD (2000) Development and application of a PCR based method including an internal control for diagnosis of congenital cytomegalovirus infection. J Clin Microbiol 38:1–6
35. Kallman J, Ekholm L, Eriksson M, Malmstrom B, Schollin J (1999) Contribution of interleukin-6 in distinguishing between mild respiratory disease and neonatal sepsis in the newborn infant. Acta Paediatr 88:880–884
36. Kamitsuka MD, Nugent NA, Conrad PD, Swanson TN (1995) Candida albicans brain abscesses in a premature infant treated with amphotericin B, flucytosine and fluconazole. Pediatr Infect Dis J 14:329–331
37. Klein JO (1990) From harmless commensal to invasive pathogen: Coagulase-negative staphylococci. N Engl J Med 323:340–341
38. Küster H, Weiss M, Willeitner AE et al. (1998) Interleukin-1 receptor antagonist and interleukin-6 for early diagnosis of neonatal sepsis 2 days before clinical manifestation. Lancet 352:1271–1277
39. Leroyer A, Bedu A, Lombrail P et al. (1997) Prolongation of hospital stay and extra costs due to hospital-acquired infection in a neonatal unit. J Hosp Infect 35:37–45
40. Melville C, Kempley S, Graham J, Berry CL (1996) Early onset systemic Candida infection in extremely preterm neonates. Eur J Pediatr 155:904–906
41. Moffett KS, Berkowitz FE (1997) Quadriplegia complicating Escherichia coli meningitis in a newborn infant: case report and review of 22 cases of spinal cord dysfunction in patients with acute bacterial meningitis. Clin Infect Dis 25:211–214
42. Mouzinho A, Rosenfeld CR, Sanchez PJ, Risser R (1994) Revised reference ranges for circulating neutrophils in very-low-birth-weight neonates. Pediatrics 94:76–82
43. Ng PC, Siu YK, Lewindon PJ, Wong W, Cheung KL, Dawkins R (1994) Congenital candida pneumonia in a preterm infant. J Paediatr Child Health 30:552–554
44. Nigro G, Scholz H, Bartmann U (1994) Ganciclovir therapy for symptomatic congenital cytomegalovirus infection in infants: a two-regimen experience. J Pediatr 124:318–322
45. Odio CM, Faingezicht I, Salas JL, Guevara J, Mohs E, McCracken GH jr (1986) Cefotaxime (CTX) vs. conventional therapy for the treatment of bacterial meningitis in infants and children. Pediatr Infect Dis 5:402–407
46. Ohlsson A, Lacy JB (2000) Intravenous immunoglobulin for preventing infection in preterm and/or low-birth-weight infants. Cochrane Database Syst Rev CD000361
47. Ohlsson A, Lacy JB (2000) Intravenous immunoglobulin for suspected or subsequently proven infection in neonates. Cochrane Database Syst Rev CD001239
48. Outwater KM, Meissner HC, Peterson MB (1988) Ribavirin administration to infants receiving mechanical ventilation. Am J Dis Child 142:512–515
49. Ray CG (1988) Ribavirin: Ambivalence about an antiviral agent. Am J Dis Child 142:488–489
50. Raymond J, Aujard Y (2000) Nosocomial infections in pediatric patients: a European, multicenter prospective study. European Study Group. Infect Control Hosp Epidemiol 21:260–263

51. Remington JS, Klein JO (eds) (2000) Infectious diseases of the fetus and newborn infant, 5th edn. Saunders, Philadelphia
52. Richards MJ, Edwards JR, Culver DH, Gaynes RP (1999) Nosocomial infections in pediatric intensive care units in the United States. National Nosocomial Infections Surveillance System. Pediatrics 103:e39
53. Rinaldi M, Bardelli F, Rampazzo R, Lusuriello P, Messori A (1995) Effectiveness of immunoglobulins for the Prevention of systemic infections: a meta-analysis of 8 clinical studies in premature infants. Clinical Drug Investigation 10:328–336
54. Rodwell RL, Taylor KM, Tudehope DI, Gray PH (1993) Hematologic scoring system in early diagnosis of sepsis in neutropenic newborns. Pediatr Infect Dis J 12:372–376
55. Roilides E, Papachristou F, Gioulekas E, Tsaparidou S, Karatzas N, Sotiriou J, Tsiouris J (1999) Increased urine interleukin-6 concentrations correlate with pyelonephritic changes on 99mTc-dimercaptosuccinic acid scans in neonates with urinary tract infections. J Infect Dis 180:904–907
56. Roizen NJ (1999) Etiology of hearing loss in children. Nongenetic causes. Pediatr Clin North Am 46:49–64
57. Saxen H, Virtanen M, Carlson P et al. (1995) Neonatal Candida parapsilosis outbreak with a high case fatality rate. Pediatr Infect Dis J 14:776–781
58. Schibler KR, Osborne KA, Leung LY, Le TV, Baker SI, Thompson DD (1998) A randomized, placebo-controlled trial of granulocyte colony-stimulating factor administration to newborn infants with neutropenia and clinical signs of early-onset sepsis. Pediatrics 102:6–13
59. Schrag SJ, Zywicki S, Farley MM et al. (2000) Group B streptococcal disease in the era of intrapartum antibiotic prophylaxis. N Engl J Med 342: 15–20
60. Schwarze R, Penk A, Pittrow L (1999) Administration of fluconazole in children below 1 year of age. Mycoses 42:3–16
61. Smith DW, Frankel LR, Mathers LH, Tang ATS, Ariagno RL, Prober CG (1991) A controlled trial of aerosolized ribavirin in infants receiving mechanical ventilation for severe respiratory syncytial virus infection. N Engl J Med 325:24–29
62. Sperling RS, Shapiro DE, Coombs RW et al. (1996) Maternal viral load, zidovudine treatment, and the risk of transmission of human immunodeficiency virus type 1 from mother to infant. Pediatric AIDS Clinical Trials Group Protocol 076 Study Group. N Engl J Med 335:1621–1629
63. Spritzer R, Kamp HJVD, Dzoljic G, Sauer PJJ (1990) Five years of cefotaxime use in a neonatal intensive care unit. Pediatr Infect Dis J 9:92–96
64. Steinlin M, Knecht B, Konu D, Martin E, Boltshauser E (1999) Neonatal Escherichia coli meningitis: spinal adhesions as a late complication. Eur J Pediatr 158:968–970
65. Stoll BJ, Temprosa M, Tyson JE et al. (1999) Dexamethasone therapy increases infection in very low birth weight infants. Pediatrics 104:e63
66. Stronati M, Revello MG, Cerbo RM, Furione M, Rondini G, Gerna G (1995) Ganciclovir therapy of congenital human cytomegalovirus hepatitis. Acta Paediatr 84:340–341
67. Vochem M, Hamprecht K, Jahn G, Speer CP (1998) Transmission of cytomegalovirus to preterm infants through breast milk. Pediatr Infect Dis J 17:53–58

68. Wainer S, Cooper PA, Gouws H, Akierman A (1997) Prospective study of fluconazole therapy in systemic neonatal fungal infection. Pediatr Infect Dis J 16:763–767
69. Wald ER, Bergmann I, Taylor HG, Chiponis D, Porter C, Kubek K (1986) Long-term outcome of group B streptococcal meningitis. Pediatrics 77:217–221
70. Webber S, Wilkinson AR, Lindsell D, Hope PL, Dobson SRM, Isaacs D (1990) Neonatal pneumonia. Arch Dis Child 65:207–211
70a. Weisman LE, Stoll BJ, Kueser TJ et al. (1992) Intravenous immune globulin therapy for early-onset sepsis in premature neonates. J Pediatr 121: 434–443
71. Weitkamp JH, Poets CF, Sievers R et al. (1998) Candida infection in very low birthweight infants: Outcome and nephrotoxicity of treatment with liposomal amphotericin B. Infection 26:11–15
72. Whitley RJ, Cloud G, Gruber W et al. (1997) Ganciclovir treatment of symptomatic congenital cytomegalovirus infection: results of a phase II study. National Institute of Allergy and Infectious Diseases Collaborative Antiviral Study Group. J Infect Dis 175:1080–1086
73. Wilson CB (1986) Immunologic basis for increased suspectibility of the neonate to infection. J Pediatr 108:1–12
74. Wiswell TE, Baumgart S, Gannon CM, Spitzer AR (1995) No lumbar puncture in the evaluation for early neonatal sepsis: will meningitis be missed? Pediatrics 95:803–806
75. Yoon BH, Romero R, Yang SH, Jun JK, Kim IO, Choi JH, Syn HC (1996) Interleukin-6 concentrations in umbilical cord plasma are elevated in neonates with white matter lesions associated with periventricular leukomalacia. Am J Obstet Gynecol 174:1433–1440

20 Aufbau und Organisation einer Neugeborenenintensivstation

M. Obladen

20.1 Strukturelle Voraussetzungen

20.1.1 Regionalisierung

Geht man davon aus, daß 10–12% aller Neugeborenen in eine Kinderklinik verlegt werden müssen [10] und daß etwa ein Viertel davon intensivpflegebedürftig ist, so wären für die Bundesrepublik 70 Neugeborenenintensivstationen erforderlich, von denen jede pro Jahr 300 Kinder zu versorgen hätte. Diese Stationen müssen in engem räumlichen und organisatorischen Verbund mit einer großen Entbindungsabteilung stehen (perinatales Zentrum), in welche aus einem Einzugsgebiet von ca. 10 000 Entbindungen pro Jahr alle Geburten mit erhöhtem Risiko, insbesondere alle Frühgeburten, geleitet werden sollten. Die Ergebnisse dieses „In-utero-Transports" sind der postnatalen Verlegung in eine Kinderklinik weit überlegen [1, 8]. Nur so kann die Anwesenheit des Neonatologen bei der Geburt sichergestellt werden, nur so verliert die Geburt eines Frühgeborenen den Charakter eines Verkehrsunfalls. Tatsache ist jedoch, daß die Risikogeburten in Deutschland an über 1000 Entbindungskliniken mit einer mittleren Geburtenzahl von 720 Geburten pro Jahr stattfinden (nur 20 Kliniken haben über 2000, jedoch 400 Kliniken weniger als 500 Geburten im Jahr) und daß sich Hunderte von Kinderkliniken mit sehr kleinen Intensivstationen um schwerkranke Neugeborene bemühen.

20.1.2 Klinikstruktur

Während in der inneren Medizin 5% und in der Pädiatrie 10% der Patienten Intensivpflege benötigen, sind kranke Neugeborene wegen der Häufigkeit und Schwere der postnatalen Anpassungsstörungen zu 25% Intensivpflegepatienten. Reanimationsdienst, Transportsystem und Schichtdienst stellen hohe Anforderungen an die Mindestgröße der Kinderklinik: Diese sollte wenigstens über 12 Assistenzärzte und 50 Kinderkrankenschwestern verfügen, um die Bürde einer Intensivstation überhaupt verkraften zu können. Weitere unabdingbare Voraussetzungen sind ein leistungsfähiges Labor mit Mikromethoden, fahrbare Geräte für Röntgen, EKG, EEG und Ultraschalldiagnostik und eine mobile Intensivpflegeeinheit (s. S. 52).

20.1.3 Zusammenarbeit

Neonatologie kann nur erfolgreich sein in enger Zusammenarbeit mit der Geburtshilfe, aber auch mit anderen Disziplinen wie Neuropädiatrie, pädiatrischer Kardiologie, Kinderchirurgie, Anästhesiologie usw. (Abb. 20-1). Prinzip sollte dabei sein, Spezialisten und Konsiliarärzte soweit wie möglich ans Bett des Kindes zu holen der Transport kranker Neugeborener (etwa zum Röntgen, MRT, Sonographie) ist der Schwachpunkt im System. Die Vielfalt der für die Behandlung erforderlichen Informationen setzt ferner ein vollständiges, übersichtliches Dokumentationssystem voraus.

20.1.4 Größe der Neugeborenenintensivstation

Die Minimalgröße beträgt 6 Betten, wobei immer künstlich beatmete Neugeborene auf der Station sein sollten: Unterhalb dieser Bettenzahl lohnt sich der Aufwand des Schichtdienstes nicht, nur bei ständiger Übung kann die künstliche Beatmung vom gesamten Personal technisch perfekt durchgeführt werden. Die Maximalgröße ist schwerer anzugeben und stark von Klinikstruktur und Art der Intensivpatienten abhängig.

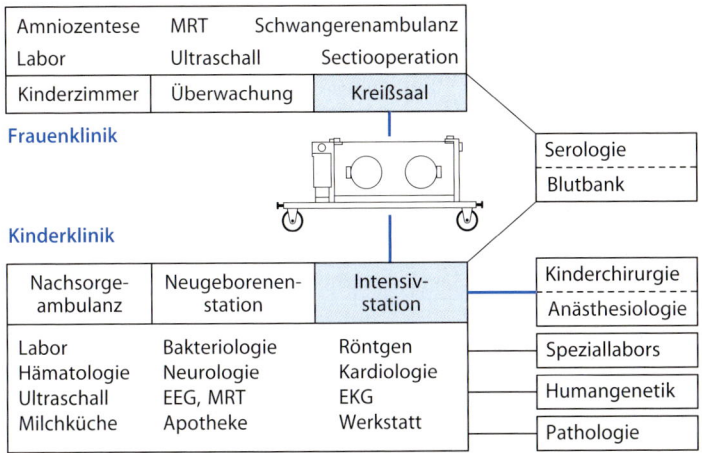

Abb. 20-1. Neugeborenenversorgung: eine Frage der Organisation

20.1.5 Stationsmodelle

Das optimale Organisationsmodell der Neugeborenenintensivpflege hängt stark von Klinikgröße und Ausmaß der erforderlichen Umbaumaßnahmen sowie von gewachsenen Strukturen ab, z.B. davon, ob die Kinderklinik eine oder mehrere Intensivstationen betreiben kann. Die grundsätzliche Alternative lautet: Verbindung mit der Frühgeborenenstation oder mit der pädiatrischen Intensivstation. Letzteres Modell bedeutet eine reine Intensivbehandlungsstation, einen hohen technischen Erfahrungsstand, aber auch hohe psychische Belastung und dementsprechende Fluktuation des Personals. Abbildung 20-2 schematisiert 4 Organisationsmodelle, die sich in der Praxis bewährt haben. Beim Neubau einer Klinik sollte mit allen Mitteln versucht werden, ein perinatales Zentrum zu verwirklichen.

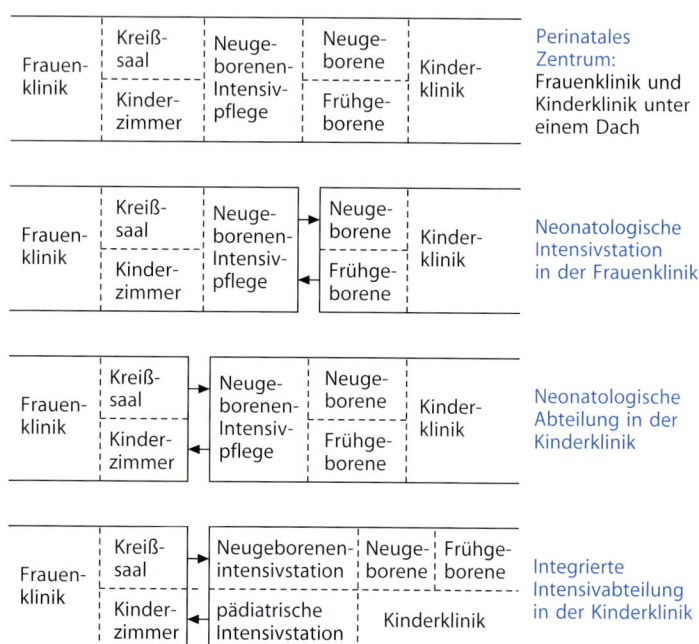

Abb. 20-2. Organisationsmodelle der Neugeborenenintensivpflege

20.2 Personelle Voraussetzungen

20.2.1 Schichtdienst

Intensivpflege bedeutet Versorgung durch geschultes Personal rund um die Uhr. Dies läßt sich auf die Dauer nur durch einen Schichtdienst von Ärzten und Schwestern regeln. Die nächtliche Versorgung der Intensivpatienten durch den ärztlichen Bereitschaftsdienst, der sich möglicherweise beim Auftreten eines Spannungspneumothorax auf einer anderen Station, in der Aufnahme oder im Bett befindet, ist keine Lösung, da sie der definitionsgemäßen Aufgabe einer Intensivpflegestation nicht entspricht. Für die sehr anstrengende Wechselschicht benötigt man wenigstens 5 Ärzte, für einen Dienst mit wochenweise konstanter Schicht wenigstens 6 Ärzte.

20.2.2 Reanimationsdienst

Für Kreißsaal, Reanimations- und Transportdienst benötigt man einen zusätzlichen Bereitschaftsdienst durch einen erfahrenen Arzt und eine Intensivschwester. Dieser Dienst kann keinesfalls aus der laufenden Schicht der Intensivstation entnommen werden, da diese sonst während des möglicherweise mehrstündigen Einsatzes personell unterbesetzt wäre. Offizielle Personalschlüssel für diesen Reanimationsdienst gibt es nicht. Wir vermehren die Zahl der Ärzte um 1, die Schwesternstellen um 2, um die Transportbereitschaft notdürftig zu ermöglichen. In Ballungsgebieten lohnt sich u.U. die Organisation eines überregionalen Neugeborenennotarztdienstes durch eine einzige Klinik.

20.2.3 Anhaltszahlen/Personalschlüssel

Ein Neugeborenes mit Mekoniumaspirationssyndrom oder operierter Zwerchfellhernie beansprucht eine Pflegekraft pro Schicht ganz für sich allein egal wie viele Schwestern die Station hat. Bei der Aufnahme benötigt ein akut krankes Kind häufig 2 Schwestern und 1 Arzt (und den Oberarzt) mehrere Stunden lang. Der objektive Bedarf an Stellen richtet sich dementsprechend einmal nach dem Patientendurchgang der Station, zum anderen danach, wie „intensiv" die Patienten sind. Auf einer Station, auf der mehr als ein Viertel der Kinder technische Atemhilfe benötigt, sollte das Verhältnis Zahl der Pflegekräfte zu Zahl der Patienten nicht unter 3:1 sein. Die meisten Krankenhausträger ignorieren jedoch den großen technischen Fortschritt und den hohen personellen Aufwand, den die Entwicklung der Neugeborenenintensivpflege gerade in den vergangenen Jahren gebracht hat, und rechnen nach wie vor mit den „Anhaltszahlen für die Besetzung der Krankenhäuser mit Pflegekräften" aus dem Jahre 1969 [3]. Wo dies geschieht, muß darauf geachtet werden, daß wenigstens der günstigste Schlüssel angesetzt wird, den diese Zahlen erlauben, und daß er auf die seitdem eingeführte Arbeitszeitverkürzung und den verlängerten Urlaubsanspruch hochgerechnet wird; dafür setzen wir eine Erhöhung um 15% an. Tabelle 20-1 gibt die Anhaltszahlen von 1969 und 1974

Tabelle 20-1. Anhaltszahlen der Deutschen Krankenhausgesellschaft für die Besetzung der Krankenhäuser bezogen auf die Zahl der im Durchschnitt belegten Betten, Schichtdienst und überwiegend nichtzentralisierte Versorgungsdienste

Erscheinungsjahr	Kinder pro Pflegekraft			Kinder pro Arzt		
	1969	1974	1969 + 15%	1969	1974	1969 + 15%
Intensivbehandlung	0,3–0,7	0,43–1,0	0,51	Stets 1 Arzt anwesend	2,0	
Intensivüberwachung	1,0–1,9		1,24		3,0	
Frühgeborenenspezialpflege	1,75	1,19	1,49	15	6,8	12,7
Kranke Neugeborene und Säuglinge	2,5	1,82	2,12	20	12,7	17
Gesunde Neugeborene	3,7	2,61	3,14			

sowie die um 15% korrigierten Zahlen von 1969 für den Bedarf an Pflegekräften und Ärzten wieder. Zu knappe Personalausstattung einer Intensivstation führt zu erhöhter Stationssterblichkeit [11].

20.2.4 Ausbildung

Assistenzärzte sollten nicht im ersten Jahr der Facharztweiterbildung in der Neonatologie eingesetzt werden, sondern müssen mit der technischen Seite der Pädiatrie ebenso wie mit dem Informationsfluß im Krankenhaus vertraut sein. Die unmittelbare Einarbeitung auf der Neugeborenenintensivstation vor der ersten Nachtschicht sollte 4 Wochen nicht unterschreiten. Für die Schwestern sollte evtl. im Verbund mit benachbarten Kliniken ein Kursus für die Weiterbildung zur Fachschwester für Pädiatrie und Intensivmedizin eingerichtet werden. Es hat sich bewährt, außer der leitenden Stationsschwester Funktionsschwestern auszubilden für

- Koordination und Diensteinteilung in den einzelnen Schichten,
- Anleitung und Überwachung von Hygiene und Desinfektion (Hygieneschwester),
- Planung und Koordination der Weiterbildung (Fortbildungsbeauftragte).

20.3 Finanzielle Voraussetzungen

20.3.1 Kosten der Neugeborenenintensivpflege

Neugeborenenintensivmedizin ist teuer. Auf einer 12-Betten-Station entstehen jährliche Kosten von 3 Mio. DM (davon $1/3$ Personalgehälter). Bei überlebenden Frühgeborenen von 24/25/26 Wochen liegen in den USA die Folgekosten bei 294 749/181 062/166 215 US-$ [4]. Derzeit liegt unser Pflegesatz über 1500 DM pro Tag.

20.3.2 Pflegesatz/Fallpauschalen

Diese hohen Kosten kann der Krankenhausträger nur aufbringen, wenn ein ausreichender Pflegesatz für die Gesamtklinik besteht (Mischkalkulation) oder ein gesonderter Pflegesatz für die Neugeborenenintensivbehandlung erhoben wird. Die Umstellung der Krankenhausfinanzierung von Pflegesätzen auf Fallpauschalen („diagnosis related groups"; DRG's) läßt befürchten, daß Qualitätsstandards (Überlebensrate, Behinderungsrate, Komplikationsrate) ebenso wie soziale Aspekte der Neonatologie in den Hintergrund treten.

20.4 Baumaßnahmen

20.4.1 Lage in der Klinik

Bei einem Neubau ist der optimale Ort für die Neugeborenenintensivstation zweifellos die unmittelbare Nähe des Kreißsaals (Abb. 20-3). Wird eine Station durch Umbau in einer Kinderklinik errich-

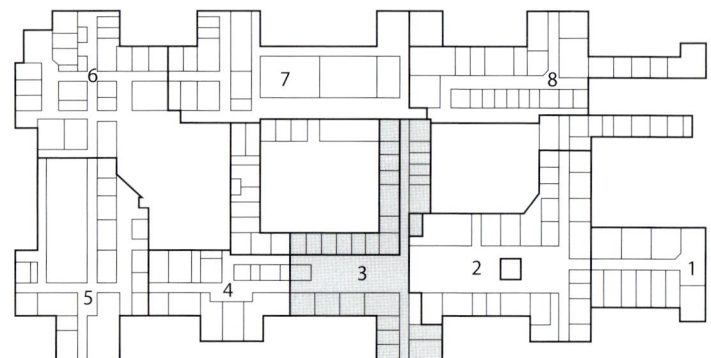

Abb. 20-3. Ebene 1 des Kinder- und Frauenzentrums am Charité-Virchow Klinikum Berlin. 1 Präpartale Pflegestation (15 Betten), 2 Entbindung (6 Kreißsäle, 1 OP), 3 Neugeborenenintensivbehandlung (16 Betten; s. Abb. 20-4), 4 Kinderintensivbehandlung (12 Betten), 5 kinderchirurgischer OP (4 OPs), 6 Funktionsräume Anästhesiologie, 7 gynäkologischer OP (4 OPs), 8 Frauenintensivüberwachung (9 Betten)

tet, so ist der mühelose Zugang von und zu Frühgeborenenstation, Patientenaufnahme und Röntgenabteilung anzustreben. Wo Aufzüge diesen Zugang ermöglichen, ist eine Notfallschaltung einzubauen.

20.4.2 Flächenbedarf und Gliederung

Pro Intensivpflegeplatz müssen 3040 m² zur Verfügung stehen, und zwar jeweils zu einem Drittel für

- Patientenbereiche,
- Personal- und Elternbereiche,
- Funktionsbereiche (Abb. 20-4).

Die Intensivpflege in Einzelboxen ist unübersichtlich, personalaufwendig und für Neugeborene, die in Inkubatoren gepflegt werden, auch von der Hygiene her unnötig. Bewährt haben sich große, helle,

20.4 Baumaßnahmen

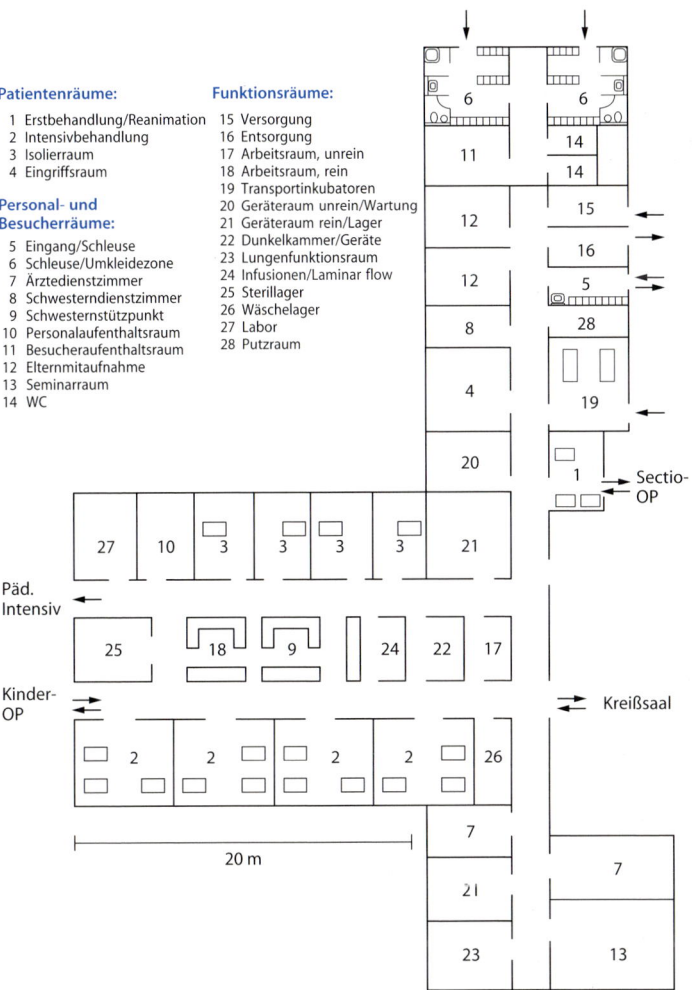

Abb. 20-4. Neugeborenenintensivbehandlungsstation (16 Betten) am Charité-Virchow Klinikum Berlin (s. auch Abb. 20-3)

rundum verglaste Räume für die Pflege von jeweils 46 Kindern. Die Raumaufteilung der Station soll

- Übersichtlichkeit gewährleisten,
- hygienisches Arbeiten erleichtern,
- kurze Laufwege ermöglichen.

Ist die Intensivstation in eine größere neonatologische Station integriert, so hat sich eine Einteilung der *Patientenräume* in folgende Funktionsbereiche bewährt:

1. Isolierraum für Infektionen,
2. Intensivbehandlung (Beatmungsraum),
3. Intensivüberwachung (frisch extubierte Patienten, Physiotherapie, Monitoren),
4. Frühgeborenenspezialpflege (Inkubatoren),
5. Normalpflegeräume.

Im Laufe einer Behandlung wandert etwa ein Frühgeborenes durch die Funktionsbereiche 2, 3 und 4. An den *Personal- und Elternräumen* darf nicht gespart werden, denn gerade diese Räume tragen dazu bei, der Neugeborenenintensivstation eine menschliche Atmosphäre zu geben. Folgende *Personal- und Elternräume* sind notwendig:

1. Schleuse und Umkleideräume für Personal und Besucher,
2. Ärztearbeitsraum,
3. Schwesternarbeitsraum,
4. Bereitschaftsdienstschlafzimmer,
5. Personalaufenthaltsraum/Teeküche,
6. Elternsprechzimmer/Stillzimmer,
7. Elternmitaufnahme- bzw. -schlafzimmer,
8. WCs/Duschen.

Das Fehlen von Räumen für den *technischen Bereich* gab den älteren Intensivstationen häufig ein chaotisches Äußeres. Das Lagern von Geräten auf dem Flur ist auch vom hygienischen Standpunkt her nicht zu vertreten. Folgende *Funktionsräume* sollten geplant werden:

1. Notfallabor (Blutgasanalyse),
2. Lagerräume (Medikamente, Einmalartikel, Wäsche),
3. Geräteraum rein (Lagerraum),
4. Geräteraum unrein (Desinfektion),
5. Stellraum für mobile Intensivpflegeeinheit/Röntgengerät/Sonographiegerät,
6. Infusionenzubereitungsraum (Laminar flow),
7. Putzraum,
8. Dunkelkammer (mit Entwicklungsgerät für Röntgenfilme).

20.4.3 Grundausstattung

Darunter verstehen wir Klimatechnik, elektrische Installationen, Notstrom, Energieschienen, Gase, Beleuchtung, Waschbecken und Fußboden.

Für diese Ausstattung gibt es Normen bzw. Vorschriften aus dem Operationssaalbereich (DIN 100/7), deren kritiklose Anwendung auf den Bau einer Neugeborenenintensivstation die Kosten stark in die Höhe treiben kann. Eine komplizierte Klimaanlage mit Fallstromtechnik und Laminar flow sowie klimatischer Trennung zwischen den einzelnen Räumen erübrigt sich, wenn die Kinder in Inkubatoren liegen. Allerdings muß die Klimaanlage so dimensioniert sein, daß auch im Sommer ein Aufheizen der Räume durch die Inkubatoren nicht erfolgt. Ein elektrisch leitfähiger Fußboden mindert zwar das Risiko eines Stromunfalls für die Patienten, ist jedoch wertlos, wenn alle Geräte auf Gummirollen fahren und das Pflegepersonal sich selbst durch Plastiküberschuhe von diesem Fußboden isoliert. Potentialausgleichsschienen verhindern das Kriechstromrisiko für die Patienten. Eine teure unterbrechungsfreie Ersatzstromanlage kann zwar den einige Sekunden dauernden Stromausfall bis zum Anspringen des Notstromdiesels überbrücken, ist jedoch für die Neugeborenenintensivpflege nicht unbedingt erforderlich. Wichtiger ist es, daß die Deckenbeleuchtung auf den Notstrom geschaltet ist nächtliche Dunkelheit ist das unangenehmste am Stromausfall.

Vorschaltgeräte (Drosseln) der Leuchtstoffröhren sollten außerhalb der Patientenräume montiert sein, da sie als Sender wirken

20 Aufbau und Organisation einer Neugeborenenintensivstation

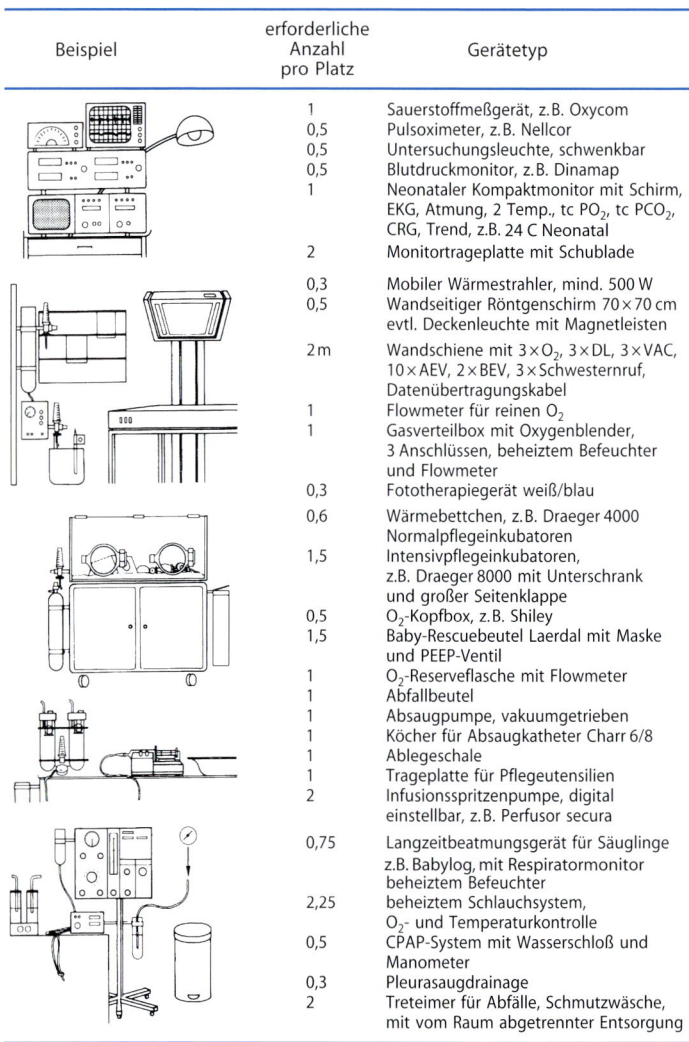

Beispiel	erforderliche Anzahl pro Platz	Gerätetyp
	1	Sauerstoffmeßgerät, z.B. Oxycom
	0,5	Pulsoximeter, z.B. Nellcor
	0,5	Untersuchungsleuchte, schwenkbar
	0,5	Blutdruckmonitor, z.B. Dinamap
	1	Neonataler Kompaktmonitor mit Schirm, EKG, Atmung, 2 Temp., tc PO_2, tc PCO_2, CRG, Trend, z.B. 24 C Neonatal
	2	Monitortrageplatte mit Schublade
	0,3	Mobiler Wärmestrahler, mind. 500 W
	0,5	Wandseitiger Röntgenschirm 70×70 cm evtl. Deckenleuchte mit Magnetleisten
	2 m	Wandschiene mit 3×O_2, 3×DL, 3×VAC, 10×AEV, 2×BEV, 3×Schwesternruf, Datenübertragungskabel
	1	Flowmeter für reinen O_2
	1	Gasverteilbox mit Oxygenblender, 3 Anschlüssen, beheiztem Befeuchter und Flowmeter
	0,3	Fototherapiegerät weiß/blau
	0,6	Wärmebettchen, z.B. Draeger 4000 Normalpflegeinkubatoren
	1,5	Intensivpflegeinkubatoren, z.B. Draeger 8000 mit Unterschrank und großer Seitenklappe
	0,5	O_2-Kopfbox, z.B. Shiley
	1,5	Baby-Rescuebeutel Laerdal mit Maske und PEEP-Ventil
	1	O_2-Reserveflasche mit Flowmeter
	1	Abfallbeutel
	1	Absaugpumpe, vakuumgetrieben
	1	Köcher für Absaugkatheter Charr 6/8
	1	Ablegeschale
	1	Trageplatte für Pflegeutensilien
	2	Infusionsspritzenpumpe, digital einstellbar, z.B. Perfusor secura
	0,75	Langzeitbeatmungsgerät für Säuglinge z.B. Babylog, mit Respiratormonitor beheiztem Befeuchter
	2,25	beheiztem Schlauchsystem, O_2- und Temperaturkontrolle
	0,5	CPAP-System mit Wasserschloß und Manometer
	0,3	Pleurasaugdrainage
	2	Treteimer für Abfälle, Schmutzwäsche, mit vom Raum abgetrennter Entsorgung

Abb. 20-5. Technische Ausstattung eines Neugeborenenintensivpflegeplatzes

und für einen großen Teil der Wechselstromstörungen auf den Monitorschirmen verantwortlich sind. Elektrische Installationen und Gasentnahmedosen werden am besten in genügender Zahl (s. Abb. 20-5) in einer über die ganze Wand reichenden mehrzügigen Energieschiene montiert, die auch mit Normleisten und Monitortrageplatten ausgestattet sein soll. An die Wand montierte, mit Magnetleisten versehene Deckenleuchten ergeben brauchbare bettseitige Röntgenschaukästen. Waschbecken sollten ohne Handbedienung funktionieren, ihre Siphons sollten desinfizierbar sein. Türen, die durch Fußschalter zu öffnen sind, sollen die Keimverschleppung über die Türklinke verhindern, haben sich bei uns wegen ihrer technischen Anfälligkeit jedoch nicht bewährt.

20.4.4 Technische und apparative Ausstattung

Die technische Grundausstattung und der apparative Bedarf eines Intensivpflegeplatzes gehen aus Abb. 20-5 hervor. Die Funktionsfähigkeit des Geräteparks muß regelmäßig überprüft werden (technisches Servicezentrum), sorgsame Lagerung unbenutzter Geräte hilft, technische Defekte zu vermeiden. Reparaturen müssen sofort durchgeführt werden, defekte Geräte dürfen keinesfalls eingesetzt werden.

20.5 Gerätepark und Gerätesicherheit

Die Entwicklung der modernen Neonatologie war begleitet von zunehmendem Einsatz immer komplizierterer medizintechnischer Geräte: Auf einer Neugeborenenintensivstation sind heute bis zu 100 verschiedene Medizingeräte und über 500 verschiedene Pflege- und Einmalartikel im Einsatz, nicht selten werden zur Behandlung eines schwerkranken Kindes gleichzeitig 15 Geräte betrieben. Diese apparative Ausstattung muß vollständig verfügbar und betriebssicher sein und von allen Mitarbeitern in der Bedienung beherrscht werden. Der zunehmende Technisierungsgrad hat mancherorts die Grenzen der Leistungsfähigkeit von Ärzten und Schwestern sichtbar werden lassen und zu einer nur allzu verständlichen Furcht vor der

„seelenlosen Apparatemedizin" geführt. Um so wichtiger ist, daß die emotionale und kommunikative Beziehung zu den Kindern und ihren Eltern im Vordergrund bleibt und daß Ärzte und Schwestern bei souveräner und sicherer Beherrschung der Technik unmißverständlich klar machen, daß es nicht die Werkzeuge, sondern die Menschen sind, die kranke Neugeborene behandeln und pflegen.

20.5.1 Inventar- und Lagerhaltung

Inventarisierung, Lagerhaltung, Bestellungen und Veranlassung von Reparaturen können heute auf einer großen Intensivstation kaum mehr von der Stationsschwester allein bewältigt werden. Folgende Maßnahmen erleichtern die Organisation:

- Erstellung von vollständigen, übersichtlichen Inventarlisten für Medikamente, Einmalartikel, Pflegeutensilien, Formularvordrucke, Geräte und Zubehör, Werkzeug etc.
- Übersichtliches Außenbeschriften von Lagerschränken, Innenbeschriftung mit Inhaltslisten, zuständiger Stelle für Neubestellungen und Angabe der Lieferzeiten.
- Eindeutige Regelung der Verantwortlichkeit für Bestellungen und Reparaturen.
- Genaue Checklisten für sensible Bereiche (Notfallwagen, Reanimationstisch, Transportkoffer etc.) mit Unterschrift nach der Kontrolle.
- Beschäftigung eines Gerätetechnikers oder einer Geräteschwester (Kalibrier- und Wartungsarbeiten, Gerätevisite, Einweisung des Personals etc.).
- Beschäftigung einer Arzthelferin/Stationssekretärin für administrative Arbeiten, Bestellungen, Ordnen der Krankenakten, Telefonate und Dokumentationsaufgaben.
- Zusammenarbeit mit einem technischen Servicezentrum.

20.5.2 Technisches Servicezentrum

Die Einrichtung eines technischen Servicezentrums [2, 6] hat bei uns Gerätefehlfunktionen und Fehlbedienungen deutlich seltener gemacht, bei Ärzten und Schwestern ein höheres Sicherheitsbewußtsein erzeugt und die Ausführung der Vorschriften des Medizinproduktegesetzes (s. S. 526) überhaupt erst ermöglicht. Die Aufgaben des technischen Servicezentrums sind:

- Inspektion und Wartung der Geräte,
- Instandsetzung und Reparaturen,
- Installation und Inbetriebnahme neuer Geräte,
- Entwicklung von Prüfkriterien und -verfahren,
- Anpassung von Geräten,
- Beratung bei Beschaffung,
- Vereinheitlichung des Geräteparks,
- Führung von Instandhaltungskartei und Gerätebüchern,
- Veranlassung und Überwachung des Fremdservice,
- Einweisung und Schulung der Anwender.

Durch vorbeugende Instandhaltung des Geräteparks und Verhinderung von Fehlbedienungen und Fehlinvestitionen trägt das technische Servicezentrum zudem zur Kostendämpfung bei.

20.5.3 Medizinproduktegesetz

Seit 1994 ist in der Bundesrepublik das Medizinproduktegesetz (MPG) in Kraft, dessen dritter Abschnitt die Vorschriften für das Errichten und Betreiben von medizinisch-technischen Geräten enthält [7]. Wegen der großen Bedeutung, die dieses Gesetz sowie die Medizingeräteverordnung für jeden Mitarbeiter einer Neugeborenenintensivstation hat, werden auszugsweise die wichtigsten Passagen wiedergegeben:

(1) Medizinisch-technische Geräte dürfen nur bestimmungsgemäß, nach den Vorschriften dieser Verordnung, den allgemein anerkannten Regeln der Technik sowie den Arbeitsschutz- und

Unfallverhütungsvorschriften errichtet und betrieben werden. Sie dürfen nicht betrieben werden, wenn sie Mängel aufweisen. Medizinisch-technische Geräte der Gruppe 1 dürfen nur betrieben werden, wenn sie der Bauart nach zugelassen sind.

Medizinisch-technische Geräte der Gruppen 1, 3 und 4 dürfen nur von Personen angewendet werden, die aufgrund ihrer Ausbildung oder ihrer Kenntnisse und praktischen Erfahrungen die Gewähr für eine sachgerechte Handhabung bieten.

Der Anwender hat sich vor der Anwendung eines Gerätes der Gruppe 1, 3 oder 4 von der Funktionssicherheit und dem ordnungsgemäßen Zustand des Gerätes zu überzeugen.

Medizinisch-technische Geräte dürfen nur von Personen angewendet werden, die am Gerät unter Berücksichtigung der Gebrauchsanweisung in die sachgerechte Handhabung eingewiesen worden sind.

Für medizinisch-technische Geräte der Gruppe 1 hat der Betreiber ein Gerätebuch zu führen.

(2) In das Gerätebuch sind einzutragen:
1. Zeitpunkt der Funktionsprüfung vor der erstmaligen Inbetriebnahme.
2. Zeitpunkt der Einweisung sowie die Namen der eingewiesenen Personen.
3. Zeitpunkt der Durchführung von vorgeschriebenen sicherheitstechnischen Kontrollen und von Instandhaltungsmaßnahmen.
4. Zeitpunkt, Art und Folgen von Funktionsstörungen und wiederholten gleichartigen Bedienungsfehlern.

Funktionsausfälle oder -störungen an medizinisch-technischen Geräten, die zu einem Personenschaden geführt haben, hat der Betreiber der zuständigen Behörde unverzüglich anzuzeigen.

„Anwender" sind in der Regel Ärzte, Schwestern und anderes Personal, die auf der Intensivstation mit medizinisch-technischen Geräten arbeiten, „Betreiber" ist in der Regel die Verwaltung des Krankenhauses. Es empfiehlt sich, einen Geräteverantwortlichen zu benennen, der die Einhaltung der Vorschriften überwacht und die Einweisungen koordiniert. Die wichtigsten Geräte einer Neugeborenenintensivstation, auf die Medizinproduktegesetz und Medizin-

Tabelle 20-2. Wichtigste sicherheitsrelevante medizinisch-technische Geräte der Neugeborenenintensivpflege und Gruppenzuteilung gemäß MPG [7]

Defibrillatoren	(1)	Wärmestrahler	(3)
Infusionspumpen	(1)	Wärmematten	(3)
Infusionsspritzenpumpen	(1)	Oxygenblender und Flowmeter	(3)
Perfusionspumpen	(1)	Pleurasaugdrainagen	(3)
Beatmungsgeräte	(1)	Sauerstoffmeßgeräte	(3)
Narkosegeräte	(1)	Blutgasanalysatoren	(3)
Inkubatoren	(1)	$tcPO_2$-, $tcPCO_2$-Monitore	(3)
Herzschrittmacher	(2)	Vitalwertmonitore	(3)

geräteverordnung anzuwenden sind, sind in Tabelle 20-2 aufgeführt.

20.6 Organisation des Tagesablaufs

20.6.1 Ärztedienstplan

Jede Intensivstation muß abhängig von Aufgabenbereich und Zahl der Ärzte ihr eigenes Dienstplanmodell finden, um die optimale Form der Patientenbetreuung bei erträglicher und gleichmäßiger Belastung aller Ärzte zu ermöglichen. Im Dienstplan muß eine Regelung für Urlaubszeiten, Krankheitsfälle und für die Einarbeitung neuer Kollegen fest eingebaut sein. Es empfiehlt sich ein Probelauf, über dessen Ergebnis im gesamten Team der Station diskutiert werden sollte. Hauptproblem eines jeden Schichtdienstes ist, Informationsverluste zu verhindern und den Eltern der kranken Kinder konstante Gesprächspartner anzubieten. Tabelle 20-3 zeigt das Beispiel eines Dienstplanmodells mit 7 Assistenten und 1 Oberarzt, die insgesamt 30 Neu- und Frühgeborene (davon 8 Intensivpatienten) inkl. Transportbereitschaft versorgen. Dabei entstehen im Schnitt pro Assistent monatlich 42 Überstunden, die durch Freizeit nicht abgegolten sind und vergütet werden. Der Wechsel aus der Spätschicht über das Wochenende in die Frühschicht vermeidet die bei anderen Dienstplanmodellen gesehene Informationslücke am Montag.

20 Aufbau und Organisation einer Neugeborenenintensivstation

Tabelle 20-3. Dienstplanmodell für 7 Assistenzärzte und 1 Oberarzt, die 30 Neu- und Frühgeborene (darunter 8 Intensivpatienten) sowie den Reanimationsdienst versorgen

Woche von ... bis	Wochenstunden mit Berücksichtigung der Pausen	1	2	3	4	5
Intensiv-Frühschicht 7.30–16, Wochenende frei	40	Dr.A	Dr.B	Dr.F	Dr.E	Dr.D
Intensiv-Spätschicht 14–22.30, Wochenende 8–20	63	Dr.B	Dr.F	Dr.E	Dr.C	Dr.A
Intensiv geteilter Dienst 8–13, 16–19, Wochenende frei	40	Dr.C	Dr.C	Dr.C	–	–
Frühgeb.-Station 8–16.30 Wochenende 8–13 + Transportbereitschaft (12,5%)	50 +15 Mehrarbeit	Dr.D	Dr.A	Dr.B	Dr.F	Dr.E
Frühgeb.-Station Zweitarzt/Einarbeitung 9–17.30 Wochenende frei	40	Dr.G	Dr.G	Dr.G	Dr.G	Dr.G
Intensiv-Nachtschicht 21–9, Wochenende 19.30–8.30	82	Dr.E	Dr.D	Dr.A	Dr.B	Dr.F
Nachtdienstfrei	40	Dr.F	Dr.E	Dr.D	Dr.A	Dr.B
Urlaub		–	–	–	Dr.D	Dr.D
Oberarztdienst						

Die Stationsroutine ist dabei wie folgt organisiert: In der *Frühschicht* werden alle Kinder untersucht, Visiten gemacht, Verordnungen festgelegt, Entlassung und Verlegung geplant, hier erfolgt auch Unterricht und die Einarbeitung neuer Kollegen. In der *Spätschicht* werden Konsiliar- und Elterngespräche geführt (selbstverständlich dürfen die Eltern ihre Kinder ganztägig besuchen), Entlassungen vorgenommen, abendliche Blutabnahmen gemacht, Epikrisen diktiert. Der *geteilte Dienst der Intensivstation* dient zur doppelten Besetzung in den Zeiten erhöhten Arbeitsanfalls. Diese Funktion wird in Urlaubszeiten aufgegeben. In der *Nachtschicht* werden die morgens zu extubierenden Kinder trainiert, Verläufe und Epikrisen diktiert, Infusionspläne und Verordnungsbögen soweit wie möglich erstellt, am Ende der Nachtschicht werden die gesamten morgendlichen Routineblutentnahmen vorgenommen. Der *zweifache Dienst der Frühgeborenenstation* (auf der keine Intensivpatienten liegen) versieht dort alle ärztlichen Aufgaben und nimmt zusätzlich die Transportbereitschaft wahr. Die doppelte Besetzung soll die Einarbeitung neuer Kollegen ermöglichen.

20.6.2 Information und Dokumentation

Während der Entwicklungsgeschichte einer Neugeborenenintensivstation kann man beobachten, wie sich die Hauptursachen ärztlichen Fehlverhaltens verschieben: Anfangs ist es mangelnde Erfahrung, später Arbeitsüberlastung, zuletzt Informationsverlust, gerade bei personell gut ausgestatteten Stationen.

Aktuelle Verläufe, Untersuchungsergebnisse und Behandlungspläne müssen bei einer vollständigen, zwischen allen Schichten vorzunehmenden Übergabevisite weitergegeben werden. Eine solche Übergabe dauert wenn ungestört bei 6 Intensivpatienten wenigstens eine halbe Stunde und muß vom Dienstplan her vorgesehen sein. Selbstverständlich müssen alle ärztlichen Verordnungen schriftlich erfolgen, ihre Ausführung von den Schwestern gegengezeichnet werden. Ebenso sollten täglich der Untersuchungsbefund und das geplante weitere Vorgehen dokumentiert werden. Die tägliche Visite darf keinesfalls im konventionellen Stil nur mit Stationsschwester und Visitenbuch geführt werden, sondern muß die das Kind pflegende Schwester sowie deren schriftliche Verlaufsbeobachtungen mit einbeziehen. Alle für das Kind relevanten Informationen, die in Kurve, Untersuchungsbögen, Beatmungsblättern, Monitorregistrierstreifen, Visitenbüchern, Übergabe- und Notizzetteln in Kitteltaschen, Röntgenbildern, Laborzetteln, Bakteriologieberichten usw. verstreut sein können, müssen an einer einzigen Stelle zusammengefaßt werden, und zwar in der Krankenakte am Bett des Kindes. Auch Konsiliaruntersuchungen und ausführliche Elterngespräche müssen schriftlich fixiert und dem ganzen Team zugänglich sein.

20.6.3 Konferenz/Staff-meeting

Regelmäßig trifft sich das gesamte Team und bespricht Zwischenfälle, sterbende oder verstorbene und besonders problematische Patienten. Es werden der gegenwärtige Stand (Stationsletalität, regionale Mortalität) bestimmt, neue Behandlungsverfahren diskutiert und nach organisatorischen Verbesserungsmöglichkeiten gesucht. Eine solche Konferenz kann gemeinsam mit den Geburtshelfern stattfinden (z.B. Morbiditätskonferenz) und auch überregional (z.B. Letalitätskonferenz) und trägt dazu bei, die Zusammenarbeit zu verbessern. Es ist wichtig, daß als Stil solcher Besprechungen nicht die Suche nach dem „Schuldigen", sondern die gemeinsame Verantwortung einer solidarischen Arbeitsgruppe angestrebt wird.

20.7 Katastrophenplan

Der unvorhergesehene Ausfall einer gesamten Intensivstation (etwa durch Brand, Wasserrohrbruch, Defekt von Strom-, Sauerstoff- oder Heizungsanlage) ist der Alptraum jedes Neonatologen. Nur wenn alle Mitarbeiter gedanklich darauf vorbereitet sind, kann der resultierende Schaden für die Patienten in Grenzen gehalten werden. Insbesondere wenn die Station evakuiert werden muß, ist durchdachtes und rasches Handeln erforderlich.

20.7.1 Brandverhütung

Flure und Treppenhäuser frei halten, Rauchen und offenes Feuer verboten. Defekte Elektrogeräte (Kabelanschlüsse!) sofort außer Betrieb nehmen. Lagerhaltung brennbarer Flüssigkeiten (Desinfektionsmittel!) auf erforderliches Minimum beschränken. Bei Verwendung von Narkosegasen nur bauartgeeignete elektrische Geräte ohne Schaltfunken einsetzen, Wärmestrahler nicht unnötig brennen lassen, auf Entfernung zu entzündbaren Gegenständen achten. Kein „Abflammen" von Bakterienkulturgefäßen!

20.7.2 Brandschutz

Jeder Mitarbeiter sollte informiert sein über Fluchtwege, nächsten Feuermelder, nächsten Handfeuerlöscher und seine Bedienung, nächsten Hydranten (Schlauchanschluß), Feuerwehrnotruf Nr. 112. Aufzüge dürfen im Brandfall nicht benutzt werden.

20.7.3 Verhalten im Katastrophenfall

Ruhe und Besonnenheit bewahren. Menschenrettung geht vor Brandbekämpfung bzw. Wasserentfernung! Beutelbeatmung bei Ausfall der Respiratoren. Reserve-O_2-Flaschen bei Ausfall der O_2-Anlage. Eventuell „Umsteigen" auf Transportinkubatoren mit Zwillingsbeatmungssystem. Bei Kabelbrand Strom abschalten.

Bei Überschwemmung Steckdosen und Kabel vom Boden entfernen. Handfeuerlöschgeräte erst im Brandbereich betriebsbereit machen. Brand von unten bekämpfen. Bei Verqualmung auf dem Boden kriechen. Nach Feuerausbruch Aufzüge nicht mehr benutzen. Türen und Fenster geschlossen halten.

20.7.4 Alarmierungsplan

Zum Herbeischaffen von Hilfe Benachrichtigung in folgender Reihenfolge:

1. Klinikpforte (technische Rufbereitschaft benachrichtigen lassen),
2. Feuerwehr 112 (nach Eintreffen der Feuerwehr alle Aktionen mit dieser koordinieren),
3. Abteilungsleiter/Oberarzt der Intensivstation,
4. Chefarzt der Klinik,
6. alle diensthabenden Ärzte bzw. sonstige erreichbaren Ärzte,
7. Verwaltungsdirektor,
8. Eltern betroffener Kinder.

20.7.5 Evakuierungsplan

Es muß nach individuellen Gegebenheiten entschieden werden. Prinzip: Die der Gefahrenstelle nächsten Patienten müssen als erste evakuiert werden. Wegen des technischen Aufwands ist die eventuelle Evakuierung der Intensivstation frühzeitig zu bedenken. Kein Perfektionismus! Patienten mit Namensschild kennzeichnen! Krankenakte mitnehmen!

- ▶ Nicht intensivbehandlungsbedürftige Neugeborene werden in die benachbarte Frauenklinik verlegt (Mehrfachsteckdosen mitnehmen): Chefarzt und diensthabenden Oberarzt benachrichtigen. Verlegung der Kinder in Silberfolie und Kissen bzw. zu zweit in Transportinkubatoren.
- ▶ Für die Verlegung der künstlich beatmeten Kinder benachbarte Intensivstationen mit Abholdienst anrufen. Transport jeweils zu zweit mit Zwillingsbeatmungssystem.
- ▶ Falls Errichtung einer Ausweichintensivstation erforderlich, Pflegeinkubatoren, Respiratoren, Monitoren, Mehrfachsteckdosen und Gasanschlußadapter (z.B. Dräger/Medap) mitnehmen.

Literatur

1. Anderson CL, Aladjem S, Ayuste O, Caldwell C, Ismail M (1981) Analysis of maternal transport within a suburban metropolitan region. Am J Obstet Gynecol 140:499–504
2. Deutsche Forschungs- und Versuchsanstalt für Luft- und Raumfahrt e.V. (DFVLR) (1984) Modellversuch Technische Servicezentren in Krankenhäusern. Abschlußbericht zur Begleituntersuchung. Band A-1/2, Köln
3. Deutsche Krankenhausgesellschaft (1974) Anhaltszahlen für die Besetzung der Krankenhäuser mit Pflegekräften und Ärzten. Das Krankenhaus 10:420–428
4. Kilpatrick SJ, Schlueter MA, Piecuch R, Leonard CH, Rogido M, Sola A (1997) Outcome of infants born at 24–26 weeks' gestation: I. Survival and cost. Obstet Gynecol 90:803–808
5. Kjellmer I (1981) The secret of low newborn and infant mortality rates in Sweden. Symposium on newborn mortality, Tübingen
6. Kreysch W (1983) Die Technischen Service-Zentren in der Bundesrepublik. Med Techn Dialog 5:18
7. Medizinproduktegesetz MPG (1994) Bundesgesetzblatt I. 1963–1984
8. Modanlou HD, Dorchester W, Freeman RK, Rommel C (1980) Perinatal transport to a regional perinatal center in a metropolitan area. Maternal vs. neonatal transport. Am J Obstet Gynecol 138:1157–1164
9. Obladen M, Loewenich V von (1990) Modelle der Versorgung von Frühgeborenen und kranken Neugeborenen eine Strukturanalyse. Mschr Kinderheilkd 138:637–642
10. Selbmann KH, Brach M, Elser H, Holzmann K, Johannigmann J, Riegel K (1980) Münchener Perinatal-Studie 1975–1977: Daten, Ergebnisse, Perspektiven. Deutscher Ärzte Verlag, Köln
11. Tarnow-Mordi WO, Hau C, Warden A, Shearer AJ (2000) Hospital mortality in relation to staff workload: a 4-year study in an adult intensive care unit. Lancet 356:185–189

21 Ergebnisse der Neugeborenenintensivpflege

M. Obladen

21.1 Neugeborenensterblichkeit

21.1.1 Mortalitätsdefinitionen

Mortalität ist die Sterblichkeit in einer Population, im vorliegenden Fall in einer bestimmten Altersgruppe. Seit 1977 sind die Definitionen von der Weltgesundheitsorganisation international verbindlich und einheitlich festgelegt [40]:

- **Neonatale Sterblichkeit.** In den ersten 28 Lebenstagen Gestorbene je 1000 Lebendgeborene.

  ▶ *Neonatale Frühsterblichkeit:* In den ersten 7 Lebenstagen Gestorbene je 1000 Lebendgeborene.
  ▶ *Neonatale Spätsterblichkeit:* Vom 8. bis 28. Lebenstag Gestorbene je 1000 Lebendgeborene.

- **Säuglingssterbeziffer.** Im 1. Lebensjahr Gestorbene je 1000 Lebendgeborene.

- **Perinatale Sterblichkeit.** Vor und während der Geburt und in den ersten 7 Tagen nach der Geburt Gestorbene oder: Totgeborene und in den ersten 7 Tagen Gestorbene je 1000 Lebend- und Totgeborene.

- **Fetoinfantile Sterblichkeit.** Im 1. Lebensjahr Gestorbene und Totgeborene, je 1000 Lebend- und Totgeborene.

21 Ergebnisse der Neugeborenenintensivpflege

Tabelle 21-1. Perinatale, neonatale und Säuglingssterblichkeit im internationalen Vergleich (je 1000 Geburten)

Land	1980 perinatal	1980 neonatal	1990 Säuglinge	1990 perinatal	1990 neonatal	1990 Säuglinge	1998 perinatal	1998 neonatal	1998 Säuglinge
BRD	11,6	7,8	12,6	6,0	3,5	7,0	6,2	2,8	4,7
DDR	13,5	8,6	12,7	7,9	4,7	7,6			
Belgien	14,1	7,5	12,1	8,9	4,2	8,0			5,6
Bulgarien	15,2	10,4	20,2			14,8			15,1
CSSR	16,3	12,3	18,4	7,8	7,9	11,3			
Tschechien								3,6	5,9
Slowakei								5,1	8,3
Dänemark	8,9	5,6	8,4	8,3	4,5	7,0	4,7	4,1	4,5
Finnland	8,4	5,1	7,6	7,1	3,7	5,6	8,0	2,6	5,1
Frankreich	12,9	5,8	10,0	8,3	3,6	7,3	5,1	3,0	4,7
Griechenland	20,3	13,9	17,9	11,9	6,5	9,7	7,0	4,9	6,8
Großbritannien	13,4	7,7	12,1	8,1	4,5	7,9	9,5	4,6	5,6
Irland	14,8	6,7	11,1	10,1	4,8	7,9	8,7[a]	4,6	5,6
Italien	17,8	11,3	14,6	10,2	6,2	8,2	9,1	3,7	6,2
Luxemburg	9,8	5,3	11,5	6,9	4,3	8,0	7,1[a]	4,6	5,3
Niederlande	11,1	5,7	8,6	9,6	4,8	7,3	6,9	2,1	5,0
Norwegen	11,1	5,1	8,1	9,5	3,9	7,1	7,9	3,7	5,0
Österreich	14,3	9,4	14,3	6,9	4,5	7,0	6,5[a]	2,5	4,0
Polen	16,9	13,3	21,3			7,9	6,4	3,2	4,9
Portugal	26,1	15,5	24,3	14,3	7,0	15,9			9,5
Rumänien	15,2	11,2	29,3	14	9,5	11,0	7,2	4,1	6,0
Schweden	8,6	5,1	6,9	6,5	3,5	5,6	12,6	9,4	22,0
Schweiz	9,5	5,9	9,1	7,7	3,8	6,8	5,4	2,4	3,5
Spanien	14,4	8,5	12,3	7,6	5,0	7,6	6,9	3,4	4,4
Türkei			92,1			67,0	6,4[a]	3,5	5,7
Ungarn	23,1	17,8	23,1		6,4	14,8	6,9	3,9	35,8
									8,9
Kanada	10,9	6,6	11,0	7,9	4,5	6,3	7,2	3,9	5,5
USA	14,2	83	12,5	7,5	5,8	9,2	6,9[a]	4,8[a]	6,6
Australien				11,0	4,5		8,3	3,0	5,0

[a] 1996

21.1.2 Internationaler Vergleich

Neugeborenen- und Säuglingssterblichkeit sind ein Maß für die Qualität der prä-, peri- und postnatalen Versorgung des Fetus und Neugeborenen. Tabelle 21-1 zeigt einen Vergleich europäischer Länder. Daraus geht hervor, daß in den letzten 18 Jahren in den meisten Ländern bedeutende Fortschritte erzielt wurden. Die Tabelle zeigt weiter die seit Jahrzehnten unveränderte Spitzenposition der skandinavischen Länder und der Schweiz. Die Leistungsfähigkeit einzelner Perinatalzentren kann in internationalen Netzwerken ermittelt werden, wobei neben dem Grad der Unreife die Schwere der Erkrankung des Kindes berücksichtigt wird [15, 34].

21.1.3 Situation in der Bundesrepublik Deutschland

Abbildung 21-1 zeigt den Verlauf von Neugeborenen- und Säuglingssterblichkeit in der Bundesrepublik Deutschland während der

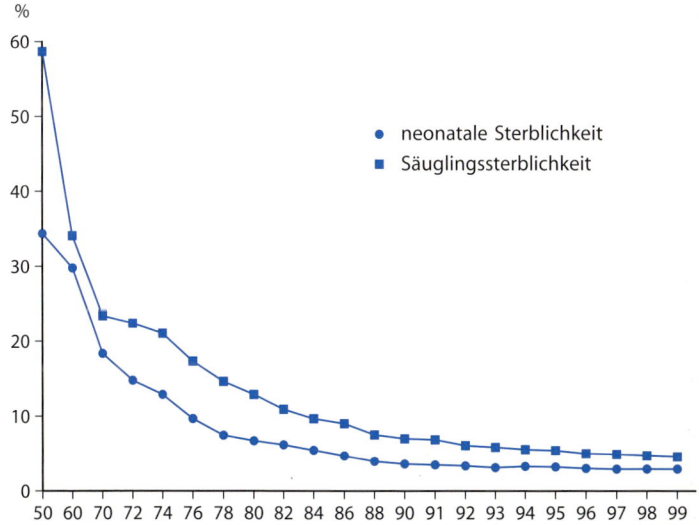

Abb. 21-1. Neugeborenensterblichkeit (Kreise) und Säuglingssterblichkeit (Quadrate) pro 1000 Lebendgeborene in der Bundesrepublik Deutschland (bis 1990: alte Bundesländer), Entwicklung während der letzten 50 Jahre

21 Ergebnisse der Neugeborenenintensivpflege

Tabelle 21-2. Säuglingssterblichkeit im Bundesländervergleich, pro 1000 Lebendgeborene (1999) [31]

Bundesland	Lebendgeborene	Frühsterblichkeit (1.–7. Tag)	Spätsterblichkeit (8.–28. Tag)	Nachsterblichkeit (2.–12. Monat)	Säuglingssterblichkeit
Baden-Württemberg	107.973	2,1	0,6	1,5	4,3
Bayern	123.244	2,2	0,6	1,4	4,2
Berlin	29.856	1,8	0,5	2,1	4,4
davon: Berlin-Ost	9.724	1,6	0,4	2,3	4,4
Berlin-West	20.132	1,9	0,5	2,0	4,5
Brandenburg	17.928	1,4	0,5	1,5	3,4
Bremen	6.096	1,3	0,2	1,6	3,1
Hamburg	16.034	2,5	0,6	1,4	4,5
Hessen	58.996	2,0	0,7	1,8	4,5
Mecklenburg-Vorpommern	12.589	2,4	1,1	1,4	4,9
Niedersachsen	80.483	2,7	0,7	1,9	5,3
Nordrhein-Westfalen	176.578	2,3	0,8	1,8	4,8
Rheinland-Pfalz	38.190	2,3	0,5	1,8	4,6
Saarland	8.941	3,1	0,7	1,8	5,6
Sachsen	31.383	2,1	0,6	1,5	4,2
Sachsen-Anhalt	18.176	1,9	0,6	1,4	3,9
Schleswig-Holstein	27.351	1,4	0,5	1,7	3,5
Thüringen	16.926	2,0	1,1	2,1	5,2
Deutschland, davon:	**770.744**	**2,2**	**0,7**	**1,7**	**4,5**
Früh. Bundesgebiet	664.018	2,2	0,7	1,7	4,6
Neue Länder u. Berlin-Ost	106.726	1,9	0,7	1,6	4,3

letzten 50 Jahre. Der Rückgang der Säuglingssterblichkeit ist ausschließlich auf eine dramatische Senkung der Neugeborenensterblichkeit zurückzuführen; die Nachsterblichkeit blieb mit etwa 4 pro 1000 Lebendgeborene konstant. Tabelle 21-2 zeigt die aktuellen Ergebnisse in Deutschland: Überdurchschnittlich hoch ist die Sterblichkeit in Saarland, Thüringen, Niedersachsen und Mecklenburg-Vorpommern.

Die wichtigste Ursache regional hoher Mortalität ist das Fehlen einer Regionalisierung, d. h. der Bildung von personell und apparativ gut ausgestatteten Perinatalzentren, in denen Risikoschwangere betreut und schwerkranke Neugeborene behandelt werden.

21.1.4 Letalität

Letalität ist die Sterblichkeit bezogen auf eine Diagnose bzw. eine Gruppe von Patienten an einer Klinik. Um korrekte und realistische Überlebensraten sehr untergewichtiger Frühgeborener zu erhalten, müssen diese auf Lebendgeborene, nicht auf Aufnahmen in die Neonatologie bezogen werden. Die Überlebensrate betrug bis zum Alter von 6 Monaten in den Geburtsjahrgängen 1988–1991 für die Schwangerschaftswochen 23, 24, 25 und 26 jeweils 15, 40, 60 und 70% [2, 12, 41, 42] und dürfte derzeit noch höher liegen. Hypotrophe Frühgeborene haben höhere Letalitäts- und Behinderungsraten als eutrophe [19]. Bei Frühgeborenen von 500–750 g Geburtsgewicht beträgt die Sterblichkeit 40–60%, die Rate bleibender Behinderungen unter den Überlebenden 11–19% [42]. Mädchen haben infolge früherer Lungenreifung nach chronischem intrauterinen Streß eine höhere Überlebensrate als Knaben.

21.2 Zerebrale Behinderung

21.2.1 Häufigkeit

Etwa 5% der gesamten Bevölkerung weisen eine frühkindliche zerebrale oder intellektuelle Behinderung auf. Eine solche Behinderung kann vor, während oder nach der Geburt entstehen. Als vor 30 Jahren mit der Einführung der Neugeborenenintensivpflege zunehmend schwerkranke Kinder überlebten, wurde vielfach die Befürchtung geäußert, daß die gestiegene Überlebenschance mit einer Anhäufung von Behinderten unter den Überlebenden erkauft werde. Diese Annahme hat sich bei zahlreichen Nachuntersuchungen weltweit als unrichtig erwiesen.

Zur Spätprognose von Frühgeborenen gibt es mehr Publikationen als zu jedem anderen Thema der Neonatologie. Escobar et al. [11] haben 1136 solche Studien ausgewertet. Die meisten haben jedoch selektierte Frühgeborenengruppen nachuntersucht oder die Bezugspopulation nicht angegeben, erstaunlich oft blieben die bei Frühgeborenen häufigen sozialen Begleitvariablen unberücksichtigt. Niedriger sozioökonomischer Status ist jedoch der wichtigste Risikofaktor für ein schlechtes Ergebnis [24]. Ereignisse in der Neonatalperiode korrelieren dagegen kaum mit der Langzeitprognose [35]. Die Ergebnisse von Nachuntersuchungen an Frühgeborenen, die vor der Surfactant-Ära (1988) behandelt wurden, haben heute keine Relevanz mehr [6].

Durch unscharfe Definition „minimaler" zerebraler Dysfunktion und „beeinträchtigter" geistiger Fähigkeit läßt sich die Häufigkeit schwerer Probleme oft kaum angeben. Im Alter von 2 Jahren finden sich häufig verdächtige Befunde, die bei der Einschulung nicht mehr nachweisbar sind [37]. Intelligenzdefekte und Verhaltensauffälligkeiten fallen dagegen erst später auf. Frühe Physiotherapie (Bobath, Vojta) mindert Häufigkeit und Schweregrad der Zerebralparese nicht [36].

Derzeit liegt die Gesamtrate größerer Behinderungen, bezogen auf eine Population lebend entlassener Frühgeborener von *500–1500 g* Geburtsgewicht, zum Zeitpunkt der Einschulung zwischen 6 und 12% [11, 24, 27, 41]. Auch bei Kindern mit einem Geburtsgewicht *unter 1000 g* hat sich die Rate schwerer Behinderungen deutlich vermindert und liegt heute unter 20% [37, 38]. Dabei werden in den unterschiedlichen Studien Zerebralparesen bei 2–9%, Sehbehinderung bei 2–18% [39], Hörbehinderung bei 2–14% und hyperaktive Verhaltensanomalien sowie Schulschwierigkeiten bei 20–40% der Kinder berichtet [23]. Ehemalige Frühgeborene mit *bronchopulmonaler Dysplasie* haben im Alter von 8 Jahren, wiederum stark abhängig vom sozioökonomischen Status, dabei die höchste Morbidität [30]. Prädiktoren einer schlechten Langzeitprognose sind intrakranielle Blutung Grad 3–4 sowie periventrikuläre Leukomalazie [27, 32].

Schlechter als für Unreife ist die Prognose für die *Asphyxie,* für welche allerdings eine klare Definition fehlt [20].

Die statistischen Angaben erlauben nicht, das Schicksal des einzelnen Kindes vorherzusagen, und sie sollten nicht vergessen lassen, daß dieses hochgradig von ererbten Fähigkeiten, sozialem Umfeld und Förderung in Familie und Schule abhängen wird.

21.2.2 Hörschäden

Bei bis zu 10% der Frühgeborenen unter 1500 g und bei bis zu 17% der Kinder mit Neugeborenenkrämpfen ist später das Hörvermögen beeinträchtigt [38]. Bei der Pathogenese des bilateralen sensorineuralen Hörverlusts wirken Hyperbilirubinämie, Hypoxie und Medikamententoxizität (Gentamicin, Furosemid) mit. Bei einem Teil der Kinder können Schädigungen des Gehirns oder des Gehörs durch Ableitung der akustisch evozierten Potentiale schon in der Neugeborenenperiode erkannt werden [8], wodurch die audiologische Nachuntersuchung jedoch nicht überflüssig wird – Risikofaktoren für eine frühkindliche Hörstörung nennt Tabelle 21-3.

21.2.3 Entstehung der perinatalen Gehirnschädigung

Schlüsselfaktoren sind Unreife, Inflammation, Geburtsasphyxie und Plazentainsuffizienz (Abb. 21-2). Von den zahlreichen zur Gehirnschädigung führenden Faktoren sind heute lediglich Infektion und PVL nur in begrenztem Umfang zu verhindern. Alle anderen Faktoren wie Hirnblutung, Hypothermie, Hypoxie, Azidose, Schock und Hypoglykämie können durch pränatale Überwachung, adäquate Reanimation, optimierten Transport und Neugeborenenintensivmedizin vermieden oder frühzeitig behandelt werden. Die lückenlose Überwachung und Behandlung des gefährdeten Neugeborenen trägt damit wesentlich zur Vermeidung perinataler Hirnschäden bei.

Tabelle 21-3. Risikofaktoren für eine frühkindliche Hörstörung. (Nach [16])

1. **Geburtsgewicht <1500 g oder Gestationsalter <33 Wochen**

2. **Hirnschädigung**
   - Hypoxisch-ischämische Läsion (Sonogramm)
   - Intrakranielle Blutung (Sonogramm)
   - Krampfanfälle
   - Infektion (Meningitis)
   - Neonataler Opiatentzug

3. **Innenohrschädigung**
   - Innenohrblutung
   - Hyperbilirubinämie (wenn Blutaustauschkriterien erfüllt)
   - Ototoxische Medikamente (Aminoglykoside, Diuretika)
   - Vertikale Infektionen (CMV, Röteln, Toxoplasmose)
   - Persistierende pulmonale Hypertension (s. S. 240)
   - Akzidentelle Hyperventilation mit pH ≥7,50

4. **Fehlbildung (Ohr, Gaumen, Gesicht)**

5. **Familienanamnese mit frühkindlichem Hörverlust**

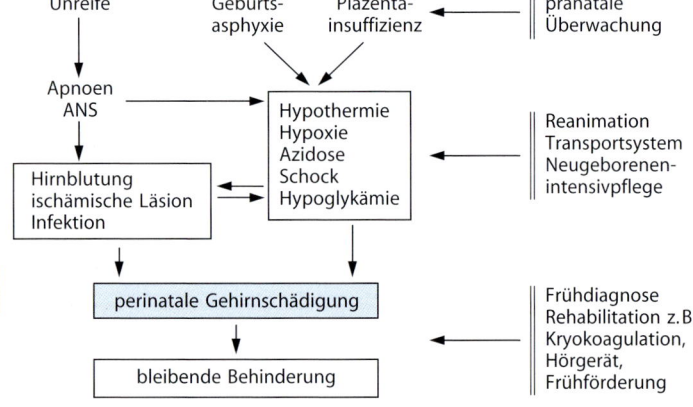

Abb. 21-2. Pathogenese (links) und Prävention (rechts) der perinatalen Gehirnschädigung

21.3 Nachuntersuchung

21.3.1 Zeitpunkt

Der überwiegende Teil der Neugeborenen einer Intensivpflegestation entwickelt sich völlig normal. Es ist nicht gerechtfertigt, die bei den Eltern stets bestehenden Ängste um die zukünftige Entwicklung des Kindes zu vertiefen oder gar diese Kinder im Sinne einer sich selbst erfüllenden Prophezeiung [9] auf Jahre zu „Risikokindern" zu stempeln. Jedoch ist in jedem Falle eine sorgfältige entwicklungsneurologische Untersuchung ratsam [33]. Eine früh erkannte neurologische Auffälligkeit hat nicht immer eine bleibende Behinderung zur Folge, sondern bildet sich häufig bis zum 5. Lebensjahr spontan zurück [18, 37]. Bei diesem Verschwinden von neurologischen Auffälligkeiten scheint eine frühzeitig durchgeführte krankengymnastische Übungsbehandlung keine Rolle zu spielen [28, 36]. Wegen der Unzuverlässigkeit und Altersabhängigkeit der Nachuntersuchungsergebnisse sollte alles daran gesetzt werden, eine zerebrale Beeinträchtigung bereits in der Neugeborenenperiode zu diagnostizieren bzw. auszuschließen.

21.3.2 Untersuchungsgang

- **Entwicklungsanamnese.** Saug- und Schluckschwierigkeiten, Schlaf- und Atemstörungen, schrilles Schreien, Steifheit, Schlaffheit, asymmetrische Körperhaltung, Seitendifferenzen beim Greifen und Strampeln, Wickelschwierigkeiten, Toleranz der Bauchlage, konstant geschlossene Fäuste, Entwicklungsrückstand.

- **Ultraschalluntersuchung** (s. S. 374). Zur Erkennung von intraventrikulärer Blutung, posthämorrhagischem Hydrozephalus und periventrikulärer Leukomalazie. Bei Kindern <1500 g obligat am 1., 3.–7., 28.–30. Lebenstag und vor der Entlassung. Bei allen anderen kranken Neugeborenen je nach klinischen Indikatoren.

- **Augenhintergrund** (s. S. 113). Zur Erkennung der Frühgeborenenretinopathie. Obligat bei allen Kindern <1500 g Geburtsgewicht und nach jeder O_2-Therapie über 6 h Dauer.

- **Akustisch evozierte Potentiale.** Zur Beurteilung von sensorineuralen Hörschäden (s. Tabelle 21-3), insbesondere nach schwerer Hyperbilirubinämie, Asphyxie und Behandlung mit Aminoglykosiden oder Diuretika und bei allen Kindern <1000 g [8, 16]. Untersuchung vor Entlassung.

- **Neonataler Neurostatus** (s. S. 371). Obligat vor Entlassung des Kindes, am besten mit einem standardisierten Untersuchungsprogramm, etwa dem Untersuchungsbogen nach Thompson (s. S. 372).

Merke: Bei normalem Neurostatus und unauffälligem Ultraschallbefund am errechneten Termin beträgt auch bei sehr unreifen Frühgeborenen die Wahrscheinlichkeit einer normalen Entwicklung 98% [33].

- **Entwicklungsneurologische Nachuntersuchung.** Frühestens nach dem Verschwinden tonischer Reflexe, also beim reifen Kind mit 4 Monaten, beim Frühgeborenen 4 Monate nach dem errechneten Termin. Als auffällig bzw. kontrollbedürftig gelten: Bestehenbleiben tonischer Reflexaktivität, abnormer Muskeltonus, Hyperexzitabilität, Asymmetrien.

- **Untersuchung mit 12 Monaten (Griffiths-Score).** Feinmotorik, Grobmotorik, Perzeption, Sprechen, Sprachverständnis, soziales Verhalten, Stell- und Gleichgewichtsreaktionen, Beobachtung im Langsitz, beim Kriechen, im aktiven Aufziehen zum Stand und ggf. im geführten Laufen.

21.4 Wachstum

Anders als früher angenommen, haben nicht alle hypotrophen Frühgeborenen im 1. Lebensjahr ein vollständiges Aufholwachstum [13, 25], sondern über 10% bleiben klein oder werden mit Wachstumshormon behandelt [1, 43]. Das Aufholwachstum wird gefördert durch Ernährung mit Muttermilch [22], möglicherweise durch deren Gehalt an IGF-1 [7]. Postnatale Wachstumskurven für sehr untergewichtige Frühgeborene sind zwar publiziert [10], ihre Relevanz ist aber dadurch eingeschränkt, daß die optimale Ernährung bei diesen Kindern nicht bekannt ist (s. S. 63).

21.5 Metabolisches Syndrom

Kinder mit fetaler Wachstumsretardierung, niedrigem Geburtsgewicht und Unreife können eine Dysregulation der Hypophysen-Nebennieren-Achse [26] haben, die bis ins Erwachsenenalter anhält und sie zu verminderter Glukosetoleranz [29], koronarer Herzkrankheit, Diabetes, Hochdruck und Schlaganfall prädisponiert [3]. Der Blutdruck im Erwachsenenalter ist dem Geburtsgewicht umgekehrt proportional [21]. Möglicherweise beruht diese Regulationsstörung auf einer verminderten Insulinsensitivität [14] als Folge einer perinatalen Fehlernährung. Auch bei der durch das Hormon Leptin verursachten Adipositas spielt das pränatale Wachstum eine Rolle [4, 5].

21.6 Volkswirtschaftliche Bedeutung

Die hohen Kosten der Neugeborenenintensivmedizin ([17]; s. S. 517) sind durch das Behandlungsziel völlig gerechtfertigt. Die Verhütung bleibender Behinderungen hat außer ihrer menschlichen und medizinischen Priorität auch volkswirtschaftliche Bedeutung: Ein schwer zerebralgeschädigtes Kind in Heimpflege kostet den Staat in 50 Jahren über 1 Mio. DM. Das entspricht dem Bruttoeinkommen einer Intensivpflegeschwester im gleichen Zeitraum. Wird durch eine Neugeborenenintensivstation mit der Kapazität von 6 Betten auch nur eine einzige schwere zerebrale Schädigung pro Jahr verhindert, so ist, volkswirtschaftlich gesehen, damit der Betrieb dieser Station bereits „finanziert".

Literatur

1. Albertsson-Wikland K, Boguszewski M, Karlberg J (1998) Children born small-for-gestational-age: postnatal growth and hormonal status. Horm Res 49 [Suppl 2]:7–13
2. Allen MC, Donohue PK, Dusman AE (1993) The limit of viability – neonatal outcome of infants born at 22 to 20 weeks' gestation. N Engl J Med 329:1597–1601
3. Barker DJ (1999) Early growth and cardiovascular disease. Arch Dis Child 80:305–307
4. Bjarnason R, Boguszewski M, Dahlgren et al. (1997) Leptin levels are strongly correlated with those of GH-binding protein in prepubertal children. Eur J Endocrinol 137:68–73
5. Boguszewski M, Dahlgren J, Bjarnason R, Rosberg S, Carlsson LM, Carlsson B, Albertsson-Wikland K (1997) Serum leptin in short children born small for gestational age: relationship with the growth response to growth hormone treatment. The Swedish Study Group for Growth Hormone Treatment. Eur J Endocrinol 137:387–395
6. Cross G, Becker M, Congdon P (1985) Prognosis for babies born with fused eyelids. Arch Dis Child 60:479–480
7. Diaz-Gomez NM, Domenech E, Barroso F (1997) Breast-feeding and growth factors in preterm newborn infants. J Pediatr Gastroenterol Nutr 24:322–327
8. Duara S, Suter CM, Bessard KK, Gutberlet RL (1986) Neonatal screening with auditory brainstem responses: results of follow-up audiometry and risk factor evaluation. J Pediatr 108:276–281
9. Dworkin PH (1989) British and American recommendations for developmental monitoring: the role of surveillance. Pediatrics 84:1000–1010
10. Ehrenkranz RA, Younes N, Lemons JA et al. (1999) Longitudinal growth of hospitalized very low birth weight infants. Pediatrics 104:280–289
11. Escobar GJ, Littenberg B, Petitti DB (1991) Outcome among surviving very low birth weight infants: a meta-analysis. Arch Dis Child 66:204–211
12. Finnstrom O, Olausson P, Sedin G et al (1997) The Swedish national prospective study on extremley low birthweight (ELBW) infants. Incidence, mortality, morbidity and survival in relation to level of care. Acta Paediatr 86:503–511
13. Hediger ML, Overpeck MD, McGlynn A, Kuczmarski RJ, Maurer KR, Davis WW (1999) Growth and fatness at three to six years of age of children born small- or large-for-gestational age. Pediatrics 104:e33
14. Hofman PL, Cutfield WS, Robinson EM, Bergman RN, Menon RK, Sperling MA, Gluckman PD (1997) Insulin resistance in short children with intrauterine growth retardation. J Clin Endocrinol Metab 82:402–406
15. International Neonatal Network (1993) The CRIB (clinical risk index for babies) score: A tool for assessing initial neonatal risk and comparing performance of neonatal intensive care units. Lancet 342:193–198
16. Joint Committee on infant hearing. 1990 position statement (1991) AAP News 4:6–14
17. Kilpatrick SJ, Schlueter MA, Piecuch R et al (1997) Outcome of infants born at 24–26 weeks' gestation: Survival and cost. Obstet Gynecol 90:803–808

18. Kitchen WH, Ford GW, Rickards AL, Lissender JV, Ryan MM (1987) Children of birth weight <1000 g: Changing outcome between ages 2 and 5 years. J Pediatr 110:283–288
19. Kok JH, den Ouden AL, Verloove Vanhorick SP, Brand R (1998) Outcome of very preterm small for gestational age infants: the first nine years of life. Br J Obstet Gynaecol 105:162–168
20. Kuban KCK, Leviton A (1994) Cerebral palsy. N Engl J Med 330: 188–195
21. Law CM, Shiell AW (1996) Is blood pressure inversely related to birth weight? The strength of evidence from a systematic review of the literature. J Hypertens 14:935–941
22. Lucas A, Fewtrell MS, Davies PS, Bishop NJ, Clough H, Cole TJ (1997) Breastfeeding and catch-up growth in infants born small for gestational age. Acta Paediatr. 86:564–569
23. McCormick MC, Gertmaker SL, Sobol AM (1990) Very low birth weight children: behaviour problems and school difficulty in a national sample. J Pediatr 117:687–693
24. Ornstein M, Ohlsson A, Edmonds J, Asztalos E (1991) Neonatal follow-up of very low birthweight/extremely low birthweight infants to school age: a critical overview. Acta Paediatr Scand 80:741–748
25. Peralta-Carcelen M, Jackson DS, Goran MI, Royal SA, Mayo MS, Nelson KG (2000) Growth of adolescents who were born at extremely low birth weight without major disability. J Pediatr 136:633–640
26. Phillips DI, Barker DJ, Fall CH, Seckl JR, Whorwood CB, Wood PJ, Walker BR (1998) Elevated plasma cortisol concentrations: a link between low birth weight and the insulin resistance syndrome? J Clin Endocrinol Metab 83:757–760
27. Piecuch RE, Leonard CH, Cooper BA, Kilpatrick SJ, Schlueter MA, Sola A (1997) Outcome of infants born at 24–26 weeks' gestation: II. Neurodevelopmental outcome. Obstet Gynecol 90:809–814
28. Piper MC, Kunos VI, Willis DM, Mazer BL, Ramsay M (1986) Early physical therapy effects on the high risk infant: A randomized controlled trial. Pediatrics 78:216–224
29. Ravelli AC, van der Meulen JH, Michels RP, Osmond C, Barker DJ, Hales CN, Bleker OP (1998) Glucose tolerance in adults after prenatal exposure to famine. Lancet 351:173–177
30. Robertson CMT, Etches PC, Foldson E, Kyle JM (1992) Eight-year school performance, neurodevelopmental and growth outcome of neonates with bronchopulmonary dysplasia: a comparative study. Pediatrics 89:365–372
31. Statistisches Bundesamt Wiesbaden (Hrsg) (2000) Statistisches Jahrbuch für die Bundesrepublik Deutschland. Kohlhammer, Stuttgart Berlin Köln Mainz
32. Stewart A, Reynolds EOR, Hope PL et al. (1987) Probability of neurodevelopmental disorders estimated from ultrasound appearance of brain in very preterm infants. Dev Med Child Neurol 29:3–11
33. Stewart A, Hope PL, Costello AML, Baudin J, Bradford B, Amiel Tison C, Reynolds EOR (1988) Prediction in very preterm infants of satisfactory neuodevelopmental progress at 12 months. Dev Med Child Neurol 30:53–63

34. Tarnow Mordi W, Ogston S, Wilkinson AR, Rerd E, Gregory J, Saeed M, Wilkie R (1990) Predicting death from initial disease severity in very low birthweight infants: a method for comparing the performance of neonatal units. Br Med J 300:1611–1614
35. Teplin SW, Burchinal M, Johnson-Martin N, Humpry RA, Kraybill EN (1991) Neurodevelopmental, health, and growth status at age 6 years of children with birth weights less than 1001 grams. J Pediatr 118:768–777
36. Turnbull JD (1993) Early intervention for children at risk for cerebral palsy. Am J Dis Child 147:54–59
37. Veen S, Ens-Dokkum MH, Schreuder AM, Verloove-Vanhorick SP, Brand R, Ruys J (1991) Impairments, disabilities and handicaps of very preterm and very low birthweight infants at five years of age. From the Collaborative project on preterm and small for gestational age infants (POPS) in the Netherlands. Lancet 338:33–36
38. Vohr BR, Wright LL, Dusick AM et al. (2000) Neurodevelopmental and functional outcomes of extremely low birth weight infants in the National Institute of Child Health and Human Development Neonatal Research Network, 1993–1994. Pediatrics 105:1216–1226
39. Weisglas-Kuperus N, Heersma DJ, Baerts W, Fetter WPF, Smrkovsky M, van Hof-van Duin J, Sauer PJJ (1993) Visual functions in relation with neonatal cerebral ultrasound, neurology and cognitive development in very low birthweight children. Neuropediatrics 24:149–154
40. WHO (1993) International statistical classification of diseases and related health problems, 10th rev. vol 2, WHO, Genf, pp 129–133
41. Whyte HE, Fitzhardinge PM, Shennan AT, Lennox K, Smith L, Lacy J (1993) Extreme immaturity: outcome of 568 pregnancies of 23–26 weeks' gestation. Obstet Gynecol 82:1–7
42. Wood NS, Marlow N, Costeloe K, Gibson AT, Wilkinson AR (2000) Neurologic and developmental disability after extremely preterm birth. New Engl J Med 343:378–384
43. Zegher F de, Du-Caju MV, Heinrichs C et al. (1999) Early, discontinuous, high dose growth hormone treatment to normalize height and weight of short children born small for gestational age: results over 6 years. J Clin Endocrinol Metab 84:1558–1561

22 Grenzen der Neugeborenenintensivmedizin

M. Obladen

22.1 Grenzfragen

Trotz der im vorstehenden Kapitel geschilderten positiven Aspekte stellt die Einführung der Intensivmedizin in die Neonatologie Ärzte und Pflegepersonal oft vor schwere ethische Entscheidungen: Sind bei jedem Früh- und Neugeborenen alle Möglichkeiten einer intensivmedizinischen Behandlung auszuschöpfen? Gibt es eine „biologische Grenze" für den sinnvollen Einsatz einer künstlichen Beatmung bei sehr unreifen Frühgeborenen? Ist eine künstliche Beatmung bei einem Frühgeborenen mit ausgedehnter Hirnparenchymblutung ohne Anzeichen von Spontanatmung fortzusetzen? Wie lange soll bei schwerer bronchopulmonaler Dysplasie und progredientem Cor pulmonale die Beatmung weitergeführt werden? Soll bei einem Neugeborenen mit Down-Syndrom und Pulmonalatresie Prostaglandin E1 infundiert werden? Verpflichtet uns unser ärztliches Ethos nicht in bestimmten Fällen, etwa bei einem Neugeborenen mit gesicherter schwerer zerebraler Fehlbildung, zum Abbruch einer intensivmedizinischen Behandlung? Wann müssen wir eine von den Eltern abgelehnte Behandlung durch vormundschaftsgerichtlichen Beschluß erzwingen?

22.2 Philosophisch-ethische Orientierungshilfen

Auf diese Fragen gibt es keine Patentantworten. Jede Diskussion über die aufgeworfenen Probleme wird persönlichen Charakter tragen und die Ansicht des einzelnen über Bedeutung und Sinn von Leben und Tod widerspiegeln. Aktuelle Umfragen haben gezeigt, daß auch Ärzte zu diesen Fragen sehr unterschiedliche Einstellungen haben [23]. Für die in klinischen Extremsituationen notwendigen Entscheidungen müssen wir uns frei machen von eigener Angst, Entmutigung und übergroßem persönlichen Mitleiden des kindlichen Schicksals. Wir Ärzte sollten uns darin bemühen, unserem eigenen Tod furchtlos gegenüberzustehen und das Sterben als einen zum menschlichen Leben gehörenden normalen Vorgang zu akzeptieren [39]. Das ist besonders schwierig bei Neugeborenen, deren Tod kaum als Vollendung eines erfüllten Lebens verstanden werden kann.

Der hippokratische Eid fordert uns auf, Leben zu erhalten: „Ich werde niemandem eine Arznei geben, die den Tod herbeiführt, auch nicht, wenn ich darum gebeten werde, auch nie einen Rat in dieser Richtung erteilen." Gleichzeitig verpflichtet er uns: „In welche Häuser ich auch gehe, die werde ich nur zum Heil der Kranken betreten unter Meidung jedes wissentlichen Unrechts oder Verderbens." Platon betont, daß die bloße Errettung vom Tode nicht viel bedeutet, „wenn einer mit großen und unheilbaren Übeln an der Seele, die so viel mehr als der Leib wert ist, behaftet ist" [38]. Durch eine lange Tradition ethischer Verpflichtungen sind wir Ärzte nicht nur gehalten, Leben zu bewahren und Gesundheit wiederherzustellen, sondern auch Leiden zu lindern und Sterbenden zu helfen. Das technisch Machbare darf nicht kritiklos dort eingesetzt werden, wo es sich nicht mehr um die Erhaltung des Lebens, sondern nur noch um eine Verlängerung des Sterbens handelt.

Eine Entscheidungserleichterung kann in kritischer Situation die Kantsche Maxime sein, „die Würde der Menschheit in jedem anderen Menschen praktisch anzuerkennen" [20]. So sollten wir jedes Neugeborene in seiner Hilflosigkeit als ein mit menschlicher Würde versehenes Individuum erkennen und uns davor hüten, es als „Fall" oder gar als möglichen Teil der Letalitätsstatistik zu betrachten. Dem entspricht Kants praktischer Imperativ „Handle so, daß Du die Menschheit sowohl in Deiner Person, als in der Person eines jeden anderen, jederzeit zugleich als Zweck, niemals bloß als Mittel brauchest" [21]. Voraussetzung medizinischen Eingreifens ist die Unantastbarkeit der Menschenwürde. Sie kann durch rein organbezogene Eingriffe, die die Gesamtwirklichkeit der Person nicht berücksichtigen, verletzt werden.

22.3 Religiös-christliche Orientierungshilfen

Unser ethisches Empfinden wird weitgehend vom Christentum geprägt. Papst Pius XII [36] weist ausdrücklich darauf hin, daß es nicht allein um die Erhaltung des Lebens im biologischen Sinne gehen kann, vielmehr um das psychische Leben eines Patienten, die Möglichkeit zur Verwirklichung seiner sittlichen und religiösen Ideale. Der Ständige Rat der Deutschen Bischofskonferenz [40] erklärt: „In einer so grundsätzlichen Frage gilt es zunächst festzuhalten, daß jeder Mensch Anspruch hat auf ein menschenwürdiges Sterben ... Dies kann bedeuten, daß nicht alle medizinischen Mittel ausgeschöpft werden, wenn dadurch der Tod künstlich hinausgezögert würde ... Für den Arzt setzt dies freilich voraus, daß er vorher die Zustimmung des Patienten oder, wenn dies nicht möglich ist, der Angehörigen eingeholt hat. In dieser Entscheidung wird die Sterblichkeit des Menschen und die seinem Leben von Gott gesetzte Frist geachtet." Der Theologe Thielicke [50] betont: „Wir sollten wissen, daß es Bereiche gibt, in denen kraft des Vermögens heutiger Medizin der Heilauftrag des Arztes in einen Terror der Inhumanität, in den Frevel des Inhumanen umzuschlagen droht."

22.4 Juristisch-historische Orientierungshilfen

Ethische Entscheidungen unterliegen den Straf- und Zivilgesetzen. Der uneinheitlichen Definition des Lebensbeginns entsprechend ist die Stellung des Neugeborenen als juristische Person kompliziert, teilweise auch widersprüchlich. Das Grundgesetz sagt nichts über den Beginn menschlichen Lebens.

Der *strafrechtliche* Lebensschutz eines Kindes beginnt unter der Geburt, und zwar mit dem Einsetzen regelmäßiger Wehen (§ 217 StGB). Vor diesem Zeitpunkt genießt das Kind nicht den durch die §§ 211 ff. StGB (Tötungsdelikte) und §§ 223 ff. StGB (Körperverletzung) garantierten Schutz. Wichtig ist ferner das an jedermann gerichtete Gebot, die erforderliche und ihm zumutbare Hilfe in Unglücksfällen zu leisten (§3 23 c StGB).

Im *Zivilrecht* (§ 1 BGB) beginnt die Rechtsfähigkeit eines Kindes, d.h. die Fähigkeit, selbständiger Träger von Rechten und Pflichten zu sein, mit dem *Ende* seiner Geburt. Es gibt jedoch Ausnahmen hiervon. So kann der Fetus Erbe sein (§§ 1923; 2108; 2178 BGB), er kann einen Pfleger haben (§ 1912 BGB), kann Unterhaltsansprüche geltend machen (§ 1615 BGB) und kann Haftpflichtansprüche stellen (§ 844, Abs. 2 BGB), auch aus vorgeburtlichen Beschädigungen (§ 823 BGB).

Die Verpflichtung des Arztes, Gesundheit und Leben eines Kranken zu fördern, ergibt sich aus der Übernahme der Behandlung. Besteht diese „Garantenstellung" nicht, so entspringt sie aus der gebotenen ärztlichen Hilfeleistung [51]. Die juristische Literatur ist sich weitgehend einig darin, daß der Verzicht auf Einsatz technischer Geräte nicht rechtswidrig ist, wenn dadurch die Verlängerung eines qualvollen Sterbens oder das Hinauszögern des Todes eines Patienten vermieden werden können. Die Verpflichtung zur Erhaltung des Lebens entfällt, wenn aufgrund unwiderruflichen Verlusts jeglicher Reaktions- und Kommunikationsfähigkeit die Möglichkeit weiterer Selbstwahrnehmung und Selbstverwirklichung genommen ist [42]. Auch beim Abbruch einer bereits begonnenen Behandlung besteht ein strafbarer Tatbestand nicht, wenn die immanenten Grenzen der Behandlungs- und Hilfeleistungspflicht erreicht sind [42, 51]. Die moralische und juristische Verantwortung liegt im Einzelfall bei dem für die Behandlung verantwortlichen Arzt. Sie ist unteilbar [26, 30].

Eine Ethikkommission kann dem einzelnen die Verantwortung zwar nicht abnehmen, wohl aber die Entscheidungsfindung stützen [25, 48]. Besondere Bedeutung bekommt sie, wenn es innerhalb des Teams der Intensivstation oder mit den Eltern des Kindes ernste Konflikte bezüglich der Weiterführung einer Behandlung gibt [32]. Zu den Mitgliedern einer Ethikkommission sollten Ärzte, Pflegepersonen, Juristen, Theologen und Laien gehören. Ihr kommt der Rang eines Sachverständigengremiums zu, ihrer „Beurteilung" der eines medizinisch-juristischen Gutachtens. „Rat" und „Gutachten" sind von der Konzeption her als Empfehlung aufzufassen. So bleibt davon die rechtliche Verantwortung des Arztes für seinen Patienten unberührt. Empfehlungen der Ethikkommission sollten schriftlich fixiert sein.

22.5 Gibt es eine biologische Grenze, an der die Erhaltung des Lebens Frühgeborener scheitert?

Diese oft gestellte Frage, so einfach sie klingt, läßt sich nicht abschließend beantworten. Eine Grenze festzulegen, würde ethische Kategorien vom medizinisch-technischen Fortschritt abhängig machen. Galt Anfang der 70er Jahre die künstliche Beatmung bei Kindern <1000 g berechtigterweise als unethisch, so fiel diese Grenze an den leistungsfähigen Zentren seitdem schrittweise auf derzeit 400–500 g bzw. 23 vollendete Schwangerschaftswochen [1, 33, 49, 55, 56]. Im Jahre 2000 erscheint bei Frühgeborenen von 25 Wochen und mehr die intensivmedizinische Versorgung (d.h. die künstliche Beatmung) geboten, bei Kindern von 22 Wochen und weniger erscheint sie sinnlos [11]. Bei Kindern von 23 und 24 Wochen ist die Entscheidung schwierig und sollte mit den Eltern getroffen werden. Es ist die Aufgabe jedes Neonatologen, seine eigenen Ergebnisse ständig zu analysieren und zu erkennen, wo die Grenze seiner Möglichkeiten liegt, d.h. ab welchem Grad von Unreife die Überlebensrate gering und die Häufigkeit von schwerer Hirnschädigung und bronchopulmonaler Dysplasie hoch ist. Es ist bei solchen Kindern leichter, eine Kreißsaalreanimation nicht durchzuführen, als eine einmal begonnene Beatmung abzubrechen.

Keinerlei Platz darf es für halbherzige Pflege geben. Möglichst frühzeitig vor der Geburt und gemeinsam mit dem Geburtshelfer [3] sollten in einem ruhigen Gespräch die Eltern darüber aufgeklärt werden, welche Risiken und Vorteile die Intensivtherapie für ihr Kind mit sich bringt und daß u.U. Monate der Intensivtherapie auf Kind und Eltern zukommen können. Der Wunsch der Eltern nach Eröffnung alternativer Behandlungsmöglichkeiten ist zu respektieren, denn sie tragen die Verantwortung für die Zukunft des Kindes.

22.6 Sollte jedes Neugeborene nach der Geburt reanimiert werden?

Viele Neugeborene benötigen unmittelbar nach der Geburt eine Reanimation. Die Entscheidung über deren Beginn oder Zurückstellung muß sofort erfolgen. Manche dieser Kinder haben Fehlbildungen oder Krankheiten, deren gesamtes Ausmaß nicht sofort erkennbar ist. Nur bei klar erkennbarer klinischer Situation mit irreparabler Fehlbildung, die mit einem menschenwürdigen Leben nicht vereinbar ist, darf die primäre Reanimation unterbleiben.

Zu den Grenzen der Behandlungspflicht bei angeborenen *Fehlbildungen* haben sich die „Einbecker Empfehlungen" [12] ausgesprochen: „Die gezielte Verkürzung des Lebens eines Neugeborenen durch aktive Eingriffe ist Tötung und verstößt gegen die Rechts- und die ärztliche Berufsordnung ... Der Umstand, daß dem Neugeborenen ein Leben mit Behinderungen bevorsteht, rechtfertigt es nicht, lebenserhaltende Maßnahmen zu unterlassen oder abzubrechen. ... Es gibt daher Fälle, in denen der Arzt nicht den ganzen Umfang der medizinischen Behandlungsmöglichkeiten ausschöpfen muß. Wenn ein in Kürze zu erwartender Tod nur hinausgezögert wird, besteht für den Arzt ein Beurteilungsrahmen für die Indikation von medizinischen Behandlungsmaßnahmen, insbesondere, wenn diese dem Neugeborenen nur ein Leben mit äußerst schweren Schäden ermöglichen würden, für die keine Besserungschancen bestehen.

Gegen den Willen der Eltern darf eine Behandlung nicht unterlassen oder abgebrochen werden. Verweigern die Eltern/Sorgeberechtigten die Einwilligung in ärztlich gebotene Maßnahmen oder können sie sich nicht einigen, so ist die Entscheidung des Vormundschaftsgerichtes einzuholen."

Eine Diagnose allein gibt nur in den seltensten Fällen Hinweise zur Behandlungsbegrenzung – stets sind die Besonderheiten des einzelnen Kindes zu bedenken, was das familiäre und soziale Umfeld mit einschließt [8]. In den meisten Fällen werden wir bis zur völligen Klärung der vorliegenden klinischen Fehlbildungen, u.U. unter Einschluß einer Chromosomenanalyse, eine Intensivbehandlung fortführen, um für ein mögliches Überleben weitere Schäden zu vermeiden. Nach Vorliegen und Wertung aller verfügbaren Daten für das Überleben und die Prognose eines Kindes sind die therapeutischen Entscheidungen zu überprüfen.

22.7 Ist ein Behandlungsabbruch bei Neugeborenen mit klarer Diagnose und äußerst schlechter Prognose gerechtfertigt?

Ärztlich ist der Abbruch lebensverlängernder Maßnahmen begründet, wenn ein Hinausschieben des Todes für das sterbende Neugeborene eine nicht zumutbare Verlängerung des Leidens bedeutet und die Grundkrankheit mit infauster Prognose einen irreversiblen Verlauf angenommen hat. So dürfte die Fortsetzung der Beatmung eines Neugeborenen mit Potter-Syndrom bei sonographisch nachgewiesener Nierenaplasie oder bei einem kongenitalen Vitium cordis ohne palliative oder kurative Behandlungsmöglichkeit in den meisten Fällen nicht gerechtfertigt sein. Bei Neugeborenen mit schwerster Zerstörung des Gehirns erlauben die „Grundsätze der Bundesärztekammer zur ärztlichen Sterbebegleitung 1998", im Einvernehmen mit den Eltern eine lebenserhaltende Behandlung zu unterlassen oder nicht weiterzuführen [6].

Die revidierte Fassung der Einbecker Empfehlungen [12] empfiehlt als Grundregel, daß die Entscheidung von den Eltern mitgetragen werden sollte, wobei die Aufgabe des Arztes ist, ihnen so genau wie möglich die Konsequenzen möglicher Entscheidungen zu erläutern: „Es entspricht dem ethischen Auftrag des Arztes, zu prüfen, ob die Behandlungsmöglichkeiten die zu erwartende Hilfe übersteigt und dadurch der Behandlungsversuch ins Gegenteil verkehrt wird". Jedoch dürfen Entscheidungen, welche persönliche Schuldgefühle zur Folge haben könnten, den Eltern nicht aufgebürdet werden. Gegen den Willen der Eltern – in deren Auftrag wir ja das Kind behandeln – darf eine begonnene Behandlung niemals eingeschränkt oder abgebrochen werden. Eine ehrliche, verständliche und objektive Orientierung der Eltern über die problematische Situation des Kindes setzt einen guten Kontakt voraus. In der Medizinethik hat sich die Patientenautonomie eindeutig gegenüber dem früher vorherrschenden Paternalismus durchgesetzt [14].

Nur wenn bei akuter Verschlechterung eine wirkliche Überlebenschance besteht, sollte die *kardiopulmonale Reanimation* eingesetzt werden, die für das Kind besonders invasiv und für die Eltern in hohem Maße traumatisch ist. In hoffnungslosen Situationen eingesetzt, verlängert die Wiederbelebung den Sterbeprozeß und erschwert es, ihm Würde zu verleihen [9, 10]. Mit dem so viel besser gewordenen Informationsstand über den Zustand des Kindes ist die „große" Reanimation auf gut geführten Neugeborenenintensivstationen heute eine seltene Maßnahme geworden.

Die Entscheidung, lebensverlängernde Maßnahmen abzubrechen, sollte zwischen dem ärztlichen und pflegerischen Team der Intensivstation besprochen und gemeinsam getragen werden [6]. Keinesfalls darf sie mit einem Abbruch von Behandlung oder Pflege oder mit einer Verminderung von Zuwendung gleichgesetzt werden [26, 33]: Die Menschenwürde gebietet, auch das hoffnungslos erkrankte Kind nicht allein zu lassen, es zu pflegen, bequem zu lagern, seine Schmerzen zu lindern, Hunger zu stillen und seinen Durst zu löschen. Gerade die Pflege unheilbar kranker oder schwer fehlgebildeter Kinder ist eine wichtige Aufgabe und fundamentaler Ausdruck menschlicher Solidarität.

Eine Sonderstellung nimmt die im klinischen Alltag gelegentlich auftretende beschränkte Verfügbarkeit intensivmedizinischer Möglichkeiten ein [17, 22]. Dürfen apparativ begrenzte Möglichkeiten einem Kind mit schlechter Prognose zugunsten eines Kindes mit guter Prognose entzogen werden (Triage)? Hier handelt es sich in Ländern mit entwickeltem Gesundheitswesen nicht um eine ethische Entscheidung, sondern um ein Organisationsproblem. Als einzige akzeptable Lösung bietet sich die Bildung eines regionalen Verbundes verschiedener Neugeborenenintensiveinheiten an (neonatologische Arbeitsgemeinschaft), wobei bei personeller oder apparativer Überlastung der Station zusätzlich eingewiesene, beatmungsbedürftige Kinder ohne Rücksicht auf Schweregrad der Erkrankung oder Prognose auf die benachbarten Kliniken verteilt werden müssen.

22.8. Ist das Beenden einer künstlichen Beatmung aktive Sterbehilfe?

Diese Einschätzung (so verbreitet sie in Laienkreisen sein mag) ist falsch, wie die einschlägigen Richtlinien immer wieder hervorgehoben haben: Die Pflicht zur Verlängerung des Lebens gehörte schon immer zu den medizinischen Basiswerten, ist jedoch kein absoluter Wert [37]. Auch bei Neugeborenen besteht keine absolute Verpflichtung zu lebensverlängernden Maßnahmen [12], dezidiert lehnt einer der Verfasser dieser Empfehlungen, der Frankfurter Neonatologe von Loewenich [29] „die unbarmherzige Lebenserhaltung ohne Rücksicht auf die dem Betroffenen damit zugefügten Leiden" ab. In Deutschland hat der Mißbrauch der Begriffe „Euthanasie" und „lebenswert" während des Dritten Reiches (im Zusammenhang mit der Vernichtung ungewünschter Menschen gegen deren Willen) bis in die Gegenwart hinein eine sachliche Diskussion der Sterbehilfe in der Öffentlichkeit erschwert [29, 37, 43]. Entscheidend und ethisch begründend bei der Sterbehilfe ist der Wille des Patienten, bei Kindern der Wille der Eltern. Hilfreich ist die Überlegung, welchen Wert das Leben für den Betroffenen hat, keinesfalls jedoch die utilitaristische Überlegung, welchen Wert der betroffene Mensch für die Gesellschaft hat. Hilfreich ist auch die Abwägung, welches Leid beim Abbrechen und welches beim Weiterführen der Behandlung auf das Kind zukommen wird.

Generell wird bei der Sterbehilfe unterschieden zwischen *aktiver* Sterbehilfe (wunschgemäße Durchführung von Maßnahmen in der Intention, das Leben zu beenden), *passiver* Sterbehilfe (wunschgemäße Beendigung von Maßnahmen, die das Leben aufrecht erhalten) und *indirekter* Sterbehilfe (wunschgemäße Durchführung von Maßnahmen, die nicht den Tod bezwecken, aber deren lebensverkürzende Nebenwirkung in Kauf genommen wird). In den Ländern der Europäischen Union wird die Sterbehilfe unterschiedlich definiert und gehandhabt [54]. Während (unter bestimmten Bedingungen) passive und indirekte Sterbehilfe in Deutschland erlaubt sind, ist die aktive Sterbehilfe in Deutschland und Österreich rechtlich eindeutig verboten [13, 31], während sie (unter bestimmten Bedingungen) in Holland und Frankreich erlaubt ist [52, 53]. Ethisch-philosophisch lassen sich allerdings Unterschiede zwischen den 3 Formen der Sterbehilfe kaum beweisen oder begründen [15, 41, 47]. Bei den Überlegungen zur Behandlungsbegrenzung spielt in der deutschen Medizinethik neben der Unterscheidung aktiv/passiv eine wichtige Rolle, ob es sich bei den zu begrenzenden oder abzubrechenden Maßnahmen um „gewöhnliche" oder „außergewöhnliche" Maßnahmen handelt [5, 34], wobei die Unterscheidung beider Gruppen schwierig ist. Gewöhnliche Maßnahmen – die immer unabdingbar sind – zielen auf die Erfüllung menschlicher Grundbedürfnisse, zu ihnen gehören beispielsweise menschliche Nähe, Schmerzbekämpfung, Körperpflege, natürliche Ernährung und andere. Bei einigen Maßnahmen (z.B. intravenöse Flüssigkeitszufuhr und künstliche Ernährung) ist es umstritten, ob sie in bestimmten Situationen gewöhnlich oder außergewöhnlich sind. Immer aber wird der Ersatz ausgefallener Organfunktion durch technische Hilfsmittel, also auch die künstliche Beatmung, als außergewöhnliche Maßnahme angesehen. Es besteht Konsens, daß der Abbruch einer künstlichen Beatmung *nicht* aktive Sterbehilfe ist. Auf unserer Intensivstation sterben Neugeborene häufiger in den Armen ihrer Eltern als am Respirator.

22.9 Wann und wie darf ein neues Behandlungsverfahren bei Neugeborenen erprobt werden?

Grundsätzlich muß entschieden werden zwischen dem *Experiment*, bei dem das Kind als Proband eingesetzt würde, der von dem Behandlungsverfahren keinen Nutzen erwarten kann, und dem *Therapieversuch*, bei dem für das teilnehmende Kind ein über die bisherigen Behandlungsmöglichkeiten hinausgehender Nutzen erhofft werden darf. Versuche der ersten Art dürfen bei Kindern auch mit Zustimmung der Eltern keinesfalls durchgeführt werden, da durch Fremdbestimmung keine freiwillige Teilnahme am Versuch begründet werden kann. Ein Behandlungsversuch hingegen kann, insbesondere in Situationen, bei denen das Leben des Kindes bedroht ist und bisher keine aussichtsreiche Behandlung zur Verfügung steht, nicht nur berechtigt, sondern geradezu geboten sein. Für die Teilnahme am Therapieversuch gelten die §§40 und 41 des Arzneimittelgesetzes [24]. Die 3 grundsätzlichen Voraussetzungen für den Therapieversuch sind:

1. Eine positive Nutzen-Risiko-Relation, d.h. der für das Kind zu erwartende kleinstmögliche Nutzen muß gegenüber dem größten anzunehmenden Risiko in annehmbarem Verhältnis stehen.
2. Durchführung des Versuchs gemäß dem neuesten Wissensstand bezüglich Methodik, Überwachung und Auswertung. Das geplante Vorhaben muß von einer unabhängigen Ethikkommis-

sion begutachtet werden, deren positives Votum den Arzt jedoch nicht von der rechtlichen Verantwortung für sein Forschungsvorhaben entbindet [48]. Die Ethikkommission kann auch zu der schwierigen Entscheidung gehört werden, wann ein erfolgreicher Behandlungsversuch abzubrechen ist und die neue Behandlung zur „Therapie der Wahl" wird.
3. Schriftliche Zustimmung der informierten Eltern. Diese müssen ehrlich und vollständig über Wesen, Bedeutung und Tragweite des geplanten Versuchs, seinen möglichen Nutzen und sein mögliches Risiko in Kenntnis gesetzt sein und sollten dem Versuch ohne alle Überredungskunst zugestimmt haben.

Viele moderne Neonatologieabteilungen sind heute zu Studiengemeinschaften oder Netzwerken zusammengeschlossen, in denen neue Verfahren multizentrisch weiterentwickelt werden. Dabei ist wichtig, daß alle Mitglieder des Teams das Studienprotokoll gut kennen und unterstützen und daß nicht zu viele Studien gleichzeitig auf der Intensivstation durchgeführt werden.

22.10 Iatrogene Katastrophen in der Neonatologie

Eine besondere ethische Verantwortung erwächst dem forschenden Kinderarzt, der die Ergebnisse einer neuen Behandlung publiziert. Mit äußerster Sorgfalt und Offenheit muß er sich selbst und seinen Lesern klar machen, welche Wirkungen der Behandlung er für gesichert, für wahrscheinlich, für unwahrscheinlich und für widerlegt hält. Auch in der Neugeborenenintensivpflege darf ein neues Behandlungsverfahren erst allgemein eingesetzt werden, wenn es durch kontrollierte Studien gesichert ist [44, 45]. Die unkritische Einführung neuer Behandlungsverfahren hat gerade in der Neonatologie katastrophale Folgen gehabt (Tabelle 22-1).

Tabelle 22-1. Iatrogene Katastrophen in der Entwicklung von Präventivmedizin und Neonatologie. Gemeinsam war diesen Therapien, die Zehntausende von Kindern schädigten: fragwürdige Indikation, fehlende Kontrollgruppe bei der Einführung, unkritischer Einsatz bei einer großen Zahl von Patienten und nicht durchgeführte Nachuntersuchung

Zeitraum	Behandlung	Folge	Literatur
1942–1954	Sauerstoff undosiert	Retinopathie	[2]
1953–1958	Sulfisoxazol	Kernikterus	[46]
1957–1961	Chloramphenicol	Gray-Syndrom	[28]
1959–1962	Thalidomid	Dysmelie	[27]
1964–1972	Stilboestrol	Vaginakarzinom	[16]
1975–1982	Benzylalkohol	Enzephalopathie	[4]
1977–1987	Vitamin E	Nekrotisierende Enterokolitis	[19]

Literatur

1. Allen MC, Donohue PK, Dusman AE (1993) The limit of viability – neonatal outcome of infants born at 22 to 25 week's gestation. N Engl J Med 329:1597–1601
2. Ashton N, Wand B, Serpell G (1953) Role of oxygen in the genesis of retrolental fibroplasia. A preliminary report. Br J Ophthalmol 37:513–520
3. Brown D, Eltlins TE (1992) Ethical issues in obstetric cases involving prematurity. Clin Perinat 19:469–481
4. Brown WJ, Buist NRM, Gepson HT et al. (1982) Fatal benzyl alcohol poisoning in a neonatal intensive care unit. Lancet I:1250
5. Bundesärztekammer (1997) Entwurf der Richtlinie zur ärztlichen Sterbebegleitung und den Grenzen zumutbarer Behandlung. Dt. Ärzteblatt 94:A1342–A1344.
6. Bundesärztekammer(1998) Grundsätze zur ärztlichen Sterbebegleitung (sowie Kommentar von J. Beleites) Dt. Ärzteblatt 95:A2365–A2367.
7. Capelle W (1955) Hippokrates. Fünf auserlesene Schriften. Artemis, Zürich, S 211
8. Chiswick ML (1990) Withdrawal of life support in babies: deceptive signals, Arch Dis Child 65:1096–1097
9. Davies JM, Reynolds BM (1992) The ethics of cardiopulmonary resuscitation. I. Background to decision making. Arch Dis Child 67:1498–1501
10. Davies JM, Reynolds BM (1992) The ethics of cardiopulmonary resuscitation. II. Medical logistics and the potential for good response. Arch Dis Child 67:1502–1505
11. Deutsche Gesellschaft für Gynäkologie und Geburtshilfe, Deutsche Gesellschaft für Kinderheilkunde und Jugendmedizin, Deutsche Gesellschaft für Perinatale Medizin und Deutsche Gesellschaft für Neonatologie und Pädiatrische Intensivmedizin (1998) Frühgeburt an der Grenze der Lebensfähigkeit des Kindes. PerinatalMedizin 10:99–101

12. Einbecker Empfehlungen, Revidierte Fassung (1992) Grenzen ärztlicher Behandlungspflicht bei schwerstgeschädigten Neugeborenen. Monatsschr Kinderheilk 140:437–438.
13. Ellinger A, Missliwetz J (1989) Euthanasie. Eine rechtliche Beurteilung. Beitr Gerichtl Med 47:657–667
14. Fuchs C (1992) Ethische Trends infolge medizinischen Fortschritts. Dt Ärzteblatt 89:B2782–B2785.
15. Gert B, Culver CM (1986) Distinguishing between active and passive euthanasia. Clin Geriatr Med 2:29–36
16. Herbst AL, Ulfelder H, Poskanzer DC (1971) Adenocarcinoma of the vagina: association of maternal stilbestrol therapy with tumor appearance in young women. N Engl J Med 284:878
17. Höffe O (1998), Medizin in Zeiten knapper Ressourcen. Dt Ärzteblatt 95:174–178
18. Johnson A, Townshend P, Yudkin P, Bull D, Wilkinson AR (1993) Functional abilities at age 4 years of children born before 29 weeks of gestation. Br Med J 306:1715–1718
19. Johnson L, Bowen FW, Abbasis S et al. (1985) Relationship of prolonged pharmacologic serum levels of vitamin E to incidence of sepsis and necrotizing enterocolitis in infants with birth weight 1500 grams or less. Pediatrics 75:619–638
20. Kant I (1785) Grundlegung zur Metaphysik der Sitten. BA 66–67. Hartknoch, Riga
21. Kant I (1797) Metaphysik der Sitten, Tugendlehre. A 140. Nicolovius, Königsberg
22. Kassirer JP (1998) Managing care: should we adopt a new ethic? New Eng J Med 339:397–398
23. Kirschner R, Elkeles T (1998) Ärztliche Handlungsmuster und Einstellungen zur Sterbehilfe in Deutschland. Eine Repräsentativbefragung unter Ärzten. Gesundheitswesen 60:247–253
24. Kleinsorge H (1978) Arzneimittelgesetz (AMG) und klinische Prüfung aus medizinischer Sicht. Kinderarzt 7:529–531
25. Kliegman RM, Mahowald MB, Youngner SJ (1986) In our best interests: Experience and workings of an ethics review commitee. J Pediatr 108:178–188
26. Korones SB (1984) Are we trying to legislate compassion? Perinatal Neonatal 8:6
27. Lenz W, Knapp K (1962) Die Thalidomid-Embryopathie. Dtsch Med Wochenschr 87:1232–1242
28. Lischner H, Seligman SJ, Krammer A, Parmelee AH (1961) An outbreak of neonatal deaths among term infants associated with administration of chloramphenicol. J Pediatr 59:21
29. Loewenich V von (1992) Rechtliche und ethische Perspektiven der perinatalen Medizin aus der Sicht des Neonatologen. Perinatale Med 4:112–117
30. Moreno JD (1987) Ethical and legal issues in the care of the impaired newborn. Clin Perinatol 14:345–360
31. Mundt C (1995) Dignified death: a German perspective. Psychiatry Clin Neurosci 49 [Suppl 1]:S149–54
32. Nelson RM, Shapiro RS (1996) The role of an ethics committee in resolving conflict in the neonatal intensive care unit. Neonatal Intensive Care 9:26–30

33. Obladen M (1993) Grenzen der Behandlungspflicht beim Früh- und Neugeborenen. Z Ärztl. Fortb 87:867–872
34. Opderbecke HW, Weissauer W (1999) Grenzen intensivmedizinischer Behandlungspflicht. Teil 1: Erläuterungen zu den Leitlinien der DGAI. Anästhesist 48:207–213
35. Orlowski JP, Smith ML, van Zwienen J (1992) Pediatric euthanasia. Am J Dis Child 146:1440–1446
36. Papst Pius XII (1958) Antwort des Heiligen Vaters, Papst Pius XII., über die „Wiederbelebung". Anästhesist 7:243
37. Patzig G (1994) Ist Lebensverlängerung ein höchstes Gut? Z Kardiol 83 [Suppl 6]:135–138
38. Platon (1958) Gorgias 67 Kap St 512a. In: Grassi E (Hrsg) Sämtliche Werke, Bd. 1. Rowohlt, Hamburg, S 268
39. Platon (1958) Phaidon 12. Kap St 67–68. In: Grassi E (Hrsg) Sämtliche Werke, Bd. 1. Rowohlt, Hamburg, S 20
40. Rat der Deutschen Bischofskonferenz (1974) Das Lebensrecht des Menschen und die Euthanasie. Sekretariat der Deutschen Bischofskonferenz, Bonn
41. Remmers H (1998) Handeln oder Unterlassen. Ethische Probleme der Sterbehilfe. Z Gerontol Geriatr 31:45–51
42. Schönke A, Schröder H (1978) Strafgesetzbuch. Kommentar, 19. neubearbeitete Aufl. Beck, München, S 1373 ff
43. Shuster E (1997) Fifty years later: the significance of the Nuremberg Code. New Engl J Med 337:1436–1440
44. Silverman WA (1985) Human experimentation: a guided step into the unknown. Oxford University Press, Oxford
45. Silverman WA (1987) Human experimentation in perinatology. Clin Perinat 14:403–416
46. Silverman WA, Anderson DH, Blanc WA et al. (1956) A difference in mortality rate and incidence of kernikterus among premature infants alotted to two prophylactic antibacterial regimens. Pediatrics 18:614–624
47. Simon A (1998) Euthanasie-Versuch einer ethischen Annäherung. Wien Med Wochenschr 148:417–420
48. Stalder G (1981) Ethical committees in a pediatric hospital. Eur J Pediatr 136:119–22
49. Swyer P (1992) How small is too small? A personal opinion. Acta Paediatr 81:443–445
50. Thielicke H (1968) Ethische Fragen der modernen Medizin. Langenbecks Arch Klin Chir 321:1
51. Ulsenheimer K (1993) Behandlungspflicht beim Früh- und Neugeborenen aus juristischer Sicht. Z Ärztl Fortb 87:875–880
52. Versluys Z, de Leeuw RA (1995) Dutch report on the ethics of neonatal care. J Med Ethics 21:14–16; discussion 17–18
53. Visser HKA, Aartsen HGH, Blaufort ID (1992) Medical decisions concerning the end of life in children in the Netherlands. Am J Dis Child 146:1429–1431
54. Wernstedt T, Mohr M, Kettler D (2000) Sterbehilfe in Europa. Eine Bestandsaufnahme am Beispiel von zehn Ländern unter besonderer Berücksichtigung der Niederlande und Deutschlands. Anästhesiol Intensivmed Notfallmed Schmerzther 35:220–231

55. Whyte HE, Fitzhardinge PM, Shennan AT, Lennox K, Smith L, Lacy J (1993) Extreme immaturity: outcome of 568 pregnancies of 23–26 weeks' gestation. Obstet Gynecol 82:1–7
56. Wood NS, Marlow N, Costeloe K, Gibson AT, Wilkinson AR (2000) Neurologic and developmental disability after extremely preterm birth. EPICure Study Group. N Engl J Med 343:378–384

23 Eltern auf der Intensivstation

M. Obladen

23.1 Reaktion der Eltern auf die Geburt eines frühgeborenen oder kranken Kindes

Die zerstörte Wunschvorstellung vom gesunden Kind führt zu

- Gefühlen von Hilflosigkeit und Ausgeliefertsein,
- Ablehnung des Kindes,
- Schuldgefühlen (warum habe gerade ich kein gesundes Kind?),
- Ängsten (besteht Lebensgefahr? Spätfolgen?),
- Überfürsorglichkeit oder Gleichgültigkeit.

Gerade Frühgeborene und schwerkranke Neugeborene, die auf einer Intensivstation behandelt werden müssen, benötigen wegen ihrer anhaltenden erhöhten Vulnerabilität während der ganzen Kindheit vermehrten Schutz und besondere Zuwendung ihrer Eltern. Zu den therapeutischen Aufgaben gehört es, die oben dargestellten Reaktionen gar nicht erst entstehen zu lassen oder frühzeitig zu mildern. Ein erstes kurzes Gespräch des Transportteams mit Mutter oder Vater, noch bevor die Trennung von ihrem Kind erfolgt, knüpft erste Kontakte und vermindert Angst und Mißverständnisse.

Insbesondere wenn das Kind mit einer Fehlbildung geboren wurde, wenn die Mutter es nach der Geburt nicht gesehen hat oder wenn die Kinderklinik weit von der Frauenklinik entfernt ist [18], kommt es leicht zu antizipatorischer pathologischer oder verlängerter Trauerreaktion [13], zu Gefühlen von Aussichtslosigkeit, sozialer Isolierung, Aggression oder Depression oder zu anderen tiefgehenden Krisen in der Familie [2]. Auf derartige Reaktionen

23.2 Folgen einer langfristigen Trennung von Mutter und Kind

- ▶ Verminderung der emotionalen Bindung.
- ▶ Beeinträchtigung des Bewußtseins von Elternschaft [12]: Das Kind wird ein Fremder.
- ▶ Eingriff in alle Aspekte des Familienlebens, auch in die Beziehung zwischen Mutter und Vater.

Bereits mit 3 Wochen ist beim Neugeborenen eine aktive Interaktion mit reproduzierbarem Bewegungsmuster auf Gesichtskontakt mit der Mutter nachweisbar [1]. Wird der Mutter-Kind-Kontakt während der Neugeborenenperiode völlig unterbunden, so kommt es zu bleibenden Störungen der kindlichen Entwicklung. Zudem unterminiert die Trennung der Mutter vom Kind das Selbstvertrauen in ihre Fähigkeit, für das Kind selbst sorgen zu können. Jene mütterlichen Ängste oder Ablehnungshaltungen, die evtl. schon zur Frühgeburt geführt haben, werden verfestigt. Viele Frühgeborene werden später von ihren Eltern vernachlässigt oder mißhandelt: Dies dürfte v. a. als Folge der beeinträchtigten emotionalen Bindung und eines gestörten Bewußtseins der Elternschaft zu verstehen sein.

Konsequenz

Die früher gehandhabte „hygienische" Besuchszeitregelung stellt für die Kinder und ihre Eltern eine psychische Mißhandlung dar.

23.3 Aufgaben der Eltern auf der Intensivstation

Ein Neugeborenes gehört zu seinen Eltern. Sie müssen an der Verantwortung für sein Wohlergehen teilhaben [9]. Sie sollten zu häufigen Besuchen ermutigt werden, ohne daß diese von ihnen gefordert würden. Bei größeren Entfernungen Telefonate anregen, ggf.

Fahrbescheinigungen ausstellen. Besuchszeit oder -dauer für die Eltern möglichst wenig einschränken (allerdings nur für diese). Selbstverständlich müssen sich die Eltern den hygienischen Vorschriften der Station anpassen (Kittel, Händedesinfektion usw.). In der Regel waschen sich richtig informierte Eltern eher gründlicher als das Personal.

Möglichkeiten zur Förderung des Eltern-Kind-Kontakts:

- Keine Einschränkung der Besuchsmöglichkeit (Ausnahme: Visite- und Übergabezeiten, Notfälle, Neuaufnahmen, invasive Maßnahmen);
- Ermutigung, das Kind zu berühren, mit ihm zu sprechen;
- Eltern können nach Möglichkeit das Kind im Arm halten, es nach Wunsch fotografieren (Sofortbildkamera auf Station!);
- direkter Hautkontakt („Känguruhmethode"), wenn der Zustand des Kindes das erlaubt;
- Eltern in Pflege einbeziehen, z.B. füttern lassen, Windeln wechseln usw.;
- auch wenn das Kind nicht gestillt werden kann: Mütter ermutigen, ihre Milch für das Kind abzupumpen.

Besonders wichtig ist der Augenkontakt zwischen Mutter und Kind, wozu es ggf. erforderlich ist, eine Phototherapiebrille zu entfernen, und das Berühren des Kindes, welches bei kleinen Frühgeborenen durch deren zerbrechliches Aussehen oft gehemmt ist. Das Berühren folgt einem schrittweisen Verhaltensmuster: Fingerspitzen an Extremitäten, Fingerspitzen am Rumpf, Handfläche am Rumpf: Dieser Kontakt fördert bleibende Reaktion und Bindung bei Eltern und Kind. Besondere Bedeutung hat die Känguruhpflege, das Ermöglichen eines direkten Hautkontaktes mit den Eltern. Ursprünglich in Südamerika entwickelt, um den Mangel an Inkubatoren auszugleichen [19], erwies sie sich auch in Ländern mit gut entwickeltem Gesundheitswesen als wichtige Ergänzung der Inkubatorpflege. Die Kinder schlafen ruhiger, haben weniger periodische Atmung und bleiben meist thermostabil [10]. Mütter haben weniger Ängste und stillen häufiger. Allerdings erhöht sich besonders in der 1. Lebenswoche das Risiko für Hypothermie, Hypoxie und Überwachungslücken [20]. Außer der Förderung dieses Kontaktes muß den Eltern stets die Möglichkeit gegeben werden, ihre Ängste auszusprechen. Ärzte und Schwestern müssen ihnen das Gefühl vermitteln, daß ihre Anwesenheit dem Kind hilft. In besonders problematischen Situationen sollte die Möglichkeit bestehen, daß Eltern auf der Intensivstation übernachten bzw. schlafen können (Elternzimmer).

23.4 Information der Eltern

Die Information der Eltern durch den Arzt hat so früh, so objektiv und so vollständig zu erfolgen wie möglich und wie zumutbar. Dabei sollten medizinische Fachsprache, technischer und Klinikjargon, Abkürzungen und Mitteilung von Laborwerten soweit wie möglich vermieden werden. – Wichtig ist, die Eltern und die Familienstruktur kennenzulernen. Vor dem ersten Besuch der Intensivstation müssen sie kurz auf die technische Atmosphäre vorbereitet werden, die sie dort erwartet.

Eine Möglichkeit des Gesprächsbeginns am Bett des Kindes ist es, die Eltern zunächst nach ihrer Meinung über das Kind zu fragen. Stets müssen sie ihre Ängste frei aussprechen können. Auf großen Intensivstationen mit vielen Ärzten und Schwestern (Schichtbetrieb) konstante Gesprächspartner zuteilen (Namenskarte am Bett) und Sprechstunden vereinbaren: Dies verbessert das Vertrauensverhältnis und vermeidet Mißverständnisse und Widersprüche. Über schwierige Probleme (Fehlbildungen, ernste Prognose, notwendige größere Operationen usw.) möglichst mit Vater und Mutter gemeinsam sprechen. Wesentliche Gesprächsinhalte kurz protokollieren [6]. Keine Prognosen in den ersten Lebensstunden! Abwertende Ausdrücke wie „Mißbildung", „Defektheilung", „Risikokind" usw. dürfen im Sprachgebrauch nicht existieren.

Merke: Eltern sind meist gute Beobachter. Jede Veränderung des kindlichen Zustandes, die von ihnen mitgeteilt wird, sollte von Arzt oder Schwester ernst genommen werden.

23.5 Beratung der Eltern

Eine Reihe angeborener Fehlbildungen sowie Frühgeburtlichkeit und Amnioninfektionssyndrom haben Wiederholungsrisiken, die den Eltern nicht verschwiegen werden dürfen. In der Regel ist das Risiko kleiner, als die Eltern selbst annehmen. Eine genetische Beratung bei komplizierten vererbten Krankheiten sowie bei der Möglichkeit einer pränatalen Diagnostik sollte einem spezialisierten Institut für Humangenetik überlassen werden. Jeder Kinderarzt sollte jedoch in der Lage sein, mit den Eltern eines schwerkranken Neugeborenen sachlich und offen über die medizinischen Fakten einschließlich Prognose und Wiederholungsrisiko zu sprechen [3, 17]. Beratungsgespräche setzen eine genaue Information über das Krankheitsbild voraus. Ihr Ergebnis sollte schriftlich fixiert sein und dem Ratsuchenden zur Verfügung gestellt werden. Tabelle 23-1 stellt das Wiederholungsrisiko für die häufigsten angeborenen Fehlbildungen zusammen.

Tabelle 23-1. Wiederholungsrisiko für häufige angeborene Krankheiten. (Modifiziert nach [14, 16])

Erkrankung	Wiederholungsrisiko [%]
1. Multifaktoriell bedingte isolierte Fehlbildungen	
Neuralrohrdefekte	3–5
Lippen-Kiefer-Gaumen-Spalte	3–4
Herzfehler (je nach Art)	1–4
Klumpfuß	3
Hüftluxation	♀ 3–4 ♂ 4–6
Megacolon congenitum kurzes Segment:	0,6–8
langes Segment:	7–17
Atresien des Gastrointestinaltrakts	<3 (selten 25%)
Zwerchfellhernie	<3 (selten 25%)
2. Chromosomal bedingt	
Freie Trisomien (ohne Altersrisiko)	ca. 1
Balancierte Translokation	5–15
3. Monogen bedingt	
Mukoviszidose	25
Phenylketonurie	25
Adrenogenitales Syndrom	25
Zystennieren (nach Typ)	3–50
Postaxiale Polydaktylie (isoliert)	50 familiär 0 de novo

23.6 Konflikt mit Eltern

Berücksichtigt man die objektive Gefährdung des schwerkranken oder unreifen Neugeborenen und die große Nervenanspannung, die seine Behandlung für die Eltern und das Team der Intensivstation bedeutet, so sind ernsthafte Konflikte erstaunlich selten. Ihre häufigsten Ursachen sind:

23.6 Konflikt mit Eltern

- widersprüchliche Information,
- persönliche Antipathie,
- vermeintlicher oder wirklicher Behandlungs- oder Pflegefehler,
- Meinungsverschiedenheit über das beste Interesse des Kindes.

Die Bedeutung von Konstanz in der Gesprächsführung kann nicht genug betont werden. In einem Schichtsystem läßt sie sich nur durch Vereinbarung von Gesprächsterminen herstellen. Schwierige Gespräche müssen erlernt werden, wie andere schwierige Tätigkeiten auch. Wenn es mit einem bestimmten Elternpaar kein gutes Gespräch gibt, sollte dessen Betreuung ein anderer Arzt übernehmen. Über vermeintliche oder wirkliche Fehler in Behandlung oder Pflege sollte offen, aber ohne Selbstanklage mit den Eltern gesprochen werden. Besonders konfliktträchtig sind Krankheiten mit chronischem Verlauf (z.B. BPD) oder schlechter Prognose (z.B. IVH) sowie Personalwechsel oder Verlegung des Kindes auf eine andere Station (Verlust von Bezugspersonen).

Sachliche Konflikte zwischen Ärzten und Eltern über das beste Interesse des Kindes sind zwar in der Neonatologie relativ selten, kommen aber doch bei bestimmten religiösen Überzeugungen (z.B. Zeugen Jehovas), psychischen Ausnahmesituationen (z.B. Wochenbettpsychose) oder Abhängigkeiten (z.B. Heroinsucht) vor. Unter keinen Umständen ist ein Arzt berechtigt, ein Kind gegen den Willen der Eltern zu behandeln. Hier hat sich in der ärztlichen Ethik seit langem das Autonomieprinzip (voluntas aegroti suprema lex) gegenüber dem früher vorherrschenden Paternalismus (salus aegroti suprema lex) durchgesetzt [7]. Auch Kinderheilkunde ist in erster Linie Dienstleistung, Auftraggeber sind die Sorgeberechtigten. Hat ein Arzt die feste Überzeugung, daß eine Elternentscheidung den Interessen des Kindes zuwiderläuft (wie das z.B. vorkommt, wenn Kinder von Zeugen Jehovas aus vitaler Indikation transfundiert werden müssen) oder wegen einer psychiatrischen Erkrankung nicht wirksam ist, so muß er das Vormundschaftsgericht einschalten und den Behandlungsauftrag durch den einzusetzenden Amtsvormund erteilen lassen.

23.7 Gespräche beim Tod eines Kindes

Eigene Betroffenheit nicht unterdrücken. Eltern ermutigen, ihre Gefühle auszusprechen, auch miteinander. Hilfe durch Seelsorger oder Psychologen anbieten. Auf die zu erwartende Trauerreaktion vorbereiten, die ebenfalls nicht unterdrückt werden sollte [11]:

- Traurigkeit, subjektives Leid,
- somatische Störungen, Appetit- und Schlaflosigkeit,
- überwiegende Beschäftigung mit dem verstorbenen Kind,
- Schuldgefühle,
- Reizbarkeit und aggressives Verhalten gegen andere,
- Unfähigkeit, normale Aktivitäten aufzunehmen.

Eine starke Trauerreaktion ist gewöhnlich für 1–6 Wochen zu erwarten, sie klingt dann im Laufe der folgenden 6 Monate allmählich ab [13].

Es ist wichtig, daß die Eltern ihr totes Kind sehen und berühren dürfen, um damit den Verlust zu realisieren und bewußt zu machen. Wenn möglich, sollte das Kind auf dem Arm von Vater oder Mutter sterben können. Auf Wunsch der Eltern Taufe ermöglichen. Dies normalisiert und beschleunigt den Verlauf der Trauer [21]. Aus dem gleichen Grund raten wir von einer „anonymen" Bestattung ab. Nach Möglichkeit sollte eine Obduktionsgenehmigung eingeholt werden, um die Diagnose zu sichern, Therapiewirkungen festzustellen, auch um ggf. eine genetische Beratung durchführen zu können. Ein geeigneter Zeitpunkt, um die Genehmigung einzuholen, ist 12–24 Stunden nach dem Tod, wenn den Eltern die Sterbepapiere ausgehändigt werden und auch die Beratung bezüglich der Bestattung erfolgt.

Stets einen Gesprächstermin nach der Obduktion vereinbaren, am besten erst nach einigen Wochen, und mit beiden Eltern über das Ergebnis und über noch anstehende Fragen sprechen.

23.8 Die Atmosphäre der Intensivstation

Bei nicht richtig informierten Eltern kann die sterile und technische Umgebung der Intensivstation mit ihren piepsenden Monitoren, Blinklampen, Respiratoren usw. zur Vergrößerung der Angst beitragen. Dies birgt die Gefahr in sich, die ohnehin problematisch gewordene Bindung zwischen Eltern und Kind weiter zu verkleinern. Da zudem auch objektive Beeinträchtigungen des Kindes durch ständige Pflegemaßnahmen sowie durch Lärm und Licht [8] nachgewiesen sind, sollte alles daran gesetzt werden, auf der Intensivstation eine streßfreie und ruhige Atmosphäre zu schaffen, die von konzentriertem, planvollem Handeln sowie von Zuversicht, Freundlichkeit und Sicherheit geprägt ist (Minimal handling, s. S. 17). Ärzte und Schwestern müssen Disziplin in ihrer Umgangssprache und ein Bewußtsein dafür entwickeln, daß die Ängste der Eltern oft von anderen Beobachtungen ausgehen als ihre eigenen. So wird von den Eltern häufig als besonders beunruhigend bzw. bedrohlich empfunden, daß

- das Baby so klein ist,
- die Augen durch eine Phototherapiebrille verdeckt sind,
- eine Magensonde liegt: das Kind bekommt „nichts zu essen",
- Ellenbeugen oder Fersen zerstochen sind,
- sich ein „Ausschlag" oder eine „Gelbsucht" entwickelt.

Über allem steht meist die Sorge, ob sich das Kind gut entwickeln wird. Rechtzeitiges, geduldiges und ehrliches Erklären der Krankheitszeichen und der erforderlichen Behandlung hilft, die Ängste abzubauen und die Technik der Intensivstation als Sicherheitsfaktor zum Nutzen des Kindes zu erkennen. Es macht die Eltern zu wertvollen Partnern in der Behandlung ihres Kindes. Elterngruppen [15] und Informationsschriften [3] sind weitere Möglichkeiten, den Eltern aus der emotionalen Krise zu helfen, die aus der Geburt eines unreifen oder kranken Kindes oft resultiert.

Literatur

1. Brazelton TB, Tronick E, Adamson L, Als H, Weise S (1975) Early mother-infant reciprocity. In: Parent-infant interaction. Elsevier, Amsterdam
2. Breslin RL (1985) Family crisis care in the newborn special care unit. In: Milunski A, Friedman EA, Gluck L (eds) Advances in perinatal medicine, vol 2. Plenum, New York, pp 321–370
3. Brüggemann JH (1993) Zu früh ins Leben. Was alle Eltern über Risiko- und Frühgeburt wissen sollten. Thieme, Stuttgart
4. Casey PH, Barrett K, Bradley RH, Spiker D (1993) Pediatric clinical assessment of mother-child interaction: concurrent and predictive validity. J Dev Behav Pediatr 14:313–317
5. Cohen SE (1995) Biosocial factors in early infancy as predictors of competence in adolescents who were born prematurely. J Dev Behav Pediatr 16:36–41
6. Fowlie PW, Delahunty C, Tarnow Mordi WO (1998) What do doctors record in the medical notes following discussion with the parents of sick premature infants? Eur J Pediatr 157:63–65
7. Fuchs C (1992) Ethische Trends infolge medizinischen Fortschritts. Dt Ärzteblatt 89:B2782–B2785
8. Glass P, Avery GB, Subramanian KNS et al. (1985) Effect of bright light in the hospital nursery on the incidence of retinopathy of prematurity. N Engl J Med 313:401–404
9. Harrison H (1993) The principles for family-centered neonatal care. Pediatrics 92:643–650
10. Leeuw R de, Colin EM, Dunnebier EA, Mirmiran M (1991) Physiological effects of Kangaroo care in very small preterm infants. Biol Neonate, 59:149–155
11. Leon I (1990) When a baby dies: Psychological treatment for pregnancy and newborn loss. Yale University Press, New Haven
12. Levy-Shiff R, Sharir H, Mogilner MB (1989) Mother- and father-preterm infant relationship in the hospital preterm nursery. Child Develop 60:93–102
13. McFarland G, Schilling KV (1985) Eltern und ihre Trauer bei Tod, lebensbedrohlicher Erkrankung oder Behinderung ihres Kindes. Kinderarzt 16:1517–1522
14. McKusick VA (1987) Mendelian inheritance in man, 7th edn. Johns Hopkins University Press, Baltimore
15. Neubauer AP (1987) Gruppenarbeit mit Frühgeborenen-Eltern. Monatsschr Kinderheilkd 135:504–507
16. Reed S (1980) Counseling in medical genetics, 3rd edn. Liss, New York
17. Rott HD (1980) Genetische Beratung. Klinikarzt 9:265
18. Siegel R, Goldson E, Butterfield PM, Butterfield LJ (1983) Management of family problems arising in referral units. In: Davis JA, Richards MPM, Roberton NRC (eds) Parent–baby attachment in premature infants. Croom Helm, London
19. Sloan NL, Camacho L, Rojas E, Stern C and Maternidad Isidro Ayora Study Team (1994) Kangaroo mother method: randomised controlled trial of an alternative method of care for stabilised low-birthweight infants. Lancet 344:782–785

20. Sontheimer D, Fischer CB, Scheffer F, Kaempf D, Linderkamp O (1995) Pitfalls in respiratory monitoring of premature infants during kangaroo care. Arch Dis Child 72:115–17
21. Theut SK, Zaslow MJ, Rabinovich BA, Bartko JJ, Morihisa JM (1990) Resolution of parental bereavement after a perinatal loss. J Am Acad Child Adolesc Psychiatry 29:521–525

24 Pharmakotherapie des Neugeborenen

R. F. Maier

24.1 Besonderheiten der Pharmakokinetik und Pharmakodynamik in der Neonatalperiode

Kenntnisse der Pharmakodynamik, der Pharmakokinetik und der Toxikologie von Medikamenten beim Neugeborenen und besonders beim Frühgeborenen sind völlig unzureichend. Sie können nicht durch Extrapolation vom Erwachsenen auf Neugeborene übertragen werden: Spezifische Körperkomposition, rasches Wachstum, wechselnde Entwicklungsstadien und Reifungsvorgänge können zu unkalkulierbaren Reaktionen auf Medikamente führen.

Bei der *Verteilung* von Pharmaka aus dem Plasma in die einzelnen Kompartimente bestehen bei Neugeborenen und insbesondere bei Frühgeborenen folgende Besonderheiten:

▶ hoher Wassergehalt von 80–90% [6],
▶ große Hirn- und Lebermasse,
▶ geringe Fettmasse,
▶ niedriges Serumalbumin und damit niedrige Bindungsfähigkeit,
▶ unreife Blut-Hirn-Schranke.

Bei der *Metabolisierung und Elimination* sind folgende Funktionen eingeschränkt:

▶ Glukuronidierung,
▶ Hydroxylierung,
▶ glomeruläre Filtration [16],
▶ tubuläre Sekretion [17],
▶ Reduktionsvermögen in den Erythrozyten,
▶ mikrosomale Oxidation.

24 Pharmakotherapie des Neugeborenen

Grundsätzlich ist bei Medikamenten zu beachten:

- ▶ Mit zunehmender Unreife nimmt die Halbwertszeit zu.
- ▶ Mit zunehmendem Lebensalter nimmt die Halbwertszeit ab.
- ▶ Der Stoffwechsel ändert sich in den ersten 2 Wochen besonders stark.

Grundsätzlich sollten bei Neugeborenen Medikamente mit großer therapeutischer Breite eingesetzt werden. Bei Hinweisen auf Leber- oder Niereninsuffizienz müssen Medikamente ausgewählt werden, die möglichst auf anderen Wegen metabolisiert und eliminiert werden. Besonders bei Medikamenten mit renaler Ausscheidung (Tabelle 24-1) muß bei Rückgang der Urinproduktion frühzeitig das Dosisintervall verlängert werden [18].

Ausschlaggebend für die Wirkung eines Medikaments ist seine Bioverfügbarkeit. Diese ist abhängig von den pharmakokinetischen und pharmakodynamischen Besonderheiten in der Neugeborenenperiode wie auch von der Krankheitssituation. Durch Bestimmungen des Serumspiegels unmittelbar nach Applikation (Spitzenspie-

Tabelle 24-1. Medikamente, nach Ausscheidung klassifiziert [13]. Die Daten wurden überwiegend bei Erwachsenen erhoben

Renale Ausscheidung
Cephazolin	Gentamycin
Cephalexin	Tobramycin
	Vancomycin

Renale und nichtrenale Ausscheidung
Ampicillin	Flucloxacillin
Cephalotin	Oxacillin
Diazoxid	Penicillin G
Digoxin	Phenobarbital

Nichtrenale Ausscheidung
Amphotericin B	Isoniazid
Atropin	Morphin
Chloramphenicol	Phenothiazine
Diazepam	Phenytoin
Heparin	Steroide
Hydralazin	Theophyllin

gel) und vor der nächsten Gabe (Talspiegel) kann die Halbwertszeit errechnet und das Dosisintervall angepaßt werden.

24.2 Verordnung

Jedes Medikament muß vom behandelnden Arzt schriftlich verordnet, die Applikation von der betreuenden Schwester bzw. vom Arzt dokumentiert werden. Falsche Dosierungen und Applikationen von Medikamenten sind auf Intensivstationen nicht selten (8%) [9, 12].

Eine exakte Dosierung wird dadurch erschwert, daß es für eine ganze Reihe von Medikamenten keine speziellen pädiatrischen Zubereitungen gibt (z.B. Theophyllin, Digoxin, Phenobarbital, Indometacin). Dies macht Verdünnungen erforderlich, was fast immer zu ungenauen Dosierungen mit einer Fehlerquote bis zu 100% führt [13]. Bei Verdünnung mit Hilfe einer Spritze muß der Totraum im Konus der Spritze zunächst mit der Verdünnungsflüssigkeit gefüllt werden, ehe man das Medikament aufzieht. Dabei gilt: je größer die Spritze, desto geringer der Fehler.

24.3 Applikation

Die orale Applikation von Medikamenten stellt in der Neonatalperiode die Ausnahme dar. Verminderte gastrointestinale Motilität, geringe Magensaftproduktion, verminderter Gallefluß, herabgesetzte mesenteriale Durchblutung (besonders bei Hypovolämie), verzögerte intestinale Enzymentwicklung und veränderte bakterielle Darmbesiedlung führen zu einer verzögerten und sehr variablen Resorption. Durch die z.T. unphysiologisch hohe Osmolalität oraler Präparate besteht besonders bei kleinen Frühgeborener die Gefahr der Darmwandschädigung und der Entwicklung einer nekrotisierenden Enterokolitis (Tabelle 24-2).

Auch die intramuskuläre Injektion ist durch die geringe Muskelmasse bei Frühgeborenen begrenzt.

Bei intravenöser Applikation gelangt das Medikament schnell, vollständig und direkt in den Intravasalraum. Diese Methode erfordert sorgfältiges und steriles Arbeiten. Applikationen in bereits lau-

Tabelle 24-2. pH-Werte und Osmolaritäten einiger oral zu verabreichender Arzneimittelzubereitungen. (Nach [10])

Kurzbezeichnung (Handelsname)	pH-Wert	Osmolarität [mosm/l]
Natriumchlorid 1 mmol/ml	6,0	1 870
Natriumhydrogencarbonat 1 mmol/ml	6,3–8,2	1 760–1 935
Kaliumchlorid 1 mmol/ml	5,8–6,3	1 840–1 970
Kaliumphosphat 1 mmol/ml	7,1–7,2	1 133–1 140
Kalziumglukonat 10%	6,6	319
Ascorbinsäure (Cebion-Tropfen)	2,2	12 000
α-Tocopherol (E-mulsin forte)	4,7	610
Polyvitamin (Multibionta)	4,2	6 023
Eisen-2-Tropfen	1,0–6,0	3 035–5 403
Phenoxymethylpenicillin	5,7–6,9	1 011–3 217
Amoxicillin (Clamoxyl-Tropfen)	4,6	1 548
Cephalosporine (Tropfen und Säfte)	3,7–5,7	1 982–2 220
Erythromycin	7,8	1 612
Nystatin	5,5–6,8	2 282–3 022
Digoxin (Lenoxin liquidum)	7,0	3 647
Acetyldigoxin (Novodigal-Tropfen)	4,7	16 850
Promethazin (Atosil)	2,3	1 407
Glukose 5%	4,6	287
25% Dextroneonat	5,3	348

fende Infusionen bedürfen besonderer Beachtung, da sie eine Quelle technischer und hygienischer Fehler sind [5].

24.4 Steuerung und Überwachung

Routinemäßige Bestimmungen der Serumkonzentration von toxischen Präparaten und Medikamenten mit geringer therapeutischer Breite sollen sowohl zur Steuerung der Therapie als auch aus Gründen der Arzneimittelsicherheit durchgeführt werden [7, 13]. Der erhobene Wert kann nur als Anhaltspunkt gelten. Die Interpretation muß vorsichtig und in Kombination mit dem klinischen Befund erfolgen. In Tabelle 24-3 sind die therapeutischen Serumspiegel wichtiger in der Neonatologie eingesetzter Medikamente zusammengefaßt.

Tabelle 24-3. Therapeutische Konzentrationsbereiche für die Arzneimitteltherapie von Früh- und Neugeborenen [1, 4, 7, 11, 13, 14, 15]

Internationaler Freiname	Halbwertszeit [h]	[µg/ml]	Empfohlene Blutentnahmezeit/Bemerkungen
Chloramphenicol	10–20 bei Frühgeborenen >48	Spitzenspiegel: 15–25 Talspiegel: 10–15	Unmittelbar *vor* und 1 h *nach* Gabe, ggf. Intervallverlängerung
Coffein	40–200	5–25	Frühestens 6 h *nach* Gabe, im Steady state
Digoxin	35– 80	1,5–2,0 ng/ml	Frühestens 8 h *nach* Gabe; Halbwertszeit bei Frühgeborenen eher länger
Gentamicin	3– 7	Spitzenspiegel: 4–8 Talspiegel: 1–2	Unmittelbar *vor* und 1 h *nach* Gabe
Indometacin	10– 20	Akuttherapie: 0,4–0,8 Erhaltungstherapie: 0,3–0,5	Unmittelbar *vor* und 4 h *nach* Gabe; Frühgeborene 10 h *nach* Gabe
Isoniazid	8– 20	3– 5	2 h *nach* Gabe
Phenobarbital	40–200	15–40	Frühestens 4 h *nach* Gabe, im Steady state
Phenytoin	20	6–14	Frühestens 8 h *nach* Gabe
Theophyllin	20– 40	7–15	2 h *nach* Gabe, Coffeinspiegel mit berücksichtigen
Tobramycin	4– 9	Spitzenspiegel: 4–8 Talspiegel: 1–2	Unmittelbar *vor* und 1 h *nach* Gabe
Vancomycin	6– 10	Spitzenspiegel: 20–40 Talspiegel: 5–10	Unmittelbar *vor* und 1 h *nach* Gabe

Besonders nach Austauschtransfusion müssen Medikamentenspiegel kontrolliert und z.B. Antibiotikagaben wiederholt werden.

24.5 Zulassung

Die meisten in der Neonatologie eingesetzten Arzneimittel sind nicht spezifisch bei Früh- und Neugeborenen auf Wirksamkeit und Sicherheit getestet. Nur selten gehen die Variablen Gestationsalter und postnatales Alter in die vorhandenen Dosierungsrichtlinien ein. Lösungs- und Konservierungszusätze sind teilweise hochgradig toxisch für Früh- und Neugeborene [8]. Eine kürzlich veröffentlichte Studie in 5 europäischen Zentren zeigte, daß fast die Hälfte der bei Kindern eingesetzten Medikamente gar nicht oder nicht in der verwendeten Dosis oder Applikationsform zugelassen war [3]. Das bedeutet nicht, daß Ärzte solche Medikamente schwerkranken Kindern vorenthalten dürften. In einer monozentrischen britischen Studie wurden 90% der Neugeborenen mit nicht adäquat zugelassenen Medikamenten behandelt und nur 35% aller Verordnungen betrafen für Neugeborene zugelassene Medikamente [2]. Dringend bedarf es einer Gesetzgebung, die sicherstellt, daß Neugeborene nicht vom medizinischen Fortschritt abgeschnitten werden, nur weil sie keinen „Markt" darstellen.

24.6 Dosierungsempfehlungen

Auf unserer Intensivstation werden die in Tabelle 24-4 zusammengefaßten Arzneimittel in der angegebenen Dosierung eingesetzt. Die Angaben entsprechen dem derzeitigen Literaturstand.

24.6 Dosierungsempfehlungen

Tabelle 24-4. Dosierungsrichtlinien für die Arzneimitteltherapie von Früh- und Neugeborenen

Internationaler Freiname (Handelspräparat)	Tagesdosis pro kg	Einzeldosis pro kg	Häufigkeit pro Tag	Applikationsart	Bemerkungen
Aciclovir	30 mg	10 mg	3mal	i.v.	Über 8 Tage
Adrenalin s. Epinephrin					
Albumin human 20%	1 g	0,25 g	4mal	Kurzinfusion	Eiweiß-, Elektrolytkontrolle
Albumin human 5%		0,50 g	ED	Kurzinfusion	Kreislaufbelastung
Amoxicillin	60–100 mg	20–(25) mg	3–4mal	p.o.	
Amphotericin B		Startdosis: 0,1–0,3 mg maximal: 0,5–1,0 mg	1mal	Infusion über 4–6 h	Steigerung über 7 Tage Halbwertszeit 15 Tage Langzeitbehandlung, max. 30–35 mg/kg in 6 Wochen
Amphotericin B liposomal (Ambisome)		5 mg	1mal	i.v.	Bessere Verträglichkeit
Ampicillin	100–200 mg	25–50 mg	3–4mal	i.v.	Frühgeborene 2 Dosen 100 mg/kg/Tag
Atropinum sulfuricum		0,01–0,02 mg	ED	s.c. i.v. (1 min)	Nebenwirkung: Tachykardie Bei Bradykardie
Azlocillin	150 mg	50 mg	3mal	i.v.	
Blut-/derivate					
Erythrozytenkonz.		5–10 ml	ED	Infusion (2 h)	Wiederholung möglich
Plasma		5–10 ml	ED	Infusion (2 h)	
Gammaglobulin (Pentaglobin)		250 mg	ED	Kurzinfusion	Wiederholung möglich
Calcium (Calcium Sandoz 10%)		9,0 mg = 0,23 mmol 1,0 ml = 0,23 mmol	5mal	langsam i.v.	Besser: Langzeitausgleich über 24-h-Infusion Akut: 1–2 ml/kg
Captopril	0,04–1,5 mg	0,02–0,5 mg	2–3mal	p.o.	Antihypertonikum

Tabelle 24-4. *(Fortsetzung)* Dosierungsrichtlinien für die Arzneimitteltherapie von Früh- und Neugeborenen

Internationaler Freiname (Handelspräparat)	Tagesdosis pro kg	Einzeldosis pro kg	Häufigkeit pro Tag	Applikationsart	Bemerkungen
Cefalexin	100 mg	25 mg	4mal	p.o.	
Cefotaxim	100 mg	50 mg	2mal	i.v.	Neugeb. 1.–7. Tag
	150 mg		3mal	i.v.	Neugeb. >7. Tag
Ceftazidim	30–60 mg	15–30 mg	2mal	i.v. (3–5 min)	
Cefuroxim	50–150 mg	25–50 mg	2- bis 3mal	i.v., i.m.	
Chloralhydrat	bis 300 mg	25–50 mg	bis 6mal	Rektal, p.o.	Oral: Apothekeneigenherstellung Sedierung, paradoxe Reaktion möglich
Chloramphenicol	25 mg	25 mg	1mal (Frühgeborene, NG <2 Wochen) 2mal (NG 3. u. 4. Woche)	i.v.	Spiegelbestimmungen erforderlich Individuelle Anpassung
	50 mg	25 mg			
Clonazepam		0,15 mg	ED	i.v., i.m.	Bei Krampfanfall Wiederholung möglich
Clonidin	5–15 µg	3–5 µg	2- bis 3mal	i.m., i.v., p.o.	
Coffein		Startdosis: 10 mg	ED	i.v., p.o.	Apothekeneigenherstellung Serumspiegelkontrolle!
	3 mg	Erhaltung: 3 mg	1mal		
Dexamethason	0,6 mg	0,2 mg	3mal	i.v., p.o.	BPD-Behandlung strenge Indikation zerebrale Nebenwirkung
Diazepam		0,2 mg	ED	i.v (3 min)	Bei Krampfanfall Wiederholung, max 1 mg/kg KG, Kumulationsgefahr
		0,5–1,0 mg	ED	Rektal	

Tabelle 24-4. *(Fortsetzung)* Dosierungsrichtlinien für die Arzneimitteltherapie von Früh- und Neugeborenen

Internationaler Freiname (Handelspräparat)	Tagesdosis pro kg	Einzeldosis pro kg	Häufigkeit pro Tag	Applikationsart	Bemerkungen
Diazoxid		2–5 mg	ED	i.v. (zügig)	Wiederholung möglich
Digoxin		siehe Tabelle 9-7, S. 228			
Dobutamin		2–10 µg/kg/min	Kontinuierliche Infusion		
Dopamin		2 µg/kg/min	Kontinuierliche Infusion		Für Nierenperfusion
		4–10 µg/kg/min	Kontinuierliche Infusion		Bei Hypotension
Epinephrin (Adrenalin 1 : 10 000)		0,01 mg 0,1 ml	ED	i.v., endotracheal	Kann wiederholt werden
Erythromycin	40–80 mg	10–20 mg	4mal	p.o.	bei Chlamydien-, Ureaplasmen-, Mykoplasmeninfektion
	40 mg	10 mg	4mal	i.v. Infusion, 60 min	
Erythropoietin		250 IE	3x/Woche	s.c.	Frühgeborene <1500 g
Fentanyl		3 µg	ED	i.v.	Erhalt 1–2 µg/kg/h
Flucloxacillin	75 mg	25 mg	3mal	i.v., p.o.	
5-Fluorocytosin	80–160 mg	20–40 mg	4mal	Kurzinfusion (20–30 min)	Bei Niereninsuffizienz 2mal pro Tag, cave: Na-Zufuhr
Furosemid		1 mg	3- bis 6mal	i.v., i.m.	Tagesdosis maximal 10 mg/kg Elektrolytkontrolle
		2 mg	2- bis 3mal	p.o.	
Gentamicin	2,5 mg	2,5 mg	1mal	Kurzinfusion	Frühgeb. <1500 g
	5,0 mg	2,5 mg	2mal	Kurzinfusion	Neugeb. bis 4 Wochen
	7,5 mg	2,5 mg	3mal	Kurzinfusion	Ältere Säuglinge Serumspiegelkontrolle!
Glukagon		0,3 mg	ED	i.m., s.c.	Bei Hypoglykämien
Heparin		10 µg/kg/h	Kontinuierliche Infusion	i.v.	Gerinnungsparameter engmaschig kontrollieren (Thrombinzeit 50–60 s)
	300–400 IE	Startdosis: 25–50 IE 300–400 IE/kg/Tag	Kontinuierliche Infusion		

Tabelle 24-4. (Fortsetzung) Dosierungsrichtlinien für die Arzneimitteltherapie von Früh- und Neugeborenen

Internationaler Freiname (Handelspräparat)	Tagesdosis pro kg	Einzeldosis pro kg	Häufigkeit pro Tag	Applikationsart	Bemerkungen
Hyperimmunglobuline (Cytotect) (Hepatect) (Varitect)		1 ml 0,4 ml 1 ml 2 ml	ED ED ED ED	i.v. i.v. i.v. i.v.	Zur Prophylaxe Zur Behandlung
Hydralazin		0,2 mg	3mal	i.v., p.o.	Langsam steigern, maximal 7 mg/kg/Tag
Hydrochlorothiazid	4–5 mg	2–2,5 mg	2mal	p.o.	Hypokaliämie, Hyperglykämie, Hyponatriämie
Ibuprofen		initial 10 mg dann 5 mg	1mal	i.v.	insgesamt 3 Dosen
Indometacin	0,4 mg	0,2 mg	2mal	i.m., i.v.	Max. 3 Dosen, Spiegelkontrollen
Insulin	0,1 mg	0,1 mg 0,1–1,0 E	1mal Initialdosis, kontinuierliche Infusion	i.m., i.v. s.c., i.v.	Über max. 5 Tage, Spiegelkontrollen Cave: Hypoglykämie
Isoniazid	5–10 mg	5–10 mg	1mal	p.o. i.v.	B6-Mangel, Lebertoxizität (Pyridoxin-Gabe 1:1 (mg) mit Isoniazid)
Lidocain		Initial 1 mg/kg 1–2 mg/kg/h	ED Kontinuierliche Infusion	i.v.	Nach 10 min Wiederholung möglich, EKG-Kontrolle, Hypotension, Bradykardie
Lysinhydrochlorid		BE · kg · 0,3	ED	i.v., Infusion	
Magnesium (s. S. 365)		2,6 mg Mg2+	2mal	i.m., i.v. (langsam)	Hypomagnesiämie: nach 2. Gabe Blutspiegelkontrolle erforderlich! (5 mg = 0,2 mmol; 2,6 mg Mg2+ sind in 0,4 ml Magnorbin 10% enthalten)
		0,65 mg Mg2+	2- bis 4mal	p.o.	
Metronidazol	15 mg	15 mg 7,5 mg	Startdosis 2mal	Kurzinfusion (30 min)	Potentiell kanzerogen
Mezlocillin	150–200 mg	75 mg	2- bis 3mal	i.v.	
Midazolam		100 µg			Erhalt 50 µg/kg/h

Tabelle 24-4. *(Fortsetzung)* Dosierungsrichtlinien für die Arzneimitteltherapie von Früh- und Neugeborenen

Internationaler Freiname (Handelspräparat)	Tagesdosis pro kg	Einzeldosis pro kg	Häufigkeit pro Tag	Applikationsart	Bemerkungen
Morphin		SD 150 µg in 2 h Erhalt 10–20 µg/kg/h	6mal	i.v.	Gastrointestinale Motilität ↓, Atemdepression Wiederholung bei Bedarf
Naloxon		0,01 mg	ED	i.v., i.m.	
Natriumhydrogencarbonat 8,4% (1 mmol/ml)		2 mmol/kg (= 2 ml) BE · KG · 0,3	ED	Kurzinfusion 15 min	1:1 verdünnt mit Glukose 5% oder Aqua dest.
Natriumpolystyrolsulfonat (Resonium A)		1,0–1,5 g	ED	rektal	1,0 g/kg senkt Hyperkaliämie um 1,4 mmol/l, Wiederholung möglich
Netilmycin	4–6 mg	2–3 mg	2mal	Kurzinfusion	Serumspiegelkontrolle
Nifedipin		0,25–0,5 mg	wiederholt	sublingual	RR-Kontrolle
Nitroprussid-Natrium		0,05–1 µg/kg/min	Kontinuierliche Infusion	Dauerinfusion	Bis 5 µg zu steigern
Noradrenalin		0,1–0,6 µg/kg/min		Dauerinfusion	Therapieresistente Hypotension
Ociprenalin		0,1 mg		i.v.	Bei Adams-Stokes-Anfall
Oxacillin	50 mg 75–100 mg	25 mg	2mal <1 Woche 3- bis 4mal >1 Woche	Kurzinfusion (15–20 min)	Nekrosegefahr
Pancuroniumbromid		0–7 d: 40 µg 7–21 d: 60 µg > 21 d: 90 µg	Nach Bedarf	Langsam i.v. (>1 min)	RR-Kontrolle, Dosisanpassung nach Anhalten der Wirkung (<2–3 h: ↑, >4–6 h: ↓)
Penicillin G	53 000–80 000 E 230 000 E	25 000–40 000 E 75 000 E	2mal 3mal	i.m., i.v. Kurzinfusion (15–20 min)	Meningitisbehandlung; jünger 1 Woche
	300 000 E		4mal	Kurzinfusion	Meningitisbehandlung; älter 1 Woche
Pethidin		0,5–1,0 mg	4mal	i.m, (i.v.)	Atemdepression, wenn i.v.

24 Pharmakotherapie des Neugeborenen

Tabelle 24-4. (*Fortsetzung*) Dosierungsrichtlinien für die Arzneimitteltherapie von Früh- und Neugeborenen

Internationaler Freiname (Handelspräparat)	Tagesdosis pro kg	Einzeldosis pro kg	Häufigkeit pro Tag	Applikationsart	Bemerkungen
Phenobarbital		15–20 mg	Sättigungsdosis	i.m., i.v.	Blutdruck- und Temperaturkontrolle Blutspiegelkontrollen Erhaltungsdosis
	3–5 mg	3–5 mg	1mal	p.o.	
Piperacillin	150 mg	50 mg	3mal		
Prednisolon	2 mg	0,5 mg	4mal	i.v, oral	Bei Hypoglykämie
Phenytoin		15–20 mg	Sättigungsdosis	langsam i.v. (20 min)	Überwachung RR, EKG-Monitor (Arrhythmien)
	5 mg	2,5 mg	2mal (Erhaltungsdosis)	p.o., i.v.	Häufige Spiegelkontrollen
Promethazin	4–6 mg	1 mg	4- bis 6mal	p.o.	
Propranolol	0,04–0,6 mg	0,01–0,15 mg	4mal	i.v. langsam	RR-Kontrolle, EKG-Monitor
		0,25 mg	2- bis 4mal	p.o.	
Prostaglandin E1		Startdosis: 0,05 µg/kg/min Steigerung bis 0,2 µg/kg/min	Kontinuierliche Infusion		RR, Fieber, Apnoe, rasche Reduzierung
Protaminchlorid		1 ml inaktiviert 1000 IE Heparin		i.v.	
Pyrimethamin		0,5–1,0 mg	1mal	p.o.	Folsäuremangel (Folinsäure 2mal 5 mg/Woche) Tachykardie
Ranitidin		0,1–0,8 mg	3mal	i.v.	
		0,5–2 mg	2mal	oral	
Spiramycin	100 mg	50 mg/kg	2mal	p.o.	(100 mg = 300 000 E) Konnatale Toxoplasmose
Spironolacton	1,5–3 mg	5 mg 0,5–1 mg	Sättigungsdosis 3mal	p.o.	Elektrolytkontrolle, Wirkungseintritt nach 3 Tagen

Tabelle 22.4. (*Fortsetzung*) Dosierungsrichtlinien für die Arzneimitteltherapie von Früh- und Neugeborenen

Internationaler Freiname (Handelspräparat)	Tagesdosis pro kg	Einzeldosis pro kg	Häufigkeit pro Tag	Applikationsart	Bemerkungen
Sulfadiazin	50 mg	25 mg	2mal	p.o.	Konnatale Toxoplasmose
Surfactant (Alveofact) (Curosurf) (Survanta)		50 mg 100 mg 100 mg	Applikationsmodus beachten!	endotracheal	Volumen: 1,2 ml/kg Volumen: 1,25 ml/kg Volumen: 4 ml/kg
Theophyllin	4 mg	5 mg 1 mg	Sättigungsdosis 4mal	p.o. i.v.	Apothekeneigenherstellung empfohlen
Tobramycin		2,5 mg s. Gentamycin	2mal	i.m., Kurzinfusion	Begrenzte Anwendung für 7–10 Tage, Nephrotoxizität, Ototoxizität, Spiegelkontrollen
Tolazolin		1–2 mg 1–2 mg/kg/h	Initial in 30 s kontinuierliche Infusion	i.v. (Bolus)	Laufende RR-Kontrolle
Trimethoprim-Sulfamethoxazol	2 mg	3 mg Trimethoprim 1 mg	Sättigungsdosis 2mal	p.o., Kurzinfusion (90 min)	Nur bei vitaler Indikation! Kernikterusrisiko
Vancomycin	30 mg 45 mg	15 mg 15 mg	2mal 3mal	Kurzinfusion (30–60 min)	Neugeborene <1 Woche VLBW: Intervall länger Neugeborene >1 Woche, Spiegelkontrollen

Literatur

1. Arbeitsgemeinschaft „Arzneimittel-Sicherheit" der Paul-Ehrlich-Gesellschaft für Chemotherapie e.V. (1987) Neue Dosierungsempfehlung für Chloramphenicol. Dtsch Ärzteblatt 84:43
2. Conroy S, McIntyre J, Choonara I (1999) Unlicensed and off label drug use in neonates. Arch Dis Child 80:F142–F144
3. Conroy S, Choonara I, Impicciatore P et al. (2000) Survey of unlicensed and off label drug use in paediatric wards in European countries. BMJ 320:79–82
4. Dahl LB, Melby K, Gutteberg TJ, Storvold G (1986) Serum levels of ampicillin and gentamycin in neonates of varying gestational age. Eur J Pediatr 145:218–221
5. Gould T, Roberts RJ (1979) Therapeutic problems arising from the use of the intravenous route for drug administration. J Pediatr 95:465–471
6. Hartnoll G, Bétrémieux P, Modi N (2000) Body water content of extremely preterm infants at birth. Arch Dis Child 83:F56–F59
7. Herngren L, Broberger U, Wretlind B (1986) A simplified model for adjustment of gentamicin dosage in newborn infants. Acta Paediatr Scand 75:198–204
8. Hiller JL, Benda GL, Rahatzad M, Allen JR, Culver DH, Carlson CV, Reynolds J (1986) Benzyl alcohol toxicity: Impact on mortality and intraventricular hemorrhage among very low birth weight infants. Pediatrics 7:500–506
9. Koren G, Barzilay Z, Greenwald M (1986) Tenfold errors in administration of drug doses: A neglected iatrogenic disease in pediatrics. Pediatrics 7:848–849
10. Obladen M, Mutz A (1985) Orale Medikation bei Frühgeborenen? Monatsschr Kinderheilkd 133:669–674
11. Padbury JF, Agata Y, Baylen BG, Ludlow JK, Polk DH, Goldblatt E, Pescetti J (1987) Dopamine pharmacokinetics in critically ill newborn infants. J Pediatr 110:293–298
12. Perlstein PH, Callison C, White M, Barnes B, Edwards NK (1979) Errors in drug computations during newborn intensive care. Am J Dis Child 133:376–379
13. Roberts (1984) Drug therapy in infants. Saunders, Philadelphia
14. Rylance GW, Moreland TA (1980) Drug level monitoring in paediatric practice. Arch Dis Child 55:89–98
15. Seyberth HW (1982) Probleme der Arzneimittelsicherheit bei Kindern. Monatsschr Kinderheilkd 130:529–535
16. Sonntag J, Prankel B, Waltz S (1996) Serum creatinine concentration, urinary creatinine excretion and creatinine clearance during the first 9 weeks in preterm infants with a birth weight below 1500 g. Eur J Pediatr 155:815–819
17. Turner A, Haycock GB (1999) Renal function and renal failure in the newborn. In: Hansen TN, McIntosh N (eds) Current topics in neonatology, vol 3. WB Saunders, London, Edinburgh, New York, Philadelphia, Sydney, Toronto, pp 1–23
18. Wahlig TM, Thompson TR, Sinaiko AR (1992) Drug use in the newborn. Effects on the kidney. Clin Perinatol 19:251–263

Sachverzeichnis

A

A. iliaca interna 96
A. radialis, Verweilkatheter 98
Abdomen, akutes 284
–, Röntgenbefunde 281
Ablaufsonden 257
ABO-Inkompatibilität 464
Absaugen, Trachealtubus 153
Absaugkatheter, Größe 154
Absorption, Medikamente 579
Abwehr, humorale 488
ACE-Hemmer 342
Aciclovir 490
Adams-Stokes Anfall 223
Adaptation, postnatale 23
Adenosin 224
Aderlaß 439
ADH-Sekretion, gesteigerte 366
Adrenalin
–, Herzinsuffizienz 227
–, Reanimation 34
Adrenogenitales Syndrom 355, 360
Aganglionose, Darm 292
Ahornsirupkrankheit 421, 422
AIDS siehe HIV-Infektion 501
Air trapping 120, 128
akustisch evozierte Potentiale 376
akutes Nierenversagen 329
Alagille-Syndrom 480
Alarm, Monitor 81
Alarmierungsplan 532
Albumin, Substitution 532
Aldactone 226
Aldosteronsekretion 354
Alkalose 99
–, Therapie 101

Allen-Test 98
Alprostadil 232
Alupent 223
Alveofact 177
Alveolenoberfläche 122
Aminoglygkoside 496, 581
Aminophyllin 195
Aminosäuren
–, Muttermilch 58
–, parenterale Ernährung 70
–, Stoffwechselstörung 421
Amiodaron 224
Amnioninfektion 493
Ampicillin 496
Amplituden-integriertes EEG 375, 399
Analatresie 288
Analgesie 142
Anämie 431
–, Frühgeborene 432
–, Transfusionsindikation 435
Anästhesie, allgemeine 253
–, lokale 188
Anfeuchtung, Atemgas 155
angeborene Krankheiten, Wiederholungsrisiko 570
Angiokardiographie 208
Anhaltszahlen 515
Anionenlücke 422
Antibiotika 496, 578
antibiotische Behandlung 496
Antikonvulsiva 383
Antikörperbildung 457
Anurie 329
Anus praeter 259
Aorta, Druck 86
–, Katheterposition 95

Aortenisthmusstenose 213
Aortenstenose, kritische 215
APC-Resistenz 439
Apgar-Schema 24
Aplasie, Zwerchfell 267
Apnoen
–, Beatmung 135
–, Coffein 388
–, rezidivierende 387
–, zentrale 388
Apoptose 397, 402
Apparativer Bedarf 522
Applikation, Medikamente 579
Aquäduktstenose 379
Argininämie 423
Argininhydrochlorid 101
Arnold-Chiari Malformation 377
Arrhythmien 221
Arterielle Hypertension 340
Arterienkatheter 94, 98
Arterienpunktion 94
Arzneimittelgesetz 558
Arzneimitteltherapie, Dosierungsrichtlinien 583–589
Ärztedienstplan 528
ASD Vorhofseptumdefekt 209
Asphyxie 27, 396
–, Reanimation 33
–, Ursachen, pränatale 27
–, zerebrale Folgen 396
Aspiration, Fruchtwasser 182
–, Mekonium 179
Aszitespunktion 468
Atelektasen 158
Atemdepression 109
Atemgas
–, Anfeuchtung 155
–, Vernebelung 155
Atemhilfe, Indikation 123
Ateminsuffizienz, Definition 123
Atemmechanik 119
Atemminutenvolumen 122
Atemmonitor 83
Atemnot, Ursachen 170
Atemnotsyndrom 172–179
–, Beatmung 135, 145
–, Pathogenese 173
–, röntgenologische Stadieneinteilung 174
Atemphysiologie 119–123

Atemstörung 14
Atemwegsdruck 124
Atemzugvolumen 120, 127
Atmung, paradoxe 268
Atmungsadaptation 25
Atmungsüberwachung 83
Atresien
–, Analatresie 288
–, Duodenalatresie 287
–, Gallengangsatresie 304
–, Kolonatresie 281
–, Ösophagusatresie 273
–, Pulmonalatresien 217
–, Trikuspidalatresie 217
Atrioventrikulärer Block 221
Atropin 275
Aufholwachstum 544
Augen, Schutz bei Fototherapie 478
–, Sauerstoffschädigung 110
–, Untersuchung 113
Augenlider 4
Ausatemzeit 121
Ausscheidung, Medikamente 578
Austauschgeschwindigkeit 474
Austauschtransfusion 469
AV-Block 223
Axillartemperatur 85
Azidose 99, 422
–, Geburtsasphyxie 27
–, metabolische 14, 99
–, respiratorische 99
–, und Kernikterus 456
–, Therapie 100

B

B-Lymphozyten 488
B-Streptokokken
–, Infektion 491
–, Sepsis 492
Bakterien, häufigste 493
bakteriologische Diagnostik 488
Ballonatrioseptostomie 212
Barbiturate 141, 383, 386
Barotrauma 190
Bauchlage 157
Base-excess 100
Basendefizit 93, 100
Bauchwanddefekte 276

Sachverzeichnis

Baumaßnahmen 517
Beatmung
–, assistierte 128
–, bei Atemnotsyndrom 135, 145
–, bei BPD 194
–, bei PPHN 135, 244
–, Entwöhnung 144
–, Flow 139
–, Frequenz 138
–, Handbeatmung 130
–, Hochfrequenzbeatmung 128
–, hygienische Voraussetzungen 158
–, Komplikationen 146
–, Laerdal-Beatmungsbeutel 31
–, Maskenbeatmung 130
–, Oszillation 129
–, Parameter, Änderung 136
–, Pflege 151
–, Positivdruckbeatmung, intermittierende 126
–, Protokoll 152
–, Schlauchmontage 159
–, Steuerung 135, 140
–, Surfactantsubstitution 143
–, synchronisierte 128
–, Überwachung 152
Beckwith-Wiedemann-Syndrom 412
Befeuchtungssystem 160
Behandlungsabbruch 555
Behandlungspflicht 554
Behinderung, zerebrale 539
Benzodiazepine 141
Beratung
–, Eltern 568
–, genetische 570
Besuchszeitregelung 567
Betamethason 179
Bikarbonattherapie 100
Bilirubin
–, Albuminbindung 455
–, direktes 457, 479
–, Enzephalopathie 456
–, Fruchtwasser 462
–, Hyperbilirubinämie 453–460
–, Serumbilirubingrenzwerte, kritische 460
–, Stoffwechsel 454
–, transkutanes 459
Biotinidasemangel 424

Biseko 13, 34
Blasenekstrophie 318
Blasenhalsstenose 313
Blasenpunktion 337
Blasensprung, vorzeitiger 493
Blindpufferung 35
Blutaustauschtransfusion 469–476
–, Austauschblut 475
–, Durchführung 472
–, Komplikationen 476
–, Technik 470
Blutbild, Normalwerte 430
Blutdruckmessung 4, 87, 341
Blutdrucknormalwerte 86, 341
Blutdrucküberwachung 85
Blutentnahmebilanz 433
Blutgasanalyse 93–98
–, arterielle 94
–, Normalwerte 98
Blutgerinnung 440
Blutglukose, Normalwerte 411
Blutgruppenbestimmung 457, 461
Blut-Hirn-Schranke 456, 463
Blutkultur 489
Bluttransfusion 453
Blutung(en)
–, Diagnostik 441
–, Hirnblutung, Frühgeborenes 391
–, intrakranielle 389
–, intraventrikuläre 391
–, Kephalhämatom 431
–, Magen-Darm-Kanal 255, 444
–, Nebennieren 323
–, subarachnoidale 391
–, subdurale 390
–, subependymale 392
Blutverlust 431
Bochdalek-Hernie 268
BPD siehe bronchopulmonale Dysplasie 189
Bradykardie 221
Brandverhütung 531
Bronchiallavage, MAS 481
Bronchodilatatoren 195
Bronchopulmonale Dysplasie 15, 110, 189
–, Langzeitbedeutung 15
Bronze-Baby-Syndrom 479
Brustdrüsengewebe 4
Bundesländervergleich 538

Bundesrepublik, Säuglingssterblichkeit 536–538
Burst Suppression 399

C

Calciumglukonat 364
Candidiasis 501
Captopril 229, 342
CDC, Definitionen 504
Cefotaxim 496, 498
Checklisten 524
Chemotaxis 488
Chimney-Anastomose 260
Chloralhydrat 141
Chloramphenicol 496, 581
Choanalatresie 36
Cholestase 479
–, parenterale Ernährung 73
–, Ursachen 480
Chorioretinitis 491
Citrullin 423
Clonazepam 383
CMV-Infektion 500
CO_2-Diffusion 122
Coffein bei Apnoen 123, 388
Colon-Hypoplasie 292, 417
Colostoma 260
Compliance 120
Coombs-Test, direkter 457
CPAP siehe kontinuierlich positiver Atemwegsdruck 124
CRIB Score 18, 24
Crigler-Najjar-Syndrom 457
CRP 494
Curosurf 177
Cytomegalie 500

D

d-TGA 211
Dandy-Walker-Fehlbildung 379
Daraprim 491
Darm
–, Atresien 287–290
–, Perforation, NEC 297
–, Schiene 258
–, Verschluß 280
Decortin 146
Defibrillation 223
Definitionen, Neonatologie 1
Dehydratation 351
Desinfektion 159, 502
Dexamethason bei BPD 196
Dextrostix 413
Diabetes, transienter 418
–, mellitus, mütterlicher 415
Dialyse 333
Diaphanoskopie, thorakale 185
Diazepam 141
Diazoxid 342
DIC, disseminierte intravasale Gerinnung 445
Dienst
–, Ärztedienstplan 527
–, Neugeborenen-Notarztdienst 515
–, Reanimationsdienst 515
–, Schichtdienst 514, 527
Diffusion, gestörte 103
Digitalis 228
Digoxin 228
–, β-Methyl-Digoxin 228
Dinamap 87
Diuretika 195, 226, 334
Dobutamin 226
Dociton 224
Dokumentation 67, 152, 529
Dolantin 142
Dopamin 226
Dopplersonographie 375
Dormicum 141
Dosierungsrichtlinien 583–589
Dosisintervalle 578
Doxapram 389
Drainage(n) 261–263
–, Pleura 188
–, Pneumoperikard 189
–, Saugdrainagen 262
–, Sperrdrainagen 262
–, Spüldrainagen 263
DRG Diagnosis related group 517
Drogenentzug 384
Druckschädigung, Tubus 149
Ductus arteriosus Botalli
–, Atemnotsyndrom 176
–, persistierender 234–239
–, Physiologie 26

Sachverzeichnis

Dünndarm, Atresie 287
–, Perforation 297
Duodenalatresie 287
Durchwanderungsperitonitis 297
Dysmaturität 11
Dysplasie, bronchopulmonale 189

E

Echokardiographie 204
ECMO-Einstiegskriterien 272
EEG, amplitudenintegriertes 375, 399
Einbecker Empfehlungen 554
Einziehungen, sternale 174
Eisensubstitution 434
EKG Hypokaliämie 359
–, Hyperkaliämie 361
Elektrodenlage 82
Elektrokardiogramm 206
Elektrolyte
–, Anionenlücke 422
–, Bedarf 351
–, Kalium 351
–, Kalzium 362
–, Magnesium 365
–, Natrium 351
–, Phosphat 68
–, Supplement 68
Eltern
–, Ängste 565
–, Beratung 569
–, Information 253, 568
–, Konflikt 570
Eltern-Kind-Kontakt 567
Embryopathie, diabetische 417
–, Röteln 490
Emphysem
–, Beatmung 150, 186
–, interstitielles 186
–, lobäres 197
Endemie 503
Endomyokardfibroelastose 220
Energiebedarf 57
Energieumsatz 41
Enterokolitis, nekrotisierende 294–299
Enterostoma 260
Enterothorax 270

Entwicklungsdiagnostik 544
Entwicklungsprognose, Frühgeborene 540
–, nach IVH/PVH 395
–, nach Krampf 385
Entwöhnung, Beatmungsgerät 144
Entzugssyndrom 385
Enzephalopathie, hypoxisch-ischämische 396
Epiglottis 133
Epilepsie 384
Epispadie 317
Erb-Plexusparese 371
Erbrechen 280
Ergebnisse der Neugeborenen-Intensivpflege 535
Ernährung
–, Bedarf 57
–, Dokumentation 67
–, enterale 61
–, parenterale 70
–, –, komplette 72
–, Sonden 258
Erregbarkeit, neuromuskuläre 362
Erreger 493
Erstuntersuchung 23
Erstversorgung, Frühgeborene 13
Erythropoietin 433
Erythrozyten 430
–, intraoperativ 255
–, Konzentrat 436
Escherichia Coli 337
Esidrix 195, 226, 335
Ethikkommission 559
ethische Verpflichtungen 550
Evakuierungsplan 532
Evaporation 38
Exkretion, Medikamente 578
Experiment 558
Extrasystolen 221
Extubation 146

F

Fallot-Tetralogie 210
Fallpauschalen 517
Familie 566
Fehlbildungen 570
Fehler, technische 162

Fehlposition, Nabelkatheter 96
Fentanyl 142, 253
Ferritin 430
fetaler Kreislauf 26
Fetofetale Transfusion 36
Fetopathia diabetica 415
Fett, Nahrung 59
Fettgewebe, „braunes" 37
Fettinfusion 70, 75
FFP (Fresh Frozen Plasma) 442
Fibroplasie, retrolentale 111
Filtrationsrate, glomeruläre 328
Finanzielle Voraussetzungen 517
Fingernägel 4
Finnegan-Score 386
FiO_2 138
Fistel
–, arteriovenöse 219
–, tracheo-ösophageale 273
–, bei Analatresie 289
Flächenbedarf 518
Flolan 182
Flow 139
Flüssigkeitsbedarf 348
Flüssigkeitsbilanz 347
Flüssigkeitslunge 182
Flüssigkeitsrestriktion 331, 350
Foramen ovale 26
Forschung, Ethik 558
Fortifier 68
Fototherapie 477
–, ABO-Erythroblastose 464
–, Durchführung 478
–, Indikation 460
–, Rh-Erythroblastose 462
–, Risiken 479
–, Wirkungsmechanismen 477
Frauenmilch 62
Frischplasma, gefrorenes 442
Fruchtwasser, Bilirubin 462
–, Lunge 182
Frühaustausch 463
Frühgeborene
–, Blutdrucknormalwerte 86, 341
–, Ductus arteriosus 15, 235
–, Ernährung 63
–, Erstversorgung 13
–, Gefährdungen 9
–, Nahrung 58
–, Osteopenie 68

–, Probleme 8
–, Reanimation 31
–, Retinopathie 110
–, Überlebensrate 18
–, Thermoregulation 37
–, Versorgungsschema 13
Frühsterblichkeit 535
Furosemid 226, 334
–, bei BPD 195
Fußsohle, Falten 6

G

Galaktosämie 421
Galle, eingedickte 480
Gallengangsatresie 304
Ganciclovir 501
Gasansammlungen, extra-alveoläre 150
Gastroschisis 278
Gastrostoma 260
Geburtsasphyxie 27
Geburtsverletzungen 371
Geburtsgewicht 7
Gefäßringe 219
Gefäßspasmus 95
Gehirnschädigung, perinatale 542
Genetische Beratung 570
Genitale, intersexuelles 319
Gentamicin 496, 581
Geräteausfall 163
Gerätebücher 162, 525
Gerätepark 523
Gerätesicherheit 526
Gerinnungsfaktoren 440
Gestationsalter 3–6
–, Definition 2
Gestationsdiabetes 415
Gewichtszunahme
–, intrauterine 7
–, postnatale 65
GFR 327
Glukagon 413
Glukoneogenese 412
Glukuronyltransferase 454
Glukose
–, Hypoglykämie 411
–, Zufuhr 414
Glykogenolyse 412

Glykogenose 412, 420
Grenzfragen 549
Grundausstattung 521

H

Halbwertszeit 581
Halo-Zeichen 281, 291
Hämatokrit 429
hämatologische Normalwerte 430
Hämatom, Haut 465
–, Kephal- 431
–, subdural 390
Hämaturie 338
Hämodilution 438
Hämoglobin 429
Handbeatmung 130
Harnstoffzyklus, Störungen 423
Harnwegsinfektion 336
Hautdesinfektion 159, 261
Hautfältelung, plantare 6
Hauttemperatur 41
Hautturgor 352
Heimmonitor 89
Heparin 447
Hepatitis B 490
Hepatosplenomegalie 207
Hepatozellulärer Ikterus 479
Heroinentzug 385
Herpes simplex 490
Herzfehler, angeborene 209
–, Häufigkeit 209
–, kritische 217
Herzfrequenz
–, Überwachung 82
–, Variabilität 82
Herzgeräusche 210
Herzinsuffizienz 225–231
Herzkammerflattern 222
Herzkammerflimmern 222
Herzkatheteruntersuchung 208
Herzmassage 35, 223
Herzrhythmusstörungen 221
Herzzeitvolumen 28
HFOV 129, 140
HFPPV 128
Hirnblutung, Frühgeborenes 391
Hirnödem 399
Hirnschädigung

–, hypoxisch-ischämische 396
Hirnstammpotentiale 376
Hirschsprung 292
HIV Exposition 501
HLHS siehe hypoplastisches Linksherzsyndrom 216
Hochfrequenzbeatmung 128
Hochfrequenzoszillation 129, 140
Hodentorsion 322
Hörschäden 541
Hörstörung, frühkindliche 542
Hubschraubertransport 54
Humanalbumin 176
Humorale Immunität 488
hyaline Membranen 172, 176
Hydralazin 342
Hydrierungszustand 350
Hydrochlorothiazid 195, 226, 335
Hydrokolpos 320
Hydronephrose 313
Hydrops fetalis 465
–, Ursachen 466
–, Therapie 468
Hydrozephalus 378
–, posthämorrhagischer 395
Hygiene 503
hygienische Voraussetzungen, Beatmung 158
Hymen occlusus 320
Hyperammonämie 423
Hyperbilirubinämie 453–460
Hyperglykämie 418
Hyperinsulinismus 412
Hyperkaliämie 360
Hyperkapnie 148
Hypernatriämie 357
Hyperoxie 147
Hyperoxietest 208
Hypertension, arterielle 340
Hyperthermie 40
Hypertrophie, Definition 2
Hyperventilation 147
Hyperviskosität 438
Hypoglykämie 411
–, Stoffwechselkrankheit 421
Hypokaliämie 358
Hypokalzämie 362
Hypokapnie 147, 383
Hypomagnesiämie 364
Hyponatriämie 354

hypoplastisches Linksherzsyndrom(HLHS) 216
Hypospadie 316
Hypotension, Blutdruck 97
Hypothermie 12, 39
Hypothyreose 16
Hypotrophie
–, Definition 2
–, Probleme 10
Hypovolämischer Schock 27
Hypoxie 147, 396
hypoxisch-ischämische Hirnschädigung 396

I

Ibuprofen 237
I:T-Quotient 495
Iatrogene Katastrophen 559
IgA 488
IgG 488
IgM 488
Ikterus
–, cholestatischer 479
–, Frühgeborene 459
–, Kernikterus 456
–, praecox 454
–, prolongatus 454
–, obstruktiver 480
–, Pathophysiologie 454
–, Resorptionsikterus 457
IL-6 494
Ileus 280
–, Differentialdiagnose 281
–, mechanischer 283
–, Okklusion 286
–, Röntgenbild 281
–, Strangulation 284
immature Lunge (PIP) 171
Immunglobuline
–, Muttermilch 63
–, Thrombozytopenie 448
–, Sepsis 496
Immunstatus 487
Immunthrombozytopenie 447
Impedanzpneumographie 83

IMV siehe intermittierend-mandatorische Ventilation 127
Indometacin 237
Infektion(en) 487
–, B-Streptokokken 491
–, Diagnostik 488
–, nosokomiale 502
–, Surveillance 502
–, Toxoplasmose 491
–, Verhütung 158
–, vertikale 490
Infektionsverdacht, Diagnostik 495
Information der Eltern 568
Informationsverlust 529
Infusion, postoperative 255
Infusionsprogramm 73
Infusionszusätze 75
Inkubatorfeuchtigkeit 348
Inkubatortemperatur 42, 85
Inspiration, prolongierte 126
Inspirationsdruck 127, 137
Inspirationszeit 138
Instrumente zur Reanimation 30
Insulin 413
Insulintherapie 418
Intensivmedizin, Ethik 550
Intensivpflegeeinheit, mobile 52
Intensivstation, Atmosphäre 573
–, Aufbau und Organisation 511
Intermittierend-mandatorische Ventilation 127
Internationaler Vergleich 537
Intersexuelles Genitale 319
interstitielles Lungenemphysem 186
intrakranielle Blutungen 389
Intralipid 74
intraventrikuläre Blutung
–, Folgen 395
–, Frühgeborene 391
–, Klinik 393
–, Stadien 392
Intubation 131
–, nasotracheale 132
–, orotracheale 132
Isolierraum 520
ISTA 213
Isthmusstenose der Aorta 213
IVH 391

J

Jejunalatresie 281, 287
Juristische Orientierungshilfe 551
juxtaduktale Stenose 213

K

Kalium
–, bei Nierenversagen 332
–, Hyperkaliämie 360
–, Hypokaliämie 358
Kalorienbedarf 58
Kalzium
–, Glukonat 364
–, Hypokalzämie 362
–, Osteopenie 69
–, Zufuhr 67
Kammerflattern 222
Kammerflimmern 222
Känguruh-Methode 567
kardiale Erkrankungen 205–248
Kardiomegalie 225
Kardiomyopathien 220
Kasai-Operation 305
Katastrophen, iatrogene 560
Katastrophenplan 530
Katecholamine 226
Katheterintervention 228
Katheterposition 94
Kaudales Regressionssyndrom 417
Kephalhämatom 431
Kernikterus 456
–, Frühgeborenes 459
Kerntemperatur 12, 41
Ketose 422
Kindstod 572
–, plötzlicher 89
–, –, Monitorüberwachung 90
Klebsiellen 493
Kleihauer-Test 432
Klimatechnik 521
Klinikstruktur 512
Kloni 382
Klumpke-Plexusparese 371
Koagulopathien 439
–, angeborene 442
–, erworbene 443
Koffein 123, 388
Kohlenhydrate 58
kohortieren 503
Kolonatresie 281
Kolostoma 260
Komplement 488
Komplette parenterale Ernährung 71
Konakion 444
Konduktion 37
kontinuierlicher positiver Atemwegdruck (CPAP) 124
–, Nasen-CPAP 124
–, Komplikationen 125
Kontrollgruppe, fehlende 560
Konvektion 37
Konvulsionen 380
Konzentrationsbereiche, therapeutische 581
Kopfbox 105
Kopfumfang, Perzentilkurve 8
Körpergewicht, Perzentilkurve 7
Körperlänge, Perzentilkurve 7
Körpertemperatur 39, 84
Kosten, Neugeborenenintensivpflege 517
Krampfanfälle 380
–, Entwicklungsprognose 384
–, fokale klonische 382
Kreatininclearance 328
Kreislauf, fetaler 26
Kreislaufadaptation 26
Kreißsaalreanimation 31
kritischer Sauerstofftransport 104
Kryopexie 113
Kurzdarmsyndrom 264

L

Laddsche Bänder 293
Laerdal-Beutel 31, 35
Lagerhaltung 524
Lagerräume 520
Lagerungsbehandlung, Atelektase 158
Längenwachstum, intrauterines 7
Laryngoskop 132
Laryngoskopie, bei MAS 32
Lasix 226, 334
Lavage 32

Lebensschutz, strafrechtlicher 551
Lecithin, Surfactant 173
Leitsymptome, Stoffwechsel 419
Letalität 539
Leukomalazie, periventrikuläre 401
Leukozyten, Normwerte 430
Lichteinfluß, Retinopathie 11
Ligatur, PDA 239
Linksherzobstruktion 212
Linksverschiebung
–, Blutbild 494
–, O_2-Dissoziation 102
Liquor, Normwerte 376
Liquorgängigkeit, Medikamente 498
Listeriose 490
lobäres Emphysem 197
Lokalanästhesie 18
Lokalisationskontrolle, Tubus 133
Lucey-Driscoll-Syndrom 457
Lues 490
Luftembolie 185
Lumbalpunktion 376
Lunge, immature
–, Hypoplasie 36, 267
–, Klassifikation 171
–, Krankheiten 170
–, Mechanik 88
–, Physiologie 119–123
–, Reifungsinduktion 179
Lungenvenenfehlmündung,
–, totale 218
Lymphangiom, zystisches 308
Lysinhydrochlorid 101
Lysozym 488

M

Magenablaufsonden 257
Magill-Zange 133
Magnesium 365
–, Hypomagnesiämie 364
Makrosomie 415
Maladaptation, pulmonale 171
Malrotation 293
MAP siehe mean airway pressure 137
MAS (Mekoniumaspirationssyndrom) 179

Maskenbeatmung 130
mean airway pressure (MAP) 137
Medikamente
–, Ausscheidung 578
–, Dosierung 583–589
–, Halbwertszeit 581
–, Muttermilch 62
–, Osmolarität 580
–, Spiegel 581
–, therapeutische Konzentrationsbereiche 581
–, Zulassung 582
Medizinproduktegesetz 525
Megaureter 313
Mekoniumaspiration 179
–, Reanimation 32
–, Therapie 181
Mekoniumileus 290
Mekoniumperitonitis 300
Mekoniumpfropfsyndrom 291
Melaena 444
Membranen, hyaline 172
Meningitis 497
Meningomyelozele 377
Mesenterialvenenthrombose 324
Metabolische Azidose 14
Metabolische Erkrankungen 418
Metabolisches Syndrom 545
Methadon 385
Methämoglobinämie 208
Methylxanthine 195, 388
Metronidazol 298, 304
Midazolam 141
Miktionszystoureterogramm 315, 337
Milch
–, Frauenmilch 62
–, Muttermilch 61, 68
Milchproduktion 61
Milchpfropfobstruktion 291
Mindestausatemzeit 121
Mineralienbedarf 59
minimal handling 17
Minprog 232
mobile Intensivpflegeeinheit 52
Monitor 81
Monitorüberwachung 89
–, bei Atemstörung 83
–, bei SIDS 89
Morbidität 539

Morbiditätskonferenz 530
Morbus haemolyticus neonatorum 460
Morbus haemorrhagicus neonatorum 443
Morbus Hirschsprung 292
Morgagni-Adams-Stokes-Anfall 223
Morgagni-Hernie 268
Moro-Reflex 372
Morphin 142, 386
Mortalitätsdefinitionen 535
Muskeleigenreflexe 372
Mutter, diabetische 415
Mutter-Kind-Kontakt 566
Muttermilch 61
–, Medikamente 62
–, Verstärker 68
Myelomeningozele 377
Myokardiopathie, dilatative 220
Myokarditis 220

N

Nabelarterie
–, pH 24
–, Katheter 94
–, –, Komplikationen 97
–, –, Position 95
Nabelgefäßkatheterbesteck 473
Nabelvenenkatheter, Position 471
Nabelvenenkatheterung 470
Nachuntersuchung 543
Nährstoffbedarf 58
Nahrung, Aufbau 64
–, postoperativ 264
–, Zusammensetzung 57
Naloxon 31
Narcanti neonatal 30
Narkose 253
Nasen-CPAP 124
Nasenflügeln 169, 174
nasotracheale Intubation 132
Nasotrachealtubus 134
Natriumbikarbonat 100
Natriumverlust 355
Nebennierenblutung 323
NEC 294–299
–, Behandlung 298
–, Röntgenbefunde 296
–, Stadien 295
Nekrotisierende Enterokolitis siehe NEC 294
Nekrotisierende Tracheobronchitis 151
Nephrokalzinose 70, 336
Nephrotisches Syndrom 340
Nervensystem 371
Nesidioblastose 412
Neugeborene
–, extrem untergewichtige 2
–, hypotrophe 9–11
–, sehr untergewichtige 2
–, –, Überlebensraten 19
–, Reifebestimmung 3
–, Sterblichkeit 535–539
–, übertragene 2
–, untergewichtige 2
Neugeborenen-Notarztdienst 515
–, Ausstattung, technische 523
–, mobile Intensivpflegeeinheit 52
–, Transportausrüstung 53
Neugeborenenperiode, Definition 1
Neugeborenensterblichkeit 535
Neuralrohrdefekte 376, 570
Neuroblastom 307
Neurologische
–, Symptome 371, 385
–, Untersuchung 371
Neurostatus 372
Neuromuskuläre Erregbarkeit 362
Neuroprotektion 402
Niedervoltage, EEG 399
Nierenfunktion 327
Niereninsuffizienz, akute 329
Nierenvenenthrombose 338, 438
Nierenversagen
–, postrenales 332
–, pränatales 330
–, renales 351
Nifedipin 342
Nitroprussid-Natrium 342
NO-Inhalation 129
Nonrotation 293
Noradrenalin 227
Normwerte: siehe hinterer Buchumschlag
nosokomiale Infektion 150, 502
Notarztwagen, Ausstattung 52
Notfallkoffer 53

Notfallkonserve 29
Notstrom 521
Nutzen-Risiko-Relation 558

O

O_2-Dissoziation 101
Obduktionsgenehmigung 572
Obstruktion, Gallenwege 480
Obstruktive Uropathie 313
Ödeme, Pathogenese 353
Ohrmuschelknorpel 4–6
Okklusionsileus 286
Oligohydramnie 36
Oligurie 329
Omphalozele 276
Operationsvorbereitung 250
Opiatabhängigkeit 385
Orciprenalin 227
Organisation, Neugeborenenversorgung 513
Ornithin-Transcarbamylase-Mangel 423
orotracheale Intubation 132
Osmolarität, Medikamente 580
–, Urin 330
Osmotherapie 378
Ösophagusatresie 273
Osteopenie, Prophylaxe 68
Ostiumstenose 313
Oszillation (Beatmung) 129, 140
oszillometrische Messung 86
Oxygenblender 106
Oxygenierung, Verbesserung 139
Oxygenierungs-Index 272
Oxygenierungsstörungen 103

P

Palliativoperation nach Norwood 216
Palivizumab 500
Pancreas anulare 287
Pancuronium 142
P_aO_2 98–104
paradoxe Atmung 268
parenterale Ernährung 70
–, komplette 72
–, Kontrollen 74
paroxysmale Tachykardie 220
Patientenüberwachung 81–90
PCO_2, transkutane Messung 84
PDA 234
Peditrace 75
PEEP siehe positive end-expiratory pressure 137
Perforation, Darm 297
Perfusion, gestörte 103
Perikardpunktion 189
perinatale Gehirnschädigung 542
perinatale Sterblichkeit 536
Perinatalzentrum 47, 514
perioperative Versorgung 249
Peritonealdialyse 333
Peritonitis 299
–, bakterielle 301
–, Mekonium 300
Periventrikuläre Leukomalazie 397
persistierender Ductus arteriosus 26, 234
persistierende pulmonale Hypertension 70
Personalschlüssel 515
Personenstandsgesetz 1
Perzentilkurven, intrauterines Wachstum 7–8
Pethidin 142
Pflege, postoperative 256
Pflegesatz 517
Pfortaderthrombose 471
pH, Normwerte 98
–, Nabelarterie 24
Pharmaka, mütterliche 42
–, Muttermilch 62
Pharmakokinetik 577
Pharmakotherapie 577
Phenobarbital
–, bei Drogenentzug 386
–, bei Krampfanfall 383
–, zur Sedierung 141
Phenylketonurie 424
Phenytoin 383
Phosphatidylcholin 173
Phosphatidylglycerol 173
Phosphor 68
Photoisomerisation 477
Photooxidation 477

Phototherapie 477
–, AB0-Inkompatibilität 464
–, Durchführung 478
–, Indikation 460
–, Rh-Inkompatibilität 462
–, Risiken 479
–, Wirkungsmechanismen 477
Physiotherapie 156
Piperazillin 496
Plantare Hautfältelung 6
Plasmainfusion 439
Plazentainsuffizienz 11
Plethora 438
Pleuradrainage 188
Pleurapunktion 187
Plexusparese 371
Pneumatosis intestini 296
Pneumomediastinum 186
Pneumonie 504
Pneumoperikard 189
Pneumoperikarddrainage 189
Pneumothorax 184
–, Drainage 188
–, Instrumente 187
–, pO_2 arteriell 106
–, transkutan 107
Polyzythämie 437
porenzephale Zysten 401
Positivdruckbeatmung, intermittierende 126
positive end-expiratory pressure (PEEP) 120, 126, 137
Postaggressionssyndrom 255
Postasphyxiesequenz 28
postduktale Stenose 214
posthämorrhagischer Hydrozephalus 395
Postoperative Pflege 256
Postoperativer Nahrungsaufbau 264
Potter-Sequenz 36
PPHN siehe pulmonale Hypertension, persistierende 239
präduktale Stenose 213
Prähydrops 460
pränasale O_2-Sonde 105
pränatale Infektion 490
Priscol 245
Probelauf, Respirator 161
Produktionskoagulopathie 445
prolongierte Inspiration 126

Propafenon 224
Propranolol 224, 42
Prostacyclin 182
Prostaglandin-E 215, 232
–, Therapie 233
Proteinbedarf 57
Protein C 439
Protein S 439
Prothrombinzeit 440
Prune-Belly-Syndrom 315
Pseudohermaphroditismus 319
Pseudo-Obstruktion, intestinale 282
Pufferung 100
–, Blindpufferung 35
Pulmonalatresie 217
pulmonal (siehe auch Lunge)
–, Erkrankungen 169–204
–, Hypertension, persistierende 239
–, Stenose 217
–, Venenfehlmündung 218
Puls, springender 235
Pulsoximetrie 108
PVH 391
PVL 397
Pyelogramm, intravenöses 314
Pyrimethamin 491
Pyruvat-Carboxylase-Mangel 422

Q

QT-Zeit 89

R

Radialis-Katheterung 98
Rashkind-Prozedur 212
Raumaufteilung 520
Raumfordernde Prozesse 305
RDS siehe Atemnotsyndrom 172
Reaktion, Eltern 565
Reanimation 29–36
–, Ausrüstung 30
–, besondere 36
–, Frühgeborene 31
–, Herzmassage 34
–, Kreißsaalreanimation 31

–, Mekoniumaspiration 32
–, weiße Asphyxie 33
–, Zwerchfellhernie 36
Reanimationsdienst 515
Reanimationssituationen, besondere 36
Reboundeffekt, Hypoglykämie 412
Rechtsherzobstruktion 217
Rechts-Links-Shunt 26, 217
Reflexe, neonatale 372
Reflux, vesiko-ureteraler 315
Refobacin 496, 581
Regionalisierung 47, 511
Reife, Definition 511
Reifezeichen 4–6
Rektaltemperatur 84
Relaxierung 142
Renales Nierenversagen 351
Replogle-Schlürfsonde 275
Resistance 122
Resonium 362
Resorption, Medikamente 579
Resorptionsikterus 465
Respiratoreinstellung, initiale 135
Respiratoren, Klassifikation 164
Respiratorische Adaptation 25
Respiratorprobelauf 161
Respiratory-syncytial-Virus (RSV) 499
Retikulozyten 430
Retinopathie, Frühgeborene 110
Retrolentale Fibroplasie 111
Rettungswagen 54
Rezeptoren, alpha, beta 227
Rh-Inkompatibilität 461
Rhesus-Faktor 457, 461
Ribavirin 500
Rickham-Reservoir 395
Risikofaktoren, Asphyxie 27
–, Behinderung 395, 540
–, Kernikterus 463
–, Taubheit 542
Röntgenbefund, Analatresie 290
–, Ileus 80
–, NEC 296
ROP Retinopathia praematurorum 110
Röteln 490
RSV siehe Respiratory-syncytial-Virus 499

S

Sachkosten 517
Salbutamol 362
Salzverlust, AGS 355, 360
Sandoglobin 448
Sauerstoff,
–, Applikation 105
–, Bindungskurve 102
–, Dissoziation 101
–, Nebenwirkungen 109
–, Partialdruck, transkutane Messung 107
–, Sättigung 102
–, Therapie 104
–, Toxizität 109
–, Transport, kritischer 104
–, Überwachung 106
–, Verbrauch 41
Saugdrainagen 262
Säuglingssterbeziffer 536
Säuglingssterblichkeit 535
Säure-Basen-Haushalt, Störungen 99
Schädelsonographie 374
Schädigungen, zerebrale 397
Schichtdienst 514
Schienungssonden 258
Schlauchsystem
–, CPAP 125
–, Respirator 160
Schleuse 520
Schock
–, hämorrhagischer 33
–, hypovolämischer 27
–, septischer 492
Schrittmacher 223
Schuldgefühle 565
Schutzkleidung 503
Score
–, Apgar 24
–, CRIB 18
–, Finnegan 386
–, Thompson 372
Screening
–, bakteriologisches 158
–, Stoffwechsel 424
Sedierung 141
Seitenventrikel 374
Sepsis 174, 493

septischer Schock 492
Serumbilirubingrenzwerte 453, 460
Serumkonzentration, Medikamente 581
Serum-Normalwerte: s. hint. Buchumschlag
Shunt-Operation, Hydrozephalus 380
SIADH 366
SIDS (sudden infant death syndrome) siehe Kindstod, plötzlicher 89
Silastikkatheter 72, 254
Sinusbradykardie 221
Sinus urogenitalis 321
Soluvit-N 74
Sonde(n) 256
–, pränasale 105
Sonographie 374
Soor siehe Candidiasis 501
Spannungspneumothorax 185
Spätprognose 540
Spenderexposition 433
Sperrdrainagen 262
Sphärozyten 457
Spina bifida 376
Spironolacton 195, 226, 335
Splint 258
Springende Pulse 235
Spüldrainagen 263
Spurenelemente, Bedarf 60
Stabkernige 494
Staff-meeting 530
Stationsmodelle 513
Stenose
–, juxtaduktale 214
–, postduktale 214
–, präduktale 213
Sterbehilfe 556
Sterblichkeit (siehe auch Säuglingssterblichkeit 535)
–, neonatale 535
–, perinatale 536
Stickstoffmonoxid 129
Stillen 61
Stillhindernisse 61
Stoffwechselkrankheiten 418
Stöhnen, exspiratorisch 169
Stomata, künstliche 259
strafrechtlicher Lebensschutz 551
Strahlung, Wärmeverlust 37

Strangulation (Darm) 285
Strangulationsileus 284
Streptokokken, Gruppe B 491
Stuhlgang, postoperativ 263
subarachnoidale Blutung 391
subdurale Blutung 390
subependymale Blutung 392
Supplementierung, Nahrung 68
Supraventrikuläre Tachykardie 222
Surfactantmangel 172
Surfactantsubstitution 177
–, Beatmung 143
Survanta 177
Switch-Operation 212
symmetrisch-tonischer Nackenreflex 373
synchronisierte Beatmung 128
Syphilis 490
Szintigraphie, Niere 314

T

Tachykardie, paroxysmale 221–224
Tachypnoe 169
–, transitorische 182
Taubheit, Risikofaktoren 543
technisches Servicezentrum 525
Temperatur
–, thermoneutrale 41
–, Überwachung 84
Teratom 307
TGA 211, 232
Theophyllin 195, 388
Therapieversuch 558
Therapieverweigerung 554, 570
Thermoneutralpflege 40
Thermoregulation 37–40
Thrombinzeit 440
Thrombozyten 430
Thrombozytopenie 447
Tod eines Kindes 572
Tokopherol 112
Tolazolin 245
Tolazolintest 243
Totraum (Lunge) 122
Toxikologie 577
Toxoplasmose 491
Tracheastenose 151
Tracheatoilette 154

Tracheobronchitis, nekrotisierende 151
Tracheo-ösophageale Fistel 273
transepidermaler Wasserverlust 12, 348
Transferrin-Sättigung 434
Transfusion
–, Blutaustausch 469–476
–, Bluttransfusion 436
–, fetofetale 36
–, Indikation 435
–, intraoperativ 255
transitorische Tachypnoe 182
transkutane Blutgasmessung 107
Transport 47
–, Ausrüstung 52
–, Hubschraubertransport 54
–, Indikationen 49
–, Inkubator 52
–, mütterlicher 47
–, neonataler 49
–, Organisation 50
Transposition der großen Arterien 211–232
Trauerreaktion 565
Trennung von Mutter und Kind 566
Trikuspidalatresie 217
Tris-Puffer 100
Tuberkulose 490
Tubulus, proximaler 328
Tubus 131
–, Absaugen 153
–, Dislokation 148
–, Druckschädigung 149
–, Fixierung 134
–, Lokalisationskontrolle 133
–, Nasotrachealtubus 132
–, Obstruktion 148
Tumoren 305

U

Überdehnung bei Beatmung 150, 186
Überdosierung, Digitalis 228
Überlebensrate, Frühgeborene 18
Übertragung 2
Überwachung, intraoperativ 254
Ultraschalluntersuchung (s. auch Sonographie)
–, Schädel 374
Ultraschallvernebler 155
Umgebungstemperatur, thermoneutrale 41
Unterkühlung 12, 39
Untersuchung, neurologische 371
Urachus 321
Ureaplasma urealyticum 191
Ureterabgangsstenose 313
Uretermündungsstenose 313
Ureterozele 313
Ureterschiene 258
Urethralklappen 313
Urin, Analyse 330
Urogenitalsystem 313–326
Uropathie, obstruktive 313

V

VACTERL-Assoziation 274
Vaginalatresie 321
Vagusreizung 31
Valium 141
Varizellen 491
Venendruck, zentraler 43, 87
Venenkatheter-Infektionen 503
Ventilation (s. Beatmung) 103, 122
Ventrikelerweiterung, zerebrale 378
Ventrikelpunktion 395
Ventrikelseptumdefekt 208
Verapamil 224
Verbrauchskoagulopathie 445
Verdunstung 38
Verlegung, postnatale 49
Verordnung 579
Vertikale Infektion 490
Verweilkatheter 98
Vesikointestinale Fissur 318
Vibration 156
Virusinfektion 499
Vitallipid 75
Vitalkapazität 122
Vitamin(e) 59
–, A 192
–, bei Cholestase 482
–, D 60
–, E 112

–, K 444
–, parenterale Ernährung 75
Vitien, duktusabhängige 232
VLBW 2, 540
Volumenersatz 254, 439
Volvulus 284
Vorhofflattern 222
Vorhofseptumdefekt 209

W

Wachstumskurven, intrauterine 7
–, postnatale 65
Wangensteen-Aufnahme 290
Wärmebildung 37
Wärmeverlust 38
Wasserverlust, transepidermaler 12, 348
Wiederholungsrisiko, angeborene Krankheiten 570
Wilms-Tumor 307
Wundversorgung 261

Z

Zeitkonstante 120
zelluläre Immunität 488
zentrale Apnoen 387
zentraler Venendruck 87
Zentralnervensystem 371
zerebrale
–, Behinderung 539
–, Schädigungen 16, 396
Zerebralparese 397, 540
Zidovudin 501
Zink 59
Zirkulation, persistierende fetale 239
Zitratkonserve 474
Zitrullinämie 423
Zittrigkeit 381
Zivilrecht 551
Zustandsdiagnostik, postnatale 23
ZVD-Messung 33, 87
ZVK Zentralvenenkatheter 254
Zwerchfelldefekt 267
–, ECMO 272
–, Lokalisation 268
–, Reanimation 36
Zwillinge, Transfusionssyndrom 36
Zyanose
–, Differentialdiagnose 208
–, TGA 211
Zyanotisch-dyspnoische Krisen 231
Zysten, porenzephale 401
Zystisches Lymphangiom 308
Zytomegalie 500

Druck: Appl, Wemding
Bindung: Appl, Wemding